高等学校教材
供临床医学等专业用

临床解剖学基础

名誉主编　李云庆
主　编　易西南　周启良　王现伟
副主编　饶利兵　赵冬梅　蒙艳斌　冯志博　冯　轼

编　者（按姓氏笔画排序）

于振海　滨州医学院	赵冬梅　滨州医学院
王现伟　新乡医学院	郝静文　海南医学院
王松涛　新乡医学院	饶利兵　湖南医药学院
冯　轼　昆明理工大学医学院	贾　蕾　湘南学院
冯志博　新乡医学院	徐四元　长沙医学院
刘华龙　长沙医学院	黄　飞　滨州医学院
刘华武　湘南学院	黄俊庭　中山大学中山医学院
汪坤菊　海南医学院	温石磊　海南医学院
易西南　海南医学院	蒙艳斌　湘南学院
罗　涛　中山大学中山医学院	潘爱华　中南大学湘雅医学院
周启良　长沙医学院	鞠晓军　湖南医药学院
郑林丰　上海交通大学医学院附属第一人民医院	

人民卫生出版社
·北京·

版权所有，侵权必究！

图书在版编目（CIP）数据

临床解剖学基础 / 易西南，周启良，王现伟主编
.—北京：人民卫生出版社，2023.11
ISBN 978-7-117-35578-0

Ⅰ．①临… Ⅱ．①易…②周…③王… Ⅲ．①人体解剖学－医学院校－教材 Ⅳ．①R322

中国国家版本馆 CIP 数据核字（2023）第 214105 号

| 人卫智网 | www.ipmph.com | 医学教育、学术、考试、健康，购书智慧智能综合服务平台 |
| 人卫官网 | www.pmph.com | 人卫官方资讯发布平台 |

临床解剖学基础
Linchuang Jiepouxue Jichu

主　　编：易西南　周启良　王现伟
出版发行：人民卫生出版社（中继线 010-59780011）
地　　址：北京市朝阳区潘家园南里 19 号
邮　　编：100021
E - mail：pmph @ pmph.com
购书热线：010-59787592　010-59787584　010-65264830
印　　刷：天津善印科技有限公司
经　　销：新华书店
开　　本：787×1092　1/16　印张：28
字　　数：681 千字
版　　次：2023 年 11 月第 1 版
印　　次：2023 年 12 月第 1 次印刷
标准书号：ISBN 978-7-117-35578-0
定　　价：99.00 元

打击盗版举报电话：010-59787491　E-mail: WQ @ pmph.com
质量问题联系电话：010-59787234　E-mail: zhiliang @ pmph.com
数字融合服务电话：4001118166　E-mail: zengzhi @ pmph.com

前 言

《教育部关于一流本科课程建设的实施意见》明确指出：课程是人才培养的核心要素，课程质量直接决定人才培养质量；建设适应新时代要求的一流本科课程，让课程优起来、教师强起来、学生忙起来、管理严起来、效果实起来，形成中国特色、世界水平的一流本科课程体系。教材作为知识的载体，是课程建设的关键环节，以教材建设引导课程建设，使教材更具有生命力，课程更具有坚实的基础。目前，国内医学院校临床医学专业本科开设的解剖学课程主要包括"系统解剖学"和"局部解剖学"两门。医学生在已经系统学过"系统解剖学""生理学""病理生理学"和"病理学"等课程之后，对基础医学各学科之间的关系及基础医学与临床医学的关系有了较全面的认识。在此基础上设计"临床解剖学基础"课程，不拘泥于常规的局部解剖学内容，而是以局部解剖学为主，适度涉及临床解剖和断层解剖的内容，并以临床问题为导向，着眼于应用解剖学理论和知识分析解决常见临床问题。同时贯彻"教材必须遵循思想性、科学性、先进性、启发性、适用性"的方针，更好地体现"局部解剖学"课程的"高阶性、创新性和挑战度"。

本教材主要内容包括绪论、头部、颈部、胸部、腹部、盆部、会阴、上肢、下肢和脊柱区十个部分。每个部分又包括：①表面解剖、层次解剖；②各局部的神经血管解剖；③各局部主要结构及临床意义描述；④各局部主要器官的解剖（含重要器官的器官内解剖）；⑤部分有重要意义的断层解剖；⑥重要临床问题的解剖学解释。在各部分内容中，"临床问题"模块联系常见临床问题阐述解剖学重点内容，适度分析讨论，引导学生注重与临床结合，注重提高应用解剖学知识分析解决临床问题的能力。在每章的开始，以"内容导航"的形式列出了本章的重要知识点、临床联系等，帮助学生建立系统的知识体系；在结尾，编写了以开放性问题为主的思考题，以问题为导向，引导学生多阅读、多讨论，注重多学科融合。各章还编写了解剖学操作指导，可作为解剖操作实验课的指导资料。

本教材为融合教材，数字内容包含课件、习题和微课。习题以单项选择题为主，可配合执业医师考试复习使用。微课以解剖操作配合讲解为主，方便读者结合微课理解教材相关内容。读者只需激活本教材的数字内容，登录平台即可扫描二维码获得相关数字内容。

在本教材付梓之际，感谢所有编者为此付出的辛勤劳动。感谢新乡医学院提供的帮助，感谢湘南学院提供了部分插图，感谢中南大学湘雅二医院、湖南医药学院第一附属医院提供部分影像资料。

由于编者水平和经验有限，本教材尚有许多不足之处，甚至是错漏。我们愿意诚恳地听取读者和专家的意见和建议，请不吝赐教，以利再版时改进。

编　者
2023 年 2 月

目 录

第一章 绪论 ... 1

第一节 概述 ... 1
一、临床解剖学基础 ... 1
二、人体基本层次结构 ... 1
三、人体分部 ... 6
四、学习临床解剖学基础的目的 ... 7
五、临床解剖学的学习方法 ... 7

第二节 尸体解剖操作基本技术 ... 8
一、常用器械及使用方法 ... 8
二、解剖皮肤 ... 10
三、解剖浅筋膜 ... 10
四、解剖深层结构 ... 11
五、其他操作 ... 12

第二章 头部 ... 14

第一节 表面解剖 ... 14
一、体表标志 ... 14
二、体表投影 ... 16

第二节 面部软组织解剖 ... 18
一、面部浅层结构 ... 18
二、面侧区 ... 20
三、面部的间隙 ... 29

第三节 颅部 ... 30
一、颅顶 ... 30
二、颅底内面 ... 35
三、颅腔 ... 39
四、脑脊液循环与颅内压 ... 45
五、脑的血管 ... 47

第四节 头部的断层影像解剖 ... 54
一、概述 ... 54
二、重要眦耳线切面 ... 55
三、重要冠状面 ... 62
四、重要矢状面 ... 66

第五节 神经精神活动解剖学基础 ... 68
一、意识障碍的解剖学基础 ... 68
二、记忆障碍的解剖学基础 ... 68

第六节 头部的解剖操作 ... 69
一、额区、顶区、枕区及颞区的解剖 ... 69
二、颞区的层次解剖观察 ... 70
三、面部及面侧区浅层的解剖 ... 70
四、开颅取脑 ... 71

第三章 颈部 ... 75

第一节 表面解剖 ... 75
一、境界与分区 ... 76
二、表面解剖 ... 76

第二节 层次和结构 ... 78
一、浅层结构 ... 78
二、颈深筋膜和筋膜间隙 ... 81
三、颏下三角 ... 84
四、二腹肌三角 ... 84
五、颈动脉三角 ... 87
六、肌三角 ... 91
七、胸锁乳突肌区 ... 98
八、枕三角 ... 100
九、锁骨上三角 ... 103
十、颈根部 ... 106
十一、喉、气管、咽和食管 ... 108
十二、颈部的影像 ... 111

第三节 颈部的解剖操作 ... 112
一、切开皮肤 ... 112

二、解剖浅层结构 ……………………… 113
　三、解剖颈前区和胸锁乳突肌区 ……… 113
　四、解剖颈外侧区和颈根部 …………… 116

第四章　胸部 … 120

第一节　表面解剖 … 120
　一、境界与分区 ………………………… 121
　二、体表标志 …………………………… 121
　三、标志线 ……………………………… 122

第二节　胸壁 … 123
　一、浅层结构 …………………………… 123
　二、深层结构 …………………………… 126

第三节　膈 … 129
　一、位置和分部 ………………………… 129
　二、膈的裂孔 …………………………… 130
　三、膈的血管、淋巴引流和神经 ……… 130

第四节　胸膜和胸膜腔 … 131
　一、胸膜 ………………………………… 131
　二、胸膜腔 ……………………………… 131
　三、胸膜返折线的体表投影 …………… 132
　四、胸膜的血管、淋巴引流和神经 …… 134
　五、呼吸肌、胸膜与呼吸功能的
　　　关系 ………………………………… 134

第五节　肺 … 134
　一、肺的位置和体表投影 ……………… 134
　二、肺的主要结构 ……………………… 135
　三、肺的淋巴引流 ……………………… 139
　四、肺的神经支配 ……………………… 139

第六节　纵隔 … 139
　一、概述 ………………………………… 139
　二、上纵隔 ……………………………… 140
　三、下纵隔 ……………………………… 144
　四、纵隔间隙 …………………………… 148
　五、纵隔淋巴结 ………………………… 152

第七节　胸部的解剖操作 … 155
　一、解剖肋间隙 ………………………… 155
　二、打开胸廓前壁 ……………………… 156
　三、解剖胸膜和胸膜腔 ………………… 156
　四、移出肺 ……………………………… 156
　五、解剖纵隔 …………………………… 156

第五章　腹部 … 159

第一节　表面解剖 … 160
　一、体表标志 …………………………… 160
　二、腹部分区 …………………………… 161
　三、体表投影 …………………………… 161

第二节　腹前外侧壁 … 163
　一、皮肤与浅筋膜 ……………………… 163
　二、腹前外侧壁的肌 …………………… 164
　三、腹横筋膜 …………………………… 167
　四、腹膜外筋膜 ………………………… 167
　五、壁腹膜 ……………………………… 167
　六、腹前外侧壁的血管和神经 ………… 168

第三节　腹股沟区 … 171
　一、腹股沟管 …………………………… 171
　二、腹股沟三角 ………………………… 173
　三、精索 ………………………………… 174

第四节　结肠上区 … 176
　一、网膜 ………………………………… 177
　二、食管腹部 …………………………… 181
　三、胃 …………………………………… 182
　四、十二指肠 …………………………… 188
　五、脾 …………………………………… 194
　六、肝 …………………………………… 198
　七、肝外胆道 …………………………… 208
　八、胰 …………………………………… 212

第五节　结肠下区 … 219
　一、空肠和回肠 ………………………… 219
　二、盲肠 ………………………………… 223
　三、阑尾 ………………………………… 223
　四、结肠 ………………………………… 225
　五、腹膜间隙 …………………………… 228

第六节　腹膜后间隙 … 229
　一、腹膜后间隙的脏器 ………………… 229

二、腹膜后间隙的血管和神经 ………… 237
第七节　腹部的解剖操作 …………… 242
　　一、皮肤切口 ………………………… 242
　　二、解剖腹前外侧壁 ………………… 243
　　三、解剖腹股沟管 …………………… 244
　　四、解剖结肠上区 …………………… 244
　　五、解剖结肠下区 …………………… 245
　　六、解剖腹膜后间隙 ………………… 245

第六章　盆部 …………………………… 248

第一节　表面解剖 …………………… 248
　　一、体表标志 ………………………… 248
　　二、体表投影 ………………………… 249
第二节　骨盆 ………………………… 249
　　一、骨盆的构成 ……………………… 249
　　二、盆壁肌和盆膈 …………………… 251
第三节　盆腔脏器 …………………… 253
　　一、直肠 ……………………………… 254
　　二、膀胱 ……………………………… 256
　　三、输尿管盆部和壁内部 …………… 257
　　四、前列腺 …………………………… 258
　　五、输精管盆部、射精管和精囊 …… 260
　　六、卵巢 ……………………………… 260
　　七、输卵管 …………………………… 261
　　八、子宫 ……………………………… 262
　　九、阴道 ……………………………… 265
第四节　盆筋膜 ……………………… 266
　　一、盆壁筋膜 ………………………… 266
　　二、盆脏筋膜 ………………………… 267
　　三、盆筋膜间隙 ……………………… 267
第五节　盆部的血管、神经和淋巴
　　　　引流 ………………………… 268
　　一、动脉 ……………………………… 268
　　二、静脉 ……………………………… 270
　　三、神经 ……………………………… 270
　　四、淋巴引流 ………………………… 271
第六节　盆部的断层解剖及影像 …… 272

　　一、经前列腺中份的横断层解剖及
　　　　影像 ………………………… 272
　　二、经卵巢的横断层解剖及影像 …… 273
　　三、经子宫颈阴道部的横断层解剖及
　　　　影像 ………………………… 273
第七节　经阴道子宫切除术与前列腺
　　　　切除术的解剖学基础 ……… 274
　　一、经阴道子宫切除术的解剖学
　　　　基础 ………………………… 274
　　二、前列腺切除术的解剖学基础 …… 275
第八节　盆部的解剖操作 …………… 276
　　一、观察辨认盆部结构 ……………… 276
　　二、解剖输尿管、输精管与子宫
　　　　圆韧带 ……………………… 277
　　三、解剖盆部的主要血管 …………… 277
　　四、解剖盆部神经 …………………… 278

第七章　会阴 …………………………… 280

第一节　表面解剖 …………………… 281
　　一、男性体表标志 …………………… 281
　　二、女性体表标志 …………………… 281
第二节　尿生殖区 …………………… 281
　　一、男性尿生殖区 …………………… 281
　　二、女性尿生殖区 …………………… 287
第三节　肛区 ………………………… 289
　　一、肛管和肛门括约肌 ……………… 289
　　二、坐骨肛门窝 ……………………… 291
第四节　会阴的解剖操作 …………… 294
　　一、标本体位与切口 ………………… 294
　　二、解剖尿生殖区（尿生殖三角） … 294
　　三、解剖肛区（肛三角） …………… 295

第八章　上肢 …………………………… 297

第一节　表面解剖 …………………… 298
　　一、体表标志 ………………………… 298
　　二、重要的表面解剖 ………………… 300

三、体表投影 …… 300
第二节 腋区 …… 302
　一、腋窝的构成 …… 302
　二、腋窝的内容 …… 305
第三节 三角肌区与肩胛区 …… 311
　一、三角肌区 …… 311
　二、肩胛区 …… 311
第四节 臂部 …… 314
　一、臂前区 …… 314
　二、臂后区 …… 318
第五节 肘部 …… 321
　一、肘前区 …… 321
　二、肘后区 …… 323
　三、肘关节动脉网 …… 324
第六节 前臂部 …… 325
　一、前臂前区 …… 325
　二、前臂后区 …… 328
第七节 腕和手 …… 330
　一、腕 …… 330
　二、手掌 …… 332
　三、手背 …… 339
　四、手指 …… 340
第八节 上肢与胸前部浅层的解剖操作 …… 343
　一、皮肤切口 …… 343
　二、解剖胸壁结构 …… 343
　三、解剖上肢浅层结构 …… 344
　四、上肢与胸前部深层的解剖操作 …… 344

第九章 下肢 …… 350

第一节 表面解剖 …… 351
　一、境界与分区 …… 351
　二、表面解剖 …… 351
第二节 臀部 …… 353
　一、浅层结构 …… 353
　二、深层结构 …… 354
第三节 股部 …… 361
　一、股前内侧区 …… 361
　二、股后区 …… 370
第四节 膝部 …… 371
　一、膝前区 …… 371
　二、膝后区 …… 372
　三、膝关节 …… 374
第五节 小腿部 …… 379
　一、小腿前外侧区 …… 379
　二、小腿后区 …… 382
　三、小腿骨间的连接 …… 383
第六节 踝部和足部 …… 384
　一、踝前区与足背 …… 384
　二、踝后区 …… 386
　三、踝关节 …… 386
　四、足底 …… 389
　五、足部关节 …… 390
　六、足弓 …… 393
第七节 下肢的解剖操作 …… 395
　一、解剖股前内侧区 …… 395
　二、解剖小腿前外侧区、踝前区和足背 …… 397
　三、解剖臀区和股后区 …… 398
　四、解剖腘窝和小腿后区 …… 399
　五、解剖足底 …… 400

第十章 脊柱区 …… 404

第一节 表面解剖 …… 405
　一、境界与分区 …… 405
　二、体表标志 …… 405
　三、体表投影 …… 406
第二节 层次结构 …… 407
　一、皮肤和浅筋膜 …… 407
　二、浅层血管与神经 …… 407
　三、深筋膜 …… 408
　四、肌层 …… 409
　五、深层血管与神经 …… 411
　六、脊柱 …… 414

七、椎管内容物 ………………………… 417
第三节　脊柱区的断层影像解剖 ……… 424
　　一、脊柱区颈段断层影像解剖 ………… 424
　　二、脊柱区胸段断层影像解剖 ………… 426
　　三、脊柱区腰段断层影像解剖 ………… 427
　　四、脊柱区骶尾段断层影像解剖 ……… 430
第四节　脊柱外科微创技术 ……………… 431
　　一、经皮穿刺技术 ……………………… 431

　　二、内镜手术技术 ……………………… 432
　　三、其他微创技术 ……………………… 433
第五节　脊柱区的解剖操作 ……………… 434
　　一、切开皮肤 …………………………… 434
　　二、层次解剖 …………………………… 435

参考文献 ……………………………………… 438

第一章 绪 论

部位	重要知识点	临床联系	学习形式
皮肤和浅筋膜	表皮和真皮的组织结构,重要皮肤附属结构如毛发、皮脂腺和汗腺,皮肤张力线,浅筋膜分布规律	皮肤切口与张力线的关系,常见的皮肤感染(疖、痈、蜂窝织炎),皮肤烧伤分度,植皮的种类	讨论、微视频
筋膜、肌和骨	深筋膜的概念、分布和形成的特殊结构;肌间隔和骨筋膜隔室	腱鞘炎和腱鞘囊肿,骨筋膜隔室综合征及处理原则	讨论和实地解剖
体腔	关节腔、胸膜腔、心包腔、腹膜腔和鞘膜腔的解剖和生理特点	在相关各章节讨论	实地解剖
血管、神经和淋巴	血管、神经和淋巴结分布的普遍规律;神经血管鞘	血管和神经的临床问题在具体章节讨论;淋巴管炎和淋巴管水肿	讨论和实地解剖

第一节 概 述

一、临床解剖学基础

临床解剖学(clinical anatomy)是研究与临床医学相关的人体结构和功能的科学。**临床解剖学基础**(fundamentals of clinical anatomy)是以临床解剖学的观点和思路,按人体的解剖分部,研究人体结构和功能,与**局部临床解剖学**相当,本教材还包含有各部位重要的断层解剖学内容。

二、人体基本层次结构

1. **皮肤**(skin) 分为**表皮**(epidermis)和**真皮**(dermis)两层(图1-1)。表皮为复层鳞状上皮。在手掌和足掌处,表皮特别厚实,并有致密纤维状筋膜与深层结构紧密相连,以承受摩擦,防止运动时变形。真皮的厚度随部位不同而变化,女性薄于男性,躯体的腹侧薄于背侧。真皮通过浅筋膜连于深筋膜。在关节处皮肤形成独有的皱褶并被强劲的纤维组织连于深部的结构。皮肤的纹理(皮纹)因人而异,尤其是指腹处的**指纹**具有遗传特异性。**皮肤张力线**的方向与真皮内**胶原纤维束**的方向相一致(图1-2)。真皮内的胶原纤维和弹性纤维形成一层坚韧的网状组织,使皮肤具有较好的伸展性和弹性。然而皮肤过度扩张会损伤真皮内的胶原纤维,导致皮肤出现由红变白的裂纹(如妊娠纹),多见于腹部、大腿和臀部。

皮肤附属结构有**指甲**(nail)、**毛囊**(hair follicle)、**毛发**(hair)、**皮脂腺**(sebaceous gland)、**汗腺**(sweat gland)等。指甲为角质板,其近侧缘为甲根,指甲深面的皮肤称**甲床**。**毛囊**是表皮陷入真皮的部分,其膨大的末端称**毛球**(hair bulb),毛发生于毛球。毛球的末端有一小凹,其内充填有毛乳头血管结缔组织。**竖毛肌**(arrector pili)为平滑肌,受交感神经支配,收缩时使

第一章 绪 论

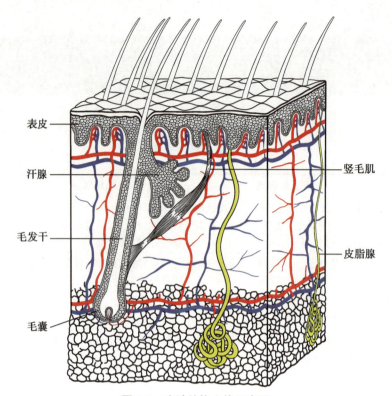

图 1-1 皮肤结构立体示意图

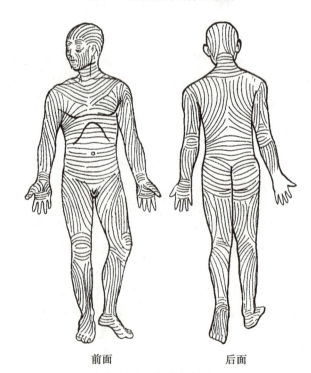

前面　　　　　后面
图 1-2 皮肤张力线

毛发由斜位变直位,并压迫皮脂腺使之分泌。体毛分布广泛,但身体的许多部位并没有体毛,如甲、手足掌面、唇、龟头、小阴唇、阴蒂等处。

皮脂腺位于真皮内毛囊斜面下方,通过毛囊颈部将皮脂分泌至毛干上。**汗腺**为螺旋形管状腺体,伸入真皮全层和浅筋膜内,受交感神经支配。**大汗腺**则存在于腋窝等处的浅筋膜内。

临床问题 1-1:皮肤切口与张力线

奥地利解剖学家 Karl Langer 研究发现皮肤总有一定张力,并指出伤口裂开是由真皮层内的胶原纤维被切断所致。后来临床医生在做皮肤切口时,注意与张力线保持平行,通常愈合良好,瘢痕较少。同理,通过观察自然伤口(外伤后)的方向可以判断伤口深部胶原纤维的走向。

临床问题 1-2:疖、痈、皮脂腺囊肿

毛囊和皮脂腺开口是细菌(如金黄色葡萄球菌)逆行感染的入口。**疖**是指单个毛囊化脓感染,在毛囊或皮脂腺开口处可见一小点状"疖顶"。**痈**是相邻的多个毛囊感染,因此,可见多个红色或黑色"疖顶"。**皮脂腺囊肿**(sebaceous cyst)也称"粉瘤",主要由于皮脂腺排泄管阻塞,皮脂腺囊状上皮被逐渐增多的内容物膨胀所形成的潴留性囊肿。其特点为缓慢增长的良性病变。可发生于任何年龄,以青壮年多见,好发于头面、颈项和胸背部。皮脂腺囊肿突出于皮肤表面,一般无自觉症状,如继发感染时可有疼痛、化脓。

2. **浅筋膜**(superficial fascia) 又称皮下筋膜,含有丰富的脂肪,但因人而异,因部位而异。在颅顶、耳廓、手足掌等处脂肪极少,且借纤维束与深筋膜紧密相连。在下腹壁,浅筋膜可分为浅部的脂性层和深部的膜性层。乳腺和表情肌属于特殊的浅筋膜内的结构。在浅筋膜内有浅动脉、浅静脉、浅淋巴管和浅淋巴结。

3. **深筋膜**(deep fascia) 分布于浅筋膜深层,包被肌肉和深层结构,在不同部位其存在形式不同。在神经、血管外围,形成血管神经鞘;在颈部分为封套筋膜、内脏筋膜、椎前筋膜;在胸腹壁形成膜样层(包括腹横筋膜)。深筋膜在四肢的肌群之间增厚,并连于骨膜,形成肌间隔,限制肌肉过度移位。深筋膜、肌间隔和骨膜一起围成**骨筋膜隔室**,包被肌肉和血管。深筋膜在关节附近增厚形成支持带,将肌腱限制在原位或作为滑车位于活动的肌腱周围。

4. **骨骼肌**(skeletal muscle) 骨骼肌为随意肌,受躯体神经支配,分为**肌腹**和**肌腱**两部分,只有肌腹具有收缩功能,肌腱为结缔组织,起附着作用。在躯干部分布的是扁肌,肌腱呈膜状,称**腱膜**(aponeurosis)。在四肢分布的是跨关节的长肌,肌腱细长,被腱鞘包被。**腱鞘**外层为纤维鞘,附着于骨,起约束作用;内层形成**滑膜鞘**,由脏、壁两层围成密闭的腔,称**滑膜腔**,有滑液湿润,有利于肌腱在内滑动。由于长期运动摩擦和劳损,可形成腱鞘囊肿、缩窄腱鞘炎。在手足处还分布有短肌;在眼裂、口裂处分布有轮匝肌,收缩时可关闭裂缝。每块肌的表面增厚形成封套状**肌外膜**(epimysium)。肌纤维与其长轴平行或稍有倾斜。分布到肌

的神经干为混合神经,运动纤维约占60%,神经**入肌点**一般位于肌的中份,靠近肌的边缘进入,这样可减少肌肉收缩时对神经干的影响。

5. **骨骼**(skeleton) 骨与骨通过连结形成骨骼,构成人体的支架,由于滑膜关节的存在,躯体在稳定的基础上可以运动。四肢骨位于肢体的深层,除极少数部位的骨位于皮下外,大多数有肌的包被。在躯干部,形成脊柱、胸廓、骨盆,在脊柱前后、胸廓和骨盆内外都有肌的分布。在头部形成颅腔和颌面,颅腔内表面没有肌的分布(图1-3)。

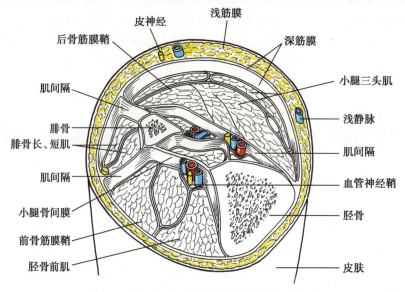

图1-3 浅筋膜和深筋膜的配布(小腿横断面)

临床问题1-3:蜂窝织炎

蜂窝织炎是指由金黄色葡萄球菌、溶血性链球菌或腐生性细菌引起的皮肤和皮下组织广泛性、弥漫性、化脓性炎症。真皮及皮下组织有广泛性、急性、化脓性炎症改变,毛囊、皮脂腺、汗腺皆被破坏,后期有肉芽肿形成。患处皮肤局部剧痛,呈弥漫性红肿,境界不清,可有显著的凹陷性水肿,初为硬块,后中央变软、破溃而形成溃疡,约2周结瘢痕而愈。可有畏寒、发热等全身症状,部分患者可发生淋巴结炎、淋巴管炎、坏疽、败血症等。眶蜂窝织炎是一种严重的蜂窝织炎。

临床问题1-4:皮肤烧伤

临床上根据烧伤皮肤的深度进行分度。仅烧伤表皮或浅层,为Ⅰ度,虽然很痛,但愈合快,不留瘢痕;烧伤在表皮乳头层至真皮浅层,为浅Ⅱ度,会起清亮水疱,很痛,愈合快,不留瘢痕;深Ⅱ度为烧伤至深层真皮,出现蜡样干燥,见花斑,愈合后会有瘢痕;Ⅲ度烧伤至全真皮,会形成焦痂,坚韧似皮革,造成挛缩,无痛感,需尽早切除焦痂,植皮。深及筋膜、肌的烧伤为Ⅳ度烧伤,无痛感,需切痂、植皮或截肢。

临床问题 1-5：植皮术和皮瓣移植术

植皮术指的是在自身健康皮肤处（供区）取下一部分皮肤，用来覆盖切除了瘢痕的区域（受区）。供区的皮肤需要在受区得到新的血管供血才能够成活。一般情况下，自体皮表邮票状皮肤移植成功的概率很大，但也有植皮不能成活的可能。此外，所有的植皮，都会在供区留下瘢痕。

皮瓣移植术是指利用具有血液供应的皮肤及其附着的皮下组织作为皮瓣，转移到另一创面后（受皮瓣区），暂时仍由带血管带的血管供应营养，等受皮瓣区创面血管长入皮瓣建立新的血运后，再将蒂部切断，完成皮瓣转移的全过程，又称带蒂皮瓣移植术。

临床问题 1-6：骨筋膜隔室综合征

骨筋膜隔室综合征又称急性筋膜间室综合征、骨筋膜间隔区综合征。骨筋膜隔室由骨、骨间膜、肌间隔和深筋膜形成，骨筋膜隔室综合征常因创伤骨折的血肿和组织水肿或外包扎过紧使其室内压力增高（前臂高于 65mmHg，小腿高于 55mmHg），使供应肌肉的小动脉关闭，形成缺血—水肿—缺血的恶性循环，根据其缺血的程度不同而导致缺血性肌挛缩、缺血性肌坏死、坏疽（常需截肢）。如有大量毒素进入血液循环，还可导致休克、心律不齐和急性肾功能衰竭。骨筋膜隔室综合征一经确诊，应早期彻底切开深筋膜减压是防止肌肉和神经发生缺血性坏死的唯一有效方法。骨筋膜隔室综合征多见于前臂掌侧和小腿。

6. **体腔（浆膜腔）** 包括关节腔、胸膜腔、心包腔、腹膜腔和阴囊内的鞘膜腔等，均是由脏、壁两层浆膜围成的密闭腔隙，内含少量浆液，一般呈负压。体腔的存在有利于其脏层浆膜包被的脏器的运动。炎症时可出现积液、浆膜粘连，会影响到相关脏器的功能活动。如肠粘连，实际上是肠管壁浆膜（腹膜脏层）之间或肠管壁与网膜或壁层腹膜间的粘连。

7. **血管、神经** 除胸、腹腔大血管外，在其他各部的动脉一般与静脉伴行。胸腔、腹腔和盆腔的内脏神经攀附器官和血管形成神经丛，由神经丛再分支至脏器。在颈部和四肢近端，血管和神经被深筋膜增厚形成的**血管神经鞘**包被，在关节处，粗大的血管、神经主要走行在关节的屈侧。手和足的主要动脉走行在掌侧，在手指和足趾，血管、神经走行在近腹面的两侧。**浅静脉**又称**皮下静脉**，在身体各部均存在，一般缺乏动脉伴行。在大关节周围，动脉形成动脉网，以保障关节运动时不影响血供。

8. **淋巴结**（lymph node） 小如绿豆，大如蚕豆，呈灰红色，质地柔软，数目不定，多数成群分布。位于浅筋膜内的淋巴结为**浅淋巴结**，一般分布于浅静脉注入深静脉处。深淋巴结位于深筋膜深面，多沿血管分布。在四肢，深淋巴结沿血管排列，位于关节腹侧为多，如腋窝、肘窝、腹股沟区、腘窝等处。在胸、腹、盆腔，淋巴结除了沿血管分布外，还分布于肺门、肝门、肾门等处。

临床问题 1-7：淋巴管炎和淋巴管水肿

淋巴管炎是由致病源（包括微生物、寄生虫等）经皮肤黏膜裂伤、手术切口或局部化脓性感染灶（疖、手部感染及足癣等），或经组织淋巴间隙进入淋巴管所致，致病菌多为乙型溶血性链球菌及金黄色葡萄球菌，多见于四肢，尤其好发于下肢。淋巴管炎常呈现伤口近侧一条或多条红线，局部硬肿并有压痛，伴有发热、畏寒、乏力等全身临床表现。

淋巴管水肿是指机体某些部位淋巴液回流受阻，引起软组织积液，在体表引起反复感染后，皮下纤维结缔组织增生而致脂肪硬化，出现肢体增粗，后期皮肤增厚、粗糙，坚韧如大象皮，亦称"象皮肿"。主要病因为寄生虫、细菌、真菌感染，也可由手术损伤、放疗、灼伤，以及原发性肿瘤、继发性肿瘤等引起。

三、人体分部

人体不同部位的层次结构和解剖特点不尽相同，因此，根据解剖特点，可将人体分为：头（head）、颈（neck）、胸（thorax）、腹（abdomen）、骨盆（pelvis）、上肢（upper limb）、下肢（lower limb）、脊柱（vertebral column）。每一个部位，又可以分为若干个小局部，如头部可分为颌面、颅底、颅顶和颅腔；上肢可分为肩、上臂、肘、前臂、腕、手（图 1-4）。

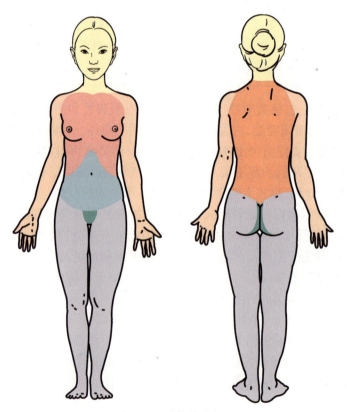

图 1-4 人体的分部

四、学习临床解剖学基础的目的

系统解剖学为我们提供了解剖学的基础理论和基本知识,它是所有医学学科的基础,但与外科学、妇产科学、五官科学以及手术学等联系并不紧密。临床解剖学基础按人体分部阐述人体各部的解剖标志,层次结构,神经、血管、肌的配布规律,各部重要器官形态、位置及毗邻关系,重要的是在对各部结构进行描述时,注意与临床问题紧密联系,以问题为导向,着眼于解决问题的路径引导,培养科学的思维方法,打下扎实的解剖学理论和实践基础。

五、临床解剖学的学习方法

"学无定法",即指不同学习内容和对于不同的学习者,学习方法有所差异。解剖学是一门大体形态学科,临床解剖学更是着眼于临床,服务临床需要的人体形态结构科学,其学习方法还是有共通之处的。学习临床解剖学基础的基本方法离不开以下三点:一是实践,解剖学的实践就是实地解剖、观察测量人体结构。只有通过科学的方法反复实践,才能打下扎实的解剖学基础。二是带着问题学习,问题来自临床实践和科学研究。譬如,在20世纪70年代以前,肝一度被认为是手术的禁区,因为术中出血太多,术后死亡率太高。为解决这一难题,我国临床专家和解剖科学家加强了对肝脏的解剖学研究,经过大量的解剖实验和临床研究,从解剖学上详细阐明了肝内管道的配布规律和个体差异,为临床上肝叶切除、肝段切除和肝部分切除方法提供了科学依据,推动了肝胆外科的快速发展。又如在20世纪80年代以前,脑干也是手术禁区,既是因为脑干体积小,又是因为其是生命活动基本中枢所在,手术中稍有不慎,若损害脑干就会危及生命。后来随着显微解剖技术的发展,开展了大量的脑干血管解剖实验,为脑干手术提供了详细的解剖学支持,之后随着显微外科技术的发展,现在脑干手术已在临床上广泛开展,我国科学家在此领域也做出了巨大贡献。三是多路径学习,除了实践以外,借助现代信息技术,开展虚拟解剖学习,以补充在实践学习中难以解决的问题。

学习临床解剖学基础,还要注意处理好以下几对关系,以使我们的学习更加充实、灵活、有效:①临床解剖学基础与系统解剖学的关系。系统解剖学是临床解剖学基础的基础,二者不可分割,某些理论和知识点已经在系统解剖学中学习过,需要再次温习,所谓温故而知新。②局部和整体的关系。人体是一个整体,对其分部是为了描述的方便而人为进行的;因此,不能割裂局部和整体的联系。譬如:颈部所有的结构基本上与头、胸、上肢有着密切联系,颈部存在有呼吸系统、消化系统、脉管系统、神经系统、内分泌系统的结构,这些都要联系起来学习,做到前后贯通、系统间贯通、局部和整体贯通。③结构和功能的关系。每一结构都有其功能,所谓形态与功能相关,即结构服从功能需要。有关机体功能、器官功能、结构功能的理论和知识点,不一定是本教材的重点,因此,学习时需要与相关的基础医学学科和临床学科联系起来,这样的学习才是通透的。④解剖与临床的关系。临床解剖学是临床的基础,也是服务于临床相关学科需要的,但是由于各学科发展的不平衡,有时候解剖学可能还满足不了临床的需要,这就需要以研究的眼光去探究解剖学新知识。另外,在解剖学的学习过程中,我们解剖的是没有生命的"大体",而临床上我们遇到的是有生命的患者,二者完全不同,这就需要我们正确认识,不能机械照搬解剖学知识和技术到临床去;同时也要认识到,学习解剖不单纯在"大体"上学习,还需要在活体上学习,活体虽然不能用来做解剖,但是可以通过触摸、手术、影像成像技术(包括造影)等手段获得活体解剖知识。总之,一个优秀的临床大夫,他一定是一个解剖学的热爱者、实践者。

(易西南　周启良　王现伟)

第二节　尸体解剖操作基本技术

一、常用器械及使用方法

学习局部解剖学时,必须进行解剖操作,操作之前先要进行解剖器械的准备。常用的解剖器械包括解剖刀、解剖镊、解剖钳、解剖剪、拉钩、肋骨剪和骨钳。偶尔用到的有弓锯、锯、凿子、木槌、探针、双锯、开颅器、注射器、缝合丝线等。

（一）解剖刀

解剖刀（scalpel）是解剖操作时用得最多的器械。刀刃常用于切开皮肤和切断肌肉；刀尖常用于修洁血管和神经；刀柄常用于进行钝性分离。使用刀刃或刀尖时一般右手持刀,其方式应视需要而定,这里介绍四种用法,如图 1-5 所示。

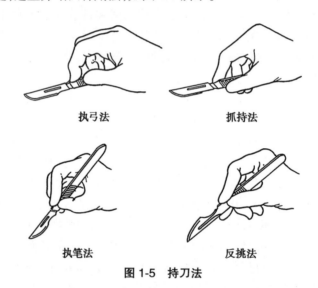

图 1-5　持刀法

1. **方法一**　执弓法,右手拇指伸直,中、环、小指弯曲,持刀于拇指指腹与中、环、小指之间,示指平伸压在刀背上。这种持刀法主要利用肩、肘关节的运动延长切口,靠示指的压力调节刀口的深浅。优点是用力均匀,适用于做皮肤切口。此法形如持小提琴的弓,又称为执琴弓法。

2. **方法二**　抓持法,与第一种方法基本相似,不过示指不是按压在刀背上,而置于拇指的对侧夹持刀柄。这种方法的运刀的力量较第一种方法小,但灵活性较好,一般用于坚韧的组织切开,做较长的组织切口。

3. **方法三**　执笔法,用拇、示两指指尖与中指末节的桡侧缘夹持刀柄,与执笔写字姿势相似,操作动作主要利用指间、掌指和腕关节轻巧灵活的运动,用力准确细致,是用得最多的一种持刀方法。

4. **方法四**　反挑法,持刀方法同执笔法,其不同之处是前者刀刃向下,后者刀刃向上。此种方法主要用于小范围的皮肤、血管和神经等反方向的剥离和挑开,可避免损伤深部重要组织。

(二) 解剖镊

解剖镊(forceps)分无钩和有钩两种(图1-6)。无钩的解剖镊用于夹持和分离血管、神经和肌肉等;有钩的解剖镊仅用于夹持皮肤或非常坚韧的结构,绝不可用于夹持血管、神经和肌肉等,容易损坏组织、器官。解剖操作时,一般右手持解剖刀,左手持解剖镊。也可以两手同时持解剖镊,分离血管和神经。使用解剖镊一般采用执笔式,动作要简练明快,切忌多余的动作,不可用力旋扭,以免镊齿对合不良(图1-7)。

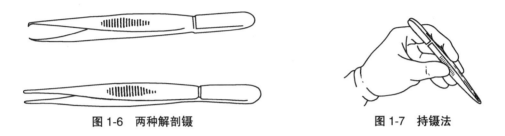

图1-6 两种解剖镊　　　　　　　　图1-7 持镊法

(三) 解剖钳

又称**血管钳**(hemostatic forceps),有直钳、弯钳之分。通常用于分离软组织及血管、神经等,也可用来钳夹肌腱、韧带和皮肤,做牵引、固定之用。握持方法同解剖剪。

(四) 解剖剪

解剖剪(scissors)有不同的长短和弯直。有尖头和圆头之分,也有一尖、一圆的剪。应该按需要选择使用。圆头解剖剪用于剪开组织或剪断神经、血管,有时也可以用于撑开或分离组织。一尖、一圆的或尖头的直剪,常常用于剪线或拆线。正确使用解剖剪的方法是将右手的拇指和环指各伸入解剖剪的一个环内,中指放在环的前方,示指顶压在解剖剪的运动轴处,起到稳定和定向作用(图1-8)。

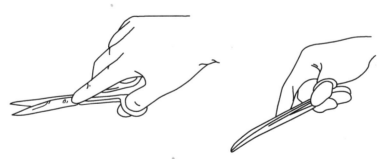

图1-8 解剖剪、血管钳持法

(五) 拉钩

拉钩有宽窄、深浅和弯曲角度不同等多种类型。一般用于牵拉、暴露和固定结构,以利于解剖操作的进行。

(六) 其他解剖器械

常用的有:用肋骨剪剪断肋骨;用椎管锯打开椎管;用弓形锯锯开颅骨;用骨钳咬断骨并修整骨的断端。

二、解剖皮肤

剥离皮肤,是解剖操作的第一步骤,根据人体不同部位和情况可采用两种方法,即翻皮法和撕皮法。

(一) 翻皮法

在尸体的皮肤上,可先在拟做切口的部位,用刀尖的背划一痕迹。再沿此痕迹将刀尖与皮肤呈直角刺入,感到抵抗力突然减小时,提示刀尖已经抵达浅筋膜,便立即将刀刃倾斜成45°角,持稳解剖刀,切开皮肤。注意切皮要浅,不可损伤皮下结构。要注意体会人体不同部位皮肤的厚度和强度有很大差异。用有齿解剖镊牵起皮肤的一角,用解剖刀紧贴真皮与皮下组织之间,划断皮肤下的致密结缔组织,剥离皮肤,掀起皮片,准备解剖皮下结构(图1-9)。人体解剖常用皮肤切口如图1-10所示。

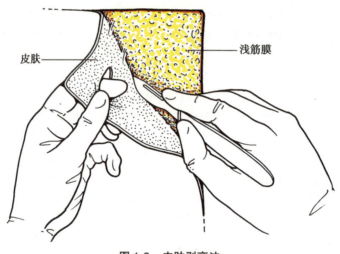

图 1-9 皮肤剥离法

(二) 撕皮法

沿切口线全长切透皮肤至浅筋膜层,再在需要剥离的区域,以间隔3~5cm的宽度,做一系列平行的纵切口,翻起近端一部分皮片后,以止血钳或手指夹紧皮片,用力向远端逐条撕去。这种方法适用于皮下组织比较丰满的标本,在撕剥面上,比较容易看清皮下结构;便于进一步寻找浅层血管和皮神经。撕皮法适于教学实习标本及显露局部结构标本的制作。此法在皮肤上会带一部分浅筋膜;因此,对精细的浅层陈列标本及对重点的皮下组织的解剖不宜采用。

三、解剖浅筋膜

皮下组织主要是脂肪结缔组织,其内的主要结构为皮神经、浅静脉和浅动脉。皮神经先在浅筋膜的深处潜行,逐渐分支,变细浅出。可从皮神经穿出深筋膜处开始,沿其走向剖查,直至神经末梢。浅静脉和浅动脉位于浅筋膜中,在其经过部位,切开纤维脂肪组织,即可将其暴露。某些部位的浅筋膜内有浅淋巴结分布。可用刀尖分开脂肪、结缔组织,找到淋巴结后将其挑起。推开淋巴结周围的结缔组织,可见与淋巴结相连的输入与输出淋巴管。

待观察皮下血管、神经解剖之后,按照剥皮的切口切开皮下脂肪层达深筋膜,注意边切边用镊子分开脂肪层,查看是否已达较致密的深筋膜,然后将脂肪层由深筋膜上整层地翻起

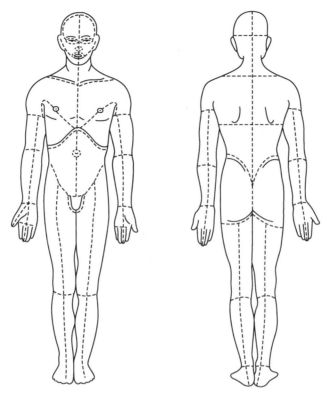

图 1-10　人体解剖常用皮肤切口

切除,注意保留重要的浅血管、神经。

四、解剖深层结构

(一)解剖深筋膜

用解剖镊提起深筋膜,将解剖刀的刀刃平贴肌肉表面,与肌纤维的方向一致,将其切除。注意人体各部位深筋膜有很大的差异:四肢与背部的深筋膜厚而致密,可成片切除;躯干的大部分深筋膜与深面的肌肉结合牢固,只能小片切除;某些部位的深筋膜作为肌肉的起点或形成腱鞘,则不必切除。

(二)解剖血管和神经

解剖血管和神经的目的是暴露并观察它们的走行及分支。应注意显露并保护重要的血管和神经。通过解剖操作,认清它们起始、行径、分支和分布范围。解剖应该从粗的血管和神经开始,由粗到细,仔细剖查,直到进入器官为止。操作应该以钝性分离为主(图1-11)。先用刀尖沿血管和神经的走向,划开包绕它们的结缔组织;然后,用解剖镊提起血管/神经,沿其两侧,用解剖镊或解剖剪做钝性分离。清除血管或神经周围筋膜,也应该在直视下小心进行。去除较粗大的静脉,应该事先分别做双重结扎,在结扎线之间剪断。

(三)解剖肌

解剖肌的目的是清楚地暴露肌,利于观察。要注意修洁出肌的边界,去除肌表面的结缔组织(属深筋膜,称肌膜),观察肌的位置、形态、起止、肌纤维的方向、肌腹和肌腱的配布,血管、神经的分布,并注意理解该肌的作用。有时为了观察深处的结构,需要将肌切断。此时应注意断端尽量整齐,营养和支配肌的血管和神经尽量保持完整。

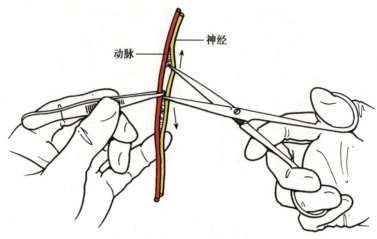

图 1-11 神经、血管钝性分离法

(四)解剖脏器

脏器分布于头、颈、胸、腹、骨盆各部。按结构可以分为中空性(腔型)脏器和实质性脏器两类。实质性脏器多为分叶结构,如肝、胰、脾、睾丸和肾等;也有卵巢等是不分叶结构。实质性脏器的血管、神经和功能性管道,一般集中进出脏器,进出处称为"门",如脾门。解剖脏器的目的是暴露和观察脏器的形态、位置、毗邻和内部结构,探查其血管和神经的分布等。所以首先要原位暴露脏器,观察其位置、表面形态、浆膜配布、毗邻关系和体表投影,然后解剖暴露血管和神经,必要时切断血管、神经和功能性管道等固定装置,整体取下脏器,进行观察解剖。

五、其他操作

(一)浆膜腔探查

在人体内,有胸膜腔和腹膜腔等形态各异、大小不同的易发生感染、积液或癌症转移扩散的浆膜腔。探查浆膜腔的目的是体会和了解其位置、形态、境界、毗邻和大小等。探查浆膜腔的主要方法是切开浆膜的壁层以后,用手伸入浆膜腔,按一定的程序仔细探查浆膜腔的各个部分,特别是壁层和脏层的各个部分及其相互移行和折返处。如果遇到尸体的浆膜腔内有明显粘连,可以用手指小心地进行钝性分离以后再探查;如果遇到有的浆膜腔内液体较多,影响探查,应该用电吸引器吸除后再进行探查。

(二)解剖骨性结构

骨组织比较坚硬,需要用肋骨剪剪断肋骨,用椎管锯打开椎管,用钢丝锯或弓形锯锯开颅骨,用骨钳咬断骨和修整骨的断端。

(三)猪眼球的解剖与观察

取新鲜猪眼球一只,首先观察眼球外形、视神经连接眼球部位、角膜的形态和透明度、球结膜等。接着剪除眼球的所有附属结构,在"赤道"处用解剖刀切开一个小切口,然后沿"赤道"剪开眼球,动作轻柔,尽量避免用力挤压眼球,观察无色透明、胶状的玻璃体,在切除的眼球的后部内面观察乳白色视网膜,在视神经盘处附着。剥离其他部分,露出其外层的棕黑色的脉络膜。接着从后向前观察眼球前半部分,可见凸透镜状、透明的晶状体,边缘有细小的睫状小带连到睫状突。用镊子夹出晶状体,可见虹膜中央的瞳孔。最后用剪刀把眼球前半部剪成两对半,观察虹膜角膜角及巩膜静脉窦。

（郝静文）

1. 研究毛囊细胞的来源、迁移、再生等问题,是研究毛发再生的主要方向,请就此问题深入探讨有关毛囊细胞的研究进展和毛发再生的主要治疗方法及原理。

2. 带蒂皮瓣是皮瓣移植的主要方法,请查找资料,收集在大腿、下腹部作为供区的主要带蒂皮瓣种类,并分析其蒂动脉的母血管来源。

第二章 头 部

章节	重要知识点	临床联系	学习形式
表面解剖	眶下孔、颏孔及其内走行的神经及临床意义;翼点的位置及临床意义;髁突位置及可滑动特点;前囟的位置及临床意义	眶下神经、颏神经、上颌神经及下颌神经阻滞麻醉进针部位;颅骨骨折易造成硬膜外血肿的原因;头部常用手术入路;诊断颞下颌关节疾病的临床检查标志性结构;下颌骨骨折的好发部位;临床检查婴幼儿颅内压的解剖标志	实地解剖、讨论和微视频学习
面部软组织	面部皮肤、浅筋膜及表情肌的分布;面部血管的走行、分布及特点;面神经的分布及三叉神经3条分支的出孔位置;腮腺的形态、分部及腮腺鞘,以及穿行于腮腺的结构;腮腺管的投影及面神经的分支类型	腮腺炎脓液的流向;腮腺切除术的原则、下牙槽神经阻滞麻醉的要点	实地解剖、讨论和微视频学习
颅部	颅顶(额顶枕区)的层次及各层次的结构特点;其血管、神经的分布及来源;头皮的结构特点;颅底海绵窦的位置、构成、穿经结构及交通关系;垂体的位置、毗邻和血液供应;小脑幕切迹附近毗邻的结构和小脑幕裂孔疝压迫的结构;枕骨大孔周围毗邻的结构和枕骨大孔疝形成及压迫的结构	头皮撕脱伤的解剖基础;颅部头皮损伤血管止血的解剖基础及原则;头皮麻醉解剖基础及原则;腱膜下血肿与颅骨外膜血肿的区别;小脑幕裂孔疝、枕骨大孔疝的解剖基础;硬膜外血肿的解剖基础	实地解剖、讨论和微视频学习
头部的影像解剖	在横状、矢状、冠状层面识别中央沟、外侧沟和顶枕沟,从而学会判断端脑的五叶;在断层上识别基底核的位置,小脑扁桃体、胼胝体的组成、位置,内囊的位置,脑室的位置、分部毗邻结构,垂体形态及最佳观察层面,内囊与基底核最佳断面	空三角征、脱髓鞘性病变、高血压脑出血、空泡蝶鞍综合征、束腰征、小脑扁桃体下疝畸形	讲授和讨论
神经精神活动解剖基础	意识障碍解剖基础,记忆力障碍解剖基础	昏迷的病因分析,记忆障碍的病因分析	讲授和讨论

第一节 表 面 解 剖

一、体表标志

头部以眶上缘、颧弓上缘、外耳门上缘至乳突的连线为界,分为后上方的**颅部**(cranium)

与前下方的**面部**(face)。头部的体表标志对了解相对应的颅内结构,尤其是脑组织的重要功能结构的定位具有重要的临床意义(图 2-1,图 2-2)。

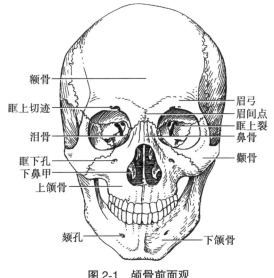

图 2-1　颅骨前面观

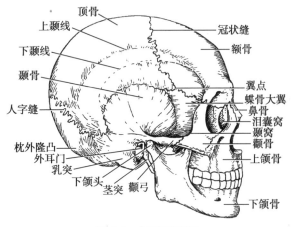

图 2-2　颅骨侧面观

1. **眉弓**(superciliary arch)　是位于眶上缘上方的弓形隆起,此处皮肤表面长有眉毛,男性较显著。眉弓对应大脑额叶的下缘,其内侧份的深面为额窦。

2. **眉间点**(glabella)　两眉弓之间的中点,为两眉弓之间膨出的一水平骨嵴。

3. **眶上切迹**(supraorbital notch)　有时为**眶上孔**(supraorbital foramen),位于眶上缘的中、内 1/3 交界处,距前正中线约两横指,有眶上神经和血管通过。由此向内在鼻根处可触摸到额切迹(frontal notch),滑车上神经、血管由此通过。

4. **眶下孔**(infraorbital foramen)　位于鼻两侧一横指、眶下缘中点下方 0.8mm 处,眶下神经和血管由此通过。眶下孔向后、外、上方通眶下管,经此可进行眶下神经阻滞麻醉。

5. **颏孔**(mental foramen)　位于下颌第二磨牙的下方,距前正中线约 2.5cm、距下颌骨下缘一横指处,颏神经和血管由此通过,为颏神经阻滞麻醉的穿刺部位。眶上切迹、眶下孔和颏孔几乎位于同一垂直线上。

6. **翼点**（pterion） 位于颧弓中点上方约 3.8cm 处，为额、顶、蝶、颞四骨相汇合处，多数呈"H"形，少数呈"N"形。翼点内面有脑膜中动脉前支经过，此处遭受暴力击打，骨折碎片可伤及此动脉，形成硬膜外血肿，也是常用的手术入路。翼点亦对应大脑外侧沟起始处投影点。

7. **颧弓**（zygomatic arch） 位于外耳门前方的水平线上，由颧骨的颞突和颞骨的颧突构成，全长约 3 横指，均可触及，其深面平颅中窝底，其上缘相当于大脑半球颞叶前端下缘；其下缘与**下颌切迹**之间的中点为咬肌神经封闭及上、下颌神经阻滞麻醉的进针点。

8. **耳屏**（tragus） 位于耳甲腔前方的扁平突起。在耳屏前方约 1cm 处可触及**颞浅动脉**的搏动，可在耳屏前方检查颞下颌关节的活动情况。

9. **髁突**（condylar process） 位于颧弓根部下方和耳屏前方，张闭口运动时可触及髁突向前、后滑动。临床上借此检查以诊断颞下颌关节的疾病，若髁突滑动受限，将导致张口困难。

10. **下颌角**（angle of mandible） 位于下颌体下缘与下颌支后缘相交处。下颌角位置突出，有较明显的性别差异，骨质较为薄弱，为下颌骨骨折的好发部位。

11. **乳突**（mastoid process） 位于耳垂后方。其基底部的前内方有茎乳孔，面神经由此孔出颅。乳突后部的内面有乙状窦沟，容纳乙状窦。乳突根治术时，应注意勿伤及乙状窦和面神经。

12. **前囟点**（bregma） 又称冠矢点，位于额顶区鼻根与枕骨大孔后缘连线的前、中 1/3 交界处，为冠状缝与矢状缝的相交点。在新生儿，此处的颅骨因骨化尚未完成，仍为结缔组织膜性连接，呈菱形，称为**前囟**（anterior fontanelle）；前囟在 1~2 岁时闭合。婴儿前囟未闭合时，临床上可依前囟的膨出或内陷判断颅内压的高低，前囟膨出是婴儿颅内压增高的体征。

13. **人字点**（lambda） 又称**顶枕点**，位于枕外隆凸上方约 6cm 处，为矢状缝和人字缝的交汇点处。有的人此处呈一浅凹，可以触及。新生儿后囟位于此点。后囟较前囟小，呈三角形，生后 3~6 个月闭合。患佝偻病和脑积水时，前、后囟闭合推迟。

14. **枕外隆凸**（external occipital protuberance） 位于枕骨外面中部的隆起，其内面为窦汇。枕外隆凸的下方有枕骨导静脉。颅内压增高时此导血管常扩张。颅后窝开颅术若沿枕外隆凸做正中切口时，注意勿伤及枕骨导血管和窦汇，以免大出血。

15. **上项线**（superior nuchal line） 为自枕外隆凸向两侧延伸至乳突的弓形骨嵴，内面与横窦相对应，也是大脑和小脑的体表分界处。

二、体表投影
（一）标志线
为便于判定大脑半球背外侧的重要沟、回和颅内重要结构的体表投影，常以六条标志线为依据（图 2-3）。

1. **下水平线** 自眶下缘至外耳门上缘的连线。
2. **上水平线** 自眶上缘向后与下水平线相平行的线。
3. **矢状线** 眉间经颅顶正中线至枕外隆凸的连线。
4. **前垂直线** 经颧弓中点做与上、下水平线相垂直的线。

5. **中垂直线** 经下颌骨髁突中点向上做一与前垂直线平行的线。

6. **后垂直线** 经乳突根部后缘做一与前、中垂直线平行的线。

（二）颅内重要结构的体表投影

1. **脑膜中动脉**（middle meningeal artery）主干从下水平线与前垂直线的相交处至颧弓中点上方约2cm处，分为前、后两支。前支向上前行至上水平线与前垂直线的交点即**翼点**，然后再向上、后走向颅顶；后支经过上水平线与中垂直线的交点，斜向上、后走向人字点。脑膜中动脉的分支有时有变异。探查前支，钻孔部位在距额骨颧突后缘和颧弓上缘各4.5cm的两线相交处；探查后支，则在外耳门上方2.5cm处进行（图2-3）。

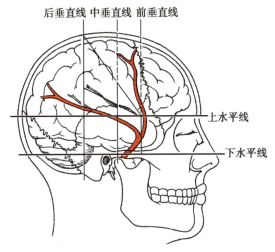

图2-3 大脑重要沟、回和脑膜中动脉的体表投影及头部表面的标志线

2. **中央沟**（central sulcus） 在前垂直线和上水平线的交点与后垂直线和矢状线交点的连线上，相当于后垂直线与中垂直线之间的一段，此段的下端在颞下颌关节的上方5~5.5cm处（图2-3）。

3. **外侧沟**（lateral sulcus） 相当于中央沟投影线与上横线交角的等分线。临床手术中，确定大脑外侧沟和中央沟的体表投影线最为简单实用的方法是：定眉间点至枕外隆凸为矢状线，在颧弓中点上方4cm处（约2横指）即为翼点，从翼点至矢状线中点后2cm处的连线即为大脑中央沟投影线，从翼点至矢状线前3/4处的连线即为大脑外侧沟投影线（图2-3）。

4. **顶枕沟**（parietooccipital sulcus） 从人字点上方约1.25cm处向外侧引一条长1.25~2.25cm的线，此线即为顶枕沟的体表投影。

5. **大脑纵裂**（cerebral longitudinal fissure） 相当于矢状线位置。

6. **中央前回**（precentral gyrus） 位于中央沟投影线的前1.5cm的范围内。

7. **运动语言中枢**（motor language center） 通常位于左侧大脑半球额下回后部。左中央前回的前下方即为运动语言中枢，其投影位于前垂直线与上水平线相交点的稍上方。

8. **中央后回**（postcentral gyrus） 位于中央沟投影线的后1.5cm的范围内。

9. **大脑下缘** 自鼻根上方约1.25cm处开始向外，沿眶上缘向后，在经颧弓上缘、外耳门上缘至枕外隆凸的连线上。

10. **面动脉**（facial artery） 自下颌骨下缘和咬肌前缘的交点，经口角外侧1cm处至内眦的连线。

11. **腮腺管**（parotid duct） 自鼻翼与口角间的中点至耳屏间切迹连线的中1/3段。

12. **上矢状窦**（superior sagittal sinus） 相当于矢状线位置。

13. **窦汇**（confluence of sinus） 位于枕外隆凸深面。

14. **横窦**（transverse sinus） 相当于上项线深面。

（汪坤菊）

第二节 面部软组织解剖

面部的范围是额部发际至下颌骨下缘,两侧至下颌支后缘。面部可划分为眶区、鼻区、口区和面侧区,面侧区又分为颊区、腮腺咬肌区和面侧深区。本节仅叙述面部浅层结构、面侧区。

一、面部浅层结构

(一)皮肤与浅筋膜

面部皮肤薄而柔软,富于弹性。睑部连接疏松,皮下组织少而疏松,易形成水肿。鼻尖、口周围等部位连接紧密,含有较多的皮脂腺、汗腺和毛囊,是皮脂腺囊肿的好发部位。

浅筋膜由疏松结缔组织构成,其中颊部脂肪聚成的团块,外包结缔组织膜,称**颊脂体**(buccal fat pad)。浅筋膜内有神经、血管和腮腺管穿行。由于血供丰富,故面部伤口愈合快,抗感染能力亦较强,但创伤时出血较多。面部小动脉有丰富的内脏运动神经分布,反应灵敏,当情绪激动或患某些疾病时,面部的颜色会随之变化。

浅筋膜内的弹性纤维将肌纤维与皮肤的真皮层相连,形成自然皮纹。依据面部皮纹和皱纹的走行,以及皮下血管、神经和面肌纤维走行,手术时切口一般不宜做直切口。

(二)面肌

面肌属于皮肌,薄而纤细,肌纤维起自面颅诸骨或筋膜,止于皮肤,收缩时使面部呈现各种表情,故又称**表情肌**(expressional muscle)。面肌主要集中在眼裂、鼻孔和口裂的周围,起关闭和开大以上裂孔的作用。面肌由面神经支配,面神经受损时,引起面瘫(图2-4)。

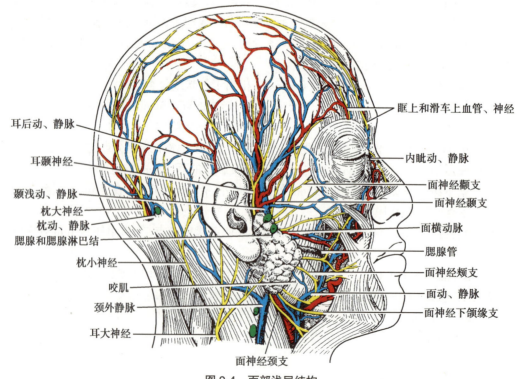

图 2-4 面部浅层结构

1. **眼轮匝肌**(orbicularis oculi) 围绕眼裂周围,可分为眶部、睑部和泪部。收缩时使眼裂闭合。由于泪部部分肌束附于泪囊后面,故闭眼时可引起泪囊扩张,引流泪液。

2. **口周围肌** 人类由于语言功能高度分化,故口周围肌的肌束较多,包括环形肌与辐射状肌。环形肌为**口轮匝肌**(orbicularis oris),环绕口裂,作用为闭口,并参与咀嚼和发声。辐射状排列的肌肉较多,分别位于口唇的上、下方,包括笑肌、提口角肌、提上唇肌、降口角肌和降下唇肌等。颈阔肌后部纤维也参与牵拉口角向外下。

在面颊的深部,两侧各有一块**颊肌**(buccinator),紧贴口腔侧壁的黏膜,收缩时可使唇颊紧贴牙龈,参与咀嚼和吸吮。

(三) 血管、淋巴及神经

1. **血管** 分布于面部浅层的主要动脉为**面动脉**,有同名静脉伴行(图 2-4)。

(1) **面动脉**(facial artery):于颈动脉三角内起自颈外动脉,穿经二腹肌三角,在咬肌止点前缘处,出现于面部,斜向前上行,经口角和鼻翼外侧至内眦,改称**内眦动脉**(angular artery),与眼动脉分支吻合。面动脉走行迂曲,以适应面肌和唇的活动。分支有**下唇动脉**(inferior labial artery)、**上唇动脉**(superior labial artery)和**鼻外侧动脉**(lateral nasal artery)。

面动脉的搏动在下颌骨下缘与咬肌前缘相交处可以触及,面动脉供区出血时,压迫此点有一定的止血作用。面动脉的后方有静脉伴行,其浅面有部分面肌覆盖,并有面神经的下颌缘支和颈支越过。

(2) **面静脉**(facial vein):起自**内眦静脉**(angular vein),位于面动脉的后方,位置较浅,至下颌角下方与**下颌后静脉**(retromandibular vein)的前支汇合成**面总静脉**(common facial vein),穿深筋膜,注入颈内静脉。面静脉在口角平面、咬肌前缘处还接收**面深静脉**(deep facial vein),其来自颞下窝**翼静脉丛**(pterygoid venous plexus)。

面静脉在咬肌前缘处通过面深静脉经翼静脉丛与海绵窦相通。口角平面以上的一段面静脉通常无瓣膜,面肌的收缩可促使血液逆流进入颅内。因此面部感染有向颅内扩散的可能;尤其是口裂以上,两侧口角至鼻根的三角形区域,因该处面静脉缺乏静脉瓣,感染向颅内扩散的可能性更大,被称为"**危险三角区**"。

2. **淋巴** 面部浅层的淋巴管非常丰富,吻合成网。这些淋巴管通常注入**下颌下淋巴结**(submandibular lymph node)和**颏下淋巴结**(submental lymph node)。此外,面部还有一些不恒定的淋巴结,如位于眶下孔附近的颧淋巴结,颊肌表面的颊淋巴结和位于咬肌前缘处的**下颌淋巴结**(mandibular lymph node)。以上 3 群淋巴结的输出管,均注入**下颌下淋巴结**。

3. **神经** 面部的感觉神经为三叉神经,面部的运动神经是面神经的分支(图 2-4)。

(1) **三叉神经**(trigeminal nerve):为混合神经,发出眼神经、上颌神经和下颌神经 3 大分支。眼神经的**眶上神经**(supraorbital nerve)和**滑车上神经**(supratrochlear nerve)与同名血管伴行,分布于眼裂以上的皮肤。眶下神经为上颌神经的分支,与同名血管伴行,出眶下孔,分布于眼裂和口裂间的皮肤。颏神经为下颌神经的分支,与同名血管伴行,出颏孔,分布于口裂以下的皮肤(图 2-5)。

(2) **面神经**(facial nerve):由**茎乳孔**(stylomastoid foramen)出颅,向前穿入腮腺,先分为上、下两干,再各分为数支并相互交织成丛,最后呈扇形分为 5 组分支,支配面肌和颈阔肌。

1) **颞支**(temporal branch):有 1~2 支,多为 2 支,经下颌骨髁突浅面或前缘、距耳屏前 1.0~1.5cm 处出腮腺上缘,越过颧弓后段浅面,行向前上方,分布至枕额肌额腹、眼轮匝肌的

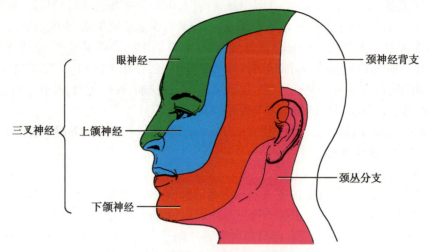

图 2-5 三叉神经在头面部的分布区示意图

上份及耳部肌。

2) **颧支**(zygomatic branch):有 1~4 支,多为 2~3 支,经腮腺上前缘穿出,上部分支较细,行向前上方,经耳轮脚与外眦连线的中 1/3 段,越颧骨表面至上、下睑眼轮匝肌;下部分支较粗,沿颧弓下方平均 1.3mm 向前至颧肌和上唇方肌深面,分布至此二肌。在做翼点入路开颅时,切口应尽量靠近对耳屏;分离浅筋膜时,应注意不要损伤面神经的颞支和颧支,以免引起术侧不能皱额。

3) **颊支**(buccal branch):出腮腺前缘,支配颊肌和口裂周围诸肌。

4) **下颌缘支**(marginal mandibular branch):从腮腺下端穿出后,行于颈阔肌深面,越过面动、静脉的浅面,沿下颌骨下缘前行,支配下唇诸肌及颏肌。

5) **颈支**(cervical branch):由腮腺下端穿出,在下颌角附近至颈部,行于颈阔肌深面,并支配该肌。

二、面侧区

面侧区为位于颧弓、鼻唇沟、下颌骨下缘与胸锁乳突肌上份前缘之间的区域,包括颊区、腮腺咬肌区和面侧深区。本节重点叙述后两个区域。

(一)腮腺咬肌区

腮腺咬肌区主要结构为腮腺、咬肌以及有关的血管、神经等。

1. 腮腺(parotid gland) 略呈锥体形,底向外侧,尖向内侧突向咽旁,可分为浅、深两部,通常以下颌骨后缘或以穿过腮腺的面神经丛作为两者的分界(图 2-6)。

(1)腮腺的位置和毗邻:腮腺位于面侧区,上缘邻接颧弓、外耳道和颞下颌关节;下至下颌角;前邻咬肌、下颌支和翼内肌的后缘;后缘邻接乳突前缘及胸锁乳突肌前缘的上份。腮腺借下颌支后缘分为浅部和深部。浅部向前延伸,覆盖于咬肌后份的浅面;深部位于**下颌后窝**内及下颌支的深面。腮腺的深面与茎突诸肌及深部血管、神经相邻,包括颈内动、静脉,舌咽神经、迷走神经、副神经及舌下神经共同形成"**腮腺床**"(parotid gland bed)(图 2-6、图 2-7、图 2-8)。

(2)**腮腺筋膜**(parotid fascia):为颈深筋膜浅层向上的延续,在腮腺后缘分为浅、深两层,

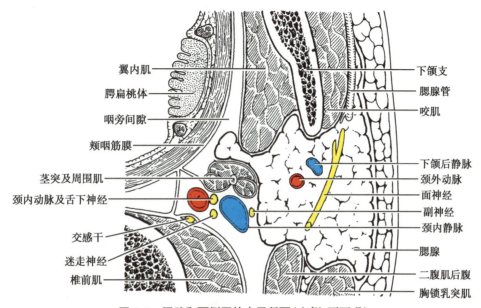

图 2-6 腮腺和面侧区的水平断面（左侧，下面观）

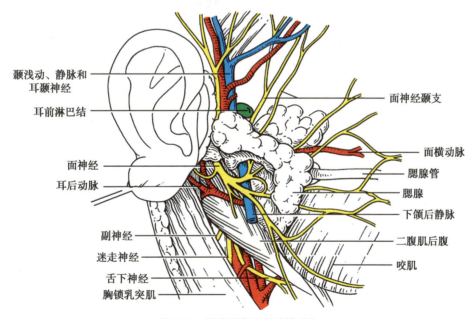

图 2-7 腮腺及穿经腮腺的结构

包绕腮腺形成**腮腺鞘/囊**（parotid gland sheath），两层在腮腺前缘处融合，延续为咬肌筋膜，覆盖于咬肌表面。腮腺鞘的浅层特别致密，而深层薄弱且不完整。腮腺筋膜浅、深两层在茎突尖部与下颌角和下颌支的后缘增厚，形成**茎突下颌韧带**（stylomandibular ligament），分隔腮腺和下颌下腺。

腮腺鞘与腮腺结合紧密，并发出间隔，深入到腺体实质内，将腮腺分隔成许多小叶。化脓性腮腺炎为多数小叶脓肿，故在切开排脓时，应注意引流每一脓腔。

由于腮腺鞘的伸展性小，炎症时常引起剧痛，同时因鞘内压力增高，引起腮腺小叶受压

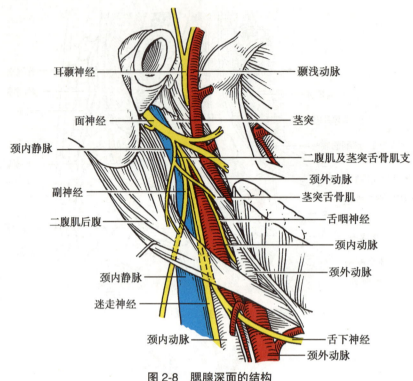

图 2-8 腮腺深面的结构

而缺血坏死。若形成脓肿,脓液不易从浅层穿透,从而穿破腮腺鞘深层,形成咽旁脓肿,或可穿向颈部。

(3) **腮腺管**(parotid duct):由腮腺浅部的前缘发出,在颧弓下一横指处,向前横行越过咬肌表面,至咬肌前缘急转向内侧,穿颊肌,介于面神经颧支与颊支之间,故颊部手术时不宜做垂直切口。腮腺管在颊黏膜下潜行一段距离,然后开口于与上颌第二磨牙相对处的颊黏膜上。开口处黏膜隆起形成**腮腺管乳头**(papilla of parotid duct),其是腮腺管最狭窄部位,结石易嵌留于此,可经此乳头插管,进行腮腺管造影。用力咬合时,在咬肌前缘处可以触摸到腮腺管。腮腺管的体表投影相当于自鼻翼与口角间的中点至耳屏下缘连线的中 1/3 段。

(4) **腮腺淋巴结**(parotid lymph node):位于腮腺表面和腺实质内。浅淋巴结引流耳廓、颅顶前部和面上部的淋巴。深淋巴结收集外耳道、中耳、鼻、腭和颊深部的淋巴,然后均注入颈外侧淋巴结。

2. 面神经与腮腺的关系　面神经在颅外的走行中,因穿经腮腺而分为 3 段。

(1) 第 1 段:为从茎乳孔穿出至进入腮腺以前的面神经干段,位于乳突与外耳道之间的切迹内,长约 1~1.5cm,向前经过茎突根部的浅面。此段虽被腮腺所遮盖,但尚未进入腮腺实质内,故可在此处显露面神经主干。

(2) 第 2 段:为腮腺内段。面神经主干于腮腺后内侧面进入腮腺,在腮腺内通常分为上、下两干,再发出分支,彼此交织成腮腺丛,最后形成颞、颧、颊、下颌缘、颈 5 组分支。面神经位于颈外动脉和下颌后静脉的浅面。正常情况下,面神经外膜与腮腺组织容易分离,但在病变时二者常紧密粘连,术中分离较为困难。腮腺肿瘤可压迫面神经,引起面瘫。

(3) 第 3 段:为面神经穿出腮腺以后的部分。面神经的 5 组分支,分别由腮腺浅部的上缘、前缘和下端穿出,呈扇形走向相应的区域,支配面肌。腮腺手术时,应注意切口方向,选择适宜的部位,勿损伤该段面神经。

3. **穿经腮腺的血管和神经** 根据走行方向可分两大组:纵行的有颈外动脉,颞浅动、静脉,下颌后静脉及耳颞神经;横行的有上颌动、静脉,面横动、静脉和面神经及其分支。上述血管、神经的位置关系,由浅入深依次为:面神经及其分支,下颌后静脉,颈外动脉及耳颞神经。面神经由后向前横过下颌后静脉与颈外动脉两条血管浅面,因而腮腺手术时可循下颌后静脉找到面神经。

根据穿出的部位又可分为三组:由腮腺浅部上缘穿出的有**耳颞神经,颞浅动、静脉和面神经颈支**;由腮腺浅部前缘穿出的有**面神经颧支,面横动、静脉,面神经颊支**和**腮腺管**;由腮腺下端穿出的有**面神经下颌缘支、颈支和下颌后静脉**。

下颌后静脉(retromandibular vein)由颞浅静脉和上颌后静脉在腮腺内汇合而成。在颈外动脉的浅面和面神经深面下行,在下颌角后方分为前、后两支,穿出腮腺。前支与面静脉汇合成面总静脉,注入颈内静脉;后支向后下与耳后静脉汇成**颈外静脉**。

颈外动脉(external carotid artery)由颈部上行,经二腹肌后腹和茎突舌骨肌深面,入下颌后窝,由深面穿入腮腺,行于下颌后静脉的前内侧,至下颌颈平面分为两个终支。上颌动脉行经下颌颈内侧入颞下窝;颞浅动脉在腮腺深面发出面横动脉,然后越颧弓至颞区。

耳颞神经(auriculotemporal nerve)穿入腮腺鞘,经腮腺深面至颞区。当耳颞神经因腮腺肿胀或受肿瘤压迫时,可引起由颞区向颅顶部放射的剧痛。

临床问题 2-1:腮腺炎(parotitis)

腮腺鞘的浅层厚,深层薄。故当腺体化脓时,不易向浅层破溃,易穿入深部,形成咽旁脓肿或穿向颈部。又由于腮腺鞘与腺体结合紧密并发出小隔以分隔腮腺实质,故腮腺感染时,可出现腮腺小叶呈独立散在的小脓灶。所以诊断时,不能单纯靠波动感作为化脓的指征。腮腺脓肿切开时,应使用尖血管钳穿破脓腔,以免损伤面神经和形成腮腺瘘,还应注意通开各腮腺小叶的脓腔,以利引流。又由于腮腺紧邻外耳道,所以腮腺脓肿常可蔓延至外耳道和中耳,外耳道感染也可扩散至腮腺。

临床问题 2-2:腮腺切除术

腮腺切除时,保护面神经是首要问题。因为面神经分支在腮腺内形成丛,所以当腮腺切除时,一般采用两种方法保护面神经。一是先寻面神经主干;二是沿其终支向近端分离,寻其主干。前者可从外耳道下方,剥离腮腺鞘直达乳突前方显露面神经主干,再向远端分离其分支。面神经主干在其越过茎突根部以前的一段,长1~1.5cm,位于腮腺深面,但尚未进入腮腺,故由此分离而保护面神经分支比较彻底。后者先小心在咬肌前缘与下颌体下缘相交处辨认面部血管,沿下颌体下缘并在面血管的浅面,找出面神经的下颌缘支,然后沿此支深入腮腺追寻面神经主干,再分离其他分支而切除腮腺。

4. **咬肌**(masseter muscle) 肌纤维向后下,止于下颌支外侧面和咬肌粗隆。该肌的后上部为腮腺所覆盖，表面覆以咬肌筋膜，浅面有面横动脉、腮腺管、面神经的颊支和下颌缘支横过。咬肌与颞肌、翼内肌、翼外肌共同组成咀嚼肌群（图 2-9），它们都作用于颞下颌关节，做咬合运动时，可触及紧绷的咬肌。

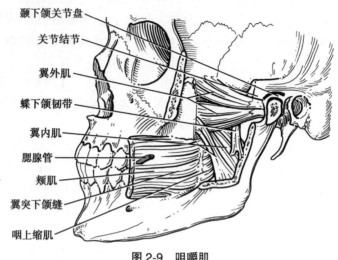

图 2-9 咀嚼肌

5. **颞下颌关节**（temporomandibular joint） 又称**下颌关节**，是由下颌骨的下颌头与颞骨的下颌窝及关节结节构成的联合关节。关节囊上方附于下颌窝及关节结节周缘，故关节结节完全在关节囊内；下方附于下颌颈。关节囊外侧有韧带加强。关节内有纤维软骨构成的关节盘，盘周缘附于关节囊，故将关节腔分隔为上、下两部分。关节囊的前份较薄弱，下颌关节易向前脱位（图 2-10）。

颞下颌关节属于**联动关节**（linkage joint），可做三种运动：①下降和上提，产生于下颌头与关节盘之间。②前进和后退，产生于上关节腔，即下颌头与关节盘一起向前滑动（达关节结节下方）和恢复原位的运动。③侧方运动，即一侧下颌头在关节盘下方做回旋运动，而对侧下颌头连同关节盘向前滑动。在张口过大时，由于关节囊前方薄弱，关节盘和下颌头滑至关节结节前方，造成下颌关节前脱位。手法复位时，必须先将下颌骨向下拉超过关节结节，再将下颌骨向后推，从而使下颌头回纳至下颌窝内。

（二）面侧深区

此区位于颅底下方、口腔及咽的外侧，其上部通颞窝。

1. **境界** 面侧深区有顶、底和四壁，顶为蝶骨大翼的颞下面，底平下颌骨下缘，前壁为上颌骨体的后面，后壁为腮腺深部，外侧壁为下颌支，内侧壁为翼突外侧板和咽侧壁（图 2-11）。

2. **内容** 面侧深区有翼内肌、翼外肌及出入颅底的血管、神经通过。翼静脉丛与上颌动脉位于颞下窝浅部，翼内肌、翼外肌、下颌神经及其分支位于深部（图 2-12，图 2-13）。

（1）**翼肌**

1）**翼内肌**（medial pterygoid）：在下颌支深面，起自**翼突窝**，肌纤维斜向下外方，止于下颌支内侧面的翼肌粗隆。翼内肌单侧收缩时，使下颌骨向对侧移动，两侧同时收缩时，使下颌骨上提和前移。

2）**翼外肌**（lateral pterygoid）：位于颞下窝内，有两头，上头起自蝶骨大翼的颞下面，下头

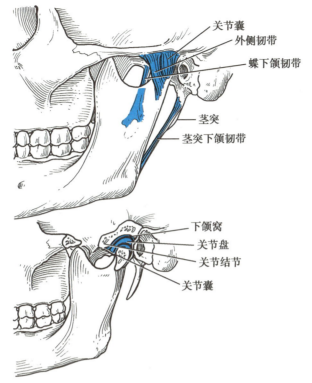

图 2-10 颞下颌关节

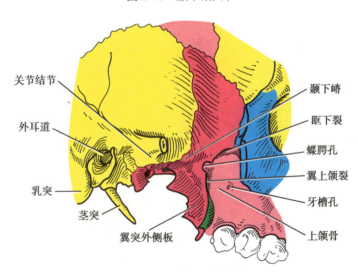

图 2-11 面侧深区的境界

起自翼突外侧板的外面。两束肌纤维均斜向外后方,止于下颌颈前面的翼肌凹。两侧翼外肌同时收缩,使下颌头连同关节盘前移,即开口;一侧收缩,使下颌骨移向对侧。

翼内肌位于颞下窝的下内侧部,翼外肌位于上外侧部。两肌腹间及其周围的疏松结缔组织中,有血管与神经穿行。翼内肌和翼外肌由下颌神经运动支支配。

(2) **翼静脉丛**(pterygoid venous plexus):是位于颞下窝内,翼内肌、翼外肌与颞肌之间的静脉丛。翼静脉丛最后汇合成**上颌静脉**(maxillary vein),回流到**下颌后静脉**(retromandibular

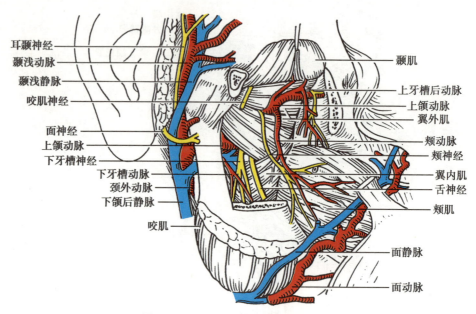

图 2-12　面侧深区的血管神经（浅部）

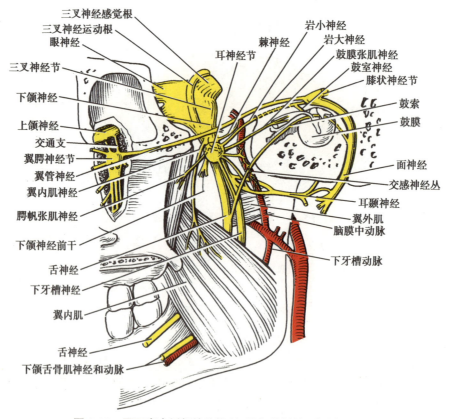

图 2-13　颞下窝内侧部的结构（切除部分颅骨，从内侧面观）

vein)。翼静脉丛与上颌动脉位于颞下窝的浅部;翼内肌、翼外肌、下颌神经及其分支则位于颞下窝的深部。

翼静脉丛通过眼下静脉和面深静脉与面静脉相通,并经卵圆孔及破裂孔导血管与**海绵窦**(cavernous sinus)相通,故口、鼻、咽等部的感染,可沿上述途径蔓延至颅内。

(3) **上颌动脉**(maxillary artery):为颈外动脉终支之一,平下颌颈高度起自颈外动脉,经下颌颈的深面入颞下窝,行经翼外肌的浅面或深面,经翼上颌裂入**翼腭窝**(pterygopalatine fossa)。沿途分支分布于鼻腔,腭部,颊部,腭扁桃体,上颌和下颌的牙齿、牙龈和咀嚼肌等。上颌动脉以翼外肌为标志可分为3段(图2-14)。

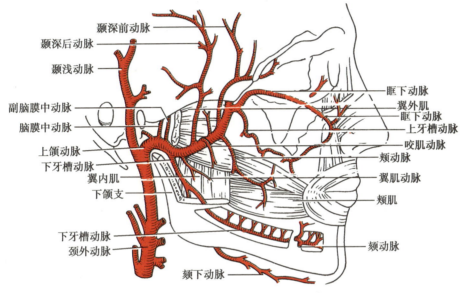

图2-14 上颌动脉的走行及其分支

1) 第1段:位于下颌颈深面,自起点至翼外肌下缘。其主要分支有:①**下牙槽动脉**(inferior alveolar artery),经下颌孔入下颌管,分支至下颌骨、下颌牙及牙龈,终支出颏孔,分布于颏区;②**脑膜中动脉**(middle meningeal artery),行经翼外肌深面,穿耳颞神经两根之间垂直上行,经棘孔入颅中窝,分前、后两支,分布于颞顶区内面的硬脑膜。

2) 第2段:位于翼外肌的浅面或深面,分支至翼内肌、翼外肌、咬肌和颞肌,另发出**颊动脉**(buccal artery)与颊神经伴行,分布于颊肌及颊黏膜。

3) 第3段:位于翼腭窝内,分支有:①**上牙槽后动脉**(posterior superior alveolar artery),向前下穿入上颌骨后面的牙槽孔,分布于上颌窦、上颌后份的牙槽突、牙齿、牙龈等;②**眶下动脉**(infraorbital artery),为上颌动脉本干的延续,经眶下裂、眶下沟和眶下管,出眶下孔到面部,沿途发出分支,分布于上颌前份的牙槽突、牙齿、牙龈,最后分布于下睑及眶下方的皮肤;③**腭降动脉**(descending palatine artery),沿翼腭管下降,与腭大神经、腭小神经伴行,分布于腭及腭扁桃体;④**蝶腭动脉**(sphenopalatine artery),经蝶腭孔到鼻腔和腭,营养鼻侧壁和鼻中隔。

(4) **下颌神经**(mandibular nerve):三叉神经最大的分支,系混合性神经,自卵圆孔出颅后进入颞下窝,在翼外肌深面分支。运动支支配咀嚼肌、鼓膜张肌、下颌舌骨肌和二腹肌前腹,包括翼内肌神经、翼外肌神经、颞深前神经、颞深后神经和咬肌神经。感觉支分布于硬脑膜、下颌牙齿及牙龈、舌前 2/3 及口腔底的黏膜、耳颞区和口裂以下的皮肤。它在颞下窝的分支主要有(图 2-15)：

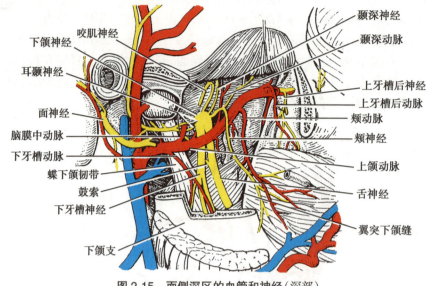

图 2-15　面侧深区的血管和神经(深部)

1) **颊神经**(buccal nerve)：经翼外肌两头之间穿出，沿下颌支前缘的内侧下行至咬肌前缘，穿颊肌分布于颊黏膜和颊部的皮肤。

2) **耳颞神经**(auriculotemporal nerve)：在卵圆孔下方以两根起自下颌神经，环绕脑膜中动脉，然后又合成一干，沿翼外肌深面，绕下颌骨茎突的内侧至其后方转向上行，穿入腮腺鞘，于腮腺上缘处浅出，伴行颞浅动脉、颞浅静脉，分支分布于外耳道、耳廓及颞区的皮肤。

3) **舌神经**(lingual nerve)：经翼外肌深面下行，途中接受鼓索的味觉纤维和副交感纤维，继续向前下行，穿经下颌支与翼内肌之间，达下颌下腺的上方，再沿舌骨舌肌的浅面前行至口底，从下颌下腺管外下方勾绕至舌，分布于下颌舌侧牙龈、下颌下腺、舌下腺、舌前 2/3 及口底的黏膜。

4) **下牙槽神经**(inferior alveolar nerve)：为混合性神经，位于舌神经的后方，沿翼内肌外侧面下行，与同名动、静脉伴行，经**下颌孔**(mandibular foramen)，入**下颌管**(mandibular canal)，在管内分成许多小支，组成下牙丛，分布于下颌骨及下颌诸牙，出颏孔后，称**颏神经**(mental nerve)，分布于颏区皮肤。下牙槽神经入下颌孔前，还发出下颌舌骨肌支支配下颌舌骨肌和二腹肌前腹。

临床问题 2-3：下牙槽神经阻滞麻醉

下牙槽神经阻滞麻醉是将麻药注射到翼下颌间隙内，故亦称翼下颌注射法；即阻滞三叉神经下颌支，修复下颌牙齿时多使用此方法。因为下牙槽神经、动脉和静脉经下颌孔进入下颌管，临床上常在下颌孔上方的下颌神经沟进针，即可阻滞下牙槽神经。阻滞下牙槽神经可麻醉中线一侧的所有下牙。进针太靠后可穿过腮腺，造成面神经分支的一过性麻痹。

三、面部的间隙

面部的间隙位于颅底与上、下颌骨之间,是散在于骨、肌肉与筋膜之间的间隙,彼此相通。间隙内充满疏松结缔组织,感染可沿间隙扩散,本节主要叙述以下3个间隙(图2-16)。

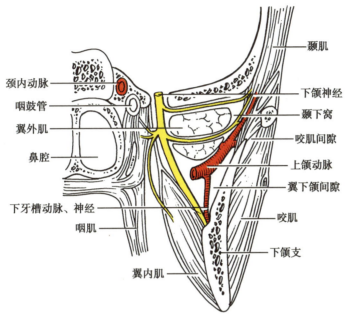

图 2-16 咬肌间隙和翼下颌间隙(经下颌支冠状切面)

1. **咬肌间隙**(masseter space) 位于咬肌深部与下颌支上部外面之间,前界为咬肌前缘,后界为下颌支后缘,上界为颧弓,下界为下颌骨下缘。咬肌的血管、神经即通过下颌切迹穿入此隙,从深面进入咬肌。此间隙的前方紧邻下颌第三磨牙,许多牙源性感染可扩散至此间隙,成为临床上常见的颌周围间隙感染。

2. **翼下颌间隙**(pterygomandibular space) 位于翼内肌与下颌支深面之间,与咬肌间隙仅隔以下颌支,两间隙经下颌切迹相通。上界为翼外肌下缘,下界是翼内肌在下颌支附着处,前界为颞肌、颊肌,后界为腮腺和下颌支后缘。间隙内有下牙槽神经、下牙槽动脉、下牙槽静脉及疏松结缔组织。翼下颌间隙向前与颊肌和咬肌之间的颊间隙相通,向后隔颈深筋膜浅层与咽旁间隙相邻,向上与颞下间隙相通。翼下颌间隙的感染,常来自下颌磨牙的炎症。下牙槽神经阻滞麻醉就是把药液注射于此间隙。

3. **舌下间隙**(sublingual space) 呈马蹄铁形,上界为口底黏膜,下界为下颌舌骨肌及舌骨舌肌,前外侧为下颌舌骨肌起点以上的下颌骨体内侧面骨壁,后界止于舌根。间隙内有**舌下腺**(sublingual gland)、下颌下腺的深部及腺管、**下颌下神经节**(submandibular ganglion)、**舌神经**(lingual nerve)、**舌下神经**(hypoglossal nerve)和**舌下血管**(hypoglossal vessels)等。舌下间隙向后在下颌舌骨肌肌群后缘处与下颌下间隙相交通,向后上与翼下颌间隙相通,两侧在前方相通。

> **临床问题 2-4：面部软组织损伤的解剖特点**
>
> 面部血供丰富，主要来自两侧的颈外动脉，其分支多、分布广，形成了丰富的血管网。丰富的血供极大地提高了软组织再生修复与抗感染的能力。因此，在保留损伤组织，初期清创缝合的时限比其他部位的损伤要求较为宽松，应尽量保存组织、修复缺损，争取恢复生理功能，对无明显化脓感染的伤口，清创处理仍可做初期缝合。由于血供丰富，伤后出血较多，在损伤动脉大出血时可造成失血性休克。伤后 1~2 日内进行骨折手术复位时，应防止再出血。
>
> 面部软组织疏松并有筋膜间隙存在，如为闭合伤，则易形成组织血肿，伤后组织肿胀反应快而明显。面部腔、窦多，在口腔、鼻腔、鼻窦等腔窦内常存在一定数量的致病菌，伤口与这些腔窦相通，则易引起伤口感染；故清创时，应尽早关闭与这些腔窦相通的伤口，以减少感染机会。

(汪坤菊)

第三节 颅 部

颅部（cranium）由颅顶、颅底和颅腔 3 部分组成。颅顶又分为额顶枕区和颞区，并包括其深面的颅顶诸骨。颅底有内、外面之分。内面分为颅前窝、颅中窝和颅后窝 3 部分。颅底有许多重要的孔道，是神经、血管出入颅的部位。

一、颅顶

(一) 额顶枕区

1. **境界** 前为眶上缘，后为枕外隆凸和上项线，两侧借上颞线与颞区分界。

2. **层次** 覆盖于此区的软组织由浅入深分为 5 层，依次为**皮肤**（skin）、**浅筋膜**（superficial fascia）（皮下组织）、**帽状腱膜**（galea aponeurotica）及**颅顶肌**（epicranius）（**额肌、枕肌**）、**帽状腱膜下疏松结缔组织**和**颅骨外膜**（pericranium）（图 2-17）。其中，浅部 3 层紧密连接，难以将其各自分开，因此，常将此 3 层合称"头皮"。深部两层连接疏松，较易分离。

(1) 皮肤：此区皮肤厚而致密，并有两个显著特点：一是含有大量毛囊、汗腺和皮脂腺，为疖肿或皮脂腺囊肿的好发部位；二是具有丰富的血管，外伤时易出血，但伤口愈合较快。

(2) 浅筋膜：由致密结缔组织和脂肪组织构成，并有许多结缔组织小梁，使皮肤和帽状腱膜紧密相连，并将脂肪分隔成许多小格，内有血管和神经穿行。感染时渗出物不易扩散，早期即可压迫神经末梢引起剧痛。此外，小格内的血管多被周围结缔组织固定，创伤时血管断端不易自行收缩闭合，故出血较多，常需压迫或缝合止血。浅筋膜内的血管和神经，可分为前、后、外侧 3 组（图 2-18）。

1) 前组：又包括内、外侧两组。外侧组距正中线约 2.5cm，有**眶上动脉**（supraorbital artery）和**眶上神经**（supraorbital nerve）。内侧组距正中线约 2cm，有**滑车上动脉**（supratrochlear artery）、**滑车上静脉**（supratrochlear vein）和**滑车上神经**（supratrochlear nerve）。眶上动脉系眼动脉的分支，与眶上神经伴行，在眼眶内行于上睑提肌和眶上壁之间，至眶上孔（切迹）处绕过眶上缘到达额部。滑车上动脉是眼动脉的终支之一，与滑车上神经伴行，在外侧组的内侧

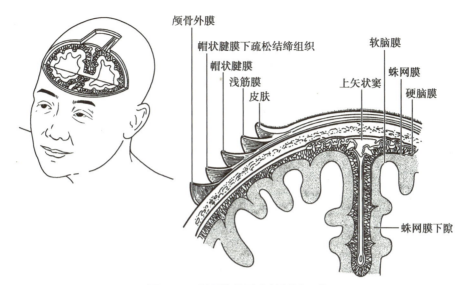

图 2-17　颅顶结构层次（冠状切面）

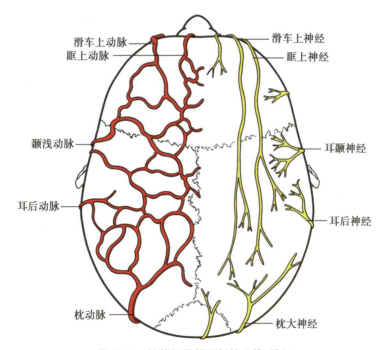

图 2-18　枕额肌及额顶部的血管、神经

绕额切迹至额部。上述两组动脉和神经的伴行情况常是：眶上动脉在眶上神经的外侧，滑车上动脉在滑车上神经的内侧。眶上神经和滑车上神经都是眼神经的分支，所以三叉神经痛患者可在眶上缘的内、外 1/3 处有压痛。

2）后组：**枕动脉**（occipital artery）和**枕大神经**（greater occipital nerve）分布于枕部。枕动脉是颈外动脉的分支，从颈部向后走行，经颞骨乳突的枕动脉沟斜穿枕部肌肉而达枕部皮下。枕大神经穿过项深部肌群后，在上项线平面距正中线 2cm 处穿斜方肌腱膜，然后和枕动脉伴行，走向颅顶。枕动脉在枕大神经外侧，两者间有一定的距离。封闭枕大神经可于枕外隆凸下方一横指处,向两侧约 2cm 处进行。

3) 外侧组:包括耳前和耳后两组,来源于颞区(详见第六节)。

(3) **帽状腱膜**(galea aponeurotica):前连枕额肌的额腹,后连枕腹,两侧逐渐变薄,续于**颞筋膜**(temporal fascia)。整个帽状腱膜都很厚实坚韧,并与浅层的皮肤和浅筋膜紧密相连。

头皮外伤若未伤及帽状腱膜,则伤口裂开不明显;如帽状腱膜同时受伤,由于枕额肌的牵拉则伤口裂开,尤以横向裂口为甚。缝合头皮时一定要将此层缝好,一方面可以减少皮肤的张力,有利于伤口的愈合,另一方面也有利于止血。开颅术后因脑水肿和颅内压增高等行硬膜不缝合减压时,更应密缝帽状腱膜层,以免伤口感染及脑脊液外漏。

(4) 帽状腱膜下疏松结缔组织:又称**腱膜下间隙**(subaponeurotic space),是位于帽状腱膜与骨膜之间的薄层疏松结缔组织。此间隙范围较广,前至眶上缘,后达上项线。头皮借此层与颅骨外膜疏松连接,故移动性大,开颅时可经此间隙将皮瓣游离后翻起,头皮撕脱伤也多沿此层分离。

腱膜下间隙出血易广泛蔓延,形成较大的血肿,瘀斑可出现于鼻根及上眼睑皮下。此间隙内的静脉,经导静脉与颅骨的板障静脉及颅内的硬脑膜静脉窦相通,若发生感染,可经上述途径继发颅骨骨髓炎或向颅内扩散,因此此层被认为是颅顶部的"危险层"。

(5) 颅骨外膜:由致密结缔组织构成,借少量结缔组织与颅骨表面相连,二者易于剥离。严重的头皮撕脱伤可将头皮连同部分骨膜一并撕脱。骨膜与颅缝紧密愈着,骨膜下血肿常局限于一块颅骨的范围内。

(二)**颞区**

1. **境界** 位于颅顶的两侧,介于上颞线与颧弓上缘之间。

2. **层次** 此区的软组织由浅入深有 5 层,依次为皮肤、浅筋膜、颞筋膜、颞肌和颅骨外膜。

(1) 皮肤:颞区的皮肤移动性较大,手术时无论选择纵行或横行切口,均易缝合,愈合后的瘢痕亦不明显。

(2) 浅筋膜:所含脂肪组织较少。血管和神经可分为耳前和耳后两组。

1) 耳前组:有颞浅动脉、颞浅静脉和耳颞神经,三者伴行,出腮腺上缘,越颧弓到达颞区。**颞浅动脉**(superficial temporal artery)为颈外动脉的两终支之一,其搏动可在耳屏前方触及,该动脉在颧弓上方 2~3cm 处分为前、后两支;**颞浅静脉**(superficial temporal vein)汇入下颌后静脉;**耳颞神经**(auriculotemporal nerve)是三叉神经第三支下颌神经的分支,可在耳轮脚前方进行神经阻滞麻醉。

2) 耳后组:有耳后动脉、耳后静脉和枕小神经,分布于颞区后部。**耳后动脉**(posterior auricular artery)起自颈外动脉;**耳后静脉**(posterior auricular vein)汇入颈外静脉;**枕小神经**(lesser occipital nerve)来自第 2、3 颈神经,属颈丛的分支。

(3) **颞筋膜**(temporal fascia):上方附着于上项线,向下端分为深、浅两层,浅层附着于颧弓外面,深层附着于颧弓内面。两层之间夹有脂肪组织,发自上颌动脉的**颞中动脉**(middle temporal artery),以及**颞中静脉**(middle temporal vein)由此经过。

(4) **颞肌**(temporalis):呈扇形,起自颞窝和颞筋膜深面,前部肌纤维向下,后部肌纤维向前,逐渐集中,经颧弓深面止于下颌骨冠突(图 2-19)。经颞区开颅术切除部分颞骨鳞部后,颞肌和颞筋膜有保护脑膜和脑组织的作用,故开颅减压术常采用颞区入路。颞肌深部有颞深血管和神经，**颞深动脉**（lateral lenticular artery）来自上颌动脉；颞深神经来自下颌神经，支配颞肌。

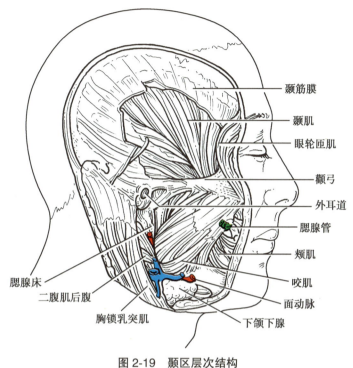

图 2-19 颞区层次结构

(5) **颅骨外膜**（periosteum）：较薄，紧贴于颞骨表面，因此，此区很少发生骨膜下血肿。骨膜与颞肌之间含有大量脂肪组织，称**颞筋膜下疏松结缔组织**，并经颧弓深面与颞下间隙相通，再向前则与面部的颊脂体相连续。因此，颞筋膜下疏松结缔组织中有出血或炎症时，可向下蔓延至面部，形成面深部的血肿或脓肿，而面部炎症，如牙源性感染也可蔓延到颞筋膜下疏松结缔组织中。

(三) 颅顶骨

颅顶骨在胚胎发育时期是膜内化骨，出生时尚未完全骨化，因此在某些部位仍保留膜性结构，称**颅囟**（cranial fontanelle）。

颅顶诸骨均属扁骨。前方为额骨，后方为枕骨，在额骨、枕骨之间是左、右顶骨。两侧前方小部分为蝶骨大翼；后方大部分为颞骨鳞部。颅顶诸骨之间以颅缝相接合。小儿发生颅内压增高时，骨缝可增宽。

成人颅顶骨的厚度约为 5mm，最厚的部位可达 10mm，颞区较薄，仅有 2mm。由于颅顶骨各部的厚度不一，故开颅钻孔时应予注意。

颅顶骨呈圆顶状，并有一定的弹性。受外力打击时常集中于一点，成人骨折线多以受力点为中心向四周放射，而小儿颅顶骨弹性较大，故外伤后常发生凹陷性骨折。

颅顶骨分为**外板**、**板障**和**内板** 3 层。外板较厚，对张力的耐受性较大，而弧度较内板为小。内板较薄，质地亦较脆弱，又称玻璃样板。因此，外伤时外板可保持完整，而内板却发生骨折；同时，骨折片可刺伤局部的血管、脑膜和脑组织等而引起颅内血肿。板障是内、外板之间的骨松质,含有骨髓,并有板障静脉位于板障管内。**板障管**(diploic canal)在 X 线片上呈裂纹状,有时可被误认为骨折线,应注意鉴别。由于板障静脉位于骨内,手术时不能结扎,常用骨蜡止血。

板障静脉(diploic vein) 通常可归纳为 4 组(图 2-20):①额板障静脉(frontal diploic vein);②颞前板障静脉(anterior temporal diploic vein);③颞后板障静脉(posterior temporal diploic vein);④枕板障静脉(occipital diploic vein)。当头皮撕脱伤及颅骨骨膜时,应在颅骨上密集钻孔至板障层,等待肉芽组织长出后再植皮封闭创面。颅骨内表面无骨膜,直接贴附硬脑膜。

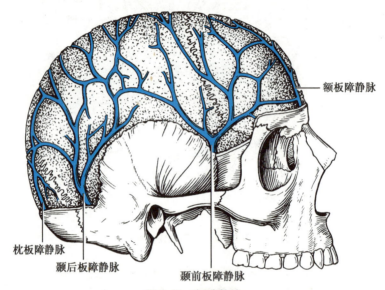

图 2-20　板障静脉

临床问题 2-5:头皮创伤及撕裂伤

由于颅顶部皮肤与帽状腱膜间结合紧密,所以单纯皮肤与皮下组织层创伤不会使伤口明显裂开,尚有腱膜维系;反之如伤口裂开较宽,则肯定已有腱膜断裂。帽状腱膜张力较高,对于较大伤口,应尽量做单独一层缝合,以保证伤口对合。

头皮须在很大的牵拉和剪切应力下才会发生撕脱伤。沿阻力最小处撕开,撕下的界面是疏松的腱膜下结缔组织。如外力足够大,撕裂将扩展至眶上缘、颧弓、乳突或上项线。在颞部,头皮撕裂线可不一致,也可连同部分耳廓撕下。

临床问题 2-6:颅顶部浅筋膜内的血管、神经分布与临床关系

颅顶的动脉有广泛的吻合,不但左右两侧互相吻合,而且颈内动脉系统和颈外动脉系统也互相联系,所以头皮在发生大块撕裂时也不易坏死。由于血管、神经从四周向颅顶走行,因开颅手术而做皮瓣时,皮瓣的蒂应在下方。瓣蒂应是血管和神经干所在部位,以保证皮瓣的营养。而做一般切口则应呈放射状,以免损伤血管和神经。

颅顶的神经都走行于皮下组织中,而且分布互相重叠,所以局麻时必须注射在皮下组织内。由于皮下组织内有粗大的纤维束,所以注射时会感到阻力较大。因为神经分布互相重叠,故局麻阻滞一支神经常得不到满意的效果,应当将神经阻滞的范围扩大。

二、颅底内面

颅底有许多重要的裂隙和孔道,是神经、血管出入颅的通道(图2-21)。颅底分颅前窝、颅中窝和颅后窝3部分,从高到低,依次呈阶梯状。

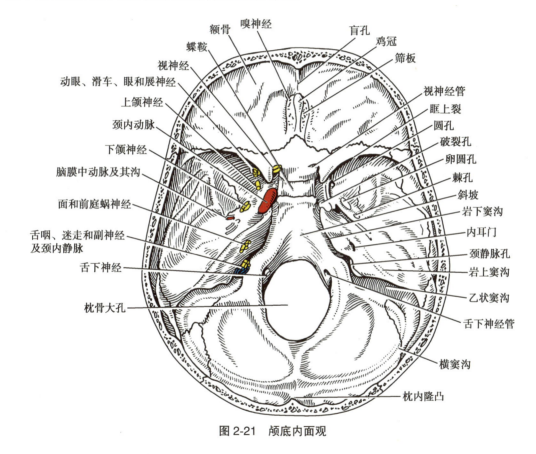

图 2-21 颅底内面观

颅底在结构上和毗邻上有其特点,因而颅底损伤时除本身的表现外,还可出现邻近器官的损伤表现,故须了解颅底结构的特点:①颅底的各部骨质厚薄不一,由前向后逐渐增厚,颅前窝眶板和筛板最薄,颅后窝最厚。骨质较薄的部位在外伤时易发生间接骨折。②颅底的孔、裂、管是神经、血管出入的通道,而某些颅骨内部又形成空腔性结构,如蝶窦、筛窦、鼓室等,这些部位都是颅底的薄弱点,不但外伤时容易骨折,而且常伴有脑神经、血管、脑膜的损伤。③颅底与颅外的一些结构不但关系密切,而且紧密连接,如翼腭窝、咽旁、咽后间隙、眼眶等,这些部位的病变,如炎症、肿瘤等可蔓延入脑;相反,颅内病变也可引起其中某些部位的病变。④颅底骨与硬脑膜紧密愈着,外伤后不会形成硬膜外血肿,但常伴脑膜撕裂,引起脑脊液外漏,常见有**眼漏**、**鼻漏**、**耳漏**和**咽漏**。

中颅底硬膜分两层,两层间结构疏松,形成 Meckel 腔(梅克尔憩室)及**海绵窦**,在中颅底形成一个潜在的硬膜间腔,内有三叉神经的分支走行。此间腔向内直到小脑幕游离缘,向后外在下颌神经的后缘,两层硬膜相互融合成一层,覆盖颞骨岩部前表面,向前外两层硬膜再从眶上裂到圆孔、卵圆孔的连线上相互融合,并在眶尖、圆孔及卵圆孔处分别包绕神经、血管,形成鞘,上颌神经及下颌神经的鞘膜延续。若去除眶上裂后外侧壁并扩大圆孔及卵圆孔,可暴露此融合区,这里是切开硬膜、进入硬膜间腔的起点。

(一)颅前窝

颅前窝(anterior cranial fossa)容纳大脑半球额叶,正中部凹陷,由筛骨筛板构成鼻腔顶,前外侧部形成额窦和眶的顶部。颅前窝骨折涉及筛板时,常伴有脑膜和鼻腔顶部黏膜撕裂,脑脊液或血液直接漏至鼻腔,若伤及嗅神经会导致嗅觉丧失;骨折线经过眶板时,可见结膜下出血的典型表现"熊猫眼"。此外,额窦亦常受累,脑脊液和血液也可经额窦而流入鼻腔。

颅前窝的动脉血供主要来自大脑前动脉,它在视神经前上方走行,到达大脑纵裂,在此通过较短的横行的前交通动脉(4~8mm)与对侧大脑前动脉吻合,并分出皮质支和中央支,供应额叶及其附近区域。大脑前动脉发出的走行于眶面的皮质支主要有眶额内侧动脉和额极动脉,供应相应区域。

(二)颅中窝

颅中窝(middle cranial fossa)呈蝶形,可区分为较小的中央部(**蝶鞍区**)和两个较大而凹陷的外侧部。

1. **蝶鞍区**(sellar region) 位于蝶骨体上面,为**蝶鞍**(sella turcica)及其周围区域。该区主要的结构有**垂体**(hypophysis)、**垂体窝**(hypophysial fossa)和两侧的**海绵窦**(cavernous sinus)等。

(1) **蝶鞍**(sella turcica):侧面观呈马鞍形,由前床突、交叉前沟、鞍结节、垂体窝、鞍背和后床突等结构组成(图 2-22)。蝶鞍的形态与颅形及蝶窦的发育程度有关。中国人蝶鞍的前后径为 10~12mm,深度 6~9mm,鞍底横径为 14~15mm。依前床突、后床突间距的不同,可分为 3 型:开放型,间距大于 5mm(39%);闭锁型,间距小于 2mm(21%);半开放型间距,2~5mm(40%)。

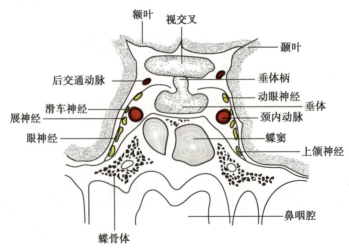

图 2-22 蝶鞍区(经垂体冠状切面)

蝶鞍的形态可出现变异,如前床突、后床突间出现骨性桥连结,称为鞍桥,前床突、后床突之间有时有韧带连结,形成孔,孔内有颈内动脉经过,出现率为10%。

(2) **垂体**(hypophysis):垂体位于蝶鞍中央的垂体窝内,借漏斗和垂体柄穿过鞍膈的膈孔与第三脑室底的灰结节相连。垂体肿瘤可突入第三脑室,导致脑脊液循环障碍,引起颅内压增高。

垂体在冠状断面和矢状断面上均呈横置的肾形,横断面呈椭圆形。垂体的前后径约8mm,上下径约6mm,左右径10~12mm。

垂体的血液供应来自颈内动脉和大脑前动脉等发出的细小分支。垂体门脉系统将下丘脑产生的生长激素释放激素和生长激素释放抑制激素输送到腺垂体,以控制垂体激素的分泌。垂体的静脉注入海绵窦。

(3) **垂体窝**(hypophysial fossa):垂体窝的顶为硬脑膜形成的鞍膈,留有膈孔。鞍膈的前上方有视交叉和经视神经管入颅的视神经。腺垂体的肿瘤可将鞍膈的前部推向上方,压迫视交叉,出现视野缺损。垂体窝的底,仅隔一薄层骨壁与蝶窦相邻。垂体病变时,可使垂体窝的深度增加,甚至侵及**蝶窦**(sphenoidal sinus)。垂体窝的前方为**鞍结节**(tuberculum sella),后方为**鞍背**(dorsum sella),垂体肿瘤时,两处的骨质可因受压而变薄,甚至出现骨质破坏现象。

垂体窝的两侧为**海绵窦**,垂体肿瘤向两侧扩展时,可压迫海绵窦,发生海绵窦淤血及脑神经受损。在垂体肿瘤切除术中,要注意避免损伤视神经及视交叉、海绵窦和颈内动脉等重要结构。

垂体腺瘤的发病率占颅内肿瘤的第三位,随着CT和MRI检查的普及,垂体腺瘤特别是微腺瘤的检出率逐年增加。目前认为,垂体高度的标准应依性别和年龄而制定。腺垂体平均高度女性高于男性,年轻女性垂体最高,以后随年龄增大而逐渐变低,这与月经周期及更年期有关。女性以垂体高度>9mm为可疑,>10mm为异常。男性垂体高度一生变化不明显,当垂体高度>6.5mm为可疑,>7.7mm为异常。男性垂体内出现局部低密度变化罕见,若出现,应高度怀疑垂体病变。

(4) **海绵窦**(cavernous sinus):海绵窦位于蝶鞍的两侧,前达眶上裂内侧部,后至颞骨岩部的尖端,由硬脑膜两层间的腔隙构成。窦内有颈内动脉和展神经通行。颅底骨折时,除可伤及海绵窦外,亦可伤及颈内动脉和展神经。窦间隙有许多结缔组织小梁,将窦腔分隔成许多小的腔隙,窦中血流缓慢,感染时易形成栓塞。两侧海绵窦经鞍膈前、后的**海绵间窦**(intercavernous sinus)相交通,故一侧海绵窦的感染可蔓延到对侧。

在窦的外侧壁内,自上而下排列有**动眼神经**(oculomotor nerve)、**滑车神经**(trochlear nerve)、**眼神经**(ophthalmic nerve)与**上颌神经**(maxillary nerve)。海绵窦一旦发生病变,可出现海绵窦综合征,临床表现为上述神经麻痹或神经痛、结膜充血以及水肿等症状。颈内动脉海绵窦段从后向前贴其内侧壁走行,在窦的前部向上弯曲穿过窦壁移行为海绵窦上段。外展神经行于颈内动脉下方。

窦的前端与**眼静脉**(ophthalmic vein)、**翼静脉丛**(pterygoid venous plexus)、**面静脉**(facial vein)和鼻腔的静脉相交通,面部的化脓性感染可借上述通道扩散至海绵窦,引起**海绵窦炎**(cavernous sinusitis)与血栓形成。

窦的内侧壁上部毗邻垂体,垂体肿瘤可压迫窦内的动眼神经和展神经等,以致引起眼球运动障碍、眼睑下垂、瞳孔开大及眼球突出等表现。窦的内侧壁下部借薄的骨壁与蝶窦相邻，故蝶窦炎亦可引起海绵窦血栓形成。

窦的后端在颞骨岩部尖端处，分别与岩上窦、岩下窦相连。**岩上窦**（superior petrosal sinus）汇入横窦或乙状窦，**岩下窦**（inferior petrosal sinus）经颈静脉孔汇入颈内静脉。窦的后端与位于岩部尖端处的三叉神经节靠近。海绵窦向后还与枕骨斜坡上的基底静脉丛相连，后者向下续于椎内静脉丛。椎内静脉丛又与体壁的静脉相通，故腹膜后间隙的感染可经此途径蔓延至颅内（图2-22）。

2. **颅中窝外侧部**　容纳大脑半球的颞叶。**眶上裂**（superior orbital fissure）内有动眼神经、滑车神经、展神经、眼神经及眼上静脉穿行。在颈动脉沟外侧，由前内向后外有**圆孔**（foramen rotundum）、**卵圆孔**（foramen ovale）和**棘孔**（foramen spinosum），分别有上颌神经、下颌神经及脑膜中动脉通过。脑膜中动脉多数发自上颌动脉（94%），经棘孔入颅，向前行20~40mm，分为额支和顶支（又称前支和后支）。通常额支在经过翼点附近行于骨管内（60%），骨管平均长度10mm，此处骨质较薄，受到外力打击时容易受损而出血；在分离硬膜时，也可能撕破而发生颅内出血。该动脉常与硬脑膜粘连，不易分离，但在硬膜外入路中，必须切断脑膜中动脉，才能充分翻开岩骨表面的硬膜，这是磨除岩骨、暴露岩斜区的前提。有资料显示我国人群86.6%的人存在副脑膜中动脉，其中一支者占80.9%，两支者占5.7%；副脑膜中动脉多数（75.7%）起自脑膜中动脉，23.6%起自上颌动脉，经卵圆孔（73.1%）或蝶导血管孔（10.0%）入颅。在弓状隆起的外侧有鼓室盖，由薄层骨板构成，分隔鼓室与颞叶及脑膜。在颞骨岩部尖端处有三叉神经压迹，在此处三叉神经节位于硬脑膜形成的间隙内（图2-23）。

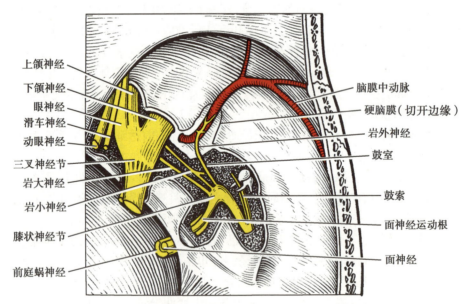

图2-23　颞骨岩嵴附近的结构（凿去部分骨质，显露面神经）

颅中窝多个孔、裂和腔为颅底骨折的好发部位，多发生于蝶骨中部和颞骨岩部。蝶骨中部骨折时，常同时伤及脑膜和蝶窦黏膜而使蝶窦与蛛网膜下隙相通，血性脑脊液经鼻腔流出；如伤及颈内静脉和海绵窦，可形成动静脉瘘，而引起眼静脉淤血，并伴有搏动性突眼症状；如累及穿过窦内和窦壁的神经，则出现眼球运动障碍和三叉神经刺激症状。岩部骨折侵及鼓室盖且伴有鼓膜撕裂时,血性脑脊液经外耳道溢出,穿经岩部内的面神经和前庭蜗神经亦可能受累,可出现面神经麻痹或听力丧失。如损伤鼓室,脑脊液和血液可流入中耳,进而经咽鼓管流至咽部。

(三) 颅后窝

颅后窝(posterior cranial fossa)由**颞骨岩部**(petrous part of temporal bone)后面和**枕骨**(occipital bone)内面组成。在3个颅窝中,此窝最深,面积最大,容纳小脑、脑桥和延髓。窝底的中央有**枕骨大孔**(foramen magnum),为颅腔与椎管相接处,延髓经此孔与脊髓相连,并有左、右椎动脉和副神经的脊髓根也由此入颅(图2-21)。颅内的3层脑膜在枕骨大孔处与脊髓的3层被膜相互移行,但硬脊膜在枕骨大孔边缘与枕骨紧密愈着,故硬脊膜外隙与硬脑膜外隙并不相通。

枕骨大孔的前方为**斜坡**(clivus)。在枕骨大孔的前外侧缘有舌下神经管,为舌下神经出颅的部位。枕骨外侧部与颞骨岩部间有**颈静脉孔**(jugular foramen),舌咽、迷走、副神经和颈内静脉在此通过。

颞骨岩部后面的中份有**内耳门**(internal acoustic pore)。**内耳道**(internal acoustic meatus)位于颞骨岩部内,从内耳门开始行向前外,至内耳道底。后壁微凹,长度有很大差异。上壁、下壁及前壁光滑。其内有面神经、前庭蜗神经和迷路动脉、迷路静脉通过。在内耳道入口处,面神经运动根贴在前庭蜗神经前上方的凹槽内,中间神经夹于前庭蜗神经和面神经运动根之间;在内耳道中部,中间神经和面神经运动根合成一干,越过前庭蜗神经的前面。至内耳道外侧部,前庭蜗神经分为前庭神经和蜗神经,面神经干位于它们的上方。在内耳道底,面神经、蜗神经和前庭神经的分支分别通过相应的孔区进入内耳。在硬膜外经颞骨岩部入路,保护内耳道的硬膜完整,是防止面神经、前庭蜗神经损伤的关键。

枕内隆突(occipital eminence)为**窦汇**(confluence of sinus)所在处,两侧的横窦沟为横窦压迹,走向颞骨岩部上缘的后端,续于乙状窦。乙状窦沟的末端接颈静脉孔,续于颈内静脉。枕骨大孔区手术咬开枕部颅骨时应注意保护横窦,乙状窦与乳突小房仅以薄层骨板相隔,术中凿开乳突时,注意勿损伤乙状窦。咬开寰椎后弓时勿伤及两侧椎动脉。切除脑干附近肿瘤时除保护好脑干外,还应注意保护后4对脑神经:舌咽神经、迷走神经、副神经和舌下神经。如肿瘤侵及颈静脉孔区时应注意保护颈内静脉。

颅后窝骨折时,由于出血和渗漏的脑脊液无排出通道,易被忽视,而更具危险性。当小脑或脑干受累时,可出现相应的症状。骨折后数日,乳突部皮下可出现瘀斑。

三、颅腔

(一) 脑膜

脑膜是包裹在脑表面的3层被膜,从外向内依次为硬脑膜、蛛网膜和软脑膜(图2-24,图2-25)。

1. **硬脑膜**(cerebral dura mater) 是由两层结缔组织纤维膜所合成的,坚韧而光滑,外层贴附在颅骨内表面,兼具颅骨内膜的作用,内层较外层坚韧,在某些部位,两层是分开的,形成**硬脑膜窦**(sinus of dura mater)。两层之间有丰富的感觉神经和血管。感觉神经主要来自三叉神经和迷走神经的分支,因此,当硬脑膜受到异物刺激(如血液)或张力增高时(如颅内高压),会引起剧烈头痛。

在颅顶,硬脑膜的外层与颅盖连接疏松,其间隙称为**硬膜外隙**(extradural space)。但

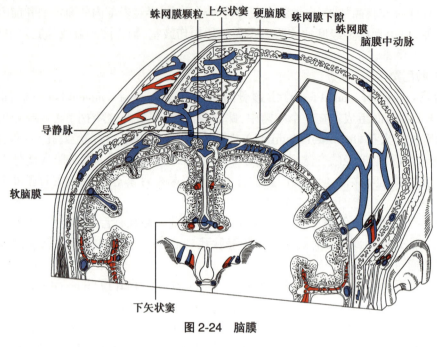

图 2-24 脑膜

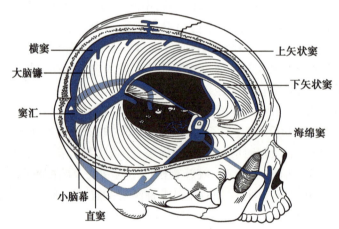

图 2-25 硬脑膜和硬脑膜窦

在颅底部分，因为有大量的神经、血管进出颅内，它与颅底骨紧密愈着，包被脑神经出颅，移行为神经外膜。因此，颅底骨折往往会同时撕破硬脑膜和深面的蛛网膜，而形成**脑脊液漏**（cerebrospinal fluid leakage）。如颅前窝骨折，可形成脑脊液鼻漏或眼漏，甚至耳漏。在枕骨大孔处，硬脑膜与枕骨大孔骨缘附着，因此硬脑膜外隙和硬脊膜外隙是不相通的，硬脑膜外隙是一个相对密闭的腔隙。硬脑膜有防止感染进入脑的作用，故创伤后需要及时缝合或修复。硬脑膜愈合较快，且很少与深面组织粘连。硬脑膜的内层还伸入脑的裂隙中，形成特有结构。

（1）硬脑膜隔：为硬脑膜内层折叠形成的片状结构，伸入脑各部间裂隙中，对脑起着支持和保护作用。间隔的边缘在脑震荡时可能将脑组织割裂，造成严重脑损伤。

1）**大脑镰**（cerebral falx）：呈镰刀形，伸入大脑纵裂，分隔两侧大脑半球。前端连于**额嵴**

和**鸡冠**,向上附着于**上矢状窦沟**两侧,后端至**枕内隆突**,与小脑幕相延续,下缘游离于胼胝体的上方。

2)**小脑幕**(tentorium of cerebellum):是硬脑膜形成的宽阔的半月状皱襞,伸入小脑与大脑枕、颞叶之间,构成了颅后窝略呈拱形的顶,幕顶与两侧最低点相差约 3cm(图 2-26)。小脑幕中线处有大脑镰附着,后外侧缘附着于**横窦沟**,前外侧缘附着于颞骨岩部上缘,前内侧缘游离,为**幕切迹**(tentorial incisure),呈镰刀形,与鞍背共同形成一卵圆形的孔,内有中脑和动眼神经通过。幕孔的游离缘上面是海马旁回和钩,游离缘下面是小脑蚓上端和小脑前叶。幕切迹与中脑的间隙内有脑池(cerebral cistern),前方为**脚间池**,后方为**四叠体池**,两侧为**环池**。这些脑池为脑脊液由幕下流向幕上的必经之路。脑干腹侧面的基底动脉在该间隙处分出小脑上动脉和大脑后动脉,分别行向小脑幕的下方和上方。动眼神经在两动脉之间向前穿行,进入海绵窦(图 2-27)。小脑幕将颅腔不完全地分割成上、下两部,即幕上区和幕下区。当上部颅脑病变引起颅内压显著增高时(如颅内血肿),海马旁回、钩被推移至小脑幕切迹的下方,形成**小脑幕裂孔疝**,使脑干受压,并导致动眼神经的牵张或挤压,出现同侧瞳孔散大,对光反射消失,对侧肢体轻瘫等体征。

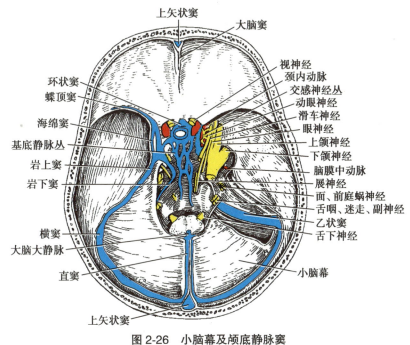

图 2-26 小脑幕及颅底静脉窦

枕骨大孔的后上方邻近小脑半球下面内侧部的**小脑扁桃体**(tonsil of cerebellum),颅内压增高时,小脑扁桃体因受挤压而嵌入枕骨大孔时,则形成**枕骨大孔疝**(transforaminal herniation),压迫延髓的呼吸和心血管运动中枢,危及患者的生命。

3)**小脑镰**(cerebellar falx):自小脑幕向前伸入两小脑半球之间。

4)**鞍膈**(diaphragma sellae):位于蝶鞍上方,张于鞍结节、前床突和后床突之间的硬脑膜,呈长方形,周边厚而中央薄,中央有小孔称**膈孔**(foramina diaphragmatis),有垂体柄和垂体上动脉通过。正常人鞍膈的膈孔大小不一,一般直径 2~3mm。如超过 5mm,鞍膈不能在经

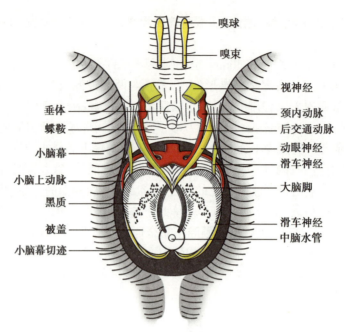

图 2-27　蝶鞍区(经垂体冠状切面)

蝶窦手术中起到屏障作用。少数垂体被压向鞍底,在断面上可出现**空蝶鞍**(图 2-27)。

(2) **硬脑膜窦**(sinus of dura mater):硬脑膜在某些部位两层分开,内面衬以内皮细胞,构成硬脑膜静脉窦。硬脑膜窦无瓣膜和平滑肌,故损伤出血时难以止血,容易形成颅内血肿。一般结扎或电灼常达不到止血的目的,可用明胶海绵压迫或生物止血法进行止血。在脑静脉汇入硬膜窦的入口处具有瓣膜和类似瓣膜的装置,这些结构具有调节血流的作用。硬脑膜窦收纳脑、脑膜、颅骨和眼眶等部的静脉血入颈内静脉。另外,硬脑膜窦引流脑脊液,并构成颅内、外静脉的交通。主要的硬脑膜窦如下(图 2-25)。

1) **上矢状窦**(superior sagittal sinus):位于颅顶中线,一般稍偏右侧,居大脑镰的上缘,前起自盲孔,后至窦汇,逐渐变宽大。两侧壁上有许多外侧陷窝,蛛网膜粒深入其中。

外侧陷窝排列在上矢状窦两侧,长轴与该窦平行,与颅骨中线的距离在成人额部平均为 1.05cm,顶部为 1.45cm,枕部为 1.65cm。因此,一般把颅骨中线两侧 2cm 以内的区域视为"危险区"。上矢状窦是脑皮质静脉和脑脊液回流的必经之路,如上矢状窦后 1/3 部分损伤或结扎,将引起严重的后果。

2) **下矢状窦**(inferior sagittal sinus):位于大脑镰的下缘处,自前向后至小脑幕前缘,注入直窦。下矢状窦主要接受大脑内侧面、大脑镰、胼胝体以及扣带回的静脉血。

3) **直窦**(straight sinus):位于大脑镰和小脑幕的附着处,向后直行,在枕内隆突附近与上矢状窦汇合形成窦汇,并向两侧延为左、右横窦。在枕内隆凸处,有时窦腔中出现结缔组织隔,将其分为左、右两支,分别注入左、右横窦。直窦主要收集下矢状窦和大脑大静脉的血液,有时小脑上静脉、小脑幕静脉、小脑幕窦和基底静脉也注入此窦。直窦栓塞可产生类似大脑大静脉栓塞的症状。

4) **横窦**(transverse sinus):位于小脑幕的后外侧缘处,向前外行至岩枕裂处急转向下延为乙状窦。左、右横窦粗细常不对称,左、右横窦的粗细取决于上矢状窦的血流方向。上矢状窦偏流于右侧的占多数,故右横窦较粗,左横窦较长。左、右横窦间常有吻合支相连,一般横窦没有通过主要导血管与颅外相交通,故自枕部横窦上缘做入路行开颅手术时,一般无大出血的危险。

5) **乙状窦**(sigmoid sinus):位于乳突内侧的乙状沟内,上续横窦,向下通过颈静脉孔延续为颈内静脉。右乙状窦较粗。乙状沟的沟底骨壁很薄,与乳突小房仅以薄层骨板相隔,并借乳突导血管与颅外浅静脉相交通。术中凿开乳突时,注意勿损伤乙状窦。

6) **窦汇**(confluence of sinus):为上矢状窦、直窦和左、右横窦汇合处(图1-25)。窦汇变异较多。

7) **海绵窦**:见本节颅中窝部分。

8) **岩上窦**(superior petrosal sinus)和**岩下窦**(inferior petrosal sinus):分别位于颞骨岩部上缘和后缘处,向前通海绵窦,向后注入颈内静脉。

(3) 血管:硬脑膜的血液供应与脑的血液供应彼此分开,很少交通。硬脑膜动脉一般有两条静脉伴行。

1) **脑膜中动脉**(middle meningeal artery):是硬脑膜的主要动脉,起自上颌动脉,穿棘孔入颅,分支分布于大脑额叶和顶叶处的硬脑膜。

2) **脑膜前动脉**(anterior meningeal artery):为筛前动脉的分支,分布于硬脑膜前部。

3) **脑膜后动脉**(posterior meningeal artery):为椎动脉和枕动脉的分支,有时起自咽升动脉,分布于小脑幕及其下方的硬脑膜。

(4) 神经:主要来自三叉神经、迷走神经的脑膜支、第1~3对颈神经的脑膜支和内脏运动神经。

1) **三叉神经**:眼神经发出的筛前神经和筛后神经分布于颅前窝的硬脑膜。上颌神经的分支分布于颅中窝的硬脑膜、小脑幕和大脑镰。下颌神经的脑膜支经棘孔进入颅腔,伴随脑膜中动脉走行,分布于脑膜中动脉附近的硬脑膜。

2) **迷走神经的脑膜支**:由迷走神经上神经节发出,分布于颅后窝的硬脑膜。

3) **第1~3对颈神经的脑膜支**:分布于枕、颞区的硬脑膜。

4) **内脏运动神经**:交感神经纤维来自星状神经节和颈上神经节,随椎动脉和颈内动脉入颅,分布于硬脑膜的血管,使血管收缩。副交感神经纤维来自面神经和迷走神经,使血管舒张。

硬脑膜对疼痛敏感,尤其是硬脑膜静脉窦和脑膜动脉相关的部位。硬脑膜中动脉对疼痛最敏感,颈内动脉、椎-基底动脉主干、大部分静脉也有痛感。穿过硬脑膜的颅底动脉或靠近颅顶的静脉受到牵拉时会引起疼痛。因颅脑外伤所致脑震荡、硬脑膜外及硬脑膜下隙出血等后会引起慢性头痛。颅内肿瘤、脑膜炎、颅内血肿、中毒性脑病等引起颅内压增高时,血管被牵拉、挤压移位可引起牵引性头痛。部分腰椎穿刺或脊椎麻醉后引起头痛,有人认为是硬脑膜内的感觉神经末梢受刺激所致。颅底硬脑膜对疼痛较敏感,颅前窝的疼痛向眼眶周围扩散,颅中窝的疼痛向眼眶后和额部扩散,颅后窝的疼痛向耳后及枕部扩散。

小脑幕以上结构如横窦上面、上矢状窦后部、幕上硬脑膜、硬脑膜动脉、颈内动脉分支起始部等处受刺激引起的头痛多出现在眼眶、前额和颞部,而小脑幕下面结构受刺激引起的头痛多出现在枕部、耳后和咽部。

2. 蛛网膜(arachnoid mater) 位于硬脑膜与软脑膜之间,为薄而半透明的纤维膜,缺乏血管和神经,蛛网膜与硬脑膜之间有潜在性的**硬膜下隙**(subdural space)。与软脑膜之间,有较宽阔的**蛛网膜下隙**(subarachnoid space),内含脑脊液和较大的血管;此隙向下与脊髓蛛网膜下隙相通。除在大脑纵裂和大脑横裂处以外,脑蛛网膜均跨越脑的沟裂而不深入其内。因此,蛛网膜下隙的大小不一,位于半球表面的蛛网膜下隙较狭窄,脑底部或较大沟裂附近较宽大,这些宽大的部位称**蛛网膜下池**(subarachnoid cistern)。在上矢状窦处蛛网膜形成许多绒毛状突起,突入上矢状窦内,称**蛛网膜粒**(arachnoid granulations)(图 2-24)。脑脊液经这些蛛网膜粒渗入上矢状窦,回流入静脉。

3. **软脑膜**(cerebral pia mater)　薄而透明,紧贴于脑的表面,具有丰富的血管,并深入脑的沟裂中,与脑的实质不易分离(见图 2-24)。在脑室的某些部位,软脑膜及其血管与该部的室管膜上皮共同构成脉络组织。脉络组织的血管反复分支成丛,连同其表面的软脑膜和室管膜上皮一起突入脑室,形成**脉络丛**(choroid plexus)。脉络丛是产生脑脊液的主要结构。

(二) **颅腔分区**

颅腔被小脑幕分为了两部分,即**幕上区**(supratentorial area)和**幕下区**(infratentorial area)。幕上区主要由两大脑半球占据,幕下区主要在颅后窝,由小脑和脑干占据。两区之间交界为小脑幕切迹与鞍背围成的通道,有中脑、动眼神经和相邻血管通过(图 2-28)。

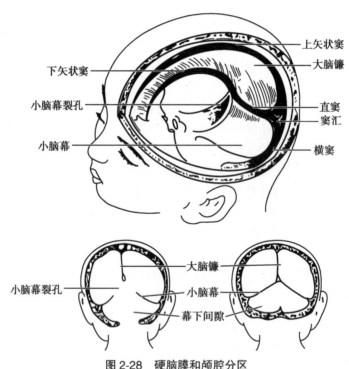

图 2-28　硬脑膜和颅腔分区

1. **幕上区**(supratentorial area)　有大脑半球和间脑等结构。大脑镰又将幕上区分隔为左、右对称的两半,枕叶和颞叶后部贴于小脑幕上方,其中海马旁回和钩紧邻幕切迹的外上方。当幕上区的颅内压增高时,幕上邻近小脑幕切迹的脑组织可被推移至小脑幕切迹的下方,形成**小脑幕裂孔疝**(tentorial herniation),并压迫中脑、动眼神经根等重要结构,可出现同侧瞳孔散大、对光反射消失、对侧肢体轻瘫、意识障碍等体征。如果疝入的结构为海马旁回和钩,又称为**海马旁回疝**(hernia of parahippocampal gyrus)。

幕上区小脑幕裂孔前方有鞍区和鞍旁区,在临床上具有重要意义。鞍区和鞍旁区的主要结构有蝶鞍、垂体、视交叉、海绵窦、毗邻的血管和神经、下丘脑和第三脑室等。

2. 幕下区(infratentorial area) 主要有脑干和小脑等结构。小脑上面紧贴小脑幕,幕切迹下方是脑桥和小脑半球前部。脑干腹侧面紧邻枕骨斜坡,自上而下为中脑、脑桥、延髓;脑干背侧面借小脑脚与小脑相连,在脑桥、延髓和小脑的交界处称**脑桥小脑三角**(pontocerebellar trigone)(图2-29)。内有面神经和前庭蜗神经。面神经从延髓脑桥沟出脑,与前庭蜗神经伴行,经内耳门入内耳道。与面神经相邻的血管有小脑前下动脉、迷路动脉等。小脑前下动脉与面神经的位置关系较复杂,术中应注意。

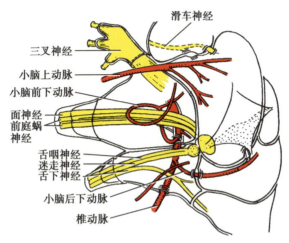

图 2-29 脑桥小脑三角的血管和神经

在脑桥小脑三角的后下方,自上而下有舌咽神经、迷走神经和副神经,这3条神经与小脑后下动脉关系密切。在脑桥小脑三角处如有占位性病变,可压迫上述神经、血管,从而产生相应的临床症状。

四、脑脊液循环与颅内压

(一)脑脊液循环

脑脊液(cerebrospinal fluid,CSF)是一种无色透明液体,充满于脑室系统、脊髓中央管和蛛网膜下隙,对脑和脊髓起缓冲、保护作用,并运输代谢产物,起到调节颅内压的作用。成人CSF总量平均约150ml,处于不断产生、循环和回流的平衡状态之中。

脑脊液主要由**侧脑室脉络丛**(choroid plexus of lateral ventricle)产生,少量由**室管膜上皮**(ependymal epithelium)和毛细血管产生,最终回流入血液。侧脑室脉络丛产生的脑脊液,经室间孔入第三脑室;会同第三脑室脉络丛产生的脑脊液一起,经中脑水管入第四脑室;再会同第四脑室脉络丛产生的脑脊液,经第四脑室正中孔和外侧孔流入**小脑延髓池**,由此流入**蛛网膜下隙**(subarachnoid space)后,流向大脑背面,经**蛛网膜粒**渗入上矢状窦回流入静脉(图2-24)。

(二)颅内压

颅内压(intracranial pressure)是指颅腔内容物对颅腔壁所产生的压力。由于脑脊液介于颅腔壁和脑组织之间,所以脑脊液的静水压就代表颅内压力。在脑脊液循环通畅的情况下,正常颅内压为 0.7~2.0kPa(5~15mmHg)。当颅缝闭合后,颅腔容积相对固定,成人颅腔容积约为 1 400~1 500ml。颅腔内容物主要由脑组织、血液和脑脊液所组成,可用下列公式表示,即:颅腔容积＝脑组织体积＋脑血容量＋脑脊液量。在正常情况下,成人脑组织的体积平均约为 1 250ml,占颅腔容积的 85% 左右,是不可压缩的。单位时间内贮留在脑血管内的血液约为 75ml,占颅腔容积的 5.5%,但可在占颅腔总容积的 2%~11% 的范围变动。脑脊液在脑室、脑池和蛛网膜下隙共约 150ml,约占颅腔容积的 10%。颅内压增高,常见有下列情况:

1. 生理调节功能丧失　颅内病变如果直接破坏了颅内压的生理调节功能,脑组织遭受到严重的损伤或有严重的缺血缺氧时,血-脑屏障破坏,脑血流量减少,脑脊液循环障碍,发生脑水肿,出现颅内压增高。另外,如果病变发展迅速,虽有生理调节功能,但来不及发挥生理调节功能的有效作用时,颅内压即已上升;如当颅内发生急性大出血或出现急性脑水肿时,几乎等不及生理调节发挥作用,颅内压已经超过了收缩期动脉压。全身性疾病的影响也可导致颅内压生理调节功能的衰竭和血-脑屏障的破坏,如在疾病过程中,原已取得平衡的颅内压,可因患者出现酸中毒、败血症、缺血、缺氧等并发症,而使生理调节的平衡和血-脑屏障破坏,出现颅内压增高。综合上述可以看出,生理调节的丧失和血-脑屏障的破坏是造成颅内压增高的主要原因。

2. 脑脊液循环障碍　各种原因引起的脑室、脑池、中脑导水管、后正中孔和侧孔及蛛网膜下隙阻塞和脑脊液的分泌、吸收异常时,均可导致脑脊液循环发生障碍,使脑脊液不能进行正常置换以缓冲颅内病变,造成脑脊液生理调节障碍,导致颅内压增高;同时脑脊液不断地分泌,必然增加其所占据颅腔有限的容积,而造成颅内压增高。常见由各种原因造成的梗阻性脑积水或脑疝形成时造成脑移位性堵塞。另外,脉络丛乳头状瘤时,脑脊液生成过多;或脑脊液吸收功能障碍,如脑部炎症后的枕大池蛛网膜粘连、中脑导水管炎症后粘连梗阻或蛛网膜颗粒堵塞等情况,都会使脑脊液积聚起来,增加颅内容积,导致颅内压增高。

3. 脑血液循环障碍　脑的血液循环与动脉血压和颅内压的改变关系密切,当动脉血压骤然升高或降低,可影响脑的血流量,改变颅内血管床的容积,颅内压即随之升降。反之,当颅内压增高后又影响脑的血液循环,使脑血流量减少,引起血-脑屏障的改变,导致脑血管通透性增加,使血清成分漏到周围的脑细胞间隙,造成脑水肿,颅内压进一步加重增高,形成恶性循环。

临床问题 2-7:颅内压

颅内容物可代偿的容积,按 Morno-Kellie 原理,即颅腔内容物在正常生理情况下,脑组织体积比较恒定,特别是在急性颅内增高时不能被压缩,颅内压的调节就在脑血流量和脑脊液间保持平衡。脑血容量保持在 45ml 时,脑血容量可被压缩的容积只占颅腔容积的 3%,所以当发生颅内压增高时,首先被压缩出颅腔的是脑脊液,再压缩脑血容量。

在疾病情况下,通过生理调节作用以取得颅内压代偿的能力是有限度的,当颅内病变的发展超过了可调节的限度时,即产生颅内压增高。如果增加缓慢如颅内肿瘤,则可通过调节减少脑脊液和血液的量而缓解,因此在肿瘤的早期,颅内压可表现为正常,但毕竟调节的幅度有限(最多 10%);因此,瘤体超过颅腔总容积的 8%~10% 时,颅内压会急剧升高,而引起剧烈头痛等一系列症状和体征。如果某一部分容积急性增加如颅内出血、急性炎性水肿,脑脊液来不及调节,就会在短期内引起颅内压增高(急性颅内压增高)。

临床问题 2-8:脑积水

脑积水是指颅内脑脊液容量增加。由于脑脊液产生过量、脑脊液流动受阻或脑脊液吸收障碍,脑室内液体过剩以及脑组织肿胀,称为阻塞性脑积水。阻塞多发生于中脑水管或室间孔。脑脊液循环受阻导致阻塞部位上方的脑室扩张和大脑半球受压。此种情况可挤压位于脑室和颅盖之间的脑组织。在婴儿,由于颅囟和骨缝仍然开放,内部压力可导致脑和颅盖的膨胀。临床治疗可以通过制造人工引流装置分流受阻的部位,以减少对脑的损伤。

五、脑的血管

(一) 脑的动脉

脑的耗氧量很大,约占全身总耗氧量的 20%~30%,故对血液供应的依赖性很强。因此,良好的血液供应是维持大脑正常功能的重要条件。脑的动脉为肌型动脉,管壁薄,内膜有发达的内弹力膜,但中膜和外膜较薄,仅含少量弹力纤维,无外弹力膜,故脑动脉几乎无动脉搏动。

脑的动脉来自颈内动脉和椎动脉。以**顶枕沟**(parietooccipital sulcus)为界,大脑半球的前 2/3 和部分间脑由颈内动脉供应,大脑半球后 1/3 及部分间脑、脑干和小脑由椎动脉供应。因此,可将脑的动脉归纳为颈内动脉系和椎-基底动脉系。

大脑半球的动脉可分为**皮质支**和**中央支**,皮质支进入软脑膜后吻合成网,再从网上分出细小分支,以垂直方向进入皮质,分布于皮质和髓质;**中央支**起自动脉主干的近侧端,几乎垂直穿入脑实质,供应基底核、内囊和间脑等处。过去有人认为皮质支和中央支穿入脑实质后是不相吻合的终动脉,现在很多实验证明中枢神经系统内存在毛细血管前的吻合;然而,主要血管出现阻塞时,这种吻合难以建立起有效的血液循环,因而出现该动脉分布区的缺血软化灶。

1. **颈内动脉**(internal carotid artery) 颈内动脉在甲状软骨高度起自颈总动脉,在颈部上行达颅底,穿颞骨岩部的颈动脉管,于破裂孔处出管再入海绵窦。在海绵窦内,颈内动脉平蝶鞍底由后向前走行,在前床突下方后弯向上,并穿出海绵窦,入蛛网膜下隙,从而形成一个向前的凸曲。以颈动脉管外口为界,将颈内动脉分为颅外段和颅内段。颅内段又可分为 5 部分:①岩骨段:走行于颞骨岩部内,自后外向前内走行。②海绵窦段:行于海绵窦内,由后向前走行。③膝段:又称虹吸段,由海绵窦段移行为床突上段的转折处,呈 C 形。④床突上段:位于前、后床突连线的稍上方,由前向后走行。⑤终段:参与组成大脑动脉环。

颈内动脉较粗,成人管径约为 5mm,左、右管径相差不明显。老年人可因动脉硬化变长、弯曲。颈内动脉的主要分支如图 2-30、图 2-31 所示。

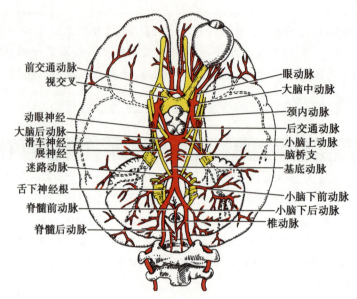

图 2-30 大脑动脉环和椎动脉

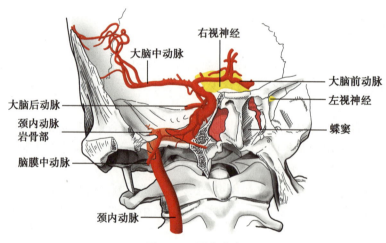

图 2-31 颈内动脉

(1) **眼动脉**(ophthalmic artery):是颈内动脉入蛛网膜下隙后的第 1 个分支,沿视神经下外侧经视神经管入眼眶,分布于眶内结构。

(2) **大脑前动脉**(anterior cerebral artery):在视交叉外侧正对嗅三角处起自颈内动脉,经视神经上方,水平行向前内,近中线处借**前交通动脉**(anterior communicating artery)与对侧同名动脉交通。在大脑半球内侧面绕胼胝体后行,在顶枕沟附近与大脑后动脉吻合。结扎一侧大脑前动脉的近侧段,由于对侧大脑前动脉血液可通过前交通动脉流向结扎侧大脑前动脉远侧段,可以没有显著症状。如果结扎一侧大脑前动脉的远侧段,可造成以下肢为主的瘫痪等严重后果。

大脑前动脉的**皮质支**(图 2-32)主要有**眶动脉**(orbital artery)、**额极动脉**(frontopolar artery)、**胼周动脉**(pericallosal artery)3 条分支,分布于顶枕沟以前的半球内侧面、部分额叶底面和额、顶叶上外侧面的上部。

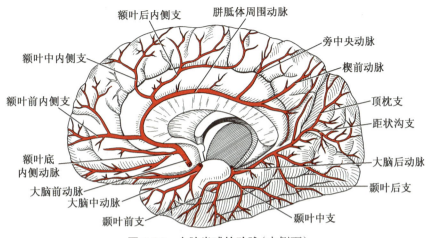

图 2-32 大脑半球的动脉（内侧面）

大脑前动脉的中央支主要有**纹状体动脉**（striatal artery）（又称 Heubner 回返动脉）和**内侧豆纹动脉**（medial lenticulostriate artery）（若干小支）等分支，分布于尾状核、豆状核前部和内囊前肢。

（3）**大脑中动脉**（middle cerebral artery）：是颈内动脉的直接延续，为供应大脑血液的最大动脉，直径约 4mm（图 2-33）。大脑中动脉横过前穿质向外，约在蝶骨小翼附近进入大脑外侧沟。主干沿岛叶外侧面斜向后上，终末支为**角回动脉**（artery of angular gyrus）。其皮支分布于大脑半球上外侧面大部和岛叶，若该动脉发生阻塞，将会对机体的运动、感觉和语言产生严重影响。大脑中动脉途经前穿质时发出中央支，又称**外侧豆纹动脉**（lateral lenticular artery），垂直进入脑实质，分布于尾状核、豆状核、内囊膝和内囊后肢。外侧豆纹动脉有若干支，几乎垂直分支于大脑中动脉，管径细胞小，管壁菲薄，由于血流动力学的关系，在高血压动脉硬化时容易破裂，导致脑出血，出现严重的功能障碍。故又称"**易出血动脉**"。颈内动脉系统的阻塞，多见于大脑中动脉。

（4）**后交通动脉**（posterior communicating artery）：于视交叉外侧起自颈内动脉后壁，经视束下面并沿灰结节和乳头体的外侧行向后，与大脑后动脉吻合。是颈内动脉系与椎-基底动脉系的吻合支，分布于灰结节、乳头体、视束、脚间窝、丘脑前部和内侧部、第三脑室壁等。后交通动脉的变异较多，可呈丛状或袢状，也可绕过大脑后动脉而连于其后壁。后交通动脉是动脉瘤的易发部位之一，约 60% 的蛛网膜下隙出血是由该动脉瘤破裂所致（图 2-34）。

（5）**脉络丛前动脉**（anterior choroidal artery）：沿视束上内侧行向后外，绕大脑脚至外侧膝状体附近分为若干支，分布于视束、外侧膝状体、内囊后肢的后下 2/3、海马旁回、钩、大脑脚、侧脑室下角的脉络丛和苍白球的大部分（图 2-35）。脉络丛前动脉细小，在蛛网膜下隙中行程长，易发生阻塞，阻塞时可出现对侧肢体偏瘫、偏身感觉障碍或对侧同向偏盲等症状。

2. 椎动脉（vertebral artery）　起自锁骨下动脉第 1 段，向上穿第 6 颈椎至第 1 颈椎横突孔，经枕骨大孔进入颅腔，在枕骨大孔上方，左、右椎动脉逐渐靠拢，在脑桥与延髓交界处合成一条基底动脉。可按走行将椎动脉分为 4 段：①自起始处至第 6 颈椎横突孔；②穿经第 6 颈椎至第 1 颈椎横突孔，颈椎骨质增生可突入横突孔，压迫椎动脉，引起脑干缺血；③自寰椎横突孔穿出，绕寰椎侧块后方，经椎动脉沟前行，至寰枕后膜下缘；④穿寰枕后

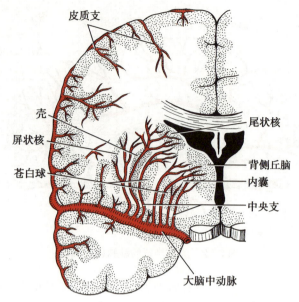

图 2-33　大脑中动脉

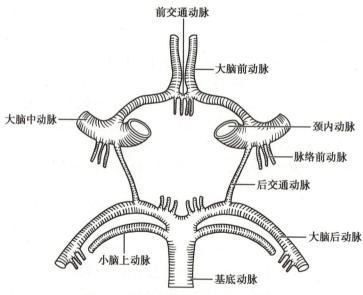

图 2-34　大脑动脉环及其中央支模式图

膜、硬脑膜和蛛网膜进入蛛网膜下隙,即颅内段。该段在脑桥下缘与对侧椎动脉合成基底动脉(见图 2-30)。

(1) 椎动脉在颅内的分支主要有:①椎动脉脑膜支(meningeal branch of vertebral artery)。②脊髓前动脉(anterior spinal artery)。③脊髓后动脉(posterior spinal artery)。④小脑下后动脉(posterior inferior cerebellar artery),为椎动脉分支中最长、最粗的分支。在橄榄下端附近发自椎动脉,行向后外,在舌咽神经、迷走神经和副神经背面上行至延髓上端,经延髓与小脑扁桃体之间,分布于小脑下面的后部和延髓后外侧部。该走行弯曲,易发生栓塞,可出现同侧面部浅感觉障碍和小脑共济失调等。

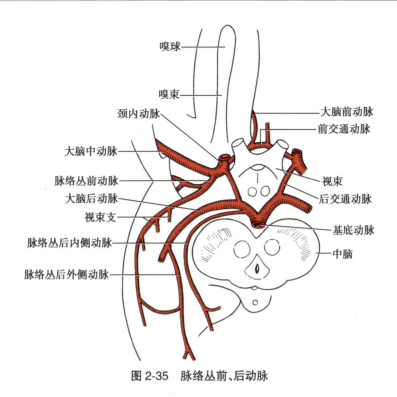

图 2-35 脉络丛前、后动脉

(2) **基底动脉**(basilar artery):长 2~2.5cm,沿脑桥基底沟上行,至脑桥上缘脚间窝中点分为左、右大脑后动脉。基底动脉的位置变异较多,但分为左、右大脑后动脉处通常位于正中线上。如果分叉点偏位,说明基底动脉有移位,并能确定小脑有占位性病变。基底动脉的主要分支如下:

1) **小脑下前动脉**(anterior inferior cerebellar artery):发至基底动脉起始段,分布于小脑下面的前部和外侧部以及脑桥尾侧被盖部。

2) **迷路动脉**(labyrinthine artery):又称内耳道支,细长,伴随面神经、前庭蜗神经穿经内耳门和内耳道,分布于内耳。80%以上的迷路动脉发自小脑下前动脉。

3) **脑桥动脉**(pontine artery):约有 10 支以上,细小且长短不一,分布于脑桥基底部。

4) **小脑上动脉**(superior cerebellar artery):发自基底动脉末段,沿小脑幕腹侧向外,分布于小脑上面和小脑背面。

5) **大脑后动脉**(posterior cerebral artery):为基底动脉的终支,与后交通动脉相连接。大脑后动脉与小脑上动脉平行走向外侧,两者之间夹着动眼神经。绕过大脑脚,沿脑干和颞叶之间的沟后行,从海马旁回钩内侧行至胼胝体压部的下方。当颅内压增高时,海马旁回的钩可移至小脑幕切迹下方,从而使大脑后动脉向下移位,压迫动眼神经,导致动眼神经麻痹。

外科学上将大脑后动脉分为 3 段:P1 段从基底动脉分叉到与后交通动脉连接处;P2 段从与后交通动脉连接处到中脑前池部分;P3 段走行于距状裂的部分。

3. **基底动脉环** 又称 Willis 环,是颅底最大的动脉吻合环(见图 2-30、图 2-34、图 2-35),位于蝶鞍上方脚间池深部的蛛网膜下隙内,环绕视交叉、漏斗以及脚间窝的其他结构。由前交通动脉、大脑前动脉、颈内动脉、后交通动脉和大脑后动脉相互连接而成。基底动脉环使两侧颈内动脉系和椎-基底动脉系相交通,如果某支血管阻塞,可改变血流方向,即通过此动脉环供应相应的脑区,以维持脑的血液供应。形成动脉环的血管在类型和管径上均存在较大的个体差异,有时某条血管的明显狭窄会降低其作为血流调节的作用。据统计,国人约有48%的大脑动脉环发育不全或异常,非正常的动脉环易出现动脉瘤。

> **临床问题 2-9:脑动脉瘤**
>
> 　　脑动脉瘤是脑动脉某个部位的"气球"样的扩张,常因血管壁薄弱造成。动脉瘤常常发生于脑动脉环,特别是在血管连接处或其附近。常见于颈内动脉与后交通动脉连接处、前交通动脉与大脑前动脉连接处、大脑中动脉分叉处。靠近颈内动脉终末端的动脉瘤可以压迫视交叉的侧方,引起鼻侧视野偏盲。靠近动眼神经的动脉瘤,如后交通动脉、小脑上动脉或基底动脉的动脉瘤,由于压迫,可引起动眼神经麻痹,导致眼向外下方斜视、上眼睑下垂、瞳孔散大,若累及副交感神经,则可导致瞳孔散大及对光反射消失。检出脑动脉瘤的方法是脑动脉造影。

> **临床问题 2-10:颅内出血**
>
> 　　颅内出血常由于高血压损伤细小穿支动脉引起。即使没有慢性的高血压改变,血压骤然升高和血流的突然增加也会引起这种动脉破裂。另外血管畸形也是颅内出血的根源,畸形可发生在颅脑任何部位。

(二) 脑的静脉

　　脑的静脉分浅组和深组,其特点是脑的静脉没有静脉瓣,不与动脉伴行,血液流向复杂,同时脑静脉的管壁缺少肌肉组织,因而很薄,它们穿过蛛网膜和硬脑膜内侧面,进入硬脑膜静脉窦。浅组收集脑皮质及其邻近髓质的静脉血,直接注入邻近的静脉窦;深组收集大脑深部的髓质、基底核、间脑、脉络丛等处的静脉血,最后汇成一条大脑大静脉注入直窦。两组静脉相互吻合。

　　大脑浅、深两组静脉之间于大脑半球内侧面有广泛的吻合,其中位于额叶内侧面并和大脑前动脉伴行的大脑前静脉、行于大脑外侧沟深部的大脑中深静脉和贯穿前穿质的纹状体下静脉,这3条静脉最后汇集成基底静脉,绕大脑脚向后上方走行于环池内,注入大脑大静脉。

　　脑干的静脉引流到脊髓,相邻的硬脑膜静脉窦或者伴随舌咽神经、迷走神经、副神经和舌下神经(后4对脑神经)的小静脉进入岩下窦、枕窦或颈静脉球上部。

　　小脑的静脉引流直接进入与其相邻的静脉窦,或者从其上方表面进入大脑大静脉。

　　大脑半球外侧和内侧的静脉分别引流到大脑半球的外侧面和内部。大脑半球外侧面的静脉分为3组,分别命名为上、中、下静脉,分别引流入上矢状窦、大脑中浅静脉和横窦。

　　大脑下静脉在额叶视区处汇入大脑上静脉,引流到上矢状窦;与基底静脉和大脑中(浅、深)静脉在颞叶吻合,引流到海绵窦、岩上窦和横窦。

　　基底静脉在接收大脑前静脉的血液后,向后环绕大脑脚,注入大脑大静脉。

　　大脑内静脉引流大脑半球深部和第三脑室及侧脑室脉络丛的血液,左、右两侧的大脑内静脉相互平行,行向后方,在胼胝体压部下方汇合形成大脑大静脉,在接收左、右基底静脉后汇入直窦。

颅内、外静脉形成广泛而丰富的交通联系(图2-36)。颅内的静脉血,除经乙状窦汇入颈内静脉外,尚有下列途径使颅内、外的静脉相互交通。

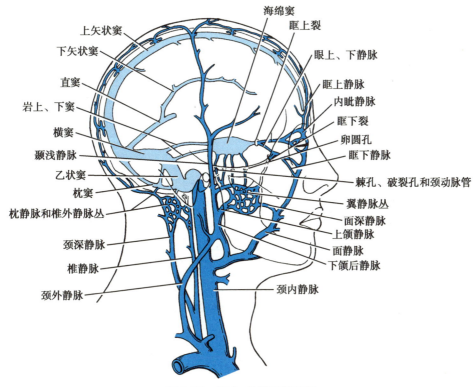

图 2-36　颅内、外静脉的交通

1. **通过面部静脉与翼静脉丛的交通途径**
2. **通过导静脉的交通途径**

(1) **顶导静脉**(parietal emissary vein):通过顶孔,使颞浅静脉与上矢状窦相交通。

(2) **乳突导静脉**(mastoid emissary vein):经乳突孔,使枕静脉与乙状窦相交通。

(3) **髁导静脉**(condylar emissary vein):有时存在,通过髁管,使枕下静脉丛与乙状窦相交通。

(4) **通过盲孔的静脉**:见于儿童及部分成人,通过盲孔,使额窦及鼻腔的静脉与上矢状窦相交通。

3. **通过板障静脉的交通途径**

(1) **额板障静脉**(frontal diploic vein):使眶上静脉与上矢状窦相交通。

(2) **颞前板障静脉**(anterior temporal diploic vein):使颞深前静脉与蝶顶窦相交通。

(3) **颞后板障静脉**(posterior temporal diploic vein):使颅外浅静脉与横窦相交通。

(4) **枕板障静脉**(occipital diploic vein):使枕静脉与横窦相交通。

(三) **脑血管畸形**

可发生在任何年龄,以青壮年多见。脑血管畸形多见于脑实质内,也可侵入脑膜甚至头皮。主要危害是脑血管破裂出血或血管栓塞,约占出血后异常的4%且多数发生在大脑半球。海绵状血管瘤次之,其余较少见。

(汪坤菊)

第四节 头部的断层影像解剖

一、概述

头部断层影像解剖依其轴面与三维成像关系,分为横断面、冠状面和矢状面;有时会以斜面断层为辅助,常用基线有**眦耳线**(canthomeatal line,CML)[或称**眶耳线**(orbitomeatal line,OML)],为外眦与同侧外耳门中点的连线,颅脑横断层扫描多以此线为基线;**Reid 基线**(Reid's base line,RBL)为眶下缘中点至同侧外耳门中点的连线,又称为人类学基线或下眶耳线,头部横断层标本的制作常以此线为准,冠状断层标本的制作常以此线的垂线为基线;**连合间线**(intercommissural line)为前连合(anterior commissure,AC)后缘中点至后连合(posterior commissure,PC)前缘中点的连线,又称 AC-PC 线,脑立体定位手术治疗以此为基线。

(一) 主要脑沟在横断层面上的识别方法

1. **中央沟**(central sulcus) 在颅部横断层面上有以下特征:中央沟较深,自外侧向内侧延伸,并可有一条**中央后沟**(postcentral sulcus),或两条沟,即**中央前沟**(precentral sulcus)和中央后沟与之相伴行;**中央前回**(precentral gyrus)位于中央沟与中央前沟之间,**中央后回**(postcentral gyrus)位于中央沟与中央后沟之间。通常在横断层面可看到中央前回较中央后回宽厚,两者之间的沟即为中央沟,这是寻找中央沟的方法之一;沟的位置,以眦耳线为基线的横断层面上,中央沟均位于大脑半球上外侧面的前 2/5 与后 3/5 交界处。中央沟前方为**额叶**(frontal lobe),后方是**顶叶**(parietal lobe);中央前回前方仅有一个脑回时为**额上回**(superior frontal gyrus),有两个脑回时为前方的额上回和后方的**额中回**(middle frontal gyrus),有三个脑回时则自前向后分别为额上回、额中回和**额下回**(inferior frontal gyrus)。

2. **外侧沟**(lateral sulcus) 在颅部横断层面上有以下特征:颅部横断层面上出现**岛叶**(insular lobe)皮质后,与岛叶皮质呈垂直位的脑沟即为外侧沟;在颅前窝、颅中窝交界处的颅侧壁上,伸向颅腔内的突起为**蝶骨大翼**的断面,与该突起相对应的脑沟则为外侧沟。横断层面上的外侧沟前方为额叶,后方是**颞叶**(temporal lobe),颞上回、颞中回、颞下回在颞叶内自前向后依次排列。

(二) 头部 CT 断层表现

脑组织窗观察**颅骨**各部分均显示为高密度影像。含气空腔呈低密度影。在颅底层面可以观察到**颈静脉孔**、**卵圆孔**、**破裂孔**、**枕骨大孔**以及乳突小房和**鼻旁窦**(paranasal sinus)等。脑**皮质**(cortex)的 CT 值(CT density)为 32~40HU,脑**髓质**(medulla)的 CT 值为 28~32HU,两者平均相差(7.0±1.3)HU,髓质密度略低于皮质,易于分辨。增强检查中正常脑实质轻度强化,脑皮质较髓质稍明显。CT 扫描显示的非病理性钙化出现率较 X 线平片高。鞍区 CT 检查常规需做冠状位和横轴位观察,CT 显示鞍区骨性解剖结构较清晰,但显示软组织结构如**垂体**(hypophysis)、**海绵窦**(cavernous sinus)、**颈内动脉**(internal carotid artery)和 Meckel 腔等,不如 MRI。

(三)头部 MRI 断层表现

正常头部 MRI 上,与脑皮质相比,**脑髓质**(medulla)信号在 T1WI 上稍高,在 T2WI 上则稍低;**脑脊液**(cerebrospinal fluid)为 T1WI 低信号、T2WI 高信号;**脂肪组织**(adipose tissue)在 T1WI 和 T2WI 上均为高信号;**骨皮质**(bone cortex)、**钙化灶**(calcification focus)在 T1WI 和 T2WI 上均为低信号;流动的血液因其"流空效应"则在 T1WI 和 T2WI 上均为低信号,血流缓慢或异常时则信号增高且不均匀。正常头部增强 MRI 表现为增强后正常脑实质密度略有增高,灰质较白质略明显。脉络丛明显强化,硬脑膜、大脑镰和小脑幕可发生强化。

二、重要眦耳线切面

(一)经中央旁小叶和中央沟的横断层

此断面主要为顶骨和大脑半球上部,枕叶未出现,**额叶**(frontal lobe)与**顶叶**(parietal lobe)之间的分界标志为中央沟,故在断面上准确识别中央沟对确认脑叶、脑沟和脑回具有重要意义。颅腔内可见左、右大脑半球顶部的断面,断面外侧由前向后有**额上回**(superior frontal gyrus)、中央前沟、中央前回、中央沟、中央后回和**顶上小叶**(superior parietal lobule)。内侧面由前向后可见**额内侧回**(medial frontal gyrus)、中央旁沟、中央旁小叶、扣带沟缘支和**楔前叶**(precuneus)。两大脑半球间是**大脑纵裂**(cerebral longitudinal fissure),内有**大脑镰**(cerebral falx),其前、后端可见三角形的**上矢状窦**(superior sagittal sinus)。增强轴位及冠状位扫描上矢状窦若不强化,则提示上矢状窦血栓形成(图 2-37)。

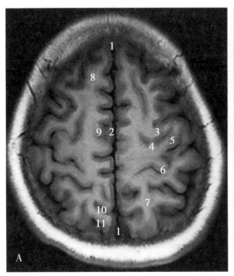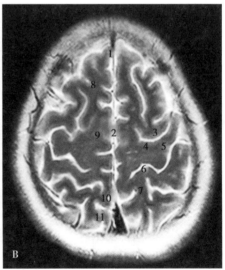

图 2-37 经中央旁小叶和中央后回的横断层

A. MRI T1WI;B. MRI T2WI。

1. 上矢状窦;2. 大脑镰;3. 额下回;4. 中央前沟;5. 中央前回;6. 中央沟;7. 顶上小叶;8. 额上回;9. 中央旁小叶;10. 扣带回缘支;11. 楔前叶。

临床问题 2-11:空三角征

增强轴位及冠状位 MRI 扫描显示上矢状窦内异常低信号影,周边强化,即空三角征。空三角征是颅内静脉窦血栓的一个特异的征象;同时可以看到硬膜均匀性强化。上矢状窦血栓经常未被正确诊断,但却可以造成严重的神经系统后遗症。位于上矢状窦及其他颅内静脉结构内的血栓可以导致大脑静脉梗死、出血和脑积水。由于临床症状表现不一且无特异性,静脉窦血栓的影像表现是诊断的关键。常见的临床表现和症状有头痛、恶心、意识错乱、嗜睡。导致上矢状窦血栓的致病因素可以分为3类:高凝状态、静脉血流紊乱、炎症或感染相关症状;然而,有1/4以上的病例是特发性的。高凝状态可以是先天性的或获得性的,包括S蛋白缺乏、抗凝血酶原Ⅲ缺乏、口服避孕药、妊娠、脱水以及恶性肿瘤。上矢状窦血流紊乱的症状包括肿瘤性病变和心力衰竭。感染或炎症性病变诱发上矢状窦血栓包括鼻旁窦炎、乳突炎、创伤和结节病。脑静脉窦血栓形成的诊断中,增强CT可对早期、急性疾病进行有效筛查,配合磁共振成像可准确诊断,若患者病情进展较慢,磁共振成像可与血管造影配合进行诊断,可提高临床检出率,避免出现漏诊、误诊等现象,避免导致患者错过最佳的治疗时间。

(二)经半卵圆中心的横断层

此断面经过胼胝体上方。大脑镰居左、右半球之间,其前后端仍可见上矢状窦的断面。大脑半球断面内的髓质形成半卵圆中心,大脑半球内髓质和白质分界清楚。此处的髓质由3种纤维构成。

1. **投射纤维**(projection fiber) 连接大脑皮质和皮质下诸结构,大部分纤维呈扇形放射,称辐射冠。

2. **联络纤维**(association fiber) 连接一侧半球各皮质区,联络纤维多而发达。

3. **连合纤维**(commissural fiber) 连接两大脑半球的相应皮质区。半卵圆中心的纤维主要为有髓纤维,髓鞘含有较多的脂质。故在MRIT1WI加权像上呈高信号,在CT图像上表现为低密度。脑内的**脱髓鞘性病变**(demyelinating disease)如多发性硬化、肾上腺脑白质营养不良及脑结节性硬化症等常于该区出现单发或多发病灶。

该层面大脑白质的髓型易于辨认,脑叶、脑沟、脑回的情况大致如下:大脑半球内侧面由前向后为**额内侧回**(medial frontal gyrus)、**中央旁沟**(paracentral sulcus)、**中央旁小叶**(paracentral lobule)、**扣带沟缘支**、**楔前叶**(precuneus)、**顶枕沟**(parietooccipital sulcus)和**楔叶**(cuneus)。大脑半球外侧面由前向后依次为**额上回**(superior frontal gyrus)、**额中回**(middle frontal gyrus)、**中央前回**(precentral gyrus)、**中央后回**(postcentral gyrus)、**缘上回**(supramarginal gyrus)、**角回**(angular gyrus)和**枕叶**(occipital lobe),如图2-38所示。

临床问题2-12:脱髓鞘性病变影像学表现

脱髓鞘性病变(demyelinating disease)广义上讲,是脑白质对各种有害刺激的典型反应,即脱髓鞘性变化;而轴突、神经元胞体及神经胶质相对保持完整,这种变化可以是许多神经系统疾病如感染、中毒、缺血、缺氧、外伤或营养障碍的继发性表现。以脑和脊髓的髓鞘破坏为主要表现的炎症相关性脱髓鞘性疾病主要病理变化为:包被神经轴索的髓鞘损害溶解,轴索结构尚基本完整,但影响功能。其原因有神经系统自身免疫性疾病,以多发性硬化(multiple sclerosis)最为常见;另外感染、小血管的病变、营养障碍,也可能会引起髓鞘的破坏,出现各种各样的临床症状。基于脱髓鞘性病变的基础病理变化均为脑白质内轴索的损伤溶解,故 MRI 呈现为 T1WI 低信号和 T2WI 高信号、液体衰减反转恢复脉冲序列(FLAIR 序列)上更为敏感的高信号,界限可模糊或较清晰。病灶视其累及范围,可呈点片、小片或大片状,多为多发灶,最终多导致局限或普遍性脑萎缩。增强扫描病灶多无明显强化,或仅有轻 - 中度强化。脱髓鞘性病变的 MRI 诊断和鉴别诊断比较困难,因各疾病的基本病理变化和 MRI 征象均大致相同,无各自明显的特异性,诊断时必须密切参考临床资料(发病年龄、病史、体征、检验结果等),结合 MRI 显示病灶的信号特征、形状轮廓、累及结构的范围和具体位置等分析,必要时须有活检标本,才能做出明确的诊断。

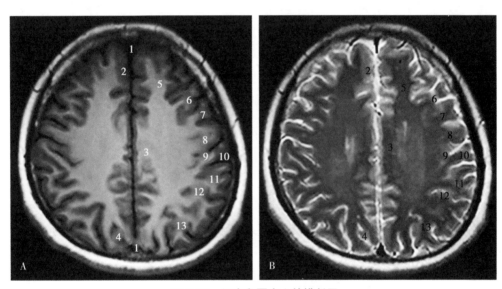

图 2-38 经半卵圆中心的横断层

A. MRI T1WI;B. MRI T2WI。
1. 上矢状窦;2. 额内侧回;3. 中央旁小叶;4. 顶枕沟;5. 额上回;6. 额中回;7. 额下回;8. 中央前回;9. 中央沟;10. 中央后回;11. 缘上回;12. 大脑外侧沟;13. 角回。

(三)经胼胝体干的横断层

胼胝体(corpus callosum)从前向后依次可分为嘴、膝、干和压部。**侧脑室**(lateral ventricle)位于断面中部,在中线的两侧呈")("形,分为前角、中央部和侧脑室三角区。胼胝体位居中线,在侧脑室之间,呈"工"形,"工"形的两横伸入半球髓质内形成**额钳**(frontal forceps)和**枕钳**(occipital forceps)。侧脑室前角的外侧壁上出现**尾状核头**(head of caudate nucleus)。侧脑室前角之间的部分为**胼胝体膝**(genu of corpus callosum),侧脑室三角区之间的部分为**胼胝体压部**(splenium of corpus callosum)。大脑半球内侧面被胼胝体分成前、后两部,前部由前向后为**额内侧回**(medial frontal gyrus)和**扣带回**(cingulate gyrus);后部由前向后为扣带回、**扣带沟**(cingulate sulcus)、**楔前叶**(precuneus)、**顶枕沟**(parietooccipital sulcus)和**楔叶**(cuneus)。大脑半球外侧面的脑回由前至后依次为:**额上回**(superior frontal gyrus)、**额中回**(middle frontal gyrus)、**额下回**(inferior frontal gyrus)、**中央前回**(precentral gyrus)、**中央后回**

（postcentral gyrus）、缘上回（supramarginal gyrus）、角回（angular gyrus）和枕叶外侧回（图2-39）。

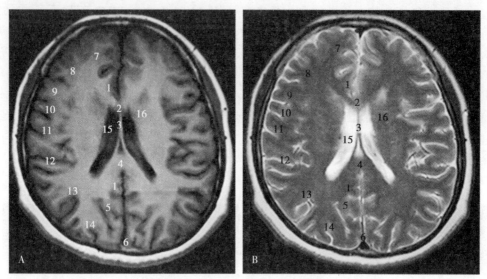

图2-39 经胼胝体干的横断层
A. MRI T1WI；B. MRI T2WI。
1. 扣带回；2. 胼胝体膝；3. 透明隔；4. 胼胝体压部；5. 楔前叶；6. 上矢状窦；7. 额上回；8. 额中回；9. 额下回；10. 中央前回；11. 中央后回；12. 大脑外侧沟；13. 颞叶；14. 顶内沟；15. 侧脑室；16. 尾状核头。

（四）经胼胝体压部和侧脑室的横断层

此层面侧脑室位于断面中部，侧脑室前角呈倒"八"形向前外伸展，两前角后半之间为**透明隔**（septum pellucidum），透明隔后连穹隆，其后方为胼胝体压部。侧脑室前角外侧为尾状核头，两前角前方为胼胝体膝。**背侧丘脑**（dorsal thalamus）呈团块状，位于侧脑室中央部的内下方。尾状核、背侧丘脑与豆状核壳之间是"＞＜"形的**内囊**（internal capsule），MRI图像上**基底核**（basal nuclei）和内囊清晰可辨。内囊外侧是豆状核壳，**壳**（putamen）外侧是**屏状核**（claustrum）和岛叶，**岛叶**（insular lobe）外侧可见外侧沟，其内有**大脑中动脉**（middle cerebral artery）走行。胼胝体压部后方的**小脑幕**（tentorium of cerebellum）呈"V"形，后连大脑镰。大脑半球内侧面前部可见额内侧回和扣带回，后部可见扣带回和舌回。大脑半球外侧面的脑回由前向后依次为**额上回**、**额中回**、**额下回**、**中央前回**、**中央后回**、**缘上回**、**角回**和**枕外侧回**。**距状沟**（calcarine sulcus）和视辐射的出现是此断层的重要特点（图2-40）。

（五）经第三脑室上份和基底节的横断层

第三脑室（third ventricle）居两侧背侧丘脑之间，其后方是**缰三角**（habenular trigone）、**缰连合**（habenular commissure）、**松果体**（pineal body）和**大脑大静脉池**（cistern of great cerebral vein）。**尾状核头**位于侧脑室前角外侧，**背侧丘脑**（dorsal thalamus）是较大的灰质团块，居第三脑室两侧，其外侧有三角形的**豆状核**（lentiform nucleus），豆状核外侧可见条纹状前后走行的**屏状核**（claustrum）。两者之间隔以**外囊**（external capsule），屏状核的外侧是岛叶，两者之间隔以**最外囊**（extreme capsule）。尾状核、背侧丘脑与豆状核之间依然是内囊，**内囊前肢**（anterior limb of internal capsule）位于尾状核头与豆状核之间，**内囊膝**（genu of internal capsule）位于豆状核内侧角的尖端，**内囊后肢**（posterior limb of internal capsule）位于背侧丘

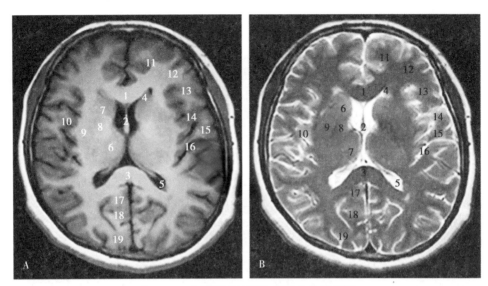

图 2-40 经胼胝体压部和侧脑室的横断层

A. MRI T1WI;B. MRI T2WI。

1. 胼胝体膝;2. 透明隔;3. 胼胝体压部;4. 侧脑室前角;5. 侧脑室三角区;6. 尾状核头;7. 背侧丘脑;8. 内囊膝部;9. 豆状核;10. 岛叶皮质;11. 额上回;12. 额中回;13. 额下回;14. 中央前回;15. 中央后回;16. 大脑外侧沟;17. 扣带回峡;18. 距状沟前份;19. 楔叶。

脑和豆状核之间。脑叶、脑沟与脑回大致同经胼胝体压部和侧脑室的横断层。本断层是观察内囊与基底核的最佳断层(图 2-41)。

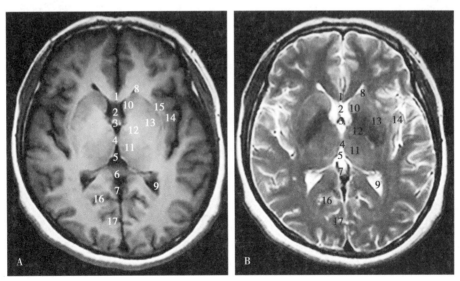

图 2-41 经第三脑室上份和基底节的横断层

A. MRI T1WI;B. MRI T2WI。

1. 胼胝体膝;2. 透明隔;3. 胼胝体压部;4. 第三脑室;5. 帆间池;6. 胼胝体压部;7. 大脑大静脉池;8. 侧脑室前角;9. 侧脑室三角区;10. 尾状核头;11. 背侧丘脑;12. 内囊膝部;13. 豆状核;14. 岛叶皮质;15. 屏状核;16. 顶枕沟;17. 距状沟。

（六）经鞍上池的横断层

鞍上池（suprasellar cistern）为 CT 和 MRI 等影像学用语，位于蝶鞍上方，是**交叉池**（chiasmatic cistern）、**外侧窝池**（lateral sulcus cistern）、**脚间池**（interpeduncular cistern）或**桥池**（pontine cistern）在轴位扫描时的共同显影。因扫描层面的不同和年龄及个体差异的影响，鞍上池可呈现为六角形、五角形和四角形等不同形态。此断层中部可见五角形的鞍上池，由交叉池和桥池组成。池内有**视交叉**（optic chiasma）、垂体柄、**鞍背**（dorsum sella）、基底动脉末端和**动眼神经**（oculomotor nerve），视交叉两侧为**颈内动脉**（internal carotid artery）。额叶的断面进一步缩小，仅见内侧的直回和外侧的眶回。鞍上池两侧可见颞叶，与额叶以蝶骨小翼和外侧沟为间隔。颞叶内可见侧脑室下角及其内侧的**海马旁回**（parahippocampal gyrus）及钩。鞍上池后方为**脑桥**（pons），脑桥后方为**小脑**（cerebellum），小脑和颞叶之间隔以三角形颞骨岩部和伸向前内的小脑幕。**杏仁体**（amygdaloid body）在钩的深面，居侧脑室下角的前方（图 2-42）。

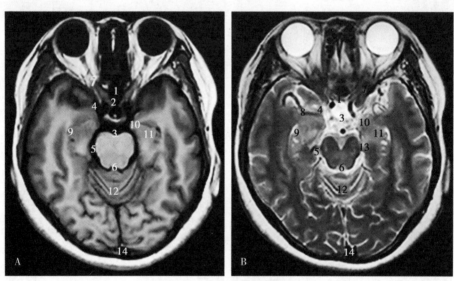

图 2-42 经鞍上池的横断层

A. MRI T1WI；B. MRI T2WI。
1. 视交叉池；2. 视交叉；3. 脚间池；4. 大脑外侧窝池；5. 环池；6. 中脑导水管；7. 视神经；8. 大脑中动脉；9. 侧脑室下角；10. 钩；11. 海马旁回；12. 小脑蚓；13. 大脑后动脉；14. 上矢状窦。

（七）经垂体的横断层

垂体位于断面前份中部，其前方有视神经的末端和**视交叉**（optic chiasma），紧贴视神经两侧的圆形断面为颈内动脉，视神经前方可见额叶断面，嗅束沟内侧为**直回**（gyrus rectus），外侧为**眶回**（orbital gyrus）。垂体两侧是**海绵窦**（cavernous sinus），海绵窦外侧为颞叶，两者之间隔以海绵窦外侧壁。可见侧脑室下角位于颞叶内，其前壁可见一灰质核团即**杏仁体**（amygdaloid body），位于钩的深面。垂体前方为垂体柄，垂体后方为鞍背，鞍背后方是**脑桥**（pons）。颅后窝内的小脑借小脑中脚连于脑桥，其间是不规则的第四脑室，小脑半球内有**齿状核**（dentate nucleus）；外侧为连于横窦与颈内静脉之间的乙状窦，是颅内血液回流的重要途径。**三叉神经根**附于脑桥基底部和小脑中脚之间行向前外。小脑与颞叶之间隔以颞骨岩部和前方的小脑幕(图 2-43)。

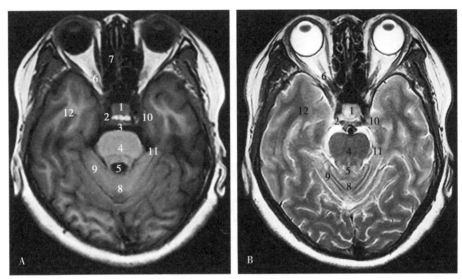

图 2-43 经垂体的横断层

A. MRI T1WI；B. MRI T2WI。

1. 垂体；2. 颈内动脉；3. 基底动脉；4. 脑桥；5. 第四脑室；6. 视神经；7. 筛窦；8. 小脑蚓；9. 小脑半球；10. 杏仁体；11. 脑桥小脑角池；12. 颞叶。

临床问题 2-13：空泡蝶鞍综合征

空泡蝶鞍综合征（empty-sella syndrome, ESS）系因鞍隔缺损或垂体萎缩，蛛网膜下隙在脑脊液压力冲击下突入鞍内，致蝶鞍扩大，垂体受压而产生的一系列临床表现。可分两类：发生在鞍内或鞍旁手术，或放射治疗，为"继发性空泡蝶鞍综合征"；非手术或放射治疗引起而无明显病因可寻者为"原发性空泡蝶鞍综合征"。临床表现主要包括头痛、高血压、肥胖、内分泌功能紊乱、视力减退和视野缺损，部分患者可有脑脊液鼻漏。原发性空泡蝶鞍综合征很常见，尸体解剖的发现率在 5.5%~23%。CT 扫描可见扩大的垂体窝，窝内垂体萎缩，充满低密度的脑脊液，受压变扁的垂体呈新月状位于鞍窝后下部或消失不见，形成特征的"漏斗征"。MRI 扫描可见蝶鞍增大或正常和/或鞍底下陷；鞍内充满脑脊液信号，与鞍上池蛛网膜下隙相通；垂体对称性受压变扁，高度 <3mm，紧贴于鞍底部；垂体上缘凹陷，矢状面呈弧形或新月形；平扫及增强扫描垂体内信号均无异常，也可仅见蝶鞍内均匀一致的脑脊液信号填充，而看不到垂体信号显示（又称完全性空蝶鞍）；垂体柄延长直达鞍底，居中或略后移；视神经上抬，垂体与视神经的距离延长。此征象是影像科医生经常会遇到的情况，应注意与垂体肿瘤及其他鞍内肿瘤相鉴别，经垂体的横断层、冠状层及正中矢状层的 CT 和 MRI 扫描有助于诊断。

（八）经外耳道的横断层

此层被翼腭窝及外耳道分为前、中、后 3 个部分。**前部**位于**翼腭窝**（pterygopalatine fossa）

以前,有鼻腔和上颌窦。鼻中隔由筛骨垂直板、鼻中隔软骨和犁骨构成。鼻腔外侧壁可见**下鼻甲**(inferior nasal concha)和鼻泪管。下鼻甲外侧为**上颌窦**(maxillary sinus),呈三角形。**中部**位于鼻腔、上颌窦与外耳道之间。犁骨位于中线上,两侧为**蝶骨翼突**(pterygoid process of sphenoid bone)。翼腭窝即为翼突前方与上颌窦之间的腔隙,有上颌动脉和翼腭神经等。**后部**位于外耳道与枕骨大孔之间,主要有颞骨岩部和颅后窝的结构。颞骨岩部内可见由前内至后外的**颈动脉管**(carotid canal)和管内的颈内动脉。颈动脉管的后外侧为中耳鼓室,隔鼓膜和外耳道相邻。鼓室和外耳道的前方为**下颌头**以及下颌窝和关节结节共同构成的**颞下颌关节**(temporomandibular joint)。岩部后外侧的乳突部骨内可见**乳突小房**。颅后窝内有近似圆形的延髓断面及其前方的**椎动脉**(vertebral artery)。延髓的后外侧为小脑的断面。两侧小脑的外侧可见乙状窦的断面,其前端与**颈静脉窝**(jugular fossa)相连(图2-44)。

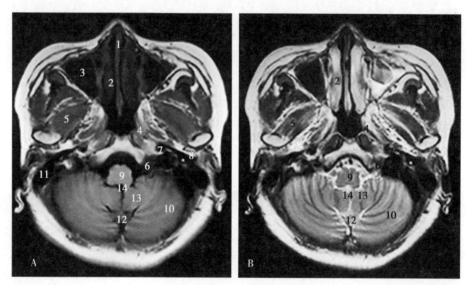

图2-44 经外耳道的横断层

A. MRI T1WI;B. MRI T2WI。
1. 鼻中隔;2. 下鼻甲;3. 上颌窦;4. 咽鼓管咽口;5. 翼外肌;6. 颈内静脉;7. 颈内动脉;8. 外耳道;9. 延髓;10. 小脑半球;11. 乳突窦;12. 小脑蚓;13. 小脑扁桃体;14. 第四脑室。

三、重要冠状面

头部的冠状断层均可分为上、下两部分,上部为脑颅部;下部为颌面部或颈部。

(一)经鸡冠的冠状断层(图2-45)

1. **上部(颅内)** 此断面上部的颅腔由额骨围成,正中线可见**大脑镰**,其上端连于**上矢状窦**(superior sagittal sinus),下端连于筛板上的**鸡冠**(crista galli)。大脑镰两侧为大脑半球额极的冠状断面,由上而下排列着额上回、额中回、额下回。

2. **下部(颅外)** 由眶腔、鼻腔和口腔组成。眶腔内出现眼球后份,由巩膜、脉络膜、视网膜和玻璃体组成。眼球周围可见眼球外肌的断面。**眼上静脉**和**泪腺**(lacrimal gland)则分别居眼球的内上方和外上方。眼球周围有眶脂体的充填。鼻腔中间为鼻中隔,其上部为筛骨**垂直板**(perpendicular plate),两侧为左、右侧鼻道。鼻腔外侧壁自上而下有中鼻甲、中鼻道、下鼻甲、下鼻道。口腔上方为**硬腭**(hard palate),下方是**下颌体**(lower jaw member),中间为舌

(tongue)的断面。

(二)经胼胝体膝的冠状断层(图2-46)

1. **上部(颅内)** 此断面上部除颅前窝外亦可见颅中窝的前份。**大脑镰**(cerebral falx)及其上端的**上矢状窦**(superior sagittal sinus)位于**大脑纵裂**(cerebral longitudinal fissure)内。**胼胝体膝**(genu of corpus callosum)出现在正中线上,两者之间其外侧为侧脑室前角,**尾状核头**(head of caudate nucleus)位于侧脑室侧壁及底部。胼胝体膝上方为**扣带回**(cingulate gyrus)、**扣带沟**(cingulate sulcus)和**额内侧回**(medial frontal gyrus);下方为直回和眶回,两者借嗅束沟分开,嗅束沟下方为三角形的**嗅束**(olfactory tract)断面。端脑白质为半卵圆中心的前份,它向外上方发出3个髓突,分别进入额上回、额中回和额下回。外侧沟分开上方的额叶和下方的颞叶,颞叶为颅中窝的部分。

2. **下部(颅外)** 重要结构有眶尖、鼻旁窦和口腔。在眶尖内,前床突被切及,其内侧为视神经管及其内部的**视神经**(optic nerve),外下方可见**眼动脉**(ophthalmic artery)和**眼上静脉**(superior ophthalmic vein)。眼动脉的外侧为眶上裂,内可见**动眼神经**(oculomotor nerve)、**滑车神经**(trochlear nerve)、**展神经**(abducent nerve)和**眼神经**(ophthalmic nerve)的断面。眶尖的内侧有蝶窦。鼻腔位于中央部,鼻咽部的两侧可见翼突及翼突外下的**颞下窝**(infratemporal fossa),窝内可见**翼内肌**(medial pterygoid)、**翼外肌**(lateral pterygoid)、翼静脉丛、上颌动脉及其分支、下颌神经及其分支。颞肌位于颞窝内,咬肌则位于下颌角的外侧。口腔内的主要器官为舌,其外下方为位于**下颌下三角**(submandibular triangle)内的**下颌下腺**(submandibular gland)及位于下颌下腺周围的面动脉、面静脉和下颌下淋巴结等,舌下腺的内侧有舌下动脉、舌下静脉。颊肌的外侧有颊动脉、颊静脉和颊神经。

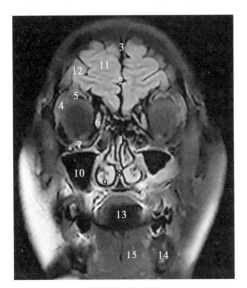

图 2-45 经鸡冠的冠状断层 MRI T2WI
1. 鸡冠;2. 大脑镰;3. 上矢状窦;4. 泪腺;5. 上睑提肌;6. 内直肌;7. 下直肌;8. 鼻中隔;9. 下鼻甲;10. 上颌窦;11. 额上回;12. 额中回;13. 口腔;14. 下颌体;15. 舌体。

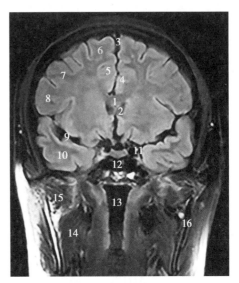

图 2-46 经胼胝体膝的冠状断层 MRI T2WI
1. 胼胝体膝;2. 侧脑室;3. 上矢状窦;4. 扣带沟;5. 扣带回;6. 额上回;7. 额中回;8. 额下回;9. 外侧沟;10. 颞叶;11. 海绵窦;12. 蝶窦;13. 口腔;14. 翼内肌;15 翼外肌;16. 下颌骨。

(三) 经视交叉和垂体的冠状断层 (图 2-47)

1. **上部 (颅内)** 大脑镰位于大脑纵裂内,其上部三角形腔隙为上矢状窦,下端两侧有大脑前动脉、扣带回、扣带沟和额内侧回的断面。大脑半球借外侧沟分为上方的额叶和下方的颞叶。额叶自上而下为额上回、额中回和额下回,额中回已接近后部,为书写中枢。额下回为**岛盖部** (opercular part of inferior frontal gyrus),与额下回的三角部合称 **Broca 区**,为语言中枢。颞叶分为颞上回、颞中回、颞下回和位于蝶鞍两侧的钩,钩周围的皮质又称内嗅区,为嗅觉皮质。透明隔两侧为侧脑室前角,呈三角形,其顶为**胼胝体** (corpus callosum),内侧壁的上部为**透明隔** (septum pellucidum),下部隔核底为**伏隔核** (nucleus accumbens),外侧壁为**尾状核头**和豆状核壳,两核之间的白质为内囊。两侧颞叶之间、额叶的下方为蝶鞍区,垂体居其中心,视交叉呈横条状位于垂体上方,漏斗自视交叉后方伸出,向下续于垂体柄,后者穿过鞍膈的膈孔连于垂体。在 MRI 图像上,**视交叉、垂体柄**与**垂体**三者的影像相互连接而成"工"形外观。垂体的两侧为海绵窦中段,颈内动脉的海绵窦段穿行其中,其外侧壁由上而下依次排列着动眼神经、滑车神经、眼神经和上颌神经,展神经则位于颈内动脉和眼神经之间。下颌神经从三叉神经节下方发出,穿经卵圆孔,进入颞下窝。

2. **下部 (颅外)** 由鼻咽、颞下窝及口腔构成。鼻咽内,咽隐窝后部尚存,两侧可见**咽鼓管**。咽鼓管内下方有腭帆提肌,外侧有腭帆张肌,咽隐窝外上方与破裂孔相邻。颞下窝可见**下颌神经** (mandibular nerve) 出卵圆孔后行于**翼外肌** (lateral pterygoid) 与**翼内肌** (medial pterygoid) 之间,发出下牙槽神经进入下颌管。口腔下壁的肌较多,有舌两侧的舌骨舌肌和舌下方的颏舌骨肌,再向下为下颌舌骨肌,两端连于下颌体。舌动脉走行在舌骨舌肌和舌内肌之间。

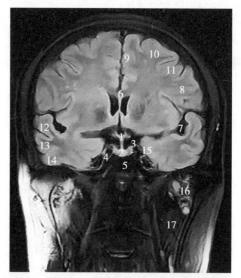

图 2-47 经视交叉和垂体的冠状断层 MRI T2WI
1. 视交叉;2. 垂体;3. 海绵窦;4. 颈内动脉;5. 蝶窦;6. 胼胝体;7. 大脑外侧沟;8. 额下回;9. 额内侧回;10. 额中回;11. 额下回;12. 颞上回;13. 颞中回;14. 颞下回;15. 钩;16. 翼外肌;17. 翼内肌。

临床问题 2-14:"束腰征"

垂体腺瘤 (pituitary adenoma) 是鞍区肿瘤最常见的类型,约占原发颅内肿瘤的 10%。直径大于 10mm 的垂体腺瘤称为垂体大腺瘤。临床表现包括:压迫症状,如视力障碍、垂体功能低下、勃起功能障碍 (又称阳痿)、头痛等;内分泌功能异常,如泌乳素腺瘤出现的闭经、泌乳,生长激素腺瘤出现的肢端肥大,促肾上腺皮质激素腺瘤导致的库欣病等。病灶无论是 CT 扫描还是 MRI 扫描均在冠状层面较为典型,病灶呈圆形,也可呈分叶形或不规则形,肿瘤向鞍上生长,冠状面呈"哑铃状",是因鞍膈束缚肿瘤所致,称"束腰征",外形似雪人,亦称"雪人征"。

(四)经红核和黑质的冠状断层(图 2-48)

1. **颅内(上部)** 小脑幕将其分为小脑幕上部和小脑幕下部。小脑幕上部有大脑镰和**大脑前动脉**(anterior cerebral artery)及其分支,大脑镰的上段连于**上矢状窦**(superior sagittal sinus),下段达胼胝体(corpus callosum)。内侧面可见**扣带回**(cingulate gyrus)和**扣带沟**(cingulate sulcus),上外侧面自上而下有**中央前回**(precentral gyrus)、**中央后回**(postcentral gyrus)、**顶上小叶**(superior parietal lobule)和**顶下小叶**(inferior parietal lobule)的**缘上回**(supramarginal gyrus)。外侧沟分隔了额叶与颞叶,颞叶外侧面自上向下为**颞上回**(superior temporal gyrus)、**颞中回**(middle temporal gyrus)和**颞下回**(inferior temporal gyrus)。透明隔两侧的腔隙为侧脑室中央部,顶壁为胼胝体,下壁为**背侧丘脑**(dorsal thalamus),内侧壁为透明隔和穹隆体,外侧壁为尾状核体。第三脑室上窄下宽,位于中线上,背侧丘脑位于第三脑室侧壁,其下方有**红核**(red nucleus)和**黑质**(substantia nigra)。小脑幕下部主要有脑桥和延髓,脑桥内可见呈"倒八"字形的锥体束,进入延髓的锥体。脑桥小脑池内可见面神经、前庭蜗神经和迷路动脉入内耳门。

2. **下部(颅外)** 主要结构是颞骨岩部、寰枕关节和寰枢关节。颞骨岩部中间为中耳鼓室(tympanic cavity),其内前方为**颈动脉管**(carotid canal),内下方有**颈内静脉**(internal jugular vein),颈内静脉内侧有**舌咽神经**(glossopharyngeal nerve)、**迷走神经**(vagus nerve)和**副神经**(accessory nerve)。

(五)经松果体的冠状断层(图 2-49)

1. **上部(颅内)** 以小脑幕为界分为幕上部和幕下部。幕上部**胼胝体压部**(splenium of corpus callosum)位居断面中央,胼胝体压部两侧可见呈三角形的侧脑室三角区。视辐射

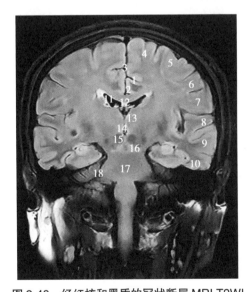

图 2-48 经红核和黑质的冠状断层 MRI T2WI
1. 扣带沟;2. 扣带回;3. 大脑纵裂;4. 中央前回;
5. 中央后回;6. 顶上小叶;7. 缘上回;8. 颞上回;
9. 颞中回;10. 颞下回;11. 侧脑室;12. 胼胝体;
13. 背侧丘脑;14. 第三脑室;15. 红核;16. 黑质;
17. 脑桥基底部;18. 脑桥小脑池。

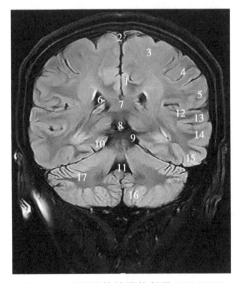

图 2-49 经松果体的冠状断层 MRI T2WI
1. 扣带沟;2. 上矢状窦;3. 中央后回;4. 顶上小叶;5. 缘上回;6. 侧脑室三角及脉络丛;7. 胼胝体压部;8. 松果体;9. 小脑幕;10. 海马旁回;11. 第四脑室;12. 外侧沟;13. 颞上回;14. 颞中回;15. 颞下回;16. 小脑扁桃体;17. 小脑半球。

(optic radiation)出现于侧脑室三角区外侧。胼胝体压部的下方有**松果体**(pineal body),其周围是**大脑静脉池**,与四叠体池延续。外侧沟与中央沟之间为顶叶,表现为中央后回、一部分顶下小叶和缘上回。中央沟与大脑纵裂之间为中央前回上部,其内侧面为**中央旁小叶前部**,外侧沟下方为颞叶,颞上回、颞中回、颞下回自上而下依次排列。幕下部主要有**小脑半球**(cerebellar hemisphere)、**小脑蚓**(cerebellar vermis)和**第四脑室**(fourth ventricle)。第四脑室的下方为延髓,延髓后外侧有小脑扁桃体,后者靠近枕骨大孔。

2. **下部(颅外)** 主要可见枕骨、寰椎、枢椎、脊髓和第3颈椎。

四、重要矢状面

(一)经外侧沟和中央沟的矢状断层(图2-50)

此断面被后方的小脑幕分为幕上部和幕下部。

1. **幕上部** 可见**大脑外侧沟**(lateral sulcus of cerebrum)正对蝶骨小翼斜向后上方,从而分为上、下两部分,上部的前份是额叶,后份是顶叶,依次可见中央后沟、中央后回、中央沟、中央前回、中央前沟、额中回和额下回。中央沟内可见壁间回,有中央前、后沟与之伴行并且中央前回的髓突粗大,这有助于识别中央沟。颞叶出现颞上、下沟及**颞横回**(transverse temporal gyri),颞上回、颞中回、颞下回。围绕于颞上沟后方的为**角回**(angular gyrus)。

2. **幕下部** 可见小脑幕的后端上方有**横窦**(transverse sinus),下方横窦的末端延续为**乙状窦**(sigmoid sinus)和**小脑半球**(cerebellar hemisphere)的断面。

(二)经海马的矢状断层

大脑沟与大脑回主要位于大脑半球周缘。大脑半球上缘中点稍偏后可见中央沟,沟内可见壁间回,有与之伴行的中央前沟、中央后沟,依次可见邻近的中央前回、中央后回、顶下小叶。外侧的下方有颞叶,**侧脑室下角**位于颞叶内,侧脑室下角的底壁是**海马**(hippocampus)。海马的前方为海马旁回、钩。颞叶向后连于枕叶。豆状核壳后方的白质是内囊后肢,有**听辐射**(acoustic radiation)经过。侧脑室下角下方的横沟为侧副沟,沟的下方是枕颞内侧回。大脑外侧沟分开额叶和颞叶,裂内有大脑中动脉的分支。小脑上方隔小脑幕与枕叶相邻,后上方为**横窦**(transverse sinus),前下方为**乙状窦**(sigmoid sinus)(图2-51)。

(三)正中矢状断层

由于左、右侧大脑发育的不对称性,大脑镰很少处于正中位置,故该断层大脑镰不完整。胼胝体居脑部中份,其上方的**胼胝体沟**(callosal sulcus)内有**大脑前动脉**(anterior cerebral artery)的主干走行。胼胝体的嘴、膝、干及穹隆之间为**透明隔**(septum pellucidum)。在胼胝体压部的前下方,右侧大脑内静脉位于**帆间池**内,向后汇入大脑大静脉,大脑大静脉向后注入**直窦**(straight sinus)。此处的**蛛网膜下隙**(subarachnoid space),自上而下形成了大脑大静

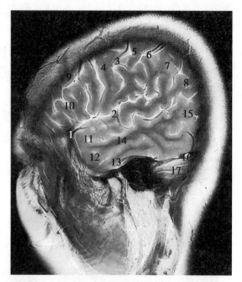

图2-50 经外侧沟和中央沟的矢状断层MRI T2WI

1. 蝶骨小翼;2. 外侧沟;3. 中央沟;4. 中央前回;5. 中央后回;6. 中央后沟;7. 顶上小叶;8. 缘上回;9. 额中回;10. 额下回;11. 颞上回;12. 颞中回;13. 颞下回;14. 颞上沟;15. 角回;16. 横窦;17. 小脑半球。

脉池、松果体池、四叠体池。胼胝体嘴下方是胼胝体下回和终板旁回;向后为前连合和终板;向下依次是视交叉、漏斗、灰结节和乳头体。侧脑室外侧壁上可见尾状核;在室间孔前方,穹隆柱向后上延续为穹隆体。下丘脑沟将第三脑室分为上、下两部分,沟的前端借室间孔通侧脑室,后端经**中脑导水管**(mesencephalic aqueduct)通第四脑室。脑干腹侧自上而下可见**交叉池**,池内有**大脑前动脉**;**脚间池**,含**基底动脉**末端和**大脑后动脉**,基底动脉位于桥池,紧贴脑桥有基底沟。脑干背侧的菱形窝构成**第四脑室**底;上髓帆、第四脑室脉络组织、下髓帆和小脑上脚组成第四脑室顶部。小脑扁桃体下方是宽阔的**小脑延髓池**。小脑幕分隔了上方的大脑枕叶(幕上结构)和下方的小脑及脑干(幕下结构),直窦汇集了大脑大静脉的血液,向后流入窦汇。垂体前、后叶分界明显,上方被鞍膈覆盖,由垂体柄连于漏斗。垂体窝的下方是形态不规则的**蝶窦**。**大脑镰**的前端附着于鸡冠,向后逐渐增宽连于小脑幕的中央部,其上、下缘的空腔分别为**上矢状窦**和**下矢状窦**。上矢状窦直通窦汇,下矢状窦汇入直窦。**斜坡**下缘为枕骨大孔前缘,是颅腔和椎管的分界。小脑扁桃体位置变异较大,可突入枕骨大孔或其以下 3mm,均属正常范围。**大脑镰**的前端附着于鸡冠,向后逐渐增宽连于小脑幕的中央部,其上、下缘的空腔分别为**上矢状窦**和**下矢状窦**。与胼胝体沟平行的是**扣带沟**,它起自胼胝体嘴的下方,大部分不连贯。扣带沟与胼胝体沟之间为**扣带回**。中央沟位于扣带沟缘支的前方,是中央旁小叶的前、后部和额叶、顶叶的分界。**距状沟**几乎与小脑幕平行走向,分隔了**楔叶**和**舌回**。在室间孔的前方,穹隆柱向后上延续成穹隆体(图 2-52)。

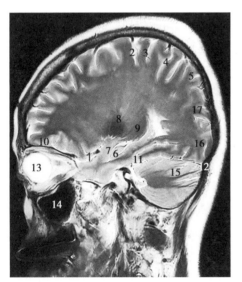

图 2-51 经海马的矢状断层 MRI T2WI

1. 外侧沟;2. 中央前沟;3. 中央沟;4. 中央后回;5. 顶上小叶;6. 海马;7. 杏仁体;8. 豆状核;9. 内囊后肢;10. 眶回;11. 侧副沟;12. 横窦;13. 眼球;14. 上颌窦;15. 小脑;16. 舌回;17. 楔叶。

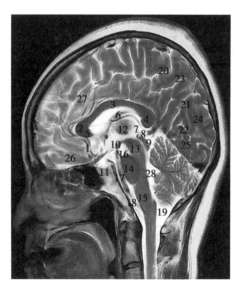

图 2-52 经颅脑的正中矢状断层 MRI T2WI

1. 大脑前动脉;2. 胼胝体膝部;3. 胼胝体干;4. 胼胝体压部;5. 胼胝体嘴部;6. 透明隔;7. 帆间池;8. 大脑大静脉池;9. 四叠体池;10. 乳头体;11. 垂体;12. 背侧丘脑;13. 中脑;14. 脑桥;15. 延髓;16. 脚间池;17. 桥池;18. 延池;19. 小脑延髓池;20. 扣带沟缘支;21. 顶枕沟;22. 距状沟;23. 楔前叶;24. 楔叶;25. 舌回;26. 直回;27. 扣带回;28. 第四脑室。

(郝静文)

第五节 神经精神活动解剖学基础

一、意识障碍的解剖学基础

意识的内容为大脑皮质的功能活动,包括记忆、思维、定向及情感,还有通过语言、视听、运动和复杂反应与外界环境保持反应的机敏力。大脑半球任何局部受损或较广泛的慢性损害,仅表现上述内容的缩小,不会出现昏迷。但是广泛的急性损害,或脑疝压迫中脑或丘脑时,则会发生**昏迷**(coma)。

1. **意识形成的解剖学基础**　意识的"开关"系统为脑干网状结构的功能活动,主要指**非特异性上行投射系统**。

   特异性上行投射系统是指能产生特定感觉的上行传导通路,包括深、浅感觉通路,视觉和听觉通路等。它们在脑干部发出的侧支进入**脑干网状结构**,经网状结构的**联络区**再到**效应区**,效应区信息上传至**丘脑非特异性感觉核团**,再向上弥散投射至大脑皮质广泛的区域,对大脑皮质诱发电位产生易化作用(保持大脑皮质易兴奋),这就是**上行激动系统**,又称**上行觉醒系统**。如抑制性冲动经脑干网状结构腹侧部投射到尾状核,再由尾状核投射到大脑皮质的广泛区域,对觉醒系统起相对抑制作用,以维持适度清醒,称**上行抑制系统**。

2. **脑损伤引起昏迷的原因**　网状结构直接损伤或受压;颅内高压造成全脑缺氧,阻断了网状结构的突触传递;幕上区广泛性脑挫裂伤。

3. **脑震荡昏迷的原因**　网状结构震荡,神经元轻度受损,突触传递暂时中断,上行激动系统传导障碍,但神经元功能和突触传递可较快恢复,昏迷是短暂的。

4. **植物人**(vegetative state)　昏迷3个月以上,但能自动睁眼,有常人睡眠发生,有睁眼期,部分生理反射恢复,上肢屈曲内旋,下肢伸直内旋,称植物人。一般认为这是弥散性大脑半球损害所致,大脑皮质功能丧失,缺乏意识,但皮质下中枢和脑干功能已部分或全部恢复。

二、记忆障碍的解剖学基础

记忆是对新信息进行储存和回忆的能力。不同类型的记忆与不同的神经解剖结构相关联,因此鉴别不同类型的记忆损害和对记忆进行分类,具有重要的意义。随着近年来的研究进展,记忆的分类方法与临床的相关性逐渐增加。外显(或直观)记忆是陈述性记忆,具有事实性,可以清楚地回忆信息,既可以是经历性的(特定的、独特的事件)信息,也可以是类属(种类或类别成员)信息。而内隐记忆一般不能清楚地回忆,涉及技巧的获得。目前主要的记忆系统可分为:情景记忆、语义记忆、程序记忆、工作记忆。

1. **情景记忆**　是指记住过去某个时间、地点的特定事件,用于回忆个体经历,是个体对事件的累积性记忆,是人类高级、成熟的记忆系统,也是受老化影响最大的记忆系统。情景记忆属于陈述性记忆系统,与情景记忆系统有关的神经解剖结构包括**内侧颞叶**:海马、颞叶内侧和周围皮质。与情景记忆系统有关的其他皮质结构包括**内侧隔核**和Broca区斜角带的**基底前脑**、峡部皮质、海马前下脚、穹隆、乳头体、乳头体丘脑束和丘脑前核,这些结构中任一部分损伤都可能导致特征性的情景记忆障碍。情景记忆系统还包括额叶,额叶负责信息的登录、获得、编码以及在没有提示的情况下的信息提取、信息源的回忆、事件的时间顺序评估等,但与记忆的保持无关。有研究显示当学习新的词汇时,左内侧颞叶和左额叶最活跃,而右内侧颞叶和右额叶在学习视觉信息时最为活跃。

2. 语义记忆 语义记忆是关于"世界的知识"（包括对词语的意义、概念与事实）的记忆。语义记忆涉及概念和实际知识的储存，它并不与任何特殊的记忆系统有关。与情景记忆一样，语义记忆也属于陈述性记忆系统。广义上语义记忆包括对世界的所有认识且与情景记忆无关。从这个角度上，语义记忆系统位于多个皮质区域。如有证据表明，视觉影像储存在与视觉相关的区域附近。严格意义上的语义记忆，即根据命名、分类任务判定的语义记忆则位于前外侧颞叶。语义记忆障碍的患者表现为**命名障碍**。临床最常见的语义记忆受损的疾病如**阿尔茨海默病**（Alzheimer disease），以及额、颞叶退行性病变导致的语义痴呆，是由于前外侧颞叶或额叶皮质病变导致激活或语义信息提取不足所致。

3. 程序记忆 程序记忆是通过熟练的行为和认知程序来表达的，独立于任何认知过程，又称为认知动作系统。程序记忆是指学习行为、认知技巧以及运算的能力，这种能力通常是自动的、下意识的。程序记忆属于**非陈述性**的，但在获得过程中既可以是外显性的，也可以为内隐性的。严重情景记忆受损的患者其程序记忆可以完好无损，如阿尔茨海默病患者、手术切除内侧颞叶患者，由此证实，程序记忆所依赖的记忆系统有别于情景记忆和语义记忆系统。功能影像研究显示，与程序记忆相关的脑区包括补充运动区、基底节和小脑，当进行新的任务学习时这些脑区被激活。通过对基底节或小脑损害患者的研究表明，这些区域损伤导致学习程序技巧受损。阿尔茨海默病的早期，由于病变仅影响皮质和边缘结构而不影响基底节和小脑，所以患者仅表现出情景记忆受损，而程序记忆的获得及保持是正常的。帕金森病（Parkinson disease）是最常见的影响程序记忆的疾病。

4. 工作记忆 工作记忆是对信息进行暂时的加工和储存。大量的研究证明，工作记忆的信息加工和储存方式对于完成策划、学习、运算、推理和语言理解等许多复杂的认知活动起着非常重要的作用。工作记忆是传统的集中注意力与短期记忆的结合，涉及短期保持和为记忆所需的信息操作。由于需要主动地、有意识地参与，工作记忆属于外显的、可陈述性的记忆系统。工作记忆传统上被分为以下几个部分：处理语音信息（如在脑中保留电话号码）、空间信息（如记忆路线）、用于分配注意力的执行系统。许多研究表明，工作记忆系统有一个皮质和皮质下区域组成的网络，依据任务的不同使用不同的区域。但是实际上，所有涉及工作记忆的任务都需要前额叶皮质的参与。典型的皮质、皮质下区域组成的这个网络包括后脑区（如视觉联系区）与前额区组成一个环路。研究显示，语音工作记忆倾向于涉及脑左侧皮质的更多区域，相反，空间工作记忆则涉及右侧皮质的更多区域。同时研究还发现，无论任务的性质如何，较为困难的任务常需双侧脑区的激活。此外，随着任务复杂程度的增加，前额叶皮质被激活的脑区数量也相应增加。因为工作记忆所依赖的活动网络既包括额叶、顶叶皮质也包括皮质下结构，所以许多神经系统变性疾病都可损伤工作记忆。进行性核上性麻痹、阿尔茨海默病、帕金森病以及亨廷顿病的患者都可能有工作记忆的损害。

（易西南　郑林丰）

第六节　头部的解剖操作

一、额区、顶区、枕区及颞区的解剖
（一）皮肤切口

做皮肤切口时，如标本头部毛发较长，应剃光或剪短。患者取仰卧位，肩下垫木枕，使面

部抬高,充分显露颈部;结合活体,逐一辨认各重要体表标志。

(1) 从鼻根中点至枕外隆凸做矢状切口。

(2) 从颅顶中央向两侧做冠状切口。

(3) 从鼻根经内眦、上睑缘、外眦、颧弓上缘至耳屏前缘做横切口。

(4) 从冠状位切口的止点耳根上缘处开始,绕耳根后缘至乳突做一短的弧形延长切口。

(二) 颅顶的层次解剖观察

1. 剥离皮肤和浅筋膜 自颅顶中央沿前述切口,将颅顶皮肤、浅筋膜一起剥离,呈四个皮片翻开。观察头部皮肤,厚且致密。由于浅筋膜内有粗大而垂直的纤维束连于皮肤与帽状腱膜,剥皮有一定困难。剥皮时皮片要薄,注意保护浅筋膜中的浅血管和皮神经。如感到皮片很容易剥离,则提示切割过深,已达额肌或帽状腱膜下疏松结缔组织间隙。

2. 观察浅筋膜 皮肤剥离后,显露出皮下浅筋膜,观察浅筋膜内的血管、神经,分为左右对称的前、外、后3组。查找并确认动脉、静脉,神经出现的次序由前向后分别为:滑车上动脉、滑车上静脉和滑车上神经;眶上动脉、眶上静脉和眶上神经;颧颞动脉、颧颞静脉和颧颞神经;耳颞动脉、耳颞静脉和耳颞神经;枕小动脉、枕小静脉和枕小神经;枕大神经和第三枕神经。观察各组血管间相互吻合形成血管网以及各动脉、神经的来源。

3. 帽状腱膜和腱膜下间隙的解剖观察 暴露帽状腱膜,沿其向前追踪至枕额肌额腹;向后追踪至枕额肌枕腹;两侧逐渐变薄续于颞浅筋膜。沿上述切口,再切开帽状腱膜,将刀柄插入腱膜下疏松结缔组织中,将腱膜与颅骨外膜分开。探查并验证其深面与颅骨外膜的范围,即腱膜下间隙。

4. 颅骨外膜的解剖观察 颅骨外膜薄而致密、坚韧,沿上述切口用刀尖垂直划开骨膜,再用刀柄插入颅骨外膜深面,可见颅骨外膜易与骨剥离,骨缝处与骨结合紧密。至此,颅顶软组织由外向内的5层结构(皮肤、浅筋膜、帽状腱膜、腱膜下疏松结缔组织、颅骨外膜)已全部解剖完成。

二、颞区的层次解剖观察

1. 浅筋膜的解剖观察 在耳屏前缘、颞下颌关节上方的颞区浅筋膜中,用手术剪小心分离寻找耳颞神经及颞浅动脉和颞浅静脉。耳颞神经分布于颞区皮肤。

2. 颞筋膜的解剖观察 保留颞浅血管的前提下,沿上颞线做弧形切口,将颞筋膜切开,注意不可切得过深,以免将颞肌一并切开。观察颞筋膜,越近颧弓越厚、越坚韧,在颧弓上方颞筋膜分成深、浅两层,于颧弓上缘用刀尖轻轻划开颞筋膜浅层,观察到它与颞筋膜深层之间有少量脂肪和神经、血管,此为颞筋膜间隙。

3. 颞肌的解剖观察 在颞筋膜切口的稍下方,也做同样的弧形切口,将颞肌肌纤维切断,向下翻开颞肌。颞肌深面有少许脂肪及颞深神经和血管,此为颞下间隙。颞深动脉起自上颌动脉,颞深神经发自下颌神经,支配颞肌。颞肌是最常用、最方便的颅底重建材料。

4. 颞区骨膜的解剖观察 颞下间隙的深面为颞区骨膜,它与颞骨连接紧密,不易分离。

三、面部及面侧区浅层的解剖

(一) 皮肤切口和剥皮

(1) 自鼻根中点沿前正中线向下切至下颌尖。

(2) 自鼻根中点向外经内眦、下颌缘、外眦至耳屏前缘做切口。

(3) 沿鼻孔和口裂周围分别做环形切口。

(4) 自下颌尖向外沿下颌骨下缘切至下颌角,再向上沿下颌支后缘切至耳垂下方。

依上述切口用刀尖轻轻地剥离面部皮肤并翻向两侧。注意:皮片一定要薄,特别是睑缘、唇缘,以免损伤浅筋膜内的表情肌、浅血管和皮神经。

(二)面部浅层的解剖观察

1. **表情肌的解剖观察** 清理观察面部表情肌,其位于浅筋膜内,多起于面颅,终于皮下,有的肌纤维色淡而菲薄,翻皮时不易与皮下组织分清,故修洁时要仔细。逐一解剖出眼轮匝肌、口轮匝肌、颧肌、额肌、提上唇肌、降口角肌、颊肌。

2. **动、静脉的解剖观察** 在咬肌前缘与下颌骨下缘交界处找到面动脉进入面部的地方,然后向内眦查找迂曲走行的面动脉,向内上方追踪,可见其经口角、鼻翼外侧向上至内眦,延续为内眦动脉。在追寻面动脉的同时,清理面动脉及其后方与之伴行的面静脉,向上追踪至内眦处。沿面动脉剥离查找面前静脉,确认两侧面前静脉之间区域即"危险三角"(口角至内眦之间的三角)的范围。

3. **解剖腮腺浅面及其周围的结构**

(1) **寻认腮腺及腮腺管**:在咬肌后缘、颧弓以下,寻认腮腺,剥掉其表面的腮腺咬肌筋膜及所遇到的淋巴结。修洁腮腺时注意勿伤及腮腺周缘的神经、血管。在腮腺前缘中部,平颧弓下约 1cm 处,寻认**腮腺管**并修洁至咬肌前缘呈直角弯转,穿颊肌处为止。沿腮腺管的上、下方查看有无副腮腺。

(2) **寻认腮腺周缘的神经、血管**:①于腮腺上缘,近耳根处可见颞浅血管和耳颞神经,这已在颞区的解剖中找出。②于腮腺前上缘,寻找面神经颞支并追踪至额肌。③于颧弓和腮腺管之间,寻找细小的面横动脉及面神经颧支,并追踪后者至眼轮匝肌。④于腮腺前缘,腮腺管的上、下方,寻找面神经颊支至颊肌和口轮匝肌。⑤于腮腺前下缘,寻找面神经下颌缘支,并沿下颌体下缘追踪其至降口角肌。⑥于腮腺下缘,寻找面神经颈支至颈阔肌(如颈部尚未解剖,可不必追寻)。⑦三叉神经皮支及伴行血管的解剖观察:A. 在眶上缘、内 1/3 交界处稍上方,纵行分离枕额肌额腹,寻找眶上神经和血管,逆行追踪,可见其由眶上切迹或眶上孔浅出;B. 将眼轮匝肌下内侧部翻起,可见眶下神经及伴行血管,由眶下孔浅出;C. 于口角处向下翻开降口角肌,寻认由颏孔浅出的颏神经及伴行血管。解剖修洁咬肌,寻找进入咬肌的神经和血管。

四、开颅取脑

(一)锯除颅盖

(1) 从颞窝骨面上切断颞肌起点,除去颞肌。

(2) 沿眉弓向外后至枕外隆凸用刀做环形线,沿此线切开骨膜,向上、下稍剥离,并做标记;然后沿着标记环形锯开颅骨。注意颅骨各部厚薄不一,以颞区最薄,切勿过深以免损伤脑膜和脑。用骨凿插入锯口,轻轻掀开颅骨,露出包裹脑的完整脑膜。

(二)剖开硬脑膜

(1) 沿正中线切开硬脑膜,观察剖开的上矢状窦,清除窦内残留血块。

(2) 沿上矢状窦两旁剪开硬脑膜,再由两侧耳廓处向上剪开硬脑膜至上矢状窦,然后将 4 片硬脑膜翻开。

(3) 剪断注入上矢状窦的大脑上静脉。

(4) 观察大脑镰的形态和位置。

(5) 剪断注入直窦的大脑大静脉。

(三) 取脑

(1) 在鸡冠处,紧贴颅底切断硬脑膜。将大脑镰自前向后拉出,将硬脑膜自顶中部向两侧剪开至耳根部。

(2) 移去枕木,将标本头部拉出尸体解剖台边,使头自然后仰下垂,术者左手扶脑,将脑额叶翻起,右手将刀伸入,把嗅球从筛板处剥离。

(3) 将额叶推离颅前窝,在颅前窝前部贴近颅底处切断视神经、颈内动脉;在视交叉的后下方,切断漏斗,将垂体留在垂体窝内。分别在眶上裂、圆孔、卵圆孔切断动眼神经、滑车神经、展神经、三叉神经等。

(4) 使头偏向左侧,将右侧大脑颞叶移出;然后以同样的方法移出右侧颞叶。

(5) 沿颞骨岩部上缘切断两侧小脑幕附着处,切断面神经、前庭蜗神经。

(6) 将小脑幕向后拉出。注意托住脑,以防掉出。

(7) 切断通过颈静脉孔的舌咽神经、迷走神经、副神经以及穿过舌下神经管的舌下神经。

(8) 将解剖刀深入枕骨大孔处切断延髓、椎动脉,取出完整脑。

(四) 观察硬脑膜各部

1. 脑膜中动脉　查看脑膜中动脉的入颅部位,前后支的行径及体表投影。脑膜中动脉经棘孔入颅,分布于颞顶区内面的硬脑膜,是硬膜外血肿最重要的出血源,也是颅内脑膜瘤最重要的供血动脉。脑膜中动脉本干经过前垂直线与下水平线交点;前支通过前垂直线与上水平线的交点;后支则经过中垂直线与上水平线的交点。脑膜中动脉的分支有时可出现变异。探查前支时,钻孔部位在距额骨颧突后缘和颧弓上缘各 4.5cm 的两线相交处进行;探查后支时则在外耳门上方 2.5cm 处进行。

2. 观察脑膜结构

(1) **大脑镰**:呈镰刀形伸入两侧大脑半球之间的大脑纵裂,前端连于鸡冠,后端连于小脑幕的顶,下缘游离于胼胝体的上方。

(2) **小脑幕**:是硬脑膜形成的宽阔的半月襞,深入小脑与大脑颞叶之间。小脑幕构成了颅后窝的顶,小脑幕中线处有大脑镰附着。后外侧缘附着于横窦沟。前外侧缘附着于岩脊,构成岩上窦,将海绵窦的血液引流至横窦。前内侧缘游离,为小脑幕切迹,与鞍背之间围成一孔,内有中脑。小脑幕切迹与中脑之间的间隙为小脑幕间隙,此处为脑脊液由幕下流向幕上的途径,也是小脑幕裂孔疝的好发部位。小脑幕切迹上方与在大脑半球颞叶的海马旁回及钩紧邻。当幕上的颅内压显著增高时,海马旁回和钩被推移至幕切迹的下方,形成小脑幕裂孔疝,使脑干受压,并导致动眼神经的牵张或挤压,出现同侧瞳孔散大,对光反射消失,对侧肢体轻瘫等体征。

(3) **小脑镰**:自小脑幕下面正中伸入两侧小脑半球。

(4) **鞍膈**:按鞍膈孔的形状可将鞍膈分为 3 型:Ⅰ型为鞍膈完整,有垂体柄通过(43%);Ⅱ型为鞍膈不完整,垂体柄周围有约 3mm 的开口(37%);Ⅲ型周围仅为宽 2mm 或更窄的硬脑膜环(20%)。

(五) 解剖观察颅底内面

颅底在结构与邻接上有其特点,颅底损伤时除本身的症状外,还可出现邻近器官的损伤症状,故需了解颅底结构特点:①颅底的各部骨质厚薄不一,骨质较薄的部位在外伤时易骨折;②颅底的孔、裂、管是神经、血管进出的通道,外伤时周围骨容易骨折,常伴有脑神经和血管损伤;③颅底与颅外的一些结构紧密连接,颅外炎症可蔓延入脑;④颅底骨与脑膜紧密愈着,外伤后脑膜往往同时也受到损伤,引起脑脊液外漏。

1. **颅前窝** 仔细去除筛板表面的硬脑膜,找寻极为细小的筛前神经及其伴行的筛前动脉。

2. **颅中窝**

(1) 剖查垂体:先在蝶鞍中部找到鞍隔,可见鞍隔上有一小孔,为漏斗柄通过处,自前、后附着处纵行切开鞍隔,可见围绕垂体前后的海绵间窦,与海绵窦相通形成环。注意勿用解剖镊夹漏斗,以免损伤。切除鞍隔后,由前向后将垂体由垂体窝用刀柄挑出。仔细去除蛛网膜,分清前、后叶。后叶较小,被前叶包绕。

(2) 暴露脑膜中动脉:自棘孔处切开硬脑膜,暴露脑膜中动脉及其分支。

(3) 解剖观察海绵窦及其连通:自蝶骨小翼后缘内侧端近前床突处,切开硬脑膜,找到海绵窦的前端。沿颞骨岩部上缘的岩上窦向前找到海绵窦的后端。注意不要损伤三叉神经。观察岩上窦,该窦前通海绵窦,后通横窦。

自颞骨岩部尖端的前面切除硬脑膜,暴露三叉神经节以及向前发出的眼神经、上颌神经和下颌神经。追踪下颌神经至卵圆孔。上颌神经和眼神经位于海绵窦的外侧壁内,追踪上颌神经到卵圆孔,追踪眼神经至眶上裂。将三叉神经节自颅底翻向下,观察位于三叉神经节深面的三叉神经运动根,该神经根随下颌神经至卵圆孔。除去海绵窦外侧壁,可见窦内有淤血块。

保留动眼神经和滑车神经穿过硬脑膜的孔,追踪颈内动脉和两神经至眶上裂。动眼神经到达眶上裂之前已分为两支。

清理颈内动脉:颈内动脉经颈动脉管入颅,沿垂体窝两侧的颈内动脉沟前行于海绵窦内,继而弯曲上行出海绵窦,经前床突内侧转向后上,该部取脑时已被切断,找出颈内动脉的分支眼动脉,追踪其入视神经管处。

3. **颅后窝**

(1) 在一侧切开大脑镰下缘,观察下矢状窦。切开大脑镰附着小脑幕处,观察直窦,直窦前端接受大脑大静脉,后端一般通入左横窦。上矢状窦、直窦和左、右横窦在枕内隆突附近汇合形成窦汇,在颅骨的相应部位有一浅窝。

(2) 自枕内隆突向外切开横窦,然后向下和向前内切开乙状窦到颈内静脉孔。

(3) 除去遮盖颈内静脉孔的硬脑膜,应注意保护舌咽神经、迷走神经和副神经。找出行至颈静脉孔的岩下窦,该窦位于颞骨岩部与枕骨基底部之间。

(4) 检查第Ⅰ~Ⅻ对脑神经的出颅部位。

(郝静文 温石磊)

1. 如何鉴别颅顶部皮下血肿、腱膜下血肿和骨膜下血肿?
2. 患者鼻唇沟周围疖肿后,高热1周,疖肿被挤压后细菌栓子播散,引起眼球运动障碍,请解释原因。
3. 试述颅底骨折伴有脑脊液外漏的常见部位。为什么?
4. 试述垂体的位置、毗邻及垂体肿瘤时可能出现的压迫症状。

5. 腮腺深面与哪些结构毗邻？为什么腮腺肿瘤很少波及颈内动脉及后4对脑神经？

6. 患者，男性，19岁，建筑工人。施工时不慎被掉落的物体砸到左侧头部，随即倒地昏迷，约2分钟。被工友立即送往就近医院，经医生检查发现，患者头皮未破损，左侧颞窝处肿胀。患者苏醒后自诉头痛剧烈，视物模糊且无法辨认方向。患者左侧瞳孔中度放大，对光反射迟钝。

问题：

（1）该患者颅骨有无骨折？

（2）该患者有无颅内出血？哪条血管损伤？为什么？

7. 患者，女性，65岁。于6小时前突发不省人事、呕吐，呕吐物为咖啡色内容物，入院后查CT，提示"蛛网膜下腔出血"；入住外科。双侧额纹对称，睑裂等宽；双瞳孔散大，直径约7.0mm；对光反射消失，颈部有抵抗，双侧巴宾斯基征阳性。患者既往有高血压病及冠心病病史5年。

问题：

（1）该患者有无颅内压增高？

（2）如做眼底镜检查，视神经盘有何表现？为什么？

（3）请用解剖学知识分析为何患者出现对光反射消失？

8. 患者，男性，65岁。5小时前与妻子吵架后不省人事，急诊入院，血压180/110mmHg，CT提示左侧基底节区椭圆形高密度影，初步诊断内囊出血。

问题：

（1）请用解剖学知识分析患者面部、舌头会有什么表现？为什么？

（2）供应内囊的血管有哪些？为何内囊容易出血？

9. 患者，女性，18岁。某天突然晕倒，不省人事达几小时，意识恢复后，不能说话。检查发现：右上肢痉挛性瘫痪，随意运动丧失，肌张力增强，腱反射亢进，右眼裂以下面肌瘫痪，伸舌时舌尖偏向右侧，无肌萎缩。唇、舌能动，发声无障碍，但不能说出规则的言语。

问题：

（1）说出语言中枢的部位。

（2）根据解剖学知识分析该患者病变部位在哪里？说出该部位的血供情况。

10. 患者，女性，68岁。因无明显诱因视物模糊2月余到医院就诊，不伴头痛、呕吐等症状，头颅CT示蝶鞍区占位，并且经视交叉和垂体的冠状断层扫描示蝶鞍区呈"束腰征"。

问题：

（1）患者最可能的诊断是什么？视物模糊是因为病灶损伤了什么结构？

（2）如果采取不开颅微创手术，请描述最可能的手术路径。

11. 患者，女性，50岁。因无明显诱因头痛半月余入院，不伴恶心、呕吐，头部MRI示左侧额叶肿物，考虑胶质细胞瘤可能性大。现需要开颅手术切除病灶。

问题：

（1）开颅手术依次经过头部什么结构到达病灶处？

（2）切除病灶后通常还需要进行开颅降颅压+脑脊液修补术，若术后患者颅内压增高，应警惕什么？从解剖的角度加以分析。

（3）试述脑脊液的循环途径。

第三章 颈部

章节	重要知识点	临床联系	学习形式
表面解剖	颈部分区；胸锁乳突肌位置；颈外静脉、臂丛、神经点、胸膜顶的体表投影	胸锁乳突肌与先天性斜颈的关系	线上微课，PPT，讨论
局部层次和结构	咽后间隙、咽旁间隙的位置及引流；颏下三角、二腹肌三角、颈动脉三角、肌三角、枕三角、锁骨上三角的境界；颈动脉鞘的结构及毗邻关系；颈袢的组成、行径和分布；甲状腺的位置、毗邻、血供，甲状腺手术由浅入深的层次；颈交感干和颈交感神经节；胸长神经损伤与"翼状肩"；左斜角肌淋巴结的位置及临床意义；锁骨下动脉的分支；胸导管在颈根部的行径和毗邻；膈神经在颈部的行径；胸膜顶的毗邻	颈部皮瓣的制备，颈外静脉插管，颈部感染蔓延路径，咽后脓肿切开引流，咽旁间隙感染，颈内静脉穿刺置管，甲状腺侧叶切除术临床和解剖学联系	线上微课，PPT，讨论和实地解剖
局部器官	气管颈部由浅入深的层次，周围毗邻结构、食管颈部的毗邻	喉镜检查，喉切除术，扁桃体摘除术，气管切开术，食管异物的临床和解剖学联系	PPT，讨论和实地解剖

第一节 表面解剖

颈部（neck）位于颅底、下颌骨下缘与胸廓上口之间，连接头部、躯干和上肢。颈部外形与性别、年龄和体形有密切关系，女性和幼儿颈部皮下脂肪较多、轮廓较圆润；纤瘦体形者颈部细长；身体脂肪较多者颈部短粗。颈部的器官和结构多呈纵行排列。脊柱颈段构成颈部的支架，位于颈部的中后部，其周围附有多块骨骼肌。因头部的重心位于寰枕关节的前方，故脊柱前方的肌纤细，两侧和后方的肌较多而粗大。脊柱前方有消化道和呼吸道，其两侧有纵行的大血管和神经。颈根部有胸膜顶和肺尖，以及斜行的大血管和神经。颈部结构之间有疏松结缔组织，形成筋膜鞘和筋膜间隙。颈部淋巴结较多，主要沿浅静脉和深部血管、神经排列，肿瘤转移时常被累及；手术清除淋巴结时，应注意避免损伤血管和神经。颈部范围小，器官和结构复杂，故有血肿、脓肿和肿瘤时可出现明显的压迫症状。

颈部参与吞咽、呼吸和发声等生理功能。颈部能进行灵活的运动，可改变颈部长度和器官位置。头后仰时，颈前部变长，气管颈部与皮肤接近；头旋转时，喉、气管、甲状腺和血管移向旋转侧，而食管移向对侧。颈部手术时应注意这些特点。

第三章 颈部

一、境界与分区

(一) 境界

颈部上界以下颌骨下缘、下颌角、乳突尖、上项线和枕外隆凸的连线与头部为界；下界以颈静脉切迹、胸锁关节、锁骨上缘、肩峰和肩峰至第7颈椎棘突的连线，与胸部和上肢为界。

(二) 分区

颈部可分为前方的**固有颈部**和后方的**项部**。

1. **固有颈部**（proper neck） 又称颈前外侧部，为两侧斜方肌前缘和脊柱颈段前方的部分，即通常所指的颈部。以胸锁乳突肌前、后缘为界，固有颈部可分为颈前区、颈外侧区和胸锁乳突肌区。

（1）**颈前区**（anterior cervical region）：其内侧界为颈前正中线，外侧界为胸锁乳突肌前缘，上界为下颌骨下缘。颈前区又以舌骨为界，分为**舌骨上区**和**舌骨下区**；前者包括**颏下三角**和**二腹肌三角**，后者包括**颈动脉三角**和**肌三角**。

（2）**颈外侧区**（lateral cervical region）：位于胸锁乳突肌后缘、斜方肌前缘和锁骨中1/3上缘之间，又称**颈后三角**，该区又以肩胛舌骨肌下腹分为后上部较大的**枕三角**和前下部较小的**锁骨上三角**。

（3）**胸锁乳突肌区**（sternocleidomastoid region）：为胸锁乳突肌及其深面的区域。

2. **项部**（nucha） 两侧斜方肌与脊柱颈段之间的部分，又称**颈后区**（见第十章脊柱区）。

除颏下三角为单一的，颈部的其他三角均是左、右成对。颈部的分区归纳如图3-1所示。

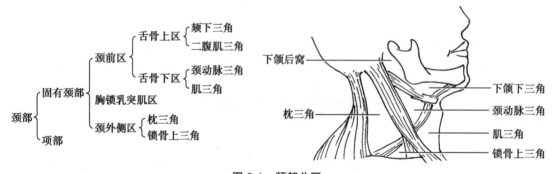

图3-1 颈部分区

二、表面解剖

(一) 体表标志

1. **舌骨**（hyoid bone） 位于颏隆凸的后下方，舌骨体向前平下颌骨前正中线最低点，向后平第3颈椎。在舌骨体两侧可触及舌骨大角，是手术中寻找舌动脉的标志。

2. **甲状软骨**（thyroid cartilage） 位于舌骨下方。甲状软骨的前角上端向前突出，称喉结。成人男性的喉结明显，女性和小儿的喉结不明显，但可触到。喉结稍上方呈"V"形的切迹称甲状软骨上切迹，是颈前正中的标志。甲状软骨上缘平第4颈椎，此平面是颈总动脉分为颈内动脉、颈外动脉以及颈外动脉发出甲状腺上动脉的部位。

3. **环状软骨**（cricoid cartilage） 位于甲状软骨下方，平第6颈椎。环状软骨与甲状软骨前角下缘之间可摸到一条横沟，是环甲正中韧带（环甲膜）所在处，为喉阻塞时行环甲正中韧带穿刺或紧急切开的部位。环状软骨弓是计数气管软骨和甲状腺触诊的标志,其下缘是喉与气管、咽与食管的分界标志。环状软骨是维持呼吸道通畅的重要结构之一。

4. **颈动脉结节**(carotid tubercle) 即第6颈椎横突前结节,位于环状软骨两侧,相当于胸锁乳突肌前缘中点的深方。颈总动脉经此结节前方上行,故头面部大出血时,可将颈总动脉向后压向此结节,进行急救止血。

5. **胸锁乳突肌**(sternocleidomastoid) 是颈部分区、体表投影和颈部外科的重要标志,转头时可见胸锁乳突肌的隆起,该肌的胸骨头、锁骨头与锁骨的胸骨端上缘之间的凹陷称为锁骨上小窝(lesser supraclavicular fossa),胸锁乳突肌收缩时锁骨上小窝较明显。

6. **锁骨上大窝**(great supraclavicular fossa) 是锁骨中1/3上方的凹陷,在此窝可触及锁骨下动脉搏动、臂丛和第1肋。

7. **胸骨上窝**(suprasternal fossa) 为颈静脉切迹上方的凹陷,是气管触诊的部位(图3-2)。

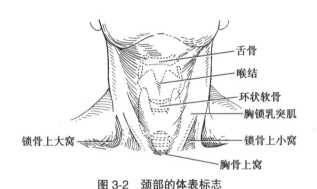

图3-2 颈部的体表标志

> **临床问题3-1:先天性肌性斜颈**
>
> 先天性肌性斜颈是由出生前一侧胸锁乳突肌病变或损伤引起的头颈向患侧屈,面朝向健侧的一种畸形。若出生时胸锁乳突肌纤维撕裂损伤,常导致局部血肿,发展成纤维性包块,压迫副神经分支;之后虽包块可消失,但胸锁乳突肌变硬挛缩,患儿头部向患侧倾斜,下颌朝向健侧。初期行颈部患侧肌肉被动牵拉和包块局部理疗,绝大多数患儿可得到矫正。手术治疗可采用胸锁乳突肌下端切断术、胸锁乳突肌双极松解术和"Z"形延长术。

(二)体表投影

1. **颈总动脉**(common carotid artery)和**颈外动脉**(external carotid artery) 由下颌角与乳突尖连线的中点至锁骨上小窝(左侧)或胸锁关节(右侧)做一连线。该线平甲状软骨上缘以下的一段,为颈总动脉的体表投影,以上的一段,为颈外动脉的体表投影。

2. **锁骨下动脉**(subclavian artery) 相当于锁骨上小窝(左侧)或胸锁关节(右侧)至锁骨上缘中点的弧线,最高点距锁骨上缘约1cm。

3. **颈外静脉**(external jugular vein) 下颌角至锁骨中点的连线为颈外静脉的体表投影,是小儿静脉穿刺的常用部位。

4. **副神经**（accessory nerve） 自下颌角与乳突尖连线的中点,经胸锁乳突肌后缘上、中 1/3 交点至斜方肌前缘中、下 1/3 交点的连线为副神经的体表投影。

5. **神经点**（punctum nervosum） 即胸锁乳突肌后缘中点,为颈丛皮支集中浅出处,是颈部皮神经阻滞麻醉的部位。

6. **臂丛**（brachial plexus） 自胸锁乳突肌后缘中、下 1/3 交点至锁骨中、外 1/3 交点稍内侧的连线,在锁骨上大窝的位置表浅,为臂丛神经阻滞麻醉的部位。

7. **胸膜顶**（cupula of pleura）和**肺尖**（apex of lung） 位于锁骨内侧 1/3 段的上方,最高点距锁骨上缘 2~3cm。

（黄　飞）

第二节　层次和结构

一、浅层结构

（一）皮肤

颈部皮肤较薄,活动性较大,色泽接近面部,临床上常用颈部皮瓣修补面部缺损,颈部皮纹呈横行,故颈部手术时多采用横行切口,以利于愈合且美观。

（二）浅筋膜

浅筋膜较薄,含有颈阔肌、颈部浅静脉、皮神经和浅淋巴结等。

1. **颈阔肌**（platysma） 为一菲薄、宽阔皮肌,位于颈前外侧部浅筋膜内,起自胸大肌和三角肌表面的筋膜,肌纤维斜向上内越过锁骨进入颈部,前部肌纤维止于下颌骨下缘前部,部分纤维与对侧纤维交叉;后部肌纤维越过下颌骨,附着于面下部皮肤,并移行为降下唇肌和笑肌。颈阔肌深面有浅静脉、皮神经和浅淋巴结等。颈阔肌收缩时可拉口角和下颌骨向下,做惊讶、恐怖的表情,并使颈部皮肤出现横行皱褶。外伤或手术切断此肌缝合时,应注意将断端对合,以免术后形成较大瘢痕（图 3-3）。

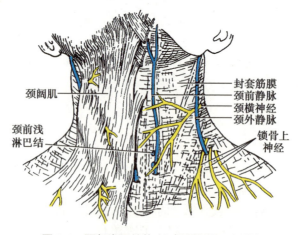

图 3-3　颈部浅层结构（左侧颈阔肌已切除）

临床问题 3-2：颈阔肌肌皮瓣

用于修复面部缺损,颈阔肌肌皮瓣的血管和神经的分布有以下特点:①血液供应:颈阔肌上部的血液供应来自面动脉、颏下动脉、耳后动脉和枕动脉的分支;中部来自甲状腺上动脉的分支和直接发自颈外动脉的分支;下部来自颈横动脉浅支(颈浅动脉)、甲状颈干、肩胛上动脉和锁骨下动脉的分支,此外还有穿过胸锁乳突肌的穿支。这些动脉均细小,外径一般小于1mm。②神经来源:支配颈阔肌的神经为面神经的颈支。用颈阔肌肌皮瓣修复面部时,应保护面神经颈支,以便保持颈阔肌的收缩功能和修复口的表情活动。颈阔肌处皮肤的感觉神经为颈丛的颈横神经,从胸锁乳突肌后缘中点浅出,主干向前横行于颈阔肌深面,分支分布于颈阔肌表面的皮肤。如将颈阔肌肌皮瓣向上转至面部时,需在胸锁乳突肌后缘处切断颈横神经将肌皮瓣移植到面部后,再将颈横神经与面部的颊神经或眶下神经缝接,以获得感觉功能。

2. **浅静脉** 颈部浅静脉的起始、行径和注入变异较多,在浅静脉穿经深筋膜处,其管壁与筋膜紧密连接,静脉损伤或被切断时,因受筋膜的牵拉,静脉壁不易塌陷闭合,有导致空气栓塞的危险(图 3-3、图 3-4)。

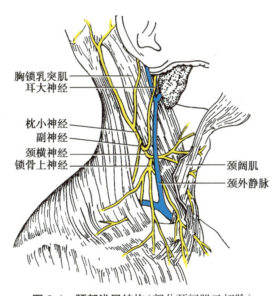

图 3-4 颈部浅层结构(部分颈阔肌已切除)

(1) **颈前静脉**(anterior jugular vein):起自颏下部,沿颈前正中线两侧下降,进入胸骨上间隙内,呈直角转向外侧,经胸锁乳突肌深面,注入颈外静脉末端。偶有颈前静脉注入锁骨下静脉或头臂静脉。在胸骨上间隙内,两侧颈前静脉间常有横吻合支相连,称**颈静脉弓**(jugular venous arch)。颈前静脉有时只有一条,位于前正中线附近,称颈前正中静脉(anterior median jugular vein)。颈前静脉无瓣膜,距心脏较近,受胸腔负压影响较大,故颈部手术如甲状腺和气管切开等手术时,须注意防止空气进入静脉。

(2) **颈外静脉**(external jugular vein):由下颌后静脉后支、耳后静脉和枕静脉在下颌角附近汇合而成,但变异较多,该静脉在胸锁乳突肌处的浅筋膜内向下外斜行,在锁骨上缘中点上方约 2.5cm 处穿过深筋膜,注入锁骨下静脉或颈内静脉、静脉角。颈外静脉末端有一对瓣膜,但不能防止血液逆流。正常人站位或坐位时,颈外静脉常显露不明显,当上腔静脉回流受阻或右心衰竭时,在体表可见颈外静脉充盈轮廓,称**颈静脉怒张**。

颈外静脉是颈部最粗大的浅静脉,管径约 0.6cm,故临床上需大量补液、长期静脉高营养或测定中心静脉压时,常选择颈外静脉作为穿刺或切开的血管,穿刺插管时首选右侧,因右侧颈外静脉注入锁骨下静脉或静脉角的角度比左侧小,且右头臂静脉比左头臂静脉短直。

3. **皮神经** 主要有颈丛皮支和面神经颈支(图 3-3、图 3-4)。

(1) **颈丛皮支**:在胸锁乳突肌后缘中点附近穿出深筋膜,至颈阔肌的深面,向前、上、下方分散走行,因此颈丛皮支神经阻滞麻醉时,在胸锁乳突肌后缘中点处将麻醉药物注入皮下。

1) **枕小神经**(lesser occipital nerve):勾绕副神经,沿胸锁乳突肌后缘上行,至头部穿出深筋膜,越过胸锁乳突肌止点的后部,继续上行至头侧面,分布于耳廓后上部、乳突部和枕部外侧区的皮肤。

2) **耳大神经**(greater auricular nerve):为颈丛皮支最大的分支,绕胸锁乳突肌后缘至胸锁乳突肌表面,行向前上方,穿出深筋膜后位于颈外静脉后方,与其平行上行,浅面有颈阔肌。至腮腺下端附近,分为前、中、后 3 部分终末支,前部分支分布于腮腺和咬肌下部的皮肤,中部分支分布于耳垂及耳廓后面下部的皮肤,后部分支分布于乳突处的皮肤。耳大神经主干长约 6cm,位置浅表,附近无重要结构,是临床上理想的神经移植供体;耳大神经与面神经乳突段的位置接近,故常用于周围性面瘫的面神经乳突段缺损移植。耳大神经近侧段的血液供应来源于耳后动脉分支,远侧段来源于枕动脉分支。临床上可将耳大神经作为带血管蒂的神经移植体,修复面部和颈部的神经缺损。

3) **颈横神经**(transverse nerve of neck):在胸锁乳突肌表面横行向前,行于颈外静脉深面,至胸锁乳突肌前缘穿出深筋膜,分布于颈前部皮肤。

4) **锁骨上神经**(supraclavicular nerve):向下分为 3 支,在锁骨稍上方穿出深筋膜。锁骨上内侧神经(medial supraclavicular nerve)向内下方越过颈外静脉和胸锁乳突肌起始段的前面,分布于胸骨柄上部处的皮肤和胸锁关节。锁骨上中间神经(intermediate supraclavicular nerve)跨过锁骨,分布于胸前壁第 2 肋以上和三角肌区的皮肤以及肩锁关节。在锁骨附近做手术时,应做纵行切口,以免损伤锁骨上中间神经。锁骨上外侧神经(lateral supraclavicular nerve)斜过斜方肌和肩峰,分布于肩峰附近的皮肤。

(2) **面神经颈支**(lingual branch of facial nerve):于腮腺下部前缘近下颌角处发出,行向前下方,经深面入颈阔肌。

4. **浅淋巴结**

(1) **颈前浅淋巴结**(superficial anterior cervical lymph node):沿颈前静脉排列,引流颈前部浅层结构的淋巴,输出淋巴管注入颈外侧下深淋巴结或直接注入锁骨上淋巴结(见图 3-3、图 3-5)。

(2) **颈外侧浅淋巴结**(superficial lateral cervical lymph node):沿颈外静脉排列,引流颈外侧浅层结构的淋巴,并收纳枕淋巴结、耳后淋巴结和腮腺淋巴结的输出淋巴管,其输出淋巴管注入颈外侧深淋巴结(图 3-5)。

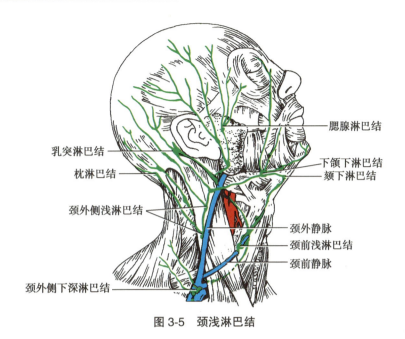

图 3-5 颈浅淋巴结

二、颈深筋膜和筋膜间隙

颈深筋膜又称**颈筋膜**,分浅、中、深 3 层,包绕颈部的器官和结构,并构成**筋膜鞘**和**筋膜间隙**(图 3-6,图 3-7)。由于颈部器官较多,且活动灵活、多样,深筋膜的分布较为复杂。掌握颈部深筋膜分布以及筋膜鞘和筋膜间隙,对于手术中选择操作途径和寻找血管、神经以及判断炎症扩散途径具有重要意义。

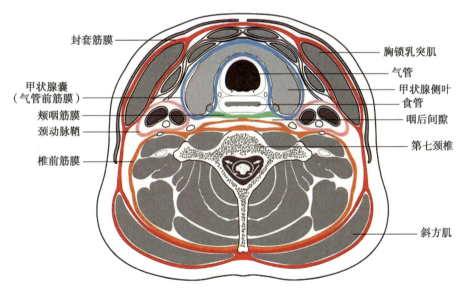

图 3-6 颈深筋膜和筋膜间隙(第 7 颈椎横切面)

(一)层次

1. **颈筋膜浅层** 又称**封套筋膜**,呈圆筒状,围绕整个颈部,此筋膜在后正中线附着于项韧带和第 7 颈椎棘突,向前至颈前正中线,与对侧交织,形成**颈白线**(linea alba of neck),在斜

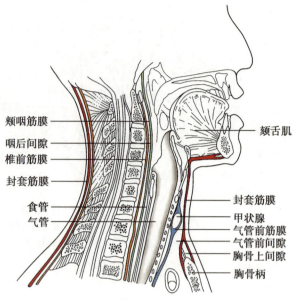

图 3-7 颈深筋膜和筋膜间隙（正中矢状切面）

方肌和胸锁乳突肌处分为两层，分别包裹两肌，构成**斜方肌鞘**（sheath of trapezius）和**胸锁乳突肌鞘**（sheath of sternocleidomastoid muscle）。封套筋膜向上附着于下颌骨下缘、下颌角、乳突尖、上项线和枕外隆凸，向下附着于胸骨颈静脉切迹、胸锁关节、锁骨上缘和肩峰的肌纤维。封套筋膜包裹下颌下腺和腮腺，形成**下颌下腺鞘**（sheath of submandibular gland）和**腮腺鞘**（sheath of parotid gland）。封套筋膜在胸骨柄上缘分为前、后两层，分别附着于胸骨柄的前、后缘，形成胸骨上间隙（图 3-7）。

2. **颈筋膜中层** 位于舌骨下肌群深面，包绕颈部脏器、甲状腺和甲状旁腺等，故又称内脏筋膜。在气管前面和甲状腺表面形成气管前筋膜和甲状腺假被膜，两侧形成颈动脉鞘，后上称为颊咽筋膜（图 3-7）。

（1）**气管前筋膜**（pretracheal fascia）：向上附着于舌骨、甲状软骨斜线和环状软骨弓，向下经气管的前面和两侧进入上纵隔，与纤维心包融合。

（2）**甲状腺鞘**（sheath of thyroid gland）：包裹甲状腺，鞘的前部较致密，后部较薄弱。因此，甲状腺肿大时多绕气管和食管两侧，甚至伸至其后方。

（3）**颊咽筋膜**（buccopharyngeal fascia）：上部覆于咽壁后外侧面和颊肌外面，下部覆于食管后面，上方附着于颅底，向下入后纵隔。

3. **颈筋膜深层** 又称椎前筋膜（prevertebral fascia），位于椎前肌、斜方肌、颈交感干、膈神经、臂丛和锁骨下动脉等结构的前面，上方附于颅底，向下至后纵隔，与脊柱的前纵韧带和胸内筋膜相续，向后覆盖颈后部肌并附着于项韧带；臂丛和锁骨下动脉穿出斜角肌间隙，椎前筋膜随其进入腋窝，形成腋鞘（图 3-7）。颈部淋巴结清扫术的后界为椎前筋膜，应注意保护椎前筋膜覆盖的臂丛、膈神经和交感干。

4. **颈动脉鞘** 颈深筋膜包绕颈总动脉、颈内动脉、颈内静脉和迷走神经形成**颈动脉鞘**（carotid sheath）。该鞘上起自颅底，下至上纵隔，鞘内有纵行纤维隔将动脉和静脉分开，颈内静脉位于颈总动脉和颈内动脉的外侧，迷走神经位于颈内动脉、颈内静脉的后方。

(二) 颈筋膜间隙

1. 胸骨上间隙(suprasternal space) 位于胸骨上方,在胸骨柄上缘上方 3~4cm 处封套筋膜分为前、后两层,向下附着于胸骨柄前、后缘(图 3-7)。该间隙内有胸锁乳突肌胸骨头、颈前静脉下段、颈静脉弓、淋巴结和脂肪组织等,气管切开时勿损伤颈静脉弓,以免引起出血。

2. 气管前间隙(pretracheal space) 位于气管和气管前筋膜之间,向下通上纵隔,内有甲状腺下静脉、甲状腺奇静脉丛和气管前淋巴结等,偶尔有甲状腺最下动脉和头臂干通过,小儿有胸腺上部。(图 3-7)气管前间隙的感染向下可扩散至上纵隔,前纵隔的气肿可沿此间隙进入颈部。

3. 咽后间隙(retropharyngeal space) 位于颊咽筋膜和椎前筋膜之间,两侧与咽旁间隙相通,内有咽后淋巴结。上起颅底,向下续为食管后间隙。咽后间隙被位于正中缝处的较薄翼状筋膜分为左、右互不相通的两半,故咽后间隙脓肿常位于咽后壁中线的一侧(图 3-7)。咽后间隙的感染可向外侧蔓延至咽旁间隙,向下蔓延至后纵隔的食管后间隙。

> **临床问题 3-3:颈部感染蔓延路径**
>
> 颈深筋膜的浅层可以防止脓肿的扩散。如果感染发生在包裹舌骨下肌群的封套筋膜之内,感染通常不会扩散到胸骨柄上缘。如果感染发生在封套筋膜或气管前筋膜之间,可以扩散到心包前方的胸腔。椎前筋膜后方的脓肿可向侧方扩散至胸锁乳突肌后方形成肿块,也可穿破椎前筋膜进入咽后间隙,进而在咽部形成咽后脓肿,造成吞咽和发声困难。头部的感染也可向下扩散到食管后方,进而到达后纵隔或通过气管前方进入前纵隔。咽后间隙的感染也可扩散到上纵隔,同样,从气管、支气管、食管漏出的空气也可进入颈部。

> **临床问题 3-4:咽后脓肿**
>
> 咽后脓肿多见于 3 个月到 3 岁儿童,可分为化脓性和结核性,常因上呼吸道感染、咽后间隙化脓性淋巴结炎、咽后壁异物、咽后壁外伤、淋巴结结核或颈椎结核等引起。施行咽后脓肿切开引流术时,取仰卧、头低足高位,头稍后仰,以防脓肿切开后脓液流入呼吸道。先用穿刺针在脓肿隆起处抽吸脓液,以降低脓腔压力,然后在穿刺处或偏下方切开。通常经口腔在咽后壁做切口,用血管钳扩张,快速用吸引器吸除脓液。对于结核性脓肿可行多次穿刺抽脓,然后将抗生素注入脓腔。

4. 咽旁间隙(parapharyngeal space) 咽旁间隙位于咽壁侧方的咽上缩肌与翼内肌和腮腺深部之间。前界为翼下颌韧带及下颌下腺上缘,后界为椎前筋膜。间隙呈尖朝下的锥体形,底为颅底的颞骨和蝶骨,尖至舌骨。咽旁间隙被茎突、茎突舌肌和茎突咽肌分为前、后两部:①咽旁前间隙,较小,内有咽升动脉、咽升静脉及淋巴结和蜂窝组织,与腭扁桃体相邻,故腭扁桃体炎症可扩散至此处;②咽旁后间隙,较大,有出入颅底的颈内动脉、颈内静脉,第 9~12 对脑神经和颈外侧上深淋巴结等,该处炎症和脓肿可累及这些神经,出现相应的症状。咽旁间隙与翼下颌间隙、颞下间隙、舌下间隙、下颌下间隙及咽后间隙等相通,其中的血管神经束上行入颅内,下连纵隔,可成为感染蔓延的途径。

> **临床问题 3-5：咽旁间隙感染**
>
> 咽旁间隙感染多为牙源性、腭扁桃体炎或相邻间隙感染的扩散引起，偶继发于腮腺炎、耳源性炎症和颈外侧上深淋巴结炎。若咽旁脓肿明显突向咽侧壁，可经口腔于咽侧壁切开引流；若脓肿引起颈侧部明显肿胀，可采取颈侧途径，自下颌角下缘沿胸锁乳突肌前缘向下至舌骨高度，做弧形切口。切开封套筋膜，暴露下颌下腺，沿下颌下腺下缘向上分离至下颌角处，然后沿茎突下颌韧带分离至茎突处，并在茎突外侧向颅底分离，即可达咽旁脓肿的前部，引流出脓液后，置引流条。

5. 椎前间隙（prevertebral space） 位于脊柱颈段和椎前筋膜之间。颈椎结核所致的脓肿常积留于此间隙的中份。脓肿可向下至后纵隔，向两侧沿腋鞘向腋窝扩散；若穿破椎前筋膜，可扩散至咽后间隙和食管后间隙（图3-7）。

三、颏下三角

颏下三角（submental triangle）位于左、右二腹肌前腹内侧缘和舌骨体上缘之间。其浅面由浅入深为皮肤、浅筋膜、颈阔肌和封套筋膜，深面为两侧下颌舌骨肌及其筋膜，称为**口膈**（oral diaphragm）。口膈的深面为舌下间隙。颏下三角内有1~3个**颏下淋巴结**（submental lymph node），收纳舌尖、口底、下唇中部和颏部等处的淋巴，输出淋巴管注入颈外侧上深淋巴结（见图3-5）。

四、二腹肌三角

（一）境界

二腹肌三角（digastric triangle）又称**下颌下三角**（submandibular triangle），位于下颌骨下缘与二腹肌前、后腹之间。此三角的浅面有皮肤、浅筋膜、颈阔肌和封套筋膜，深面由浅入深为下颌舌骨肌、舌骨舌肌和咽中缩肌。茎突舌骨肌与二腹肌后腹平行，位于其内上方，上端被二腹肌中间腱穿过（图3-8~图3-10和表3-1）。

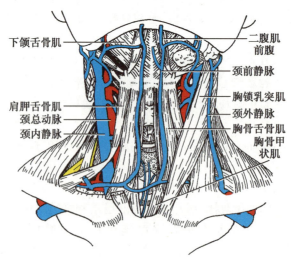

图3-8 颈前区的肌

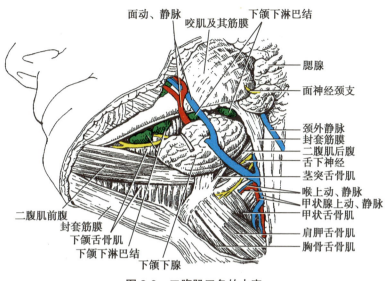

图 3-9 二腹肌三角的内容

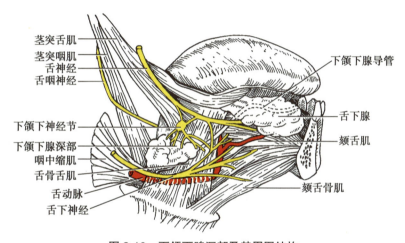

图 3-10 下颌下腺深部及其周围结构

表 3-1 舌骨上肌群

名称	起点	止点	作用	神经支配
下颌舌骨肌	下颌舌骨肌线	舌骨体	拉舌骨向前上	三叉神经(下颌舌骨肌神经)
颏舌骨肌	颏棘	舌骨体	拉舌骨向前上	舌下神经
二腹肌	乳突切迹	二腹肌窝	降下颌骨,上提舌骨	三叉神经(前腹),面神经(后腹)
茎突舌骨肌	茎突	舌骨大角	拉舌骨向后上	面神经

(二) 内容与毗邻

1. **下颌下腺**(submandibular gland) 位于封套筋膜形成的下颌下腺鞘内。下颌下腺呈"C"形,以下颌舌骨肌为界分为浅、深两部。浅部较大,呈扁椭圆形,位于下颌舌骨肌的浅面,向后绕过下颌舌骨肌后缘续为深部(图 3-9、图 3-10)。

下颌下腺的浅部前缘达二腹肌前腹,后缘达下颌角附近,紧邻腮腺下缘,向上至下颌骨体内面,向下可达二腹肌中间腱的表面。面动脉在腺体浅部深面向前上行,于腺体前缘浅出。下颌下腺浅部有 3 面:①**外侧面**:紧邻下颌骨体内侧面的下颌下腺窝,后缘与翼内肌下端前缘相邻。下颌下淋巴结常位于腺体表面或腺体与下颌骨之间。②**下面**:被颈阔肌和颈深筋膜浅层覆盖,表面有面静脉和面神经的下颌缘支走行。③**内侧面**:内侧面前份与下颌舌骨肌、舌骨舌肌、茎突舌肌及下颌舌骨肌神经、舌神经、舌下神经和舌咽神经相邻。内侧面下方是茎突舌骨肌和二腹肌后腹。

下颌下腺的深部在下颌舌骨肌后缘处,向前内突入下颌舌骨肌与舌骨舌肌之间,与舌下腺的后份相接。**下颌下腺管**(submandibular duct)自深部的前端发出,在下颌舌骨肌与舌骨舌肌之间前行,开口于口底的**舌下阜**。

下颌下腺的血液供应来自面动脉和舌动脉的分支,静脉血液注入面静脉。

2. 血管

(1) **面动脉**(facial artery):平舌骨大角起自颈外动脉,向前内经二腹肌后腹和茎突舌骨肌的深面进入二腹肌三角,沿下颌下腺浅部深面的沟内向前上行,于咬肌前缘处绕过下颌骨下缘达面部。71.43% 的面动脉单独起自颈外动脉,余与其他动脉共干起自颈外动脉或起自颈总动脉。行于下颌下腺浅部深面和穿下颌下腺实质的面动脉分别占 46.25%,余沿下颌下腺的下缘前行。

(2) **面静脉**(facial vein):与面动脉伴行,下行越下颌骨下缘进入二腹肌三角。越过下颌下腺浅面,在下颌角下方与下颌后静脉前支汇合成**面总静脉**(common facial vein),注入颈内静脉。

(3) **舌动脉**(lingual artery):大多数平舌骨大角起自颈外动脉,另可与其他动脉共干起自颈外动脉,单独或共干起自颈总动脉。舌动脉经舌骨舌肌深面前行,至舌骨舌肌前缘垂直上行入舌。有时舌下动脉缺如,由颏下动脉的穿支代替。舌动脉在走行中以舌骨舌肌为界分为 3 段:①第 1 段:由起点至舌骨舌肌后缘处。此段舌动脉位置表浅,易于暴露,临床上做舌动脉结扎术以控制舌部手术或损伤时的出血。②第 2 段:位于舌骨舌肌深面。③第 3 段:舌动脉于舌骨舌肌前缘处分成舌下动脉和舌深动脉两终支。舌下动脉在口底经过下颌前磨牙或第 1 磨牙处,浅面组织菲薄,以锐器或牙科砂片制备牙体时,不慎损伤此处口底黏膜可导致舌下动脉出血。

3. 神经

(1) **舌神经**(lingual nerve):于翼外肌深面起自下颌神经后干,紧贴下颌支内侧面下降,继而至下颌舌骨肌深方,沿茎突舌肌、舌骨舌肌和颏舌肌的外侧面前行至舌。在舌骨舌肌外侧面,舌神经于下颌下腺深部的上内方弓形向前。在舌骨舌肌的稍前方,舌神经经下颌下腺管外侧与其交叉,向前位于下颌下腺管下方。

(2) **下颌下神经节**(submandibular ganglion):呈三角形或梭形,位于舌神经与下颌下腺之间,借细支与上方的舌神经相连,发出分支至下颌下腺和舌下腺。

(3) **下颌舌骨肌神经**(mylohyoid nerve):由下牙槽神经发出,在下颌下腺浅部和下颌舌骨肌之间行向前内方,分支支配下颌舌骨肌和二腹肌前腹。该神经在二腹肌三角的位置浅表,易于暴露,可将其与面神经下颌支吻合,以修复因面神经下颌支损伤导致的口角歪斜。

(4) **舌下神经**(hypoglossal nerve):在颈内动、静脉之间弓形向前下走行,经二腹肌后腹上部的深面进入颈动脉三角。向内下方跨越颈外动脉和舌动脉,再经二腹肌后腹下部的深面进入二腹肌三角。舌下神经位于下颌下腺深部的内下方,经下颌舌骨肌与舌骨舌肌之间至口底,穿颏舌肌入舌。在颈部淋巴结清扫术中,可将二腹肌中间腱作为寻找舌下神经的标志。手术中若伤及舌下神经,会导致同侧舌肌瘫痪。

4. **下颌下淋巴结**(submandibular lymph node) 位于下颌下腺周围和下颌下腺实质内,约4~6个,收纳颏下淋巴结、颊、唇、牙、舌和口底的淋巴,输出淋巴管注入颈外侧上深淋巴结。

五、颈动脉三角

(一) 境界

颈动脉三角(carotid triangle)位于胸锁乳突肌上份前缘、二腹肌后腹和肩胛舌骨肌上腹之间,浅面为皮肤、浅筋膜、颈阔肌和封套筋膜,深面为椎前筋膜,内侧为咽侧壁及其筋膜。

(二) 内容及毗邻

颈动脉三角是颈部血管和神经较为集中的部位,主要结构有颈总动脉及其分支、颈外动脉及其分支、颈内静脉及其属支、迷走神经及其分支、舌下神经及其颈袢上根、膈神经和颈外侧上深淋巴结等(图 3-11)。

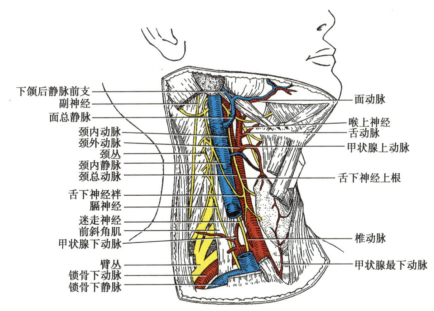

图 3-11 颈动脉三角和胸锁乳突肌区的内容

1. **颈总动脉**(common carotid artery) 位于颈内静脉的内侧,平甲状软骨上缘分为颈内动脉和颈外动脉。颈总动脉末端和颈内动脉起始部的膨大处为**颈动脉窦**(carotid sinus),壁内有压力感受器。颈总动脉分叉处的后方连有**颈动脉小球**(carotid glomus),是化学感受器,呈扁椭圆形,棕红色,长 5~7mm,宽 2~3mm。舌咽神经发出的颈动脉窦支沿颈内动脉下降,分布于颈动脉窦和颈动脉小球。

2. **颈内动脉**(internal carotid artery) 下段位于颈外动脉后外侧,向上经颈外动脉的后方转至内侧,穿颅底的颈动脉管入颅中窝。颈内动脉在颈部无分支,临床上结扎颈外动脉时常以此作为二者的区别。

3. **颈外动脉**(external carotid artery) 下部位于颈内动脉前内侧,上升途中经颈内动脉前方转至外侧,穿腮腺至下颌颈处分为颞浅动脉和上颌动脉两终支。颈外动脉下段的前壁在甲状软骨上缘与舌骨大角之间的高度,由下而上发出甲状腺上动脉、舌动脉和面动脉,下端内侧壁发出咽升动脉,近二腹肌后腹下缘自后壁发出枕动脉(图3-12)。

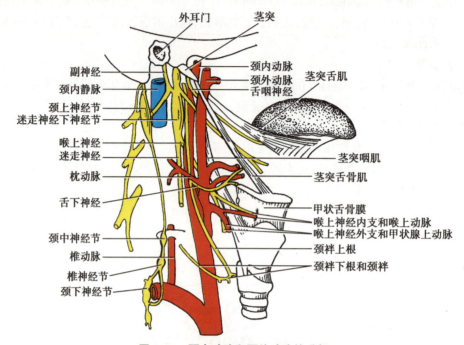

图3-12　颈内动脉和颈外动脉的毗邻

4. **颈内静脉**(internal jugular vein)　位于颈总动脉及颈内动脉的外侧,大部分被胸锁乳突肌覆盖。颈内静脉的属支自上而下为面总静脉、舌静脉、甲状腺上静脉和甲状腺中静脉(图3-13)。颈内静脉壁附着于颈动脉鞘,并通过颈动脉鞘与周围的颈深筋膜和肩胛舌骨肌

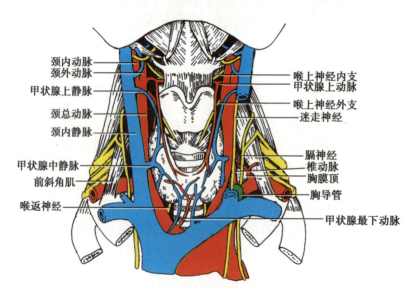

图3-13　颈前三角的血管、神经

中间腱相连,故颈内静脉管腔经常处于开放状态,有利于血液回流,但是当颈内静脉外伤时,由于管腔不能闭锁和胸腔负压对血液的吸引,可导致空气栓塞。

做颈部淋巴结清扫术时,结扎一侧颈内静脉不会明显影响脑的静脉回流,故可在术中将一侧颈内静脉结扎切除。

临床问题 3-6:颈内静脉穿刺置管

颈内静脉穿刺置管的优点为:①解剖位置相对固定,插管的成功率较高。②距右心房距离短且较直,易于将导管置入右心房或上腔静脉。③并发症少于锁骨下静脉穿刺路径。由于右颈内静脉、右头臂静脉和上腔静脉几乎成一直线,较左颈内静脉粗大,右侧胸膜顶较左侧低,胸导管位于左侧等,故常选用右颈内静脉穿刺置管。临床上常在胸锁乳突肌前缘中点或锁骨上小窝尖做颈内静脉穿刺插管,穿刺径路包括:①中央径路,用左手确定胸锁乳突肌的胸骨头和锁骨头与锁骨形成的锁骨上小窝,触摸颈动脉搏动,并在穿刺时固定皮肤。将针头置于锁骨上小窝尖,与皮肤成 35°~45° 角向同侧乳头方向进针。经穿刺针置入 45cm 长的"J"形头导引钢丝,导丝应在无阻力的情况下置入。导丝置入过深会进入右心室,刺激右心室壁。②前位径路,用左手在甲状软骨水平、胸锁乳突肌前缘触摸颈动脉搏动,在颈动脉搏动外侧 0.5~1.0cm,与皮肤成 30° 角,针尖指向乳头方向进针,深度一般为 4cm。③后位径路,在胸锁乳突肌后缘、锁骨上 5cm 处或颈外静脉与胸锁乳突肌交点的上方进针,针尖向前指向胸骨上切迹,并与矢状面和水平面成 30°~45° 角。在持续负压吸引下缓慢进针,深度一般不超过 5~7cm。

5. **颈袢**(cervical ansa) 又名舌下神经袢,由颈袢上根和颈袢下根连接而成,位于颈动脉鞘浅面,最低点一般平环状软骨弓。颈袢有时位于颈动脉鞘内。在舌下神经行至第 1 颈神经前支处,第 1 颈神经前支的大部分纤维入舌下神经。约在舌下神经绕枕动脉处,来自第 1 颈神经前支的部分纤维离开舌下神经,沿颈内动脉和颈总动脉的浅面下行,形成颈袢上根。其余纤维继续随舌下神经前行,然后离开,支配甲状舌骨肌和颏舌骨肌。第 2、3 颈神经前支的部分纤维下降形成颈袢下根。颈袢的分支支配胸骨舌骨肌、胸骨甲状肌和肩胛舌骨肌(图 3-14)。颈袢分支在这些肌的外缘中点进入,故甲状腺手术需要切断舌骨下肌群时,常在上、中 1/3 交界处切断,以免损伤神经。

6. **迷走神经**(vagus nerve) 位于颈动脉鞘内,在颈内动脉、颈总动脉与颈内静脉之间的后方下降(见图 3-12)。在颈动脉三角内,迷走神经发出**喉上神经**(superior laryngeal nerve)和**颈心支**(cervical cardiac branch)。颈心支沿颈总动脉后面下降,继而沿气管侧壁入胸腔。

7. **颈外侧上深淋巴结**(superior deep lateral cervical lymph node) 位于颈内静脉上段周围,多数淋巴结位于颈动脉鞘外面,鞘内也有小的淋巴结。位于颈内静脉、二腹肌后腹和面总静脉之间的淋巴结称**颈内静脉二腹肌淋巴结**(jugulodigastric lymph node),临床上又称角淋巴结,多数为 1~2 个,引流鼻咽部、腭扁桃体和舌根的淋巴。鼻咽癌和舌根癌常首先转移至该淋巴结,检查时可在舌骨大角高度、胸锁乳突肌前缘处触到肿大淋巴结。位于颈内静脉与肩胛舌骨肌中间腱交叉处的淋巴结称**颈内静脉肩胛舌骨肌淋巴结**(juguloomohyoid lymph node),引流舌尖的淋巴,舌尖癌常首先转移至该淋巴结。颈外侧上深淋巴结引流鼻、舌、咽、

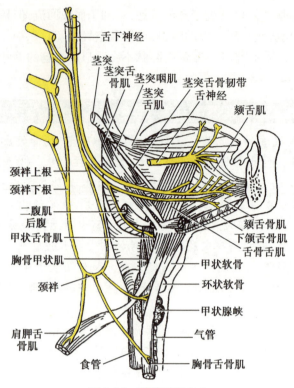

图 3-14　颈袢及其分支

喉、甲状腺、气管、食管、枕部、项部和肩部等处的淋巴，并收纳枕、耳后、腮腺、下颌下、颏下和颈外侧浅淋巴结等的输出淋巴管，其输出淋巴管注入颈外侧下深淋巴结或颈干（图 3-15）。临床上常需将肿大的颈外侧上深淋巴结与腮腺肿块相鉴别，前者位于乳突尖与下颌角之间的胸锁乳突肌深面。后者在耳垂内后方和胸锁乳突肌浅面。

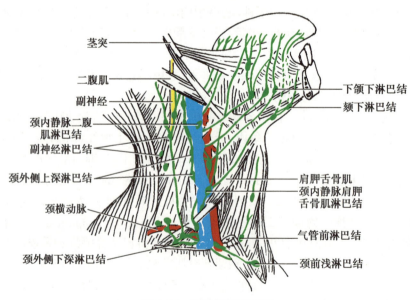

图 3-15　颈外侧深淋巴结

8. 二腹肌后腹 是颈动脉三角和二腹肌三角的分界标志,也是颈部和面部手术的重要标志。其浅面有面静脉、下颌后静脉前支和面神经颈支,深面有颈外动脉、颈内动脉、颈内静脉、迷走神经、副神经、舌下神经和颈交感干,上缘处有耳后动脉、面神经和舌咽神经等,下缘处有枕动脉和舌下神经(图 3-16)。

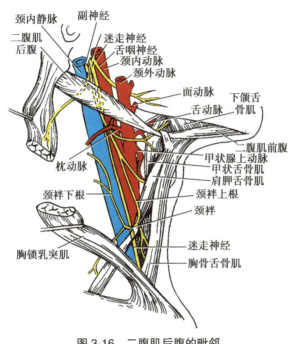

图 3-16 二腹肌后腹的毗邻

六、肌三角

(一)境界

肌三角(muscular triangle)位于胸锁乳突肌下份前缘、肩胛舌骨肌上腹和颈前正中线之间,浅面为皮肤、浅筋膜(内有颈阔肌、颈前静脉、颈丛皮支)和封套筋膜,深面为椎前筋膜。

(二)内容和毗邻

肌三角内容由浅入深有舌骨下肌群、气管前筋膜、气管前间隙、甲状腺和甲状旁腺、气管颈部和食管颈部等。

1. 舌骨下肌群 包括浅层的胸骨舌骨肌和肩胛舌骨肌,以及深层的胸骨甲状肌和甲状舌骨肌(见图 3-8、表 3-2)。舌骨下群肌皮瓣可用于修复颊、咽侧壁或口底等部位。

表 3-2 舌骨下肌群名称、起点、止点、作用及神经支配

名称	起点	止点	作用	神经支配
胸骨舌骨肌	胸骨柄和锁骨端后面	舌骨体内侧半	下拉舌骨	颈袢($C_1\sim C_3$)
肩胛舌骨肌	肩胛骨上缘和肩胛横韧带	舌骨体外侧半	下拉舌骨	颈袢($C_1\sim C_3$)
胸骨甲状肌	胸骨柄和第一肋后面	甲状软骨斜线	下拉甲状软骨	颈袢($C_1\sim C_3$)
甲状舌骨肌	甲状软骨斜线	舌骨体与舌骨大角交界处	下拉舌骨	舌下神经($C_1\sim C_2$)

2. **甲状腺**(thyroid gland) 呈"H"形,分左叶、右叶和中间的峡部(isthmus)。约4%的甲状腺缺少峡部,约50%的甲状腺峡向上伸出锥状叶(pyramidal lobe),多偏于左侧,长短不一,长者尖端可达舌背高度(图3-17)。

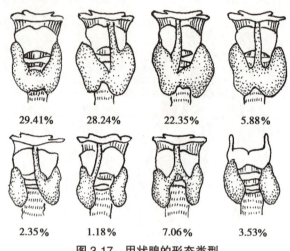

图3-17 甲状腺的形态类型

(1) 位置和毗邻:甲状腺位于颈前部,两侧叶居喉下部和气管上部的前外侧,上极平甲状软骨中点,下极平第6气管软骨环。有时侧叶的下极可伸至胸骨柄后方,称胸骨后甲状腺。峡部位于第2~4气管软骨前方(见图3-13、图3-18)。施行气管切开时,用血管钳沿正中线分离胸骨舌骨肌及胸骨甲状肌,暴露甲状腺峡,若峡部过宽,分离后向上牵引峡部,必要时可将峡部游离切断缝扎,以便暴露气管。

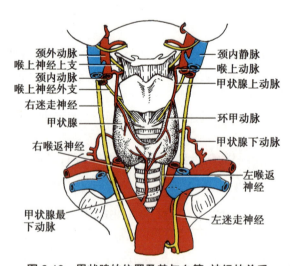

图3-18 甲状腺的位置及其与血管、神经的关系

甲状腺前方由浅入深依次为皮肤、浅筋膜、颈筋膜浅层、舌骨下肌群和气管前筋膜。峡部前面正中0.5~1.0cm宽部无肌肉覆盖,直接与筋膜和皮肤相邻。侧叶后内侧有喉、气管、咽、食管和喉返神经,后外侧有颈动脉鞘及其内容,以及椎前筋膜深面的交感干(见图3-13、

图 3-18)。甲状腺肿大时,可压迫气管和食管,引起呼吸和吞咽困难。若压迫喉返神经,可出现声音嘶哑,若压迫交感干,可导致霍纳综合征(Horner syndrome)。

甲状舌管:甲状腺原基自咽底壁向尾侧生长时,通过甲状舌管与咽底壁相连,甲状舌管在胚胎第 6 周开始退化,但在其开口处的舌背面仍残留一孔,称舌盲孔(图 3-19)。如果甲状舌管退化不全或不退化,可出现甲状舌管囊肿、甲状舌管瘘、锥体叶或副甲状腺。其中,甲状舌管囊肿可发生于颈前正中线处舌盲孔至胸骨切迹之间的任何部位,以舌骨体稍上、下方最常见,有时偏向一侧。可发生于任何年龄,但以 30 岁以下青少年为多见。

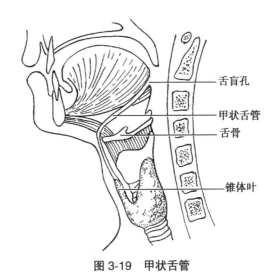

图 3-19 甲状舌管

(2) **副甲状腺**(accessory thyroid gland):出现率为 17%,位于甲状腺附近,与甲状腺不相连,临床上不可将副甲状腺误认为甲状舌管囊肿而切除,鉴别方法为甲状舌管囊肿可抽出液体,B 超检查显示有囊液,放射性核素扫描可确诊。甲状腺提肌(levator glandulae thyroideae)出现率为 16%,起自舌骨,止于甲状腺峡或锥状叶,作用为上提甲状腺(图 3-20)。

(3) **甲状腺被膜**:包括气管前筋膜包裹甲状腺形成的甲状腺鞘(甲状腺假被膜)和甲状腺表面的**纤维囊**(fibrous capsule,又称甲状腺真被膜),二者之间的间隙为**囊鞘间隙**,内有疏松结缔组织、血管、神经和甲状旁腺。甲状腺鞘在甲状腺两侧叶的内侧缘和峡部的后面增厚并附着于甲状软骨、环状软骨和气管软骨环,形成**甲状腺悬韧带**(suspensory ligament of thyroid gland),故吞咽时甲状腺随喉和气管的移动而上、下移动,临床上依此鉴别该区肿块是否为甲状腺病变。甲状腺鞘易与纤维囊分离,故可在囊鞘间隙内做甲状腺手术,以减少出血,并可防止损伤喉返神经。

(4) 动脉:甲状腺血供十分丰富,供血动脉起源于颈动脉、甲状颈干、锁骨下动脉。因此,切除甲状腺时要彻底止血;以免术后出血,压迫气管,出现呼吸困难或窒息。

1) **甲状腺上动脉**(superior thyroid artery):起自颈外动脉起始部(49.7%),或颈总动脉分叉处(28.9%),或颈总动脉(21.4%)。伴喉上神经外支呈弓形弯向前下,沿甲状软骨外侧下行,至侧叶上极上方 1~2cm 处分为前、后支,分布于侧叶,并沿甲状腺峡上缘与对侧支吻合。甲状腺上动脉自上而下发出分支:①**喉上动脉**(superior laryngeal artery),伴喉上神经内支穿甲状舌骨膜入喉(见图 3-18、图 3-21)。②**胸锁乳突肌动脉**(sternocleidomastoid artery),分布于

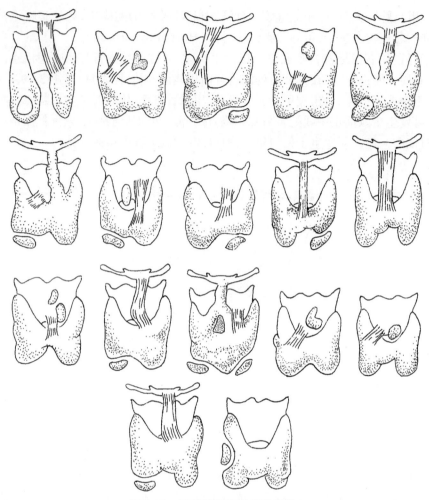

图 3-20 副甲状腺和甲状腺提肌

胸锁乳突肌及该肌下部浅面的皮肤,其末梢向上与枕动脉的分支吻合。了解胸锁乳突肌动脉的分布,对制备胸锁乳突肌肌瓣或肌皮瓣具有临床意义。③**环甲动脉**(cricothyroid artery),分布于环甲肌、甲状腺和舌骨下肌群等,是临床应用舌骨下肌皮瓣的血供来源。喉切开手术时勿损伤环甲动脉,以免引起严重出血(图 3-22)。

临床上可选甲状腺上动脉起始处,行颈外动脉逆行插管施行区域动脉化疗。鼻腔出血填塞无效时,行颈外动脉结扎术即在甲状腺上动脉与舌动脉之间进行。因此,甲状腺上动脉的起点是常用的标志。

2) **甲状腺下动脉**(inferior thyroid artery):主要起自甲状颈干,少数起自锁骨下动脉或椎动脉,约 3.6% 的人甲状腺下动脉缺如。沿前斜角肌内侧缘上行,平环状软骨高度转向内,横过颈动脉鞘后方在近甲状腺侧叶下极弯向内上,至侧叶后缘中点处发出分支,分布于甲状腺、喉、气管和食管等处,并与甲状腺上动脉的分支吻合(见图 3-18、图 3-21),终末支为**喉下动脉**(inferior laryngeal artery),与喉返神经一起在环甲关节后方入喉。

3) **甲状腺最下动脉**(arteria thyroidea ima):出现率为 10%,可起自颈总动脉、锁骨下动脉、甲状颈干、胸廓内动脉或头臂干等,经气管前方上升,分布于甲状腺峡,并与甲状腺上、

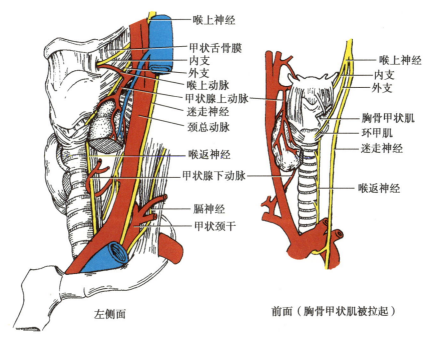

图 3-21 甲状腺的动脉和喉神经

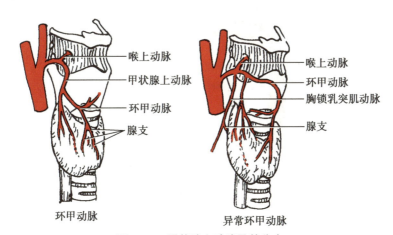

图 3-22 甲状腺上动脉及其分支

下动脉吻合(见图 3-18)。甲状腺切除或气管切开等手术时,应注意该动脉的存在,以免意外出血。

(5) **喉上神经**(superior laryngeal nerve):起自迷走神经下神经节,在颈内、外动脉与咽侧壁之间下行,于舌骨大角处分为内、外两支:①内支,伴喉上动脉穿甲状舌骨膜的外侧部入喉,分为上、下两支,上支分布于喉咽、会厌及喉前庭的黏膜;下支向内经梨状隐窝黏膜深面,分布于杓状会厌襞及声门裂以上喉黏膜。②外支,细小,多在甲状腺上动脉内侧与其伴行,下端被胸骨甲状肌覆盖。外支在距甲状腺侧叶上极处离开动脉,弯向内侧,发出分支支配环甲肌和咽下缩肌(见图 3-18、图 3-21)。

甲状腺次全切除术结扎甲状腺上动脉时,应紧贴甲状腺侧叶上极进行,以免损伤喉上神经的外支,喉上神经损伤多因处理甲状腺侧叶上极时离腺体太远或分离不仔细,将神经和动脉一起结扎所致。如果单侧喉上神经的外支受损伤，患侧环甲肌瘫痪，可致声音低钝、呛咳等。

（6）**喉返神经**（recurrent laryngeal nerve）：右喉返神经在右迷走神经经过右锁骨下动脉前方处发出，向下后勾绕此动脉，然后行向上后，返回颈部。左喉返神经起始点稍低，在左迷走神经跨越主动脉弓左前方处发出，勾绕主动脉弓下后方，然后上行返回颈部。在颈部，左、右喉返神经均沿气管与食管之间的旁沟上行，至咽下缩肌下缘、甲状腺侧叶深面、环甲关节后方进入喉内，终支称**喉下神经**（inferior laryngeal nerve），分数支分布于声门裂以下的喉腔黏膜和支配除环甲肌以外的所有喉肌。喉返神经在走行中发出心支、气管支、咽支和食管支，分别参与心丛、肺丛、咽丛和食管丛的构成，分布于心、气管和食管的黏膜和肌层，咽的黏膜和咽下缩肌（见图3-18、图3-21、图3-23）。

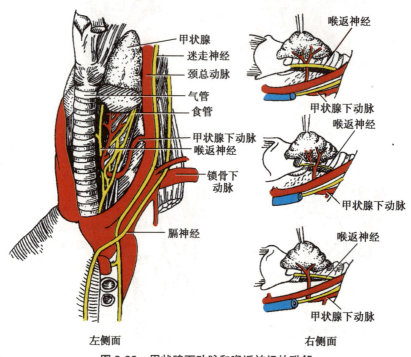

图3-23 甲状腺下动脉和喉返神经的毗邻

由于喉下神经入喉前经过环甲关节后方，甲状软骨下角是寻找喉下神经的标志。喉下神经在入喉前往往已经分支，故喉返神经与甲状腺下动脉的毗邻关系非常复杂（图3-24）。喉返神经的分支位于动脉前方约为19%，位于动脉后方约为38%，神经与动脉交叉的约为41%，神经与动脉不交叉的约2%。

结扎甲状腺下动脉时应远离甲状腺侧叶下极进行，以免损伤喉返神经。临床上为了最大限度地保护喉返神经，术中应注意显露此神经，在直视下结扎甲状腺下动脉。喉返神经损伤大多数是因处理甲状腺侧叶下极时不慎将神经切断、缝扎、错夹或牵拉，造成永久性或暂时性损伤所致；少数可因为血肿压迫、瘢痕压迫或牵拉引起。再次甲状腺手术患者，由于瘢痕组织收缩、解剖标志不清、分离困难，神经损伤的可能性较大。若单侧喉返神经受损，患侧声带麻痹，可导致声音嘶哑、发声无力且易疲劳、咳嗽时有漏气现象，待日后健侧声带代偿，声音可得到改善，除在剧烈运动可出现气促外，常无呼吸困难。若两侧喉返神经同时受损,可使双侧声带麻痹,导致失声、咳嗽无力、呼吸困难,甚至窒息,应及时做气管切开,进行急救。

(7) 静脉:甲状腺浅面和气管前面的静脉丛汇合成甲状腺上静脉、甲状腺中静脉、甲状腺下静脉。甲状腺上静脉多与同名动脉伴行,走行较为恒定,甲状腺中静脉、甲状腺下静脉多不与动脉伴行,其出现率和走行的变异较多。

1) **甲状腺上静脉**(superior thyroid vein):在甲状腺侧叶上极汇成,沿甲状腺上动脉外侧上行,跨过颈总动脉前方,少数直接注入颈内静脉,其余注入面总静脉或与咽喉静脉汇合。

2) **甲状腺中静脉**(middle thyroid vein):起自甲状腺侧叶外侧缘的中部,向外跨过颈总动脉前方,注入颈内静脉。双侧出现甲状腺中静脉的比例为24%,双侧缺如的比例为42%。由于甲状腺中静脉短粗,长约1cm,外径2~4mm,手术中牵拉甲状腺时,注意勿撕裂、拉断该静脉,以防造成严重出血。

3) **甲状腺下静脉**(inferior thyroid vein):呈现单干、双干和多干,单干者称为甲状腺奇静脉。甲状腺下静脉起自甲状腺侧叶下极或峡部的下缘,向下经气管前面入胸腔,注入头臂静脉(见图3-13、图3-25)。两侧甲状腺下静脉在气管前方常吻合成甲状腺奇静脉丛。在甲状腺峡的下方行气管切开术时,应注意止血。

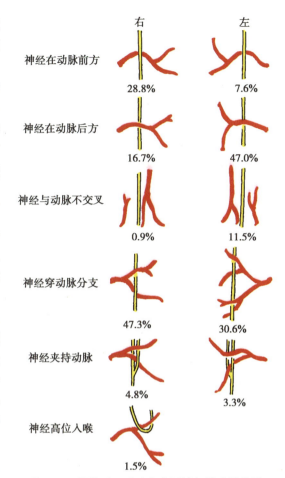

图3-24 甲状腺下动脉和喉返神经的毗邻类型

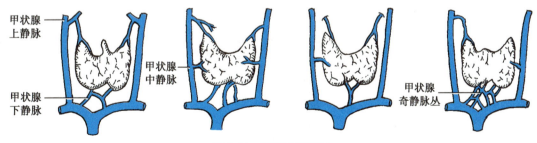

图3-25 甲状腺的静脉

(8) 淋巴引流:甲状腺上部淋巴管注入喉前淋巴结、颈外侧上深淋巴结和咽后外侧淋巴结,下部淋巴管注入气管前淋巴结、气管旁淋巴结和颈外侧下深淋巴结。

(9) 甲状腺神经:来源于颈上交感神经节、颈中交感神经节、颈下交感神经节的交感神经,经心丛和甲状腺上、下动脉周围丛分布于甲状腺,调节甲状腺血管的收缩。甲状腺的分泌活动受垂体分泌的激素调节。

> **临床问题 3-7：甲状腺侧叶切除术**
>
> 　　施行甲状腺侧叶切除术时，在胸骨切迹上 1.5cm 处沿皮纹做弧形切口。分离舌骨下肌群，显露甲状腺。在甲状腺囊鞘间隙内分离，结扎切断甲状腺中静脉、甲状腺下静脉，再结扎切断甲状腺上动脉、甲状腺上静脉的甲状腺支。游离甲状腺后外侧面及其下极，显露喉返神经和甲状旁腺。在甲状腺侧叶后缘处可见喉返神经与甲状腺下动脉的分支。为保护喉返神经和甲状旁腺，游离甲状腺时仅结扎甲状腺下动脉穿甲状腺鞘后发出的微小分支，切断甲状腺悬韧带后，将甲状腺游离至对侧气管旁切断甲状腺，缝合残端以止血。

3. **甲状旁腺**（parathyroid gland） 多呈现为两对扁椭圆形小体，但有人仅有一对，甲状旁腺呈淡棕黄色，平均长 6mm，宽 3~4mm，厚 1~2mm，位于甲状腺侧叶后缘处的囊鞘间隙内，幼儿甲状旁腺呈淡红色而较透明，随年龄增加颜色加深。上甲状旁腺位置较恒定，位于甲状腺侧叶后面上、中 1/3 交界处。下甲状旁腺位置变化较大，多位于甲状腺侧叶下 1/3 后面，有的位于甲状腺侧叶实质内或气管前外侧的疏松结缔组织内，甚至位于上纵隔（图 3-26）。做甲状腺次全切除术时，应完整保留甲状腺侧叶背侧部分，并仔细检查被切除的腺体内是否有甲状旁腺，如有应将其移植入胸锁乳突肌内。

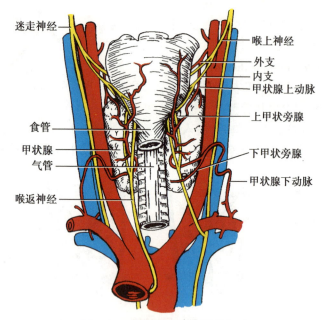

图 3-26　甲状旁腺的位置（后面）

七、胸锁乳突肌区
（一）境界
　　胸锁乳突肌区为该肌及其浅、深层结构所在的部位。胸锁乳突肌的胸骨头和锁骨头分别起自胸骨柄前面和锁骨内 1/3 上缘，行向上、后外方，止于颞骨乳突外面及上项线外侧

1/3。该肌上部的血供来自枕动脉的分支,中部来自甲状腺上动脉的分支,下部来自颈横动脉的分支。静脉注入颈外静脉、甲状腺上静脉和颈内静脉。副神经和第2、3颈神经前支支配该肌。临床上依据胸锁乳突肌血管、神经分布特点进行胸锁乳突肌肌皮瓣设计,用于修复半侧面部萎缩或口底癌术后面颊部、口底或舌的缺损。

(二)内容及毗邻

胸锁乳突肌被封套筋膜构成的胸锁乳突肌鞘包裹,浅面有皮肤、浅筋膜、颈阔肌、颈外静脉和颈丛皮支,深面有颈袢、颈动脉鞘及其内容、颈外侧下深淋巴结、颈丛及其分支、椎前筋膜和交感干等(见图3-11)。

1. 颈动脉鞘及其内容　颈动脉鞘由颈深筋膜中层形成,内有颈内静脉和迷走神经纵贯全长,上部有颈内动脉,下部有颈总动脉。在鞘的下部,颈总动脉位居颈内静脉后内侧,迷走神经位于二者之间后外方;在鞘的上部,颈内动脉位于颈内静脉前内侧,二者之间后方为迷走神经。

颈动脉鞘前面邻胸锁乳突肌、胸骨舌骨肌、胸骨甲状肌、肩胛舌骨肌、颈袢和甲状腺上静脉、甲状腺中静脉;后方有甲状腺下动脉(左侧有胸导管),隔椎前筋膜有交感干、膈神经、椎前肌和颈椎横突;内侧有喉和气管、咽和食管、甲状腺侧叶和喉返神经等(见图3-11)。

2. 颈外侧下深淋巴结(inferior deep lateral cervical lymph node)　主要沿颈内静脉下段排列,引流颈根部、胸壁上部和乳房上部的淋巴,并收纳颈前淋巴结、颈外侧浅淋巴结和颈外侧上深淋巴结的输出淋巴管,其输出淋巴管合成颈干,左侧注入胸导管,右侧注入右淋巴导管(见图3-15)。

3. 颈丛(cervical plexus)　由第1~4颈神经前支构成,位于臂丛上方、胸锁乳突肌上部深面、中斜角肌和肩胛提肌前面。颈丛向内前下方发出颈袢,向外侧发出枕小神经、耳大神经、颈横神经和锁骨上神经,向下发出膈神经(见图3-11、图3-27)。

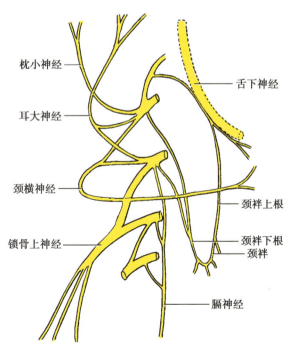

图3-27　颈丛及其分支

4. 颈交感干(cervical sympathetic trunk) 由颈上神经节、颈中神经节、颈下神经节和节间支连成，位于椎前筋膜深面、颈椎椎体外侧以及头长肌、颈长肌和颈椎横突的前方（见图 3-12、图 3-28）。颈神经节数目为 2~7 个，其中以 4 个的最多见。

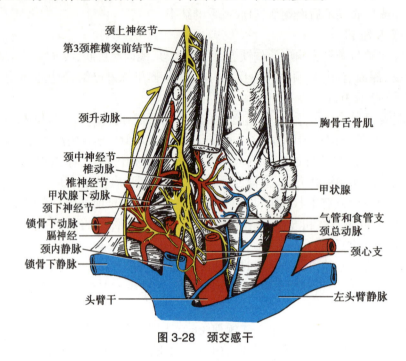

图 3-28 颈交感干

（1）**颈上神经节**(superior cervical ganglion)：最大，呈梭形，长约 2.6cm，出现率为 93%，位于第 2、3 颈椎横突的前方。

（2）**颈中神经节**(middle cervical ganglion)：位于第 6 颈椎横突前方，细小，长约 0.69cm，出现率为 82%，数量可为 1~4 个。

（3）**颈下神经节**(inferior cervical ganglion)：形态不规则，长约 1.1cm；位于第 7 颈椎横突与第 1 肋颈之间高度，椎动脉起始端后方，第 8 颈神经前支前面。颈下神经节多与第 1 胸神经节合并成**颈胸神经节**(cervicothoracic ganglion)（又称星状神经节），颈胸神经节长约 1.7cm。**霍纳综合征**又称颈交感神经麻痹综合征，自交感神经中枢至眼部的通路受到任何压迫和破坏都可引起，表现为上睑轻度下垂、瞳孔缩小、眼球内陷和面部皮肤干燥并有潮红现象。依据受损部位可分为中枢性障碍、节前障碍和节后障碍。

颈胸神经节封闭，可解除颈胸神经节的过度紧张和功能亢进状态，使头、颈、上肢和心脏等血管扩张，改善心、脑血流量，增强机体的抗病能力，改善内分泌系统、自主神经系统的功能和平衡，可用于治疗偏头痛、面神经麻痹、颈椎病、耳鸣和神经性耳聋等。

（4）**椎动脉神经节**(ganglion of vertebral artery)：位于椎动脉前方或前内侧，出现率为 74.5%，其中与颈中神经节同时出现的占 63%，单独存在的占 11.5%。

八、枕三角
（一）境界

枕三角(occipital triangle) 又称肩胛舌骨肌斜方肌三角。位于胸锁乳突肌后缘、斜方肌前缘和肩胛舌骨肌下腹上缘之间。枕三角的浅面由浅入深为皮肤、浅筋膜和封套筋膜，深面为椎前筋膜及其覆盖的前、中、后斜角肌、头夹肌和肩胛提肌(图 3-29,表 3-3)。

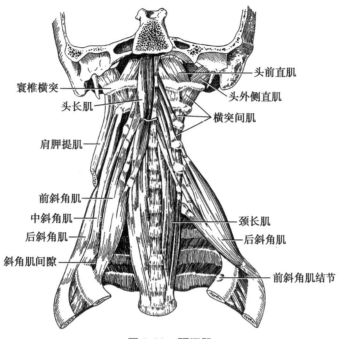

图 3-29 颈深肌

表 3-3 颈深肌

名称	起点	止点	作用	神经支配
内侧群				
头前直肌	寰椎横突	枕骨	使头前屈	颈神经(C_1~C_6)
头外直肌	寰椎横突	枕骨	使头侧倾	颈神经(C_1~C_6)
头长肌	第3~6颈椎横突前结节	枕骨	使头侧屈	颈神经(C_1~C_6)
颈长肌	第3~6颈椎横突;第1~3胸椎椎体;第5~7颈椎椎体	寰椎前结节,第2~4颈椎椎体;第5~7颈椎横突	使颈侧屈	颈神经(C_3~C_8)
外侧群				
前斜角肌	第3~6颈椎横突前结节	第1肋骨斜角肌结节	提肋助吸气,颈前倾和侧屈	颈神经(C_5~C_7)
中斜角肌	第2~6颈椎横突后结节	第1肋骨	提肋助吸气,颈前倾和侧屈	颈神经(C_2~C_8)
后斜角肌	第5~7颈椎横突后结节	第2肋骨	提肋助吸气,颈前倾和侧屈	颈神经(C_5~C_6)

(二) 内容及毗邻

枕三角内有副神经、副神经淋巴结、颈丛皮支根部、臂丛上部和颈横动脉的分支等(图 3-30)。

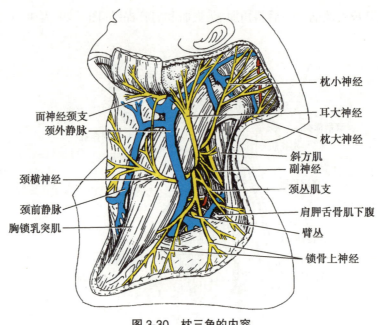

图 3-30　枕三角的内容

1. **副神经**（accessory nerve）　自颈静脉孔出颅后，经二腹肌后腹深面，沿颈内静脉前外侧斜向外下方，穿胸锁乳突肌上部并发支支配该肌。在胸锁乳突肌后缘上、中 1/3 交点处进入枕三角；在胸锁乳突肌后缘处，枕小神经从外侧勾绕副神经，此是确认副神经的标志。在枕三角内，副神经沿肩胛提肌表面行向外下方，在斜方肌前缘中、下 1/3 交界处进入该肌深面，支配该肌（图 3-31）。

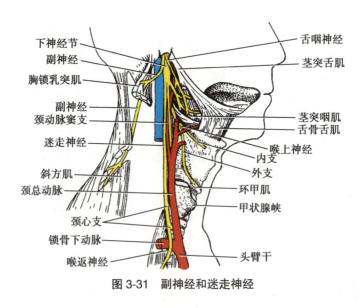

图 3-31　副神经和迷走神经

2. **副神经淋巴结**　属于颈外侧上深淋巴结群，沿副神经排列，引流耳廓、枕部、颈部和肩部淋巴，并收纳乳突淋巴结和枕淋巴结的输出淋巴管，其输出淋巴管注入颈外侧下深淋巴结（见图 3-15）。手术清扫副神经淋巴结时，应注意保护副神经，以免损伤，引起斜方肌瘫痪。

3. **颈丛和臂丛的分支** 颈丛皮支在胸锁乳突肌后缘中点处穿颈筋膜浅层浅出,分布于头、颈、胸前上部及肩上部的皮肤。颈丛肌支支配肩胛提肌、斜方肌和椎前肌,臂丛发出的肩胛背神经、肩胛上神经和胸长神经参见本节"锁骨上三角"。

九、锁骨上三角

(一) 境界

锁骨上三角(supraclavicular triangle)又称锁骨上大窝、肩胛舌骨肌锁骨三角,位于胸锁乳突肌后缘、肩胛舌骨肌下腹下缘和锁骨上缘中1/3之间,体表为锁骨上大窝处。锁骨上三角的浅面由浅入深为皮肤、浅筋膜、颈阔肌和封套筋膜,深面为椎前筋膜及其覆盖的斜角肌下部。

(二) 内容与毗邻

锁骨上三角内有锁骨下动脉、颈横动脉、肩胛上动脉、锁骨下静脉、臂丛和锁骨上淋巴结等(图3-32)。

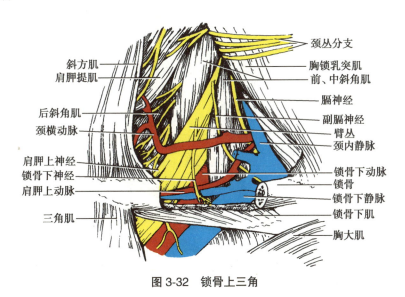

图3-32 锁骨上三角

1. **斜角肌间隙**(scalenus interspace) 位于前斜角肌、中斜角肌与第1肋之间,有锁骨下动脉和臂丛通过(见图3-29、图3-32)。前斜角肌痉挛或肥大压迫间隙内的结构时,可引起前斜角肌综合征。前斜角肌是重要的标志,前面有膈神经、颈横动脉和锁骨下静脉,后面有臂丛、锁骨下动脉和胸膜顶(图3-33)。

2. **臂丛**(brachial plexus) 由第5~8颈神经前支和第1胸神经前支的大部分组成,经斜角肌间隙斜向外下方。第5、6颈神经前支在中斜角肌外侧缘处合并成上干,第7颈神经前支合并成中干,第8颈神经前支和第1胸神经前支合并成下干。随后各干分为前、后股,在锁骨后方,神经股合成神经束,下干的前股合并成内侧束,上干和中、下干的前股合并成外侧束,上、中、下干的后股合并成后束(图3-34)。根、干、股组成臂丛锁骨上部。在斜角肌间隙内,臂丛位于锁骨下动脉上方;在锁骨上三角,臂丛位于锁骨下动脉外上方。臂丛上部位于椎前筋膜深面,臂丛下部位于椎前筋膜向下形成的腋鞘内。臂丛前方有颈外静脉下部、锁骨上神经、颈横血管和肩胛上血管等(图3-32)。

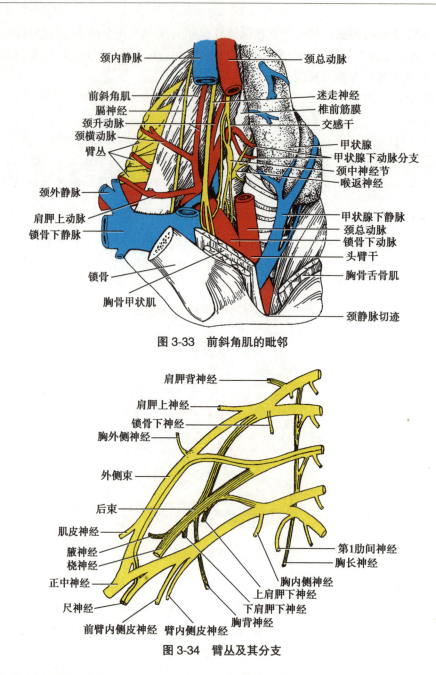

图 3-33 前斜角肌的毗邻

图 3-34 臂丛及其分支

(1) **肩胛背神经**(dorsal scapular nerve)：在椎间孔处起自第 4、5 颈神经前支，向后外、下方经中斜角肌表面（或穿过该肌）与副神经伴行，至肩胛提肌前缘，经肩胛提肌（或穿过）和菱形肌深面，沿肩胛骨内侧缘下降，支配肩胛提肌和菱形肌。

(2) **肩胛上神经**(suprascapular nerve)：起自臂丛上干，在臂丛上方行向外后方，沿肩胛舌骨肌和斜方肌的深面至肩胛切迹处，穿肩胛切迹与肩胛上横韧带围成的孔进入冈上窝，再至冈下窝，支配冈上肌和冈下肌。

(3) **胸长神经**(long thoracic nerve)：在椎间孔处起自第 5~7 颈神经前支，向前穿中斜角肌至该肌上部前面，向下经臂丛和锁骨下动脉后方进入腋窝，继而沿前锯肌表面下行，支配前锯肌。因肩部负载过重压力或颈部受重击而损伤胸长神经时，可导致前锯肌瘫痪，出现以肩胛骨内侧缘翘起为特征的"翼状肩"体征。

将局部麻醉药注入臂丛神经干周围，使其所支配的区域产生神经传导阻滞的麻醉方法称臂丛神经阻滞麻醉，适用于手、前臂、上臂及肩部各种手术，根据穿刺部位不同可分为肌间沟法、锁骨上法和腋路法，前两种均在锁骨上三角实施。

3. **颈横动脉**（transverse cervical artery） 单干或与肩胛上动脉起自甲状颈干或锁骨下动脉、胸廓内动脉。颈横动脉发出后，向外经前斜角肌和膈神经的前方、颈内静脉和胸锁乳突肌的后方，进入锁骨上三角。在枕三角的下部，至肩胛提肌外侧缘处分为浅、深两支，浅支为颈浅动脉，向外至斜方肌前缘分为升支和降支，分布于斜方肌和肩胛提肌等；深支为**肩胛背动脉**（dorsal scapular artery），与肩胛背神经伴行，分布于肩胛提肌、菱形肌、冈上肌和冈下肌等。

颈横动脉多数经臂丛前方，少部分穿过臂丛。

4. **肩胛上动脉**（suprascapular artery） 起自甲状颈干或锁骨下动脉，极少数起自胸廓内动脉或缺如。肩胛上动脉向外下方经胸锁乳突肌和颈内静脉后方、前斜角肌和膈神经的前方，进入锁骨上三角的下部，在臂丛和锁骨下动脉的前方、锁骨和锁骨下肌的后方继续行向外下方，与肩胛上神经伴行，经肩胛舌骨肌下腹内侧转向后下方，至肩胛切迹处经肩胛上横韧带上方进入肩胛区，分布于冈上肌和冈下肌等。

5. **锁骨上淋巴结**（supraclavicular lymph node） 属颈外侧下深淋巴结群，沿颈横血管排列（见图3-15），其中位于前斜角肌前方的淋巴结称**斜角肌淋巴结**（scalene lymph node），左侧斜角肌淋巴结又称Virchow淋巴结，患胸部、腹部、盆部的肿瘤，尤其是食管腹部癌和胃癌，癌细胞经胸导管转移至该淋巴结，常可在胸锁乳突肌后缘与锁骨上缘的夹角处触及肿大的淋巴结。癌细胞栓子阻塞胸导管末端时，癌细胞可通过淋巴管逆向转移至左锁骨上淋巴结。另外，由于29%胸导管的侧支注入左锁骨上淋巴结，胸导管内的癌细胞可顺淋巴流直接转移至该淋巴结。锁骨上淋巴结是颈部淋巴结清扫术时重点清除的淋巴结。

临床问题3-8：颈淋巴结切除术

头颈部肿瘤发生颈淋巴结转移时，可行根治性颈淋巴结切除术。手术中将上至下颌骨下缘，下至锁骨，前至颈前正中线，后至斜方肌前缘区域内，包括胸锁乳突肌、肩胛舌骨肌、二腹肌、颈内静脉、副神经和下颌下腺等组织，与淋巴结一起切除。在两侧胸锁乳突肌和胸骨上缘处做"U"形切口，结扎切断胸锁乳突肌下端和肩胛舌骨肌肩胛端，向上翻起。结扎切断颈横动脉，沿锁骨上缘自下而上清除锁骨上三角内结缔组织及淋巴结，然后沿斜方肌前缘向前切除枕三角内的副神经及其周围淋巴结。由于头颈部肿瘤很容易转移至颈动脉鞘周围的颈外侧深淋巴结，切除颈内静脉时，应尽量彻底切除这些淋巴结，术中应避免损伤颈总动脉、颈内动脉、颈外动脉和迷走神经，若淋巴结与动脉粘连，可沿动脉壁行分离术，注意保护脉壁。在颏下三角和二腹肌三角，沿下颌骨下缘自下颌角至颈前正中线切开封套筋膜，自上而下清除淋巴结。切断二腹肌，避开舌下神经，结扎切断下颌下腺管，将下颌下腺及其邻近淋巴结一起切除。

6. **颈肋**（cervical rib） 出现率为0.5%~1.0%，两侧同时出现约占50%，女性的出现率是男性的两倍(图 3-35)。

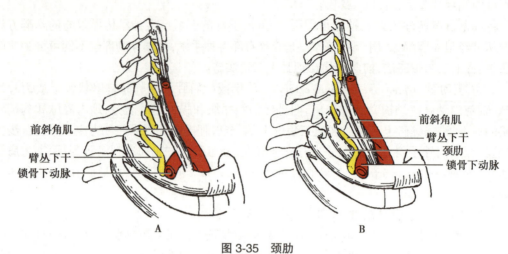

图 3-35 颈肋
A. 正常;B. 臂丛下干和锁骨下动脉受压。

十、颈根部

(一) 境界

颈根部(root of neck)位于颈部与胸部连接处,主要由出入胸廓上口的器官和结构占据。前界为胸骨柄,后界为第 1 胸椎椎体,两侧为第 1 肋。

(二) 内容及毗邻

颈根部中部有食管和气管,两侧部的主要标志是前斜角肌,该肌起自第 3~6 颈椎横突前结节,向下外斜行止于第 1 肋上面的斜角肌结节。前斜角肌的前内侧有胸膜顶和肺尖以及往返于颈、胸部之间的纵行结构,如颈总动脉、颈内静脉、迷走神经、胸导管、膈神经和颈交感干等,前、后方及外侧主要为往返于胸、颈与上肢之间的横行结构,如锁骨下动脉、锁骨下静脉和臂丛等(图 3-36)。

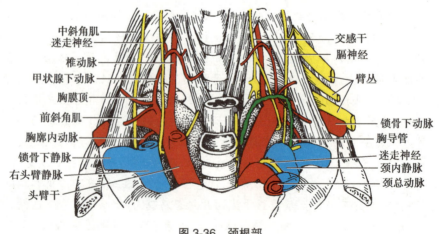

图 3-36 颈根部

1. **锁骨下动脉**(subclavian artery) 左侧在胸骨柄后方起自主动脉弓,右侧在右胸锁关节后方起自头臂干,两者斜向外上至颈根部,呈弓状越过胸膜顶前方,穿斜角肌间隙,至第1肋外侧缘续腋动脉。以前斜角肌为界将锁骨下动脉分为3段。第1段位于前斜角肌内侧、胸膜顶前方,颈内静脉、椎静脉、迷走神经和膈神经向下跨过锁骨下动脉第1段的前面;该段发出椎动脉、甲状颈干、肋颈干和胸廓内动脉等;在左侧,胸导管经过该段动脉前方。第2段在斜角肌间隙内位于臂丛下方。第3段位于前斜角肌外侧,即进入锁骨上三角,与前下方的锁骨下静脉和外上方的臂丛伴行。

(1) **椎动脉**(vertebral artery):发自锁骨下动脉第1段上壁,沿前斜角肌内侧行向后上,穿第6~1颈椎的横突孔,经寰椎后弓上面椎动脉沟,继经枕骨大孔入颅腔,分支营养脊髓、脑和内耳。椎动脉也可穿全部颈椎横突孔,或仅穿上位5个颈椎横突孔。前斜角肌内侧缘、颈长肌外侧缘和锁骨下动脉第1段围成**椎动脉三角**,尖为第6颈椎横突前结节,前方有膈神经、颈动脉鞘和胸导管弓(左侧),后方有胸膜顶、第7颈椎、第8颈神经前支和第1肋。椎动脉三角内有椎动脉、椎静脉、甲状腺下动脉和交感干等经过(图3-36)。

(2) **甲状颈干**(thyrocervical trunk):为一短干,在椎动脉外侧、前斜角肌内侧缘处发自锁骨下动脉第1段上壁,分为甲状腺下动脉、肩胛上动脉和颈横动脉。

(3) **肋颈干**(costocervical trunk):起自锁骨下动脉第1或第2段后壁,经胸膜顶上方弓形向后至第1肋颈处,分为颈深动脉和肋间最上动脉;颈深动脉(deep cervical artery)分布于颈深肌,肋间最上动脉(supreme intercostal artery)分布于第1、2肋间隙后部。

(4) **胸廓内动脉**(internal thoracic artery):在胸膜顶前方正对椎动脉起始处发自锁骨下动脉下壁,经锁骨下静脉后方下降入胸腔。

2. **锁骨下静脉**(subclavian vein) 在第1肋外侧缘续于腋静脉,经锁骨外1/3的后方进入锁骨上三角,弓形向内侧经锁骨下动脉前下方、膈神经和前斜角肌的前面,至胸锁关节后方与颈内静脉汇合成头臂静脉。两静脉汇合部形成向外上开放的**静脉角**(angulus venosus),左、右两侧分别有胸导管和右淋巴导管注入(图3-36)。锁骨下静脉的主要属支是颈外静脉,由于锁骨下静脉壁沿途与第1肋、锁骨下肌和前斜角肌的筋膜相愈着,管壁破裂后难以自动闭合,故伤后易致气栓。临床上常经锁骨上或锁骨下入路做锁骨下静脉穿刺插管。

3. **胸导管**(thoracic duct) 沿食管左侧出胸廓上口至颈部,平第7颈椎高度向左呈弓形跨越胸膜顶,形成**胸导管弓**(arch of thoracic duct),经颈动脉鞘后方和椎血管、膈神经、交感干和锁骨下动脉的前方,弯向前内下方,注入左静脉角,少数注入左锁骨下静脉或左颈内静脉,注入静脉角处有一对瓣膜,有阻止血液流入胸导管的作用。胸导管末端有左颈干、左锁骨下干和左支气管纵隔干注入。胸导管弓可高出锁骨上缘0.5~1.5cm。颈部淋巴结清扫时,如果损伤胸导管,可出现乳糜漏(图3-36)。

4. **右淋巴导管**(right lymphatic duct) 长约1~1.5cm,由右颈干、右锁骨下干和右支气管纵隔干汇合而成,多数为单干或双干注入右静脉角,也可注入右锁骨下静脉、右颈内静脉或右头臂静脉等。

掌握胸导管和右淋巴导管的走行和注入部位,对施行胸导管逆行造影、胸导管引流术、胸导管或右淋巴导管颈内静脉吻合术等有重要意义。

5. **膈神经**(phrenic nerve) 由第3~5颈神经前支的分支组成。膈神经前面有椎前筋膜覆盖,从前斜角肌上部外侧缘向下经前斜角肌前面至该肌内侧,经锁骨下动脉、锁骨下静脉之间进入胸腔。喉返神经损伤时可将膈神经与喉返神经损伤的远端吻合,以利于部分恢复声带功能。副膈神经（accessory phrenic nerve）的出现率为48%,是膈神经干以外加入膈神经的一些神经纤维（图3-36、图3-37）。

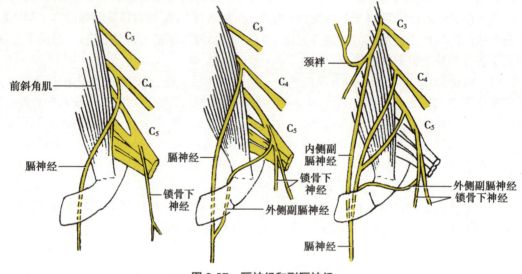

图3-37　膈神经和副膈神经

膈神经损伤常导致膈肌麻痹、膈膨出，原因为颈丛麻醉误伤或一过性麻痹、颈胸部手术损伤、外伤、产伤、纵隔炎症、纵隔肿瘤、颈椎疾病侵袭等。轻症患者出现气促、饭后胸闷、气短，或术后咳嗽无力、肺不张等，严重可出现呼吸困难。

6. **胸膜顶**（cupula of pleura）和**肺尖**（apex of lung）　高出锁骨内侧1/3段上缘2~3cm，肺尖平第7颈椎棘突平面，距正中平面2.5cm处。胸膜顶前方有锁骨下动脉、锁骨下静脉及其分支和属支、前斜角肌、膈神经和迷走神经，左侧还有胸导管弓跨越。后方有颈下神经节、第1胸神经前支和最上肋间动脉；内侧的左侧有锁骨下动脉、左头臂静脉和食管，右侧有头臂干、右头臂静脉和气管；外侧与中、后斜角肌毗邻，上方有臂丛，下方有胸膜腔和肺尖及其被覆的脏胸膜。**胸膜上膜**（suprapleural membrane）又称Sibson腱膜，上起自第7颈椎横突，呈扇形附着于第1肋骨内侧缘，覆盖在胸膜顶的上面。小斜角肌位于胸膜上膜的上面，起自第7颈椎横突，止于第1肋骨锁骨下动脉沟后方的内侧缘。胸膜上膜和小斜角肌对胸膜顶有固定作用。臂丛神经阻滞麻醉、锁骨下静脉穿刺和颈根部手术时，应注意保护胸膜顶，以免损伤后引起气胸（图3-36）。

十一、喉、气管、咽和食管

（一）喉

1. **位置和毗邻**　喉既是呼吸道的一部分，又是发声器官，位于颈前正中、舌骨下方，上借喉口通咽，下连气管；上界为会厌上缘，下界为环状软骨下缘。上借甲状舌骨膜和甲状舌骨肌与舌骨相连，发声和吞咽时，喉可上、下移动。下借环气管韧带与气管相连。随着年龄的增长，喉的位置逐渐下降。婴儿的喉平第1、2颈椎交界处至第4颈椎下缘高度，成人的喉平第3~6颈椎高度，老年人更低些，男性比女性低。青春期男性喉软骨明显增大，特别是甲状软骨向前突出，喉的前后径几乎增加一倍，故成年男性的喉比女性大（图3-38）。

喉的前方有皮肤、浅筋膜、封套筋膜、舌骨下肌群和气管前筋膜，后方紧邻喉咽部，喉后壁为喉咽部前壁,两侧有甲状腺侧叶上部、交感干和颈动脉鞘及其内容等。由于咽后壁与椎前筋膜之间有少量疏松结缔组织,头部转动时,咽随喉一起移动。

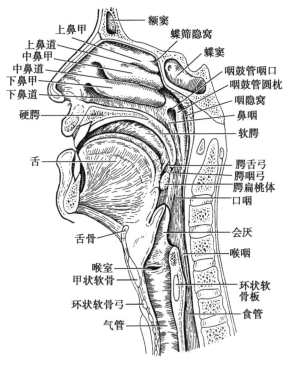

图 3-38 头颈正中矢状切面

2. 喉间隙

(1) **会厌前间隙**(preepiglottic space):成对,位于会厌前面的外侧部。会厌前间隙的上界为舌骨会厌韧带,前界为甲状舌骨膜,后界为会厌前面,内侧界为纤维隔,外侧为方形膜。此间隙呈楔形,由脂肪组织充填,两侧间隙被矢状位的弹性纤维分隔开,彼此不通。声带前连合的肿瘤可经过会厌软骨上的小孔或绕过会厌软骨的根部侵袭会厌前间隙。

(2) **Reink 间隙**:位于声韧带、声带肌与上方的喉黏膜之间。因过度发声或喉炎造成的声带水肿常发生于此间隙。

(3) **声带旁间隙**(paraglottic space):位于喉室及喉小囊的外侧。声带旁间隙前方及外侧为甲状软骨,内侧为方形膜和弹性圆锥,后方为梨状隐窝前面,可与同侧的会厌前间隙相通。喉室的肿瘤易向声带旁间隙侵袭。

3. 血管、神经和淋巴引流

(1) 动脉:喉的血液供应来自甲状腺上动脉发出的喉上动脉、环甲动脉和甲状腺下动脉发出的喉下动脉。

(2) 静脉:在喉后壁内形成静脉丛,伴同名动脉离喉。此外,喉的静脉可经甲状腺中静脉直接汇入颈内静脉。

(3) 神经:包括迷走神经发出的喉上神经、喉返神经和颈上神经节发出的咽喉支。

(4) 淋巴引流:声带以上的淋巴管穿甲状舌骨膜注入颈外侧上深淋巴结,声带以下的淋巴管穿环甲膜注入颈外侧下深淋巴结和喉前淋巴结，或穿环状软骨气管韧带向下注入喉前淋巴结和气管前淋巴结。喉下部的肿瘤常首先转移至喉前淋巴结，可在环甲膜前方的皮下触及肿大的淋巴结。因声带的血管和淋巴管欠丰富，故发生于声带的恶性肿瘤生长和转移均较缓慢。

临床问题3-9：喉镜检查

喉镜检查包括间接喉镜检查、直接喉镜检查、纤维喉镜检查和电子喉镜检查。间接喉镜检查时，可见会厌、会厌结节、杓状会厌襞、楔状结节、小角结节、前庭襞和声襞等结构。发声时两侧声带内收，吸气时外展。直接喉镜检查的范围包括会厌、杓状会厌襞、梨状隐窝、喉咽后壁、喉室、声带、声门下区和气管上段等处。检查时应注意喉黏膜的色泽和形态、声带运动和有无新生物等。

喉部异物一般为骨片、鱼刺、金属针等尖锐异物，主要采用直接喉镜钳取法。扁平异物常停留在声门裂处，应注意将异物的最大横径转至与声门裂平行，以减少阻力。尖锐异物需用钳口保护异物尖端，然后在喉镜下将其取出。若异物位于声门下区，间接喉镜不易发现，常需要X线检查协助诊断。如尖锐异物逆行钩住声门下组织，则有必要切开气管，经切口将异物取出。

（二）气管颈部

气管颈部平第6颈椎椎体下缘续接喉，沿颈前正中线下行，至胸骨颈静脉切迹（第2~3胸椎高度）延续为气管胸部，长约6.5cm，气管全长和宽度因年龄和性别而异。气管前方有皮肤、浅筋膜、封套筋膜、胸骨上间隙及颈静脉弓、舌骨下肌群、气管前筋膜和气管前间隙，第2~4气管软骨前方有甲状腺峡，峡部下方的气管颈部前方有甲状腺下静脉、甲状腺奇静脉丛及可能存在的甲状腺最下动脉。后方有食管，上端两侧有甲状腺侧叶，气管和食管之间的旁沟内有喉返神经，后外侧有交感干和颈动脉鞘及其内容等。气管起始端位置较表浅，随着向下延伸而逐渐加深。由于气管与周围器官和结构连接疏松，其活动度较大，故肺和胸膜腔病变时可牵拉或压迫气管，导致其移位。头后仰时，气管上升1.5cm，其轮廓明显近体表，此时气管环、环状软骨弓、喉结和舌骨均易扪及。头转向一侧时，气管偏向同侧，食管偏向对侧。

临床问题3-10：喉切除术

对于喉部肿瘤患者，根据肿瘤所侵袭的部位和大小，可选用下列喉切除术式：①喉裂开术，自舌骨向下至近胸骨处做正中切口，分离舌骨下肌群，切断甲状腺峡，暴露气管上段。切开甲状软骨及喉黏膜，切除癌肿及其周围0.5cm以上正常组织。②垂直半喉切除，于甲状软骨中线稍偏健侧切开，将患侧声带和甲状软骨切除。③水平半喉切除，横行切除甲状软骨的上半部，包括会厌、会厌前间隙、舌根处的部分组织和前庭韧带。④全喉切除，在颈前正中线，自环状软骨下缘至舌骨高度做"T"形或"U"形切口，剪断舌骨中部，将断端向两侧推开。分离喉周围肌，结扎喉上血管和喉上神经的喉内支，切断甲状腺峡，在环状软骨下缘或第1~2气管软骨环处切断气管，将喉自下而上分离，然后将喉切除。在喉切除过程中，应注意保护喉两侧的大血管和神经。

> **临床问题 3-11：气管切开术**
>
> 一般取仰卧位，头后仰，使气管接近皮肤，暴露明显，以利于手术；固定头部，保持正中位。切口多采用直切口（全麻患者可采用横切口），自甲状软骨下缘至接近胸骨上窝处，沿颈前正中线切开皮肤和皮下组织。之后进行如下操作：①分离气管前组织。用血管钳沿中线分离胸骨舌骨肌及胸骨甲状肌，暴露甲状腺峡，必要时也可将峡部夹持切断缝扎，以便暴露气管。②切开气管。确定气管后，一般于第 2~4 气管环处切开；刀尖勿插入过深，以免刺伤气管后壁和食管前壁而引起气管食管瘘。③插入气管套管。以弯钳或气管切口扩张器撑开气管切口，插入大小适合、带有管芯的气管套管，插入外管后，立即取出管芯，放入内管，吸净分泌物，并检查有无出血。④切口处理。将气管套管上的带子系于颈部，打成死结以牢固固定。切口一般不予缝合，以免引起皮下气肿，最后用一块纱布垫于切口与套管之间。

（三）咽

咽（pharynx）呈上宽下窄、前后扁平的漏斗状，上端起自颅底，下端平第 6 颈椎椎体下缘延续为食管，长约 12cm。咽的前壁经鼻后孔、咽峡和喉口分别与鼻腔、口腔和喉腔相通（图 3-38）。咽的后方有咽后间隙，两侧有咽旁间隙、颈动脉鞘及其内容、茎突以及附着于茎突的茎突咽肌、茎突舌肌、茎突舌骨肌和茎突舌骨韧带等。咽后淋巴结位于咽后间隙内，分为两群：咽后内侧淋巴结位于咽上缩肌上方，内侧有咽后间隙中间的筋膜隔；咽后外侧淋巴结平寰椎侧块高度，外侧有颈内动脉。咽后淋巴结引流鼻腔后部、鼻旁窦、鼻咽、口咽、咽鼓管、鼓室和甲状腺等处的淋巴，其输出淋巴管注入颈外侧上深淋巴结。

（四）食管颈部

1. 位置和毗邻 食管颈部上端平第 6 颈椎椎体下缘接咽，下端平胸骨的颈静脉切迹续为食管胸部。颈段约 5cm，约占食管全长的 1/5。在冠状位上，食管上端位于正中，向下偏向左侧。在矢状位上，食管伴随脊柱颈曲凸向前。食管起始部狭窄，是食管内异物容易滞留处。食管颈部前方贴气管，但稍偏向左侧，故食管颈部手术多选左侧入路。后方隔**食管后间隙**（retroesophageal space）与颈长肌和脊柱相邻。食管后间隙向下与胸部的食管后间隙相通。食管颈部两侧有甲状腺侧叶、甲状腺下动脉的食管支和颈动脉鞘及其内容，在颈根部左侧有胸导管，食管与气管之间的旁沟内有喉返神经。

食管异物停留的部位以颈部为常见，一种为表面光滑而无刺激性的钱币、纽扣等异物，常不会立即引起严重的并发症；另一种为不规则且尖锐的枣核、鸡骨、鱼刺、义齿等异物，若停留于食管易引起局部肿胀、食管穿孔、纵隔脓肿等，应尽早取出。

2. 血管、神经和淋巴引流 食管颈部上部的血液供应主要来源于甲状腺下动脉，下部多来源于锁骨下动脉和甲状颈干。食管颈部的静脉注入甲状腺下静脉。喉返神经和颈交感干的食管支构成食管丛分布于食管，其中喉返神经支配食管骨骼肌，交感神经管理腺体分泌。食管的淋巴注入气管旁淋巴结和颈外侧下深淋巴结。

十二、颈部的影像

经过甲状腺颈部横切面可观察到气管、食管及位于其两侧的甲状腺侧叶，为甲状腺侧叶后外侧的颈动脉鞘内的颈总动脉和颈内静脉等结构（图 3-39）。

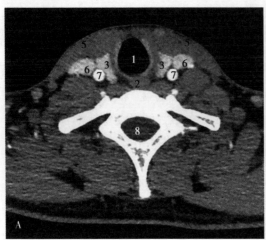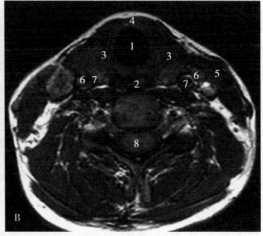

图 3-39 通过甲状腺的颈部横切面

A. 经过甲状腺侧叶的 CT 扫描图像（通过第 7 颈椎椎体）；B. 经过甲状腺峡的 MRI 扫描图像（通过第 6 颈椎椎体）。
1. 气管；2. 食管；3. 甲状腺侧叶；4. 甲状腺峡；5. 胸锁乳突肌；6. 颈内静脉；7. 颈总动脉；8. 脊髓。

> **临床问题 3-12：扁桃体摘除术**
>
> 患者取坐位，用扁桃体刀沿腭舌弓，距离游离缘外 1~2mm 处，自扁桃体上极向下切至腭舌弓根部，再绕过上极，将切口延长，切开腭咽弓。切口不可太深，如切得太深，损伤咽上缩肌或切入扁桃体组织内，均易引起出血和伤口感染。
>
> 用扁桃体剥离器自腭舌弓切口处，先将腭舌弓与扁桃体前面剥离，后将扁桃体上极向下压出，用扁桃体抓钳挟住扁桃体上部，同时用剥离器向下压扁桃体，使之与扁桃体窝分开，注意勿损伤咽上缩肌或血管。以扁桃体抓钳夹住扁桃体向内、向上牵引，将圈套器向外、向下套住带部，收紧圈套器，将扁桃体摘出，压迫止血。检查扁桃体是否完整，有无组织损伤。

（黄　飞　潘爱华）

第三节　颈部的解剖操作

一、切开皮肤

尸体仰卧位，肩部下方垫硬物，尽量使颈部后仰。摸认骨性标志和体表标志，包括：下颌骨下缘、下颌角、乳突、舌骨、甲状软骨、环状软骨、胸骨颈静脉切迹、锁骨、肩峰、胸骨上窝和锁骨上大窝等标志。皮肤切口（图 3-40）：①沿颈前正中线，自下颌骨下缘中点向下至胸骨颈静脉切迹；②自下颌骨下缘中点起，沿下颌骨下缘及下颌支后缘至乳突根部；③自胸骨颈静脉切迹中点起，沿锁骨向外至肩峰。注意观察皮肤厚度，切口深度以仅切开皮肤为宜。翻开皮肤时注意将刀刃朝向皮肤，注意保护浅筋膜内颈阔肌、面动脉、面静脉和锁骨上神经。将皮肤自正中线向外侧翻至斜方肌前缘。

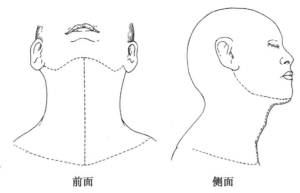

前面　　　　　侧面
图 3-40　颈部皮肤切口

二、解剖浅层结构

(一) 解剖颈阔肌

清除颈阔肌浅层的筋膜,观察颈阔肌的纤维走行和起止,沿锁骨上缘将颈阔肌切断(注意颈阔肌纤维较薄,仅切断肌纤维即可),用剪刀做钝性分离,将其向上翻起至下颌骨下缘,注意保护其深面的浅静脉和皮神经,勿一起翻起,在翻起颈阔肌前,于腮腺下端的前缘稍前方分离出面神经的颈支。

(二) 解剖浅静脉和浅淋巴结

在颈前正中线两侧的浅筋膜内,解剖自上而下的颈前静脉,清除表面的脂肪,追踪至穿封套筋膜处。解剖分离颈外静脉,向上追踪至下颌角的稍后下方,向下游离至穿封套筋膜处。观察颈前静脉和颈外静脉的走行,观察后可将其在上端剪断,以便解剖深面结构。解剖沿颈前静脉排列的颈前浅淋巴结和沿颈外静脉排列的颈外侧浅淋巴结,观察后清除。

(三) 解剖皮神经

在胸锁乳突肌后缘中点附近的浅筋膜内,依次解剖,寻找向上、向前和向下由此处浅出的枕小神经、耳大神经、颈横神经和锁骨上神经。枕小神经勾绕副神经,沿胸锁乳突肌后缘上行,分布于枕部皮肤,此神经细小,周围的浅筋膜较致密;耳大神经较粗大,沿胸锁乳突肌表面向耳垂方向走行,分布于耳廓及腮腺区皮肤;颈横神经越胸锁乳突肌表面横行至颈前部;锁骨上神经向外下呈扇形分为内、中、外 3 支,分布于颈外侧、胸上部(第 2 肋以上)及肩部皮肤。将颈横神经和锁骨上神经尽量分离至远端,使远端游离,枕小神经和耳大神经可保留在原位。

保留解剖出的浅静脉和皮神经,清除浅筋膜。修洁并观察封套筋膜及其构成的胸锁乳突肌鞘和下颌下腺鞘。

三、解剖颈前区和胸锁乳突肌区

(一) 解剖颏下三角

清除颏下区的封套筋膜,清理两侧的二腹肌前腹内侧缘,观察颏下三角的境界。寻找并游离颏下淋巴结,清除疏松结缔组织和颏下淋巴结,暴露下颌舌骨肌。下颌舌骨肌构成颏下三角的三角底,观察两侧下颌舌骨肌在颈前正中线愈合,沿颈前正中线及舌骨体切断下颌舌骨肌的附着点,显露位于其深面的一对颏舌骨肌,观察其起止及纤维方向。

（二）解剖二腹肌三角

1. **暴露二腹肌三角的境界** 切开封套筋膜，修洁二腹肌前腹和二腹肌后腹，观察二腹肌三角的境界。解剖并辨认茎突舌骨肌。

2. **解剖二腹肌三角的内容**

（1）**解剖下颌下淋巴结**：在下颌下腺表面与下颌骨体下缘之间寻找下颌下淋巴结，观察后清除，注意下颌下淋巴结与下颌下腺的毗邻关系。

（2）**解剖面动脉和面静脉**：在下颌下腺与下颌骨下缘之间找寻面动脉，追踪面动脉绕下颌骨下缘至面部。面动脉起自颈外动脉，经二腹肌深面进入二腹肌三角，再经下颌下腺浅部深面的沟内前行，观察面动脉和下颌下腺的位置关系。在下颌骨下缘面动脉后方分离面静脉，向下追踪分离面静脉，进入二腹肌三角。面静脉经下颌下腺浅面与下颌后静脉前支汇合成面总静脉，注入颈内静脉。

（3）**解剖下颌舌骨肌神经**：在下颌下腺浅部深面与下颌舌骨肌之间分离下颌舌骨肌神经。

（4）**解剖下颌下腺**：剥除下颌下腺鞘，游离下颌下腺浅部，将其拉向后上方。清理下颌舌骨肌和舌骨舌肌。将下颌舌骨肌拉向前，显露位于下颌舌骨肌和舌骨舌肌之间的下颌下腺深部，解剖分离深部前缘所连的下颌下腺导管。

（5）**解剖舌神经和舌下神经**：在下颌下腺导管的上方和下方分别分离舌神经和舌下神经，然后在舌神经和下颌下腺深部之间显露下颌下神经节，并观察下颌下神经节与舌神经和下颌下腺的联系。

（6）**解剖舌动脉**：在舌骨大角与舌下神经之间寻找舌动脉，该动脉前行经舌骨舌肌后缘进入其深面。

（三）解剖颈动脉三角和胸锁乳突肌区

颈部的主要血管、神经不仅穿经颈动脉三角还穿经胸锁乳突肌区。为了便于整体观察，可同时解剖颈动脉三角和胸锁乳突肌区的血管、神经，并观察其走行和毗邻。

1. **显露颈动脉三角和胸锁乳突肌区的境界** 自颈前正中线向外侧翻起封套筋膜至胸锁乳突肌前缘，显露舌骨下肌群。清理胸锁乳突肌和肩胛舌骨肌上腹，观察颈动脉三角和胸锁乳突肌区的境界。切断胸锁乳突肌在胸骨柄和锁骨上起点，翻向后上方至止点。翻胸锁乳突肌时，注意该肌下部深面的肩胛舌骨肌中间腱、后缘中点附近的副神经、枕小神经，观察副神经于胸锁乳突肌起点稍下方深面进入该肌，解剖并修洁颈外动脉的分支，在胸锁乳突肌上1/3深面进入此肌。

2. **解剖颈动脉三角和胸锁乳突肌区的内容**

（1）**解剖颈襻**：平环状软骨弓高度在颈动脉鞘浅面寻找颈襻上根和颈襻下根及其组成的颈襻，向内下方追踪颈襻发出分支至舌骨下肌群，向上分离追踪颈襻上根和颈襻下根，可见二者分别来源于舌下神经和第2、3颈神经前支。如果找不到颈襻，可于舌骨下肌群处找到分支，逆行追踪。

（2）**解剖颈外侧深淋巴结**：寻找沿颈动脉鞘排列的颈外侧深淋巴结。该淋巴结群以肩胛舌骨肌中间腱为界，分为颈外侧上深淋巴结、颈外侧下深淋巴结，观察后清除，显露颈动脉鞘。

（3）**解剖颈动脉鞘内容**：纵行剪开颈动脉鞘，分离鞘内结构，观察毗邻关系，可见颈内静脉位于颈总动脉及颈内动脉的外侧，二者后方有迷走神经。修洁颈总动脉并追踪，约在甲状软骨上缘处分为颈内动脉和颈外动脉,颈外动脉初在颈内动脉前内侧,后转至其外侧。在颈总动脉分叉处,观察颈总动脉末端和颈内动脉起始部管壁膨大形成的颈动脉窦,在颈内动脉、颈外动脉起始部之间仔细分离舌咽神经发出的分布于颈动脉窦和颈动脉小球的颈动脉窦支。通过触摸确认颈总动脉与颈动脉结节(第6颈椎横突前结节)的位置关系。

(4) **解剖颈动脉小球**:在颈总动脉分叉处的后方仔细寻找颈动脉小球。

(5) **解剖颈外动脉及其分支**:分离颈外动脉,于颈外动脉起始部(也可起自颈总动脉,偶见甲状腺上动脉与舌动脉共干)寻找甲状腺上动脉,向前下追踪至甲状腺侧叶上极,解剖甲状腺上动脉发出的喉上动脉,观察其穿甲状舌骨膜。在甲状腺上动脉起点的上方解剖舌动脉,该动脉在舌骨大角上方行向前上,经二腹肌深面进入二腹肌三角,最后入口腔底。平舌骨大角处,舌动脉起点上方解剖面动脉,向前内上追踪其经二腹肌后腹深面进入二腹肌三角。在颈外动脉后壁、二腹肌后腹上缘处分别解剖枕动脉和耳后动脉。分离和观察在颈外动脉起始部的内侧壁发出的咽升动脉。

(6) **解剖颈内静脉及其属支**:解剖和观察颈内静脉及其主要属支面总静脉、舌静脉、甲状腺上静脉和甲状腺中静脉,特别注意观察甲状腺中静脉汇入颈内静脉的部位及静脉的长短,理解其临床意义。

(7) **解剖迷走神经的分支**:在迷走神经出颅后的下神经节处,解剖迷走神经发出的喉上神经,该神经在颈内动脉、颈外动脉的内侧行向前下方,于咽中缩肌外侧、舌骨大角水平分成内、外支,内支伴喉上动脉穿甲状舌骨膜入喉腔;外支细小,伴甲状腺上动脉下行,支配环甲肌。在迷走神经的颈上部和颈下部寻找追踪发出的颈上心支和颈下心支,这两支沿喉和气管外侧下行入胸腔。

(8) **解剖舌下神经**:修洁二腹肌后腹,于颈外动脉、颈内动脉的浅面分离横行于二腹肌后腹下缘附近的舌下神经,该神经向前内经二腹肌后腹深面进入二腹肌三角。观察舌下神经和颈袢上根的联系。

(9) **解剖颈交感干**:将颈总动脉、颈内静脉和迷走神经拉向外,显露椎前筋膜。然后,在颈交感干前面剪开椎前筋膜,分离颈交感干,观察颈上神经节和颈中神经节。颈下神经节和椎神经节可在颈根部解剖时观察。

(10) **观察二腹肌后腹的毗邻**:二腹肌后腹浅面有面静脉、下颌后静脉前支和面神经颈支,深面有颈外动脉、颈内动脉、颈内静脉、迷走神经、副神经、舌下神经和颈交感干。

(四) 解剖肌三角

1. **观察肌三角的境界** 将胸锁乳突肌复位,观察肌三角的境界。在胸骨上间隙内分离颈静脉弓,然后将颈静脉弓在前正中线处剪断,翻向外侧。

2. **解剖肌三角的内容**

(1) **解剖舌骨下肌群**:修洁胸骨舌骨肌,在起点处剪断该肌,向上翻起。然后,用同样的方法解剖胸骨甲状肌,显露甲状腺、喉、气管和气管前间隙。胸骨甲状肌翻至止点稍下方处时,应注意保护深面的喉上神经外支。修洁和观察甲状舌骨肌。

(2) **解剖甲状腺**:观察甲状腺及气管颈部表面气管前筋膜,该筋膜包裹甲状腺形成甲状腺鞘。剥除甲状腺前面和侧面的甲状腺鞘,显露和观察被覆于甲状腺实质表面的纤维囊,观察甲状腺左、右侧叶和峡部的形态、位置和毗邻。观察甲状腺峡上方是否有锥状叶以及周围是否有副甲状腺和甲状腺提肌。

（3）**解剖甲状腺上动、静脉和喉上神经**：在甲状腺侧叶的上极 1~2cm 处找出甲状腺上动、静脉，追踪甲状腺上动脉至其起点，与之伴行的甲状腺上静脉汇入颈内静脉。在甲状腺上动脉后内方寻找与其伴行并走向环甲肌的喉上神经外支，在舌骨大角与甲状软骨间找出甲状腺上动脉起始部发出的喉上动脉及其伴行的喉上神经内支，追踪至穿入甲状舌骨膜处。注意喉上动脉与喉上神经内支以及甲状腺上动脉主干与喉上神经外支的毗邻关系。向下追踪甲状腺上动脉至甲状腺侧叶上极 1~2cm 处，可见甲状腺上动脉分为前、后支，解剖其发出的胸锁乳突肌动脉和环甲动脉等。

（4）**解剖甲状腺中静脉**：在甲状腺侧叶中部的外缘，寻找向外横跨颈内动脉浅面的甲状腺中静脉，追至其注入颈内静脉处。

（5）**解剖甲状腺下动、静脉和喉返神经**：在近甲状腺侧叶处剪断甲状腺中静脉。将颈总动脉、颈内静脉和迷走神经拉向外，在甲状腺侧叶中份的外侧分离横行的甲状腺下动脉。将甲状腺侧叶尽量向前内方牵拉，在气管和食管之间的沟中，寻找喉返神经，注意观察甲状腺下动脉与喉返神经交叉时的位置关系，并对比两侧是否一致。

（6）**解剖甲状腺悬韧带**：在甲状腺侧叶内侧和峡部的后面，观察由甲状腺鞘增厚附于环状软骨和上位气管软骨上的甲状腺悬韧带。

（7）**解剖甲状旁腺**：将甲状腺侧叶向前内翻起，剥除甲状腺鞘，在甲状腺侧叶后缘的上、中 1/3 处寻找棕黄色的上甲状旁腺，在甲状腺下极附近寻找下甲状旁腺。通常一侧有两个甲状旁腺，位置可有变异，位于甲状腺实质内和甲状腺鞘外面的气管周围结缔组织中。

（8）**解剖喉和气管**：剥除气管前筋膜，在甲状腺峡下方的气管前间隙内，寻找甲状腺最下动脉、甲状腺下静脉及其互相吻合形成的甲状腺奇静脉丛，并辨认和清除气管前淋巴结。观察喉和气管的位置和毗邻，然后观察甲状软骨、环状软骨弓、气管软骨、甲状舌骨膜和环甲膜。沿前正中线自下而上剪开气管壁、喉壁、甲状舌骨膜和会厌，观察喉腔内结构和分部，探查喉室范围。剥除喉黏膜，暴露会厌软骨、杓状软骨、方形膜和弹性圆锥。

取喉标本，纵行切开后壁，观察喉腔。触摸气管后壁，了解气管与食管的毗邻关系。

（9）**解剖咽和食管**：在喉和气管的后方，触摸和观察咽和食管，探查咽后间隙、咽旁间隙和食管后间隙，了解咽和食管的毗邻。

颈部解剖结束前，将尸体以俯卧位放置。然后，将胸部垫起，以便使颈部尽量前屈。自枕外隆凸至第 7 颈椎棘突做后正中切口，再自枕外隆凸沿上项线向外侧和自第 7 颈椎棘突至肩峰分别做横切口。然后，将皮肤翻向外侧，剥除项部的肌肉，暴露脊柱颈段。分别在寰椎与枕骨、第 7 颈椎与第 1 胸椎之间锯断脊柱，随后除去脊柱颈段。在鼻咽后壁的后面剥离咽后淋巴结，之后清理咽缩肌。沿后正中线自下而上剪开咽和食管的后壁，仔细观察鼻咽、口咽和喉咽内的结构，探查扁桃体隐窝、咽鼓管咽口、咽隐窝和梨状隐窝以及咽的交通。将已切开的喉前壁复位，经喉口向下观察喉腔结构。也可在项部解剖结束后进行以上解剖。

另取一头颈部标本，做正中矢状切面，然后解剖和观察喉、气管、咽和食管。

四、解剖颈外侧区和颈根部

（一）解剖枕三角

1. 显露枕三角的境界 清理斜方肌前缘和肩胛舌骨肌下腹，将胸锁乳突肌复位，观察枕三角的境界。

2. 解剖枕三角的内容

（1）**解剖副神经和副神经淋巴结**：清除枕三角处的封套筋膜，寻找副神经和第3、4颈神经前支至斜方肌的分支，枕小神经勾绕是寻找副神经的标志。副神经在胸锁乳突肌后缘上、中1/3交界处，从该肌的深面进入枕三角，沿肩胛提肌的表面斜过枕三角中份，至斜方肌前缘中、下1/3交界处入斜方肌深面。修洁副神经，并注意观察分布于副神经附近的副神经淋巴结，观察后清除。在副神经下方约一横指处有第3、4颈神经前支的分支与副神经伴行，进入斜方肌深面。

（2）**解剖前斜角肌、中斜角肌、后斜角肌**：剪开椎前筋膜，修洁前斜角肌、中斜角肌、后斜角肌和肩胛提肌。

（3）**解剖颈丛及膈神经**：将颈内静脉和颈总动脉牵向内侧，清理颈丛及其分支。颈丛深面为肩胛提肌和中斜角肌，向内下为前斜角肌，在其表面的椎前筋膜深面，寻找自颈丛发出的膈神经。观察膈神经先位于前斜角肌上端的外侧，继而经该肌表面下降至该肌内侧，在锁骨下动脉、锁骨下静脉之间经胸廓上口入胸腔。观察颈袢上、下根的联系。

（二）解剖锁骨上三角

1. **观察锁骨上三角的境界** 将胸锁乳突肌复位，观察锁骨上三角的境界。

2. **解剖锁骨上三角的内容**

（1）**探查斜角肌间隙**：触摸前斜角肌在第1肋上面的止点，观察前斜角肌、中斜角肌与第1肋上面构成的斜角肌间隙，以及经此间隙穿出的臂丛和锁骨下动脉。前斜角肌前面有锁骨下静脉通过。

（2）**解剖臂丛**：剪开包被臂丛和锁骨下动脉的椎前筋膜，修洁臂丛，观察臂丛的位置和毗邻。在前斜角肌、中斜角肌之间剖出组成臂丛的5个根（C_5~T_1的前支）和上、中、下3个干。观察臂丛经锁骨上三角深部和锁骨后方入腋窝。寻找自臂丛的上干或下干的后股发出的肩胛上神经、自第5颈神经前支发出的肩胛背神经，两条神经均向后至背部，暂不追踪。在臂丛与中斜角肌之间寻找自第5、6、7颈神经前支分支组成的胸长神经，该神经沿前锯肌表面入腋窝。

（3）**解剖颈横动脉和肩胛上动脉**：分离颈横动脉和肩胛上动脉，了解其来源、走行和分布。在颈横血管附近清除锁骨上淋巴结。另外，清理颈外侧区的肌，自下而上依次观察中斜角肌、后斜角肌、肩胛提肌和夹肌。

（三）解剖颈根部

1. **离断锁骨并去除** 离断胸锁关节，在锁骨中、外1/3交界处锯断锁骨，紧贴其后面分离锁骨下肌，将断离的锁骨摘除。

2. **解剖锁骨下静脉** 在前斜角肌前面清理锁骨下静脉，追踪至颈内静脉汇合处，观察静脉角、头臂静脉。另外，观察锁骨下静脉的属支和毗邻。有的锁骨下静脉的位置较低，故在颈部难以通过解剖看到。

3. **解剖淋巴导管** 分别在左、右静脉角处寻找胸导管和右淋巴导管，观察汇入部位。分离胸导管，观察胸导管在颈根部的走行。

4. **解剖迷走神经和喉返神经** 于颈内静脉和颈总动脉的后方找寻迷走神经，向下追踪，可见右迷走神经穿锁骨下动脉、锁骨下静脉之间入胸腔，右喉返神经从右锁骨下动脉下方勾绕动脉至其后方，继而向内上方斜行进入右侧气管与食管之间侧方的沟内。左迷走神经在颈总动脉与锁骨下动脉之间入胸腔。左喉返神经发自左迷走神经,勾绕主动脉弓,沿气管食管沟垂直上行进入颈根部。注意观察右喉返神经多位于气管食管沟前面(气管旁),而左喉返神经多位于沟的后面(食管旁)。

5. 解剖锁骨下动脉及其分支 在前斜角肌的内侧、后方和外侧修洁锁骨下动脉的第1、2、3段。仔细观察锁骨下动脉第1段的分支甲状颈干、椎动脉、胸廓内动脉和肋颈干等。查看甲状颈干,可见其为一短干,发出后即可分为甲状腺下动脉、颈横动脉和肩胛上动脉等,追踪它们的行径和分支。追踪椎动脉至第6颈椎横突处,该动脉向上穿 $C_6 \sim C_1$ 的横突孔,经枕骨大孔入颅腔。向上牵拉锁骨下动脉,在此动脉凹侧,与椎动脉对应处寻找胸廓内动脉起点,待解剖胸部时再向下追踪。在椎动脉发出点的稍外侧,于锁骨下动脉第1段的后壁寻找肋颈干,观察其分为颈深动脉和最上肋间动脉,如分支位置过深,可不必追踪。

观察锁骨下动脉的毗邻。锁骨下动脉第1段的前方有颈内静脉、椎静脉、迷走神经和膈神经跨过,右侧有右喉返神经绕其下面和后面,左侧有胸导管跨过其前方入静脉角。锁骨下动脉后面有肺尖、胸膜顶和交感干。锁骨下动脉第3段的下方为第1肋,后上方为臂丛,前下方为锁骨下静脉。有时此段动脉可发出颈横动脉、肩胛背动脉和肩胛上动脉。

6. 解剖椎动脉三角 查看该三角的内侧界为颈长肌,外侧界为前斜角肌,下界为锁骨下动脉第1段,尖为第6颈椎横突前结节。该三角的后方有第7颈椎横突、第8颈神经前支及第1肋颈,前方有迷走神经、颈动脉鞘、膈神经及胸导管弓(左侧)等。三角内的主要结构有胸膜顶、椎动脉、椎静脉、甲状颈干、甲状腺下动脉、颈交感干及星状神经节等。

7. 解剖膈神经 剪开前斜角肌表面的椎前筋膜,暴露膈神经,观察膈神经的走行。注意观察是否存在副膈神经。

8. 观察前斜角肌的毗邻 前斜角肌前面有膈神经、颈横动脉和锁骨下静脉,后面有臂丛、锁骨下动脉和胸膜顶。

9. 触摸胸膜顶 用示指触摸胸膜顶,探查其位置和毗邻,了解在颈根部的体表投影。

(于振海)

1. 食管颈段肿瘤患者,癌细胞会向食管周围哪些组织浸润?其淋巴转移途径如何?
2. 颈外侧区中部外伤可出现哪些临床症状?损伤哪些血管、神经?描述这些血管、神经的行径、分布。并解释损伤与临床症状之间的关系。
3. 甲状腺侧叶切除术患者术后若出现喉部疼痛和声音嘶哑,其可能的原因是什么?甲状腺手术易导致哪些神经、血管损伤?
4. 臂丛神经阻滞麻醉在锁骨上入路时,需注意哪些解剖结构?
5. 喉部及以上损伤导致的突发呼吸困难可通过环甲膜切开术建立临时气道,此部位的层次解剖有哪些重要结构?若需要气管切开建立通畅的呼吸道,在手术中可能损伤哪些结构?
6. 缺血再灌注损伤动物模型常用大鼠或小鼠,对比人与鼠颈部动脉解剖,分析模型制作中的关键点。
7. 患者,男性,61岁。因咽部不适1月余至当地医院检查,可见患者颈部变粗,颈前区触及质软包块,随吞咽上、下运动。B超检查甲状腺右叶6mm×5mm和8mm×7mm较低回声区,边界清楚、欠规则,部分低回声区内见细小光斑,超声诊断为甲状腺右叶结节(4a级),考虑到分级,医生建议手术切除以防癌变。

问题:

(1) 若此患者行甲状腺侧叶全切除术,手术中需注意哪些问题?

(2) 根据甲状腺的毗邻分析甲状腺结节患者可能还有哪些症状或体征?

8. 患者,女性,63岁。因左侧咽部疼痛加重伴进食困难3天入院,入院查体:T 37.9℃,P 90次/min,R 20次/min,BP 138/80mmHg,咽部充血,扁桃体Ⅱ度肿大,左侧咽侧壁肿胀明显,咽腔稍狭窄,CT见左咽旁间隙脓肿。诊断为:左咽旁间隙感染并脓肿形成,行脓肿穿刺引流。3日后症状减轻,再次做CT检查见咽旁、咽后软组织肿胀,局部积液,考虑多发脓肿形成。

问题:

(1) 说明咽旁间隙边界和毗邻,分析为何扁桃体炎症可蔓延至咽旁间隙?

(2) 根据颈部筋膜间隙分析此患者3日后咽后脓肿的形成原因?此患者CT检查还需关注哪些部位?

9. 患者,女性,25岁。1个月前无明显诱因出现右侧颈部淋巴结肿大,可触及数枚肿大的淋巴结,初伴疼痛,后疼痛缓解。门诊查血常规未见明显异常,颈部超声提示双侧颈部数个淋巴结,均皮质、髓质分界清晰,最大淋巴结26mm×6mm,余未见异常。1周前,右侧锁骨上新发肿大淋巴结伴有疼痛。PET-CT示:鼻咽后壁见一结节状等密度软组织影,直径约0.7cm,右颈部见多发淋巴结影,较大者约0.9cm,颈部余未见明显异常。结合病史考虑诊断:鼻咽部恶性肿瘤并右颈部淋巴结转移瘤。

问题:

(1) 此患者初步可排除哪些部位的肿瘤?还应排除哪些部位的肿瘤?

(2) 若患者左侧锁骨上淋巴结肿大,应重点排除哪些部位的病变?

10. 患儿,女,4岁,因左侧眼睑下垂入院。查体:头部向左倾斜,双侧面部发育不对称,左眼窝轻度内陷、左眼睑下垂、左眼瞳孔缩小;四肢感觉及运动正常,病理征未引出,脊柱X线片及三维CT示:T_1~T_5椎体畸形,颈胸段侧凸畸形。入院诊断:先天性脊柱侧凸畸形;Horner综合征。

问题:

(1) 分析为何Horner综合征会出现眼部症状,以及此患儿还可能有哪些体征?

(2) 分析此患者出现Horner综合征可能的原因是什么?

第四章

胸 部

内容导航

部位	重要知识点	临床联系	学习形式
皮肤和浅筋膜	胸神经的节段性分布；浅筋膜的结构特征和乳腺组织及其相关血液供应、静脉血和淋巴回流、皮神经和浅淋巴结等	乳房位置、形态和乳腺增生、乳腺囊肿、乳腺炎、乳腺癌以及隆胸术等手术切口及手术相关知识点，乳腺癌的临床联系。胸腹壁皮肤感觉缺失（或麻醉）平面检查的解剖依据	理论和实地解剖
深筋膜、肌和骨骼（胸廓）、膈	胸部深筋膜的分层、胸部骨骼肌层次和胸廓畸形和心肺疾病的胸廓形态体征（鸡胸、桶状胸等）的结构。肋间血管神经束、胸廓内血管的走行分布特点和胸部疾病腹部表现、腹部疾病胸部表现	呼吸肌（重症肌无力）和肺呼吸的关系；胸膜腔穿刺术的解剖学层次和临床操作要点	理论和实地解剖
胸腔			
肺和胸膜囊	胸腔、胸膜腔、心包腔的"三腔"解剖学和生理学特点。肺和胸膜腔的结构和功能联系	讨论呼吸肌、胸膜囊和肺呼吸三者间的力学联系与临床"气胸、液气胸"对肺呼吸的影响、排气和排液的解剖学思考	理论和实地解剖、微视频
纵隔	纵隔的左右侧面形态结构；动脉导管三角、食管上三角和食管下三角的境界和各三角内主要结构；纵隔内的血管、神经、胸导管、淋巴结走行特点和分布规律	食管上段和下段手术的相关解剖与临床，胸腔肿瘤手术时胸腔淋巴结清扫的部位和主要保护结构	理论和实地解剖

第一节 表面解剖

胸部（thorax）上承颈部、下接腹部，上部两侧移行于上肢。胸部由胸壁、膈和充填于胸腔内组织器官构成，以胸廓为支架围绕胸廓的软组织构成。膈封闭胸廓下口。胸壁和膈共同围成胸腔。胸壁的层次结构鲜明；胸廓上口（即胸腔上口），胸腔内结构由胸廓上口向上延续为颈根部，并与上肢延续；膈封闭胸廓下口，胸腔、腹腔以膈为界，胸腔内结构通过膈的孔裂与腹腔内结构相续。纵隔呈矢状位将胸腔一分为二。左、右胸腔主要容纳肺及胸膜。运动胸廓的呼吸肌和膈是肺呼吸的源动力。心和心包、主动脉、上腔静脉和下腔静脉、气管和主支气管、食管、奇静脉和胸导管等是纵隔内的主要器官。胸壁、胸膜、肺和纵隔内器官（心脏）等胸部结构之间相互联系成统一的整体，并在生理和病理情况下相互影响，如胸廓畸形或胸壁疾病可以影响心肺功能，心肺疾病可以影响胸廓形状（如严重肺气肿的典型体征"桶状胸"）。

一、境界与分区

(一) 境界

胸部表面的界限：**上界**，从胸骨上缘的颈静脉切迹向两侧，经胸锁关节、锁骨上缘、肩峰至第7颈椎棘突的连线；**下界**，从剑突向两侧，经肋弓、第11肋和第12肋前端、第12肋前端至第12胸椎棘突的连线；两侧上部以三角肌前后缘与上肢分界。

由于胸部表面的界线超过胸腔的空间范围，所以，在颈根部的临床操作（针灸和穿刺、手术和臂丛神经阻滞麻醉等）时，应注意保护突入颈根部的胸膜顶、肺尖和小儿胸腺等结构；肝、脾、胃和肾等腹上部器官亦被胸廓遮盖，故胸壁外伤时可累及这些器官。

(二) 分区

胸部分胸壁和胸腔。**胸壁**以胸部标志线分为三个区域：胸前区、胸外侧区和胸背区。胸前区是指腋前线以前的胸部区域；胸外侧区是指腋前线和腋后线之间的胸部区域；胸背区是指腋后线以后的胸部区域。**胸腔**分为左、中、右三部分，左、右部分别被胸膜及胸膜腔包裹的两侧肺所占据，中部被纵隔占据。

二、体表标志

1. **颈静脉切迹**（jugular notch） 是指胸骨柄上缘的弧形凹陷，又称**胸骨上切迹**。颈静脉切迹的定位高度随个体发育呈逐渐下降趋势，大多数成年男性的颈静脉切迹平第2胸椎椎体下缘，大多数成年女性的颈静脉切迹平第3胸椎椎体上缘。

2. **胸骨角**（sternal angle） 是指胸骨柄与胸骨体连接处，凸向前的横行突起。胸骨角两侧平对第2肋软骨，是胸部前面计数肋和肋间隙的骨性标志。经胸骨角的水平切面是有代表性的定位标志，此水平大致相当于：第4胸椎椎体下缘水平处、主动脉弓的下缘、气管分杈处、食管第二狭窄处（左主支气管跨越食管前方）、奇静脉注入上腔静脉处、纤维心包与大血管外膜融合处、胸导管自脊柱右侧行至左侧处、上纵隔和下纵隔的分界处。

3. **剑突**（xiphoid process） 是胸骨的最下部；其形状变化较大。剑突和胸骨体结合处大致平第9胸椎。

4. **锁骨**（clavicle） 是胸部前面的骨性标志，其全长可触及。**锁骨下窝**（infraclavicular fossa）位于锁骨外侧半的前下方，该部深层有腋血管和臂丛通过。在锁骨下窝的外上方、距锁骨下一横指处，可触摸到肩胛骨的**喙突**（coracoid process）。

5. **肋**（rib）和**肋间隙**（intercostal space） 肋骨和相应肋软骨形成肋，相邻上、下肋之间为肋间隙，除第1肋难以触及外，其他肋和肋间隙都是定位胸部和上腹部器官的体表标志。

6. **肋弓**（costal arch） 是临床触诊肝前缘、胆囊底、脾前端和脾上缘的标志。两侧肋弓在剑胸结合处构成**胸骨下角**（infrasternal angle），为70°~110°；其下方接剑突。剑突与肋弓构成**剑肋角**，左侧剑肋角是心包穿刺常用的进针部位。

7. **乳头**（nipple） 男性乳头位置相对固定，在锁骨中线与第4肋间隙相交处，大致是第4胸神经皮支的分布水平；女性乳头的位置变化较大。

临床问题 4-1：胸壁结核和结核性胸膜炎

胸壁结核（chest wall tuberculosis）是指发生于肋骨、胸骨、胸壁软组织的结核病变，多继发于肺或胸膜结核，结核分枝杆菌由原发病灶经淋巴、血液或直接扩散至胸壁。

胸壁结核形成的寒性脓肿会穿透肋间肌蔓延至胸壁浅部皮下层并向外突出成囊状，部分患者会出现结核病灶的破溃或形成窦道。胸壁结核患者症状一般较轻，但随着病情进展也会出现胸痛、低热、乏力、盗汗、食欲缺乏和体重减轻等结核中毒症状，部分患者出现皮肤红肿，严重者则会出现破溃或窦道。胸壁结核经过系统的药物治疗，一般预后均较好，部分出现胸壁脓肿和窦道的患者需要外科手术治疗。

结核性胸膜炎（tuberculous pleurisy）是指结核分枝杆菌及其代谢产物进入处于超敏状态机体的胸膜腔中引起的胸膜炎性疾病，属于肺结核的一种类型。可发生于任何年龄，但儿童和青壮年最常见，常通过血行感染导致，也有部分与机体的变态反应有关。结核性胸膜炎患者一般急性起病，主要临床表现是结核的全身中毒症状以及胸腔积液引起的局部症状，结核中毒症状表现为发热、畏寒、出汗、乏力、食欲缺乏、盗汗。另外患者会出现胸痛、干咳、呼吸困难等症状，胸腔积液少时，偶尔会有胸闷、气促，休息即可缓解，但积液量大时，可引起严重胸闷、气短、呼吸困难，甚至导致端坐呼吸；严重缺氧，出现口唇发绀。如果胸腔积液量比较大，需胸腔穿刺抽液。

三、标志线

胸部标志线（解剖学标准姿势下设定的）如图4-1所示。

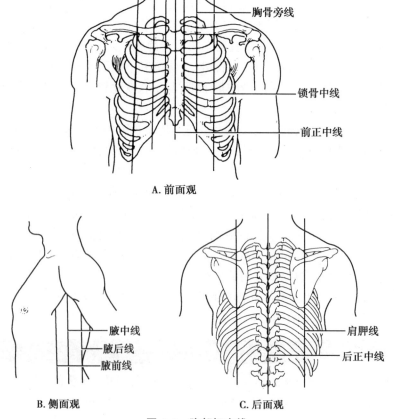

图4-1　胸部标志线

1. **前正中线**(anterior median line) 经身体前面正中所作的垂线。
2. **胸骨线**(sternal line) 经胸骨两侧缘所作的垂线。
3. **锁骨中线**(midclavicular line) 经锁骨中点所作的垂线。
4. **胸骨旁线**(parasternal line) 经胸骨线和锁骨中线二者连线中点所作的垂线。
5. **腋前线**(anterior axillary line) 经腋前襞与胸壁相交处所作的垂线。
6. **腋后线**(posterior axillary line) 经腋后襞与胸壁相交处所作的垂线。
7. **腋中线**(midaxillary line) 经腋前线和腋后线的连线之中点所作的垂线。
8. **肩胛线**(scapular line) 经肩胛下角所作的垂线。
9. **后正中线**(posterior median line) 经身体后面正中所作的垂线。

(冯志博)

第二节 胸 壁

胸壁是以胸廓为支架,辅以软组织构成。胸壁由外向内的层次结构依次有:皮肤、浅筋膜(含浅血管、浅淋巴管、浅淋巴结、皮神经和乳腺组织)、深筋膜分层包裹的骨骼肌(含胸廓外肌层、胸廓和封闭肋间隙的肋间肌和胸廓内肌层)、胸内筋膜。紧贴胸内筋膜内面的主要结构为肋胸膜,后者与胸壁结合成紧密的整体,肋胸膜再向内是有少量浆液充填的胸膜腔(随呼吸呈负压和正压的动态转换)。胸腔内手术入路一般须切开皮肤、浅筋膜、深筋膜和胸廓外肌层、肋和肋间肌(胸外侧区还有肋间最内肌)、胸内筋膜和壁胸膜(肋胸膜),随后即进入胸膜腔。

一、浅层结构

(一)皮肤

胸前区、胸外侧区的皮肤相对于胸背区有如下特点:较薄、细腻、活动度大。

(二)浅筋膜

胸部的浅筋膜与颈部和腹部的相续,胸骨前面较薄,其余部分较厚。浅筋膜内有浅血管、浅淋巴管、浅淋巴结、皮神经和乳腺组织。

1. **浅血管**

(1)浅动脉:主要有**胸廓内动脉**(internal thoracic artery)和**肋间后动脉**(posterior intercostal artery)的穿支、**胸肩峰动脉**(thoracoacromial artery)和**胸外侧动脉**(lateral thoracic artery)的分支。穿支有前穿支和外侧穿支,分别于距胸骨外侧缘约1cm处和腋前线附近穿出,分布于胸前外侧区;穿支多与相应皮神经伴行分布。女性胸廓内动脉的第2~6穿支和肋间后动脉的第3~7穿支还分布于乳房。

(2)浅静脉:起自脐周静脉网的**胸腹壁静脉**(thoracoepigastric vein),向外上方走行,在胸外侧区上部汇合成**胸外侧静脉**(lateral thoracic vein),收集胸腹壁上部和胸壁浅层结构的静脉血,注入腋静脉。与胸廓内动脉和肋间后动脉穿支伴行的浅静脉向内分别注入同名的深静脉(图4-2)。

2. **皮神经** 胸前外侧区皮肤由锁骨上神经和肋间神经的皮支分布,下位肋间神经的皮支还分布于腹前外侧区皮肤(图4-2)。

(1)**锁骨上神经**(supraclavicular nerve):颈丛皮支最下的分支,分内侧皮支、中间皮支和

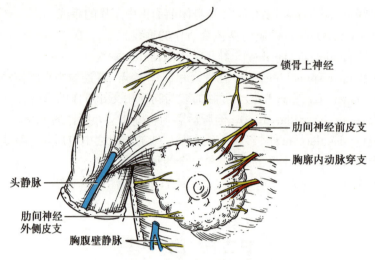

图 4-2　胸前区、胸外侧区的浅血管和皮神经

外侧皮支,分布于胸前区上部和肩胛骨背区上部的皮肤和浅筋膜。

(2) **肋间神经外侧皮支和前皮支**:外侧皮支分布于胸外侧区和胸前区的外侧部,在腋前线附近发出;前皮支分布于胸前区内侧部,在胸骨线附近浅出。女性乳房的皮神经来自第4~6肋间神经的外侧皮支和第2~4肋间神经的前皮支。肋间神经的皮支在胸腹部皮肤的分布呈节段性和羽毛状特征。第2肋间神经的皮支分布于胸骨角平面,第4肋间神经分布于男性乳头平面,第6肋间神经分布于剑突平面,第8肋间神经分布于肋弓最低点平面,第10肋间神经分布于脐平面,第12肋间神经分布于脐与耻骨联合连线中点平面。临床上根据肋间神经皮支的分布特点,进行麻醉平面的判断和脊髓损伤节段的诊断。此外,基于胸神经前支的分布特征,临床上常见有胸部疾病的患者主诉为腹痛的,亦有腹部疾病的患者主诉为胸痛的。

(三) **乳房**

乳房(breast)是胸部皮肤和浅筋膜特殊分化的器官。在男性和女性青春期前均未发育。青春期女性乳房充分发育呈半球形。

1. **位置**　位于胸肌筋膜浅面,胸骨旁线与腋中线、第2~6肋之间。乳房与胸肌筋膜之间的间隙称**乳房后间隙**(retromammary space),内有疏松结缔组织和淋巴管(图4-3),因此乳房可轻度移动。乳腺癌时,常因癌组织向深层浸润,导致乳房后间隙粘连,乳房的活动度也随之减小或消失。

2. **形态结构**　乳房由皮肤、纤维组织、脂肪组织和乳腺构成。女性乳房的大小与形态变化较大。乳房表面有中央突起的乳头,乳头周围色泽较深的环形区称**乳晕**(areola of breast)。女性乳房主要结构是**乳腺**(mammary gland),它被分隔为15~20个乳腺叶,每个乳腺叶又分为若干个乳腺小叶。每个乳腺叶有一输乳管在乳头开口。正常乳腺在临床触诊时为一块状物,称乳核,它的软硬度随月经周期有所变化,需与病理情况下的乳房肿块相鉴别;乳腺叶和输乳管以乳头为中心呈放射状排列的形态特征,是乳房手术时选用以乳头为中心放射状切口的解剖学依据,可避免伤及乳腺叶和输乳管。乳房组织中有许多结缔组织纤维束,两端分别附着于皮肤和胸肌筋膜,称**乳房悬韧带**(suspensory ligament of breast),又称**库珀韧带**(Cooper's ligament)(图4-3)。乳腺癌时,癌细胞侵及纤维组织,乳房悬韧带缩短,牵拉皮肤

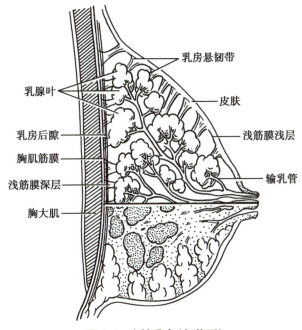

图 4-3　女性乳房（矢状面）

内陷，使皮肤表面呈"**酒窝征**"；若乳腺癌蔓延累及浅淋巴管时，可导致收集范围内的淋巴回流受阻，引起皮肤淋巴水肿，使乳房局部皮肤呈"**橘皮样变**"。

3. **淋巴引流**　乳房的淋巴管丰富，分为浅、深两组，两组之间存在吻合或交通。乳房的淋巴主要引流到腋淋巴结，乳房各部淋巴引流可细分为五个方向：①乳房外侧部和中央部的淋巴管注入胸肌淋巴结，这是乳房淋巴回流的主要途径；②乳房上部的淋巴管注入尖淋巴结和锁骨上淋巴结；③乳房内侧部的一部分淋巴管注入胸骨旁淋巴结，另一部分与对侧乳房淋巴管吻合；④乳房后部的淋巴管注入胸肌间淋巴结或尖淋巴结；⑤乳房内下部的淋巴管注入膈上淋巴结前组，还可与腹壁、膈下和肝的淋巴管相交通。乳腺癌发生淋巴转移时，可侵犯腋淋巴结和胸骨旁淋巴结。如果淋巴回流受阻，肿瘤细胞可转移至对侧乳房或肝（图 4-4）。

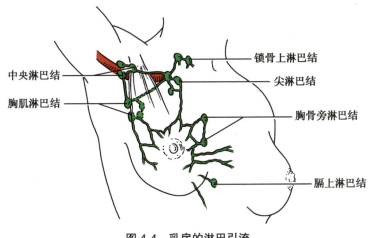

图 4-4　乳房的淋巴引流

临床问题 4-2：乳腺囊性增生和乳腺癌

乳腺囊性增生是由乳腺小叶和小导管的局部扩张而形成的局部囊肿，为良性病变，常见于中年女性。乳腺囊性增生主要表现为乳房可触及肿块，肿块质地柔软、表面光滑，伴乳房胀痛，且月经前后疼痛更为明显，部分患者会出现胸前、肩部、颈部或背部的牵涉痛。乳腺囊性增生多由内分泌紊乱引起，其病理变化复杂，增生可发生于腺管周围，也可发生于腺管内。

乳腺癌是发生在乳腺上皮组织的恶性肿瘤，多发于 40~60 岁的妇女，发病率居女性恶性肿瘤的首位。乳腺癌的病因尚不完全清楚，可能与雌激素、家族遗传和环境等因素有关。乳腺癌早期症状为乳房肿块、乳头溢液、乳晕或乳头异常；中期可有乳房皮肤异常、腋窝淋巴结肿大等；晚期可出现远端转移病灶，累及其他器官，威胁患者生命。乳腺癌肿块质地一般较硬、表面粗糙，若肿瘤侵及乳房悬韧带引起肿瘤表面皮肤凹陷可形成"酒窝征"，若堵塞皮下淋巴管导致真皮水肿引起皮肤呈"橘皮样"变。乳腺癌一旦确诊，大多数患者需进行部分或全部乳腺切除术，并进行周围和腋窝淋巴结清扫术，经综合性治疗后，5 年生存率可达 80% 以上。乳腺癌多发于女性，但成人男性乳头乳晕下方仍存在少量的乳腺组织，故少数男性亦可罹患乳腺癌。

二、深层结构

（一）深筋膜

胸壁深筋膜分为浅、中、深 3 层（图 4-5）。

1. **浅层** 深筋膜浅层是覆盖于胸大肌、腹外斜肌和前锯肌表面的深筋膜；在胸大肌浅表的深筋膜称胸肌筋膜，较薄弱，女性乳房发育后的胸肌筋膜相对较厚韧，它是女性乳房的固定基础。浅层深筋膜向上附着于锁骨，向下延续腹外斜肌表面的筋膜，内侧附着于胸骨，向后与胸背区的浅层深筋膜相续。

2. **中层** 深筋膜中层位于胸大肌深面，包绕锁骨下肌和胸小肌；向上附着于锁骨，向下在胸小肌下缘与浅层汇合，并与腋筋膜相续。位于喙突、锁骨下肌和胸小肌之间的筋膜称**锁胸筋膜**（clavipectoral fascia）。胸肩峰动脉的分支和胸外侧神经穿出该筋膜，分布于胸大肌、胸小肌。头静脉

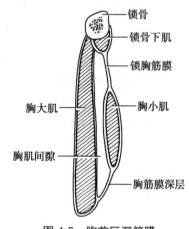

图 4-5　胸前区深筋膜

和淋巴管穿该筋膜分别注入腋静脉和腋淋巴结。手术切开锁胸筋膜时应注意保护胸外侧神经和头静脉。

胸大肌和胸小肌二者的间隙称**胸肌间隙**（interpectoral space），内含疏松结缔组织和 2~3 个**胸肌间淋巴结**（interpectoral lymph node）。胸肌间淋巴结接受胸大肌、胸小肌和乳腺深部的淋巴管，胸肌间淋巴结的淋巴管注入腋窝**尖淋巴结群**。胸大肌较宽大，且位置表浅，故常用胸大肌填充胸部残腔或修补胸壁缺损。

3. **深层** 深筋膜深层是包裹**肋间外肌**（intercostale externi）、**肋间内肌**（intercostales interni）、**肋间最内肌**（intercostales intimi）和**胸横肌**（transversus thoracis）的深筋膜。包绕

肋间外肌的深筋膜在肋间隙前部外面形成**肋间外膜**(external intercostal membrane);包绕肋间内肌的深筋膜在肋间隙后部内面形成**肋间内膜**(internal intercostal membrane)。肋间最内肌位于肋间隙的中份(胸外侧区),其肌束走向与肋间内肌相同。肋间内肌和肋间最内肌之间有肋间血管、神经通过。胸横肌位于胸前壁的胸骨体和肋软骨后部,起自胸骨下部,其肌纤维向上外止于第2~6肋内面,主要起降肋和助呼气作用。

(二)胸廓和肋间隙

胸廓(thoracic cage)除保护和支持胸、腹腔器官外,主要参与呼吸运动。胸廓的形状有明显的个体差异,与年龄、性别和健康情况等因素有关。例如佝偻病儿童因缺钙致胸廓变形,临床上称"**鸡胸**";肺气肿患者的胸廓前后径可显著增大而形成"**桶状胸**"。

肋间隙内有肋间肌、肋间血管、神经和结缔组织等。

肋间外肌起自上位肋骨的下缘,肌纤维斜向前下,止于下位肋骨的上缘,在肋骨前端处向前续为肋间外膜。

肋间内肌位于肋间外肌的深面,起自下位肋骨的上缘,肌纤维自后下斜向前上,止于上位肋骨的下缘。在肋角处向后续为肋间内膜。

肋间后动脉(posterior intercostal artery)和**肋间后静脉**(posterior intercostal vein)与**肋间神经**(intercostal nerve)伴行(图4-6,图4-7)。肋颈干发出的最上肋间动脉分布于第1、2肋间隙,肋间后动脉分布于第3~11肋间隙。肋间神经共11对。第2肋间神经外侧皮支的后支较粗大,称**肋间臂神经**(intercostobrachial nerve),该神经斜穿腋窝底至臂上部内侧,分布于腋窝底和臂上部内侧的皮肤。下5对肋间神经和肋下神经自胸壁进入腹壁,分布于腹肌的前外侧群和腹壁皮肤,故在肋弓附近手术时应注意保护这些神经。

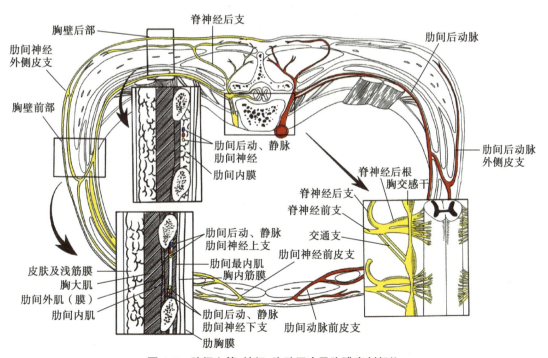

图4-6 肋间血管、神经,胸壁层次及胸膜穿刺部位

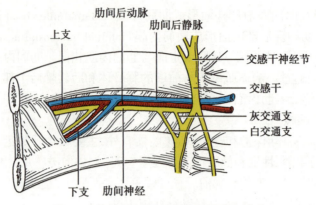

图 4-7 肋间后血管、肋间神经和胸交感干

肋间后动脉和肋间神经的主干和在肋角处发出的下支分别沿肋沟和下位肋上缘前行。在肋沟处,血管、神经的排列顺序自上而下为静脉、动脉和神经。根据肋间血管、神经的走行,常在肩胛线或腋后线第 7、8 肋间隙、下一肋上缘偏中部做胸膜腔穿刺,以免损伤肋间血管、神经(图 4-7)。位于肋角内侧的**肋间淋巴结**(intercostal lymph node)后组较恒定,其输出淋巴管注入胸导管。

(三)胸廓内血管

胸廓内动脉(internal thoracic artery)贴第 1~6 肋软骨后面,沿胸骨外侧缘的外侧约 1.5cm 下行,至第 6 肋间隙分为肌膈动脉和腹壁上动脉。**胸廓内动脉**上段发出的心包膈动脉与膈神经伴行。胸廓内动脉上段的后面紧贴胸内筋膜,下段借胸横肌与胸内筋膜分隔。两条**胸廓内静脉**(internal thoracic vein)与同名动脉伴行。**胸骨旁淋巴结**(parasternal lymph node)沿胸廓内血管排列,引流腹前壁和乳房内侧部的淋巴,并收纳膈上淋巴结的输出淋巴管,其输出淋巴管参与合成**支气管纵隔干**(图 4-8)。

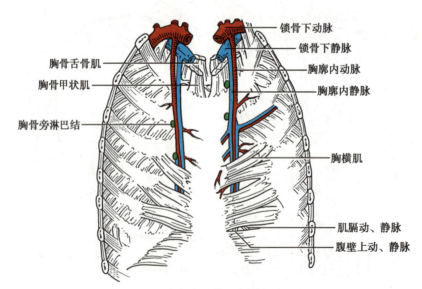

图 4-8 胸廓内血管和胸骨旁淋巴结

(四) 胸内筋膜

胸内筋膜(endothoracic fascia)衬托于胸廓(最内有肋间最内肌和胸横肌)内表面,包括胸椎前面和膈上面。**胸内筋膜**在胸廓上口(即胸腔上口)后部、第一胸椎两侧向前外下覆盖于胸膜顶内上面的部分称**胸膜上膜**,胸膜上膜有腱纤维编入,可增加其坚韧性,对胸膜顶有固定和保护作用;**胸内筋膜**在胸腔底覆盖于膈上面的部分称**膈上筋膜**。胸骨、肋和肋间肌内面的胸内筋膜较厚,脊柱两侧的胸内筋膜较薄。

临床问题 4-3:隆胸术

隆胸术(又称隆乳术),是指通过植入假体或移植自身脂肪组织,使乳房体积增大、形态丰满匀称,从而改善女性体形,恢复特有的曲线美。青春期女性在下丘脑和垂体激素的作用下,卵巢开始发育,性激素分泌逐渐增多,促使乳腺发育,从而隆起。如先天性卵巢功能不全,导致雌性激素分泌不足,可直接影响乳房正常的生长发育。在青春期,如不能充分获取生长发育所需的营养物质,或营养不良,乳房发育会受到影响;或穿过紧的衣服也会限制乳房的发育。多数情况下,乳房小对身体健康无伤害,也不会影响哺乳,如乳房扁平或过小使胸部外观平坦,若给女性的心理造成不良的影响,可考虑手术治疗。手术方式不同,效果维持时间也会有所差异。根据所用材质不同,分为假体隆胸术和自体脂肪隆胸术。根据切口位置不同分为乳晕切口和腋下切口,各有利弊。乳晕切口:适用于已婚生育女性,尤其是哺乳、乳腺萎缩、乳晕直径大于 2.5cm 的人群。其操作过程为沿乳晕皮肤行圆形切开,剥离皮下脂肪,在乳腺后壁处做较小切口,于胸大肌间分离,根据意愿选择好假体或自体脂肪,缝合切口。腋下切口:适用于大部分女性,其切口较为隐蔽,通常不易损伤乳腺组织,且术后不影响乳房处外观,不留瘢痕。在腋窝处行竖切口,于胸大肌后分离出间隙,从腋窝切口把假体或自体脂肪缓慢放入,缝合切口。

第三节 膈

一、位置和分部

(一) 位置

膈(diaphragm)介于胸腔、腹腔之间,封闭胸廓下口(图 4-9),呈向上的穹隆状,其中央部相对平坦,两侧部隆凸;右穹隆高于左穹隆,隆凸最高点常达第 5 肋间隙。膈的位置因年龄、体位、呼吸和腹腔器官充盈状态的不同而有所变化。小儿膈的位置较高,老人较低。坐立位时膈的位置较低,仰卧位时腹腔器官推向胸腔,膈的位置升高。膈的上面有膈上筋膜,与膈胸膜、胸膜腔、肺底以及心包相毗邻;下面有膈下筋膜,与肝、胃、脾和壁层腹膜相毗邻。

(二) 分部

膈中央的腱膜结构称**中心腱**(central tendon of diaphragm),呈三叶状;周围为肌性部,依据附着部位不同可分为:胸骨部、肋部和腰部,其中胸骨部起自剑突后面,肋部起自下 6 肋,腰部的内侧肌束以左脚(left crus of diaphragm)和右脚(right crus of diaphragm)起自上 2~3 个腰椎椎体,外侧肌束起自内侧弓状韧带和外侧弓状韧带。各部肌束止于中心腱。肌性部分

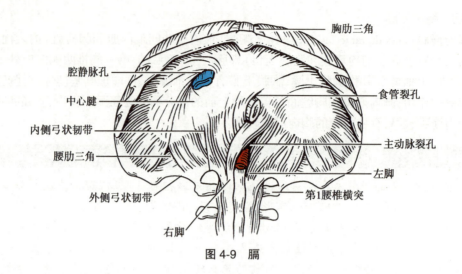

图 4-9 膈

的各部相邻处缺乏肌纤维,上面覆以膈上筋膜和膈胸膜,下面覆以膈下筋膜和腹膜,形成膈的薄弱区,如位于胸骨部和肋部之间的**胸肋三角**(sternocostal triangle),有腹壁上血管以及来自腹壁和肝上面的淋巴管通过;位于腰部和肋部之间的**腰肋三角**(lumbocostal triangle),其前方与肾相邻,后方有肋膈隐窝,故肾手术时应特别注意,以免损伤而引起气胸。胸肋三角和腰肋三角是膈疝的好发部位。

二、膈的裂孔

(一) 腔静脉孔

腔静脉孔(vena caval foramen of diaphragm)平第 8 胸椎,在正中线右侧 2~3cm 处,有下腔静脉和右膈神经的分支通过。

(二) 食管裂孔

食管裂孔(esophageal hiatus of diaphragm)平第 10 胸椎,在正中线左侧 2~3cm 处,有食管、迷走神经前干、迷走神经后干、胃左血管的食管支和来自肝后部的淋巴管通过,也是膈疝的好发部位之一。右膈脚肌纤维围绕食管形成肌环,对食管裂孔有挤压作用,此处是食管的第三个狭窄部位。在食管与裂孔之间连有膈食管韧带,有固定食管的作用。若右膈脚肌纤维形成的肌环和膈食管韧带发育不良或缺如,食管裂孔处可有腹部器官经此处突入胸腔的机会,将形成**食管裂孔疝**。

(三) 主动脉裂孔

主动脉裂孔(aortic hiatus of diaphragm)在膈左脚、膈右脚和脊柱之间,平第 12 胸椎,正中线稍偏左侧,有主动脉、胸导管和来自胸壁的淋巴管通过。奇静脉和半奇静脉也可通过主动脉裂孔。

三、膈的血管、淋巴引流和神经

(一) 血管

膈的血液供应来自心包膈动脉、肌膈动脉、膈上动脉、肋间后动脉、胸廓内动脉、腹壁上动脉、腰动脉和膈下动脉。伴行静脉注入胸廓内静脉、肋间后静脉和下腔静脉等。

(二) 淋巴引流

膈的淋巴管注入膈上淋巴结、膈下淋巴结。**膈上淋巴结**(superior phrenic lymph node)分为前、中、后群,分别位于剑突后方、膈神经穿膈处和食管裂孔、主动脉裂孔附近,引流膈胸膜、壁胸膜、心包和肝上面的淋巴,其输出淋巴管注入胸骨旁淋巴结和纵隔前淋巴结、纵隔后淋巴结。**膈下淋巴结**(inferior phrenic lymph node)沿膈下动脉排列,引流膈下面后部的淋巴,其输出淋巴管注入腰淋巴结。

(三) 神经

膈的中央部分由颈部肌节发育而来,故由颈丛的分支膈神经支配。其余部分由胸下部肌节发育而来,受下 6~7 对肋间神经支配。**膈神经**(phrenic nerve)由 C_3~C_5 神经根前支组成,起自颈丛,经锁骨下动脉、锁骨下静脉之间进入胸腔,经肺根前方,在纵隔胸膜与心包之间下行至膈,伴行有心包膈血管。膈神经受刺激时可出现呃逆。

副膈神经(accessory phrenic nerve)在膈神经的外侧下行,达胸腔上部与膈神经汇合。我国人群副膈神经的出现率为 48% 左右。

(王现伟)

第四节 胸膜和胸膜腔

一、胸膜

胸膜(pleura)是包裹肺的浆膜性囊状结构,依据其贴附部位不同,区分为脏胸膜和壁胸膜,二者在肺门相互移行,围成左、右各自独立的胸膜腔。

1. **脏胸膜**(visceral pleura) 是被覆于肺表面的胸膜,与肺组织紧密结合,成为肺的外膜,脏胸膜与肺组织浑然一体,是呼吸肌作用于肺呼吸的重要解剖学基础之一。

2. **壁胸膜**(parietal pleura) 与脏胸膜相延续并贴附于胸腔内面、膈上面和纵隔两侧的胸膜。其中,被覆于肋部胸内筋膜内面的壁胸膜部分称为**肋胸膜**(costal pleura);被覆于膈上面的壁胸膜部分称为**膈胸膜**(diaphragmatic pleura);被覆于肺内侧面相对的纵隔左、右侧面上的壁胸膜部分称**纵隔胸膜**(mediastinal pleura);超出胸廓上口(胸腔上口)、突入颈根部的壁胸膜部分覆盖在肺尖之上,这部分壁胸膜称**胸膜顶**(cupula of pleura)。胸膜顶腹侧毗邻锁骨内侧份和前斜角肌,外侧和后方毗邻中斜角肌和后斜角肌;胸膜顶高点距锁骨内侧 1/3 的锁骨上缘约 2~4cm。胸膜顶高点在其背侧约平第 1 肋颈的下缘;胸膜顶前、中、后主要有斜角肌筋膜覆盖,胸膜顶后内上贴附的胸上筋膜对胸膜顶有固定作用。右侧胸膜顶一般稍高于左侧。

肋胸膜与肋部胸壁、膈胸膜与膈均结合紧密,呼吸运动时壁胸膜的位置及胸膜腔内压力将随呼吸而改变,为呼吸运动提供原动力。在胸椎椎体侧面的胸内筋膜与壁胸膜通过疏松结缔组织连接,此处的两层膜易于分离。行肺切除术时,若脏胸膜与壁胸膜粘连,可将壁胸膜与胸内筋膜分离,将肺连同壁胸膜一起切除。

相互移行的脏胸膜和壁胸膜在肺根下方形成含有结缔组织的胸膜皱襞,称为**肺韧带**(pulmonary ligament)。肺韧带褶皱嵌入纵隔,对肺起固定作用。

二、胸膜腔

脏胸膜与壁胸膜围成含少量浆液的潜在性间隙,称**胸膜腔**(pleural cavity)。胸膜腔左右各一,互不相通,其内的压力随呼吸状态而变化。生理情况下,胸膜腔的少量浆液也是呼吸肌作用于肺呼吸的重要解剖学基础之一。

壁胸膜和脏胸膜大部分是通过少许浆液互相粘贴的,但在人深吸气时肺缘也伸入不到一些壁胸膜折角处,此处的胸膜腔部分称**胸膜隐窝**(pleural recess),临床上常用的胸膜隐窝有**肋膈隐窝**(costodiaphragmatic recess)和**肋纵隔隐窝**(costomediastinal recess)。

1. 肋膈隐窝　是肋胸膜与膈胸膜折角处的胸膜腔部分,左右都有,呈口向内上、底向外下的"U"字形半环状,人体站立时的"U"字形底部是胸膜腔最低位,肋膈隐窝在平静呼吸时的深度约为5cm,胸膜腔积液常积聚此处。

2. 肋纵隔隐窝　是位于胸前壁后方的肋胸膜与纵隔胸膜折角处胸膜腔部分,左右都有,左侧肋纵隔隐窝较右侧显著,这与左右肺前缘的形态特征直接相关,左肺前缘有心切迹存在。

临床最常见的胸膜腔损伤是破坏了胸膜腔内少许浆液的生理状态,气体进入胸膜腔或胸膜腔积聚较多液体(浆液、渗出液、血液或脓液,抑或兼而有之),即临床常见的"气胸"或"液气胸",将会不同程度地影响肺呼吸功能,还伴有胸痛、胸闷等症状,严重时将危及生命。临床常有锁骨上臂丛神经阻滞麻醉、锁骨下动静脉穿刺和针灸治疗等操作,进针点应高于锁骨内侧份上方4cm(尤其注意在右颈根部操作时),以免刺破胸膜顶造成气胸。

三、胸膜返折线的体表投影

肋胸膜与膈胸膜的返折线为胸膜下界,以纵隔胸膜前缘和后缘为基础的返折线对应为胸膜前界和胸膜后界(图4-10)。胸膜前界和胸膜下界的临床意义较重要,心包穿刺、胸骨切开、前纵隔手术和肾手术时,应注意不要损伤胸膜。

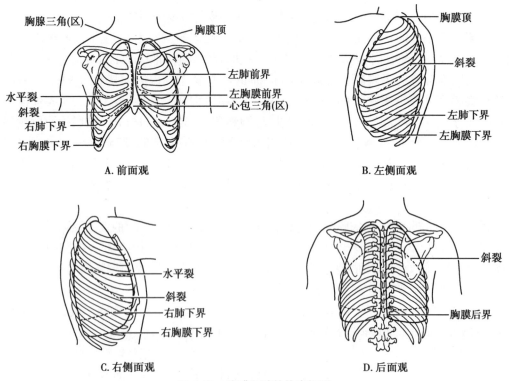

图4-10　胸膜和肺的体表投影

（一）胸膜前界

自胸膜顶高点经胸锁关节后方向内下斜行，在胸骨角水平两侧胸膜前界最为接近，继之两侧胸膜前界在前正中线附近似"平行线"向下延续，至第4胸肋关节水平走向分开；左侧胸膜前界斜向外下，斜行跨越第5肋软骨和第5肋间隙前部，于第6肋软骨中点处移行为下界；右侧胸膜前界大致沿胸骨右侧缘向下，至第6胸肋关节高度移行为右侧胸膜下界，向外下跨过右侧剑肋角的占比约为1/3，故心包穿刺部位选择左剑肋角处操作较为安全。两侧胸膜前界在第2~4胸肋关节平面最为接近，由此向上和向下、左右走向分开，形成无胸膜覆盖的上、下两个三角形区。上区称胸腺三角（又称胸腺区），内有胸腺，但成人的胸腺已经被结缔组织代替；下区称心包三角（又称心包裸区），内有心包和心。两侧胸膜前界可相互重叠，出现率约为26%，老年人可达39.5%。开胸手术时应注意这种情况，以免引起两侧气胸。

（二）胸膜下界

左侧起自第6肋软骨中点处，右侧起自第6胸肋关节后方，斜向外下方。左右侧在锁骨中线、腋中线和肩胛线分别与第8、10和11肋相交，在后正中线两侧平第12胸椎棘突。右侧胸膜下界比左侧略高。

临床问题 4-4：气胸、液气胸和胸腔穿刺术

气胸是指气体进入胸膜腔，造成胸膜腔内积气状态。气胸是由于肺组织、气管、支气管损伤，食管破裂，胸壁伤口穿破胸膜，胸膜腔与外界形成通道使外界气体进入胸膜腔形成。气胸的典型症状为突发胸痛，继而胸闷或呼吸困难，伴有刺激性干咳；部分发病缓慢，患者可无自觉症状。气胸分为闭合性气胸、开放性气胸和张力性气胸3类。闭合性气胸是指胸膜腔处在完全闭合的情况下出现的气胸，多见于肺的自发性破裂，裂口可随肺萎缩和浆液性渗出而封闭，胸内压接近或超过大气压，抽气后胸内压可下降。开放性气胸是指胸膜破损使胸膜腔与外界持续性相通，多见于胸壁的贯通伤，气体自由进出胸膜腔，胸腔内压力随呼吸而变化，抽气后压力无改变。张力性气胸又称高压性气胸，是由较大的肺泡破裂、肺裂伤或支气管破裂引起的气胸，裂口与胸膜腔相通，形成单向活瓣，起活塞作用。吸气时裂口张开，空气进入胸膜腔；呼气时裂口关闭，气体不能排出，使胸膜腔内气体越积越多，胸内压迅速升高，且抽气至负压后可迅速恢复成正压。张力性气胸危害最大，如不及时处理，可导致猝死。此外，还有一些特殊的气胸，如妊娠合并气胸及老年性自发性气胸等。

液气胸是指胸膜腔内同时出现积气和积液的现象，常见于自发性气胸合并胸腔积液或胸腔积液并发积气。液气胸患者也会出现呼吸困难、胸闷、胸痛、发绀等症状；治疗应尽早抽液或低位引流，并给予抗感染治疗。

胸腔穿刺术是指胸腔出现积液或积气时，为了诊断和治疗疾病，通过穿刺抽取胸腔内积液或积气的一种手术。穿刺点一般选在胸部叩诊实音最明显处，积液较多时常采用肩胛线或腋后线第7~8肋间，也选取腋中线第6~7肋间或腋前线第5肋间为穿刺点。积气时气胸抽气常采用患侧锁骨中线第2肋间隙为穿刺点。胸腔穿刺术可用于胸腔积液性质和病原学检测（诊断性穿刺），也可用于抽取胸腔内的积液和积气，以及向胸腔内注射各种药物等（治疗性穿刺）。

四、胸膜的血管、淋巴引流和神经

(一) 血管

脏胸膜的血液供应主要来自支气管动脉和肺动脉的终末支,壁胸膜的血液供应主要来自肋间后动脉、胸廓内动脉和甲状颈干、膈上动脉等动脉的分支。静脉与动脉伴行,最终注入上腔静脉和肺静脉。

(二) 淋巴引流

脏胸膜的淋巴管与肺的淋巴管吻合,注入支气管肺淋巴结。壁胸膜的淋巴管注入胸骨旁淋巴结、肋间淋巴结、腋淋巴结、膈上淋巴结和纵隔淋巴结。

(三) 神经

脏胸膜由肺丛的内脏感觉神经分布,对触摸和冷热等刺激不敏感,但对牵拉刺激敏感。壁胸膜由脊神经的躯体感觉神经分布,对机械性刺激敏感,外伤或炎症时可引起剧烈疼痛。肋间神经分布于肋胸膜和膈胸膜周围部,该处胸膜受刺激时疼痛沿肋间神经向胸壁和腹壁放射。膈神经分布于胸膜顶、纵隔胸膜和膈胸膜中央部,该处胸膜受刺激时可引起的颈肩部牵涉痛,对于疾病的诊断有重要意义。

五、呼吸肌、胸膜与呼吸功能的关系

生理情况下,脏、壁两层胸膜之间存在少许浆液,与胸壁和肺一起形成"呼吸肌—肋胸膜和膈胸膜—浆液—脏胸膜—肺"的呼吸动力传导链条,其中任一部位出现问题都会引起患者呼吸困难。

膈肌、肋间外肌等吸气肌的收缩使胸腔容积增大,肋胸膜和膈胸膜的牵张作用使胸膜腔内的负压绝对值增大,使空气顺压力差经呼吸道进入肺泡完成吸气;呼气时,膈肌舒张,膈穹隆升高,肋间内肌等降肋肌收缩、胸廓回缩,使胸腔容积缩小,同时肺的弹性回缩力也发挥了作用,使肺泡内压力高于体外大气压,出现外向压力差而使气体呼出体外。

(王现伟)

第五节 肺

一、肺的位置和体表投影

(一) 位置

肺(lung)位于胸腔内、纵隔两侧的胸膜囊内,左、右肺借各自的胸膜囊、肺根和肺韧带与纵隔相连。肺的肋面、膈面(肺底)和纵隔面分别与胸壁、膈和纵隔相对。肺尖上方覆以胸膜顶,突入颈根部。肺底主要毗邻膈和邻近膈的腹腔器官。

(二) 体表投影

肺尖高出锁骨内侧 1/3 上方 2~3cm。肺的前缘几乎与胸膜前界一致,仅左肺前界在第 4 胸肋关节高度转向左,继而转向下,至第 6 肋软骨中点移行为下界。肺下缘高于胸膜下界;平静呼吸时,在锁骨中线、腋中线和肩胛线分别与第 6、8、10 肋相交,在后正中线平对第 10 胸椎棘突(见图 4-10);小儿肺下缘比成人约高 1 个肋。

在腹侧面,肺根前面平对第 2~4 肋间隙;在背侧面,肺根平对第 4~6 胸椎高度。

二、肺的主要结构

（一）肺叶

脏胸膜紧密包裹肺组织并深入肺裂内，将肺分隔成叶，一般情况下：左肺有**斜裂**（oblique fissure），分左肺为上、下两叶；右肺有**斜裂**和**水平裂**（horizontal fissure），将右肺分为上、中、下3叶（图4-11）。有个体的肺裂不完全，也可出现额外的肺裂和肺叶。肺组织自身的弹性、深入肺裂内的双层脏胸膜及其间少量浆液都是肺呼吸运动的重要解剖学基础。

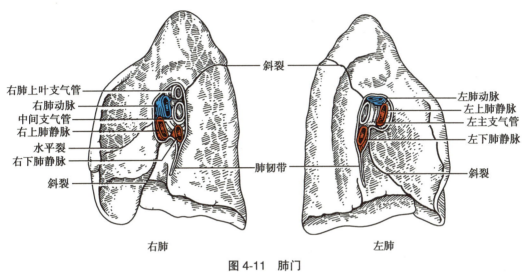

图4-11 肺门

（二）肺门和肺根

1. **肺门**（hilum of lung） 位于肺纵隔面的中部，为主支气管、肺动脉、肺静脉、支气管动脉、支气管静脉、淋巴管和神经出入的部位，又称**第一肺门**。各肺叶的叶支气管和肺血管的分支或属支等结构出入肺叶的部位，称**第二肺门**。**支气管肺门淋巴结**（bronchopulmonary hilar lymph node）位于肺门处，一般呈黑色。肺结核或肿瘤引起支气管肺门淋巴结肿大时，可压迫支气管，严重时引起肺不张。

在右肺门处，支气管和肺血管的位置关系从上至下为**上叶支气管**、**肺动脉**、**中间支气管**、**右上肺静脉**、**右下肺静脉**；从前往后的关系是**肺动脉**、**右上肺静脉**、**右下肺静脉**、**支气管**。

在左肺门处，气管和肺血管的位置关系从上至下为肺动脉、支气管、肺静脉；从前往后为**左上肺静脉**、**肺动脉**、**支气管**、**左下肺静脉**。两侧肺门下方均为**肺韧带**切迹。了解肺门处的结构关系，对于影像和胸外科都有重要的意义。

2. **肺根**（root of lung） 为出入肺门的结构，被胸膜包绕而形成。肺根内结构的排列自前向后为上肺静脉、肺动脉、主支气管和下肺静脉。自上而下，左肺根内结构的排列为左肺动脉、左主支气管、左上肺静脉和左下肺静脉；右肺根为右上叶支气管、右肺动脉、中间支气管和右下肺静脉（图4-11）。两肺根的前方有膈神经和心包膈血管，后方有迷走神经，下方为肺韧带。右肺根后上方有奇静脉弓勾绕，前方有上腔静脉、部分心包和右心房；左肺根上方有主动脉弓跨过，后方为胸主动脉。肺手术处理肺根时，应注意保护肺根的毗邻结构，尤以肺静脉的位置最低，手术切断肺韧带时要注意保护肺静脉。

(三)肺段支气管和支气管肺段

1. **肺段支气管**(segmental bronchi) 简称**段支气管**,为肺**叶支气管**的分支(图 4-12)。右**主支气管**分出**上叶支气管**后,向下走行的主支为**中间支气管**,后者再分出**背段支气管**和中叶支气管两个段支气管后,改名称**下叶支气管**。上叶支气管分出上叶的 3 个段支气管,下叶支气管分出下叶底部 4 个段支气管。左主支气管入肺门后,分为上叶支气管和下叶支气管,上叶支气管分出上叶 4 个段支气管,下叶支气管分出下叶底部 3 个段支气管,下叶背段支气管则由上叶支气管、下叶支气管分叉处发出。支气管的各级分支之间均不相互吻合,因而称之为"**支气管树**",而肺段支气管管径较粗,肉眼清晰可见,它们的下级分支多且细,肉眼难以分辨。

2. **支气管肺段**(bronchopulmonary segment) 每一**肺段支气管**及其分支所属的肺组织称**支气管肺段**,简称**肺段**(pulmonary segment)。由于支气管呈树状分支,分支之间无吻合,肺才得以分段。每一个肺段均呈圆锥形,底部位于肺的表面,尖朝向肺门。肺段内行走有肺段支气管、肺段动脉和肺段静脉,相邻肺段之间含有少量结缔组织和**段间静脉**分隔,因此,段间静脉是肺段切除的标志(图 4-12)。右肺有 10 个肺段:上叶 3 段、中叶 2 段、下叶 5 段。左肺由于尖段支气管与后段支气管、内侧底段支气管与前底段支气管常出现共干,相应出现尖后段和内侧前底段,故只有 8 个肺段(图 4-13)。肺病变时,如局限在一个肺叶内,可做肺叶切除,如局限在一个肺段内,可通过切除肺段而尽量保护更多的正常肺组织。

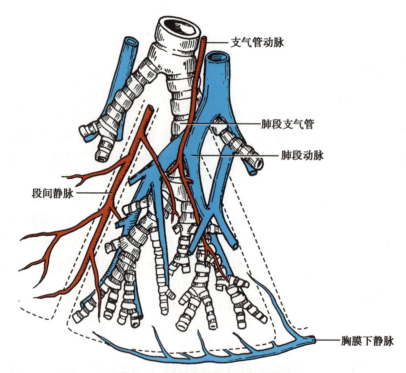

图 4-12 肺段内结构和肺段间静脉

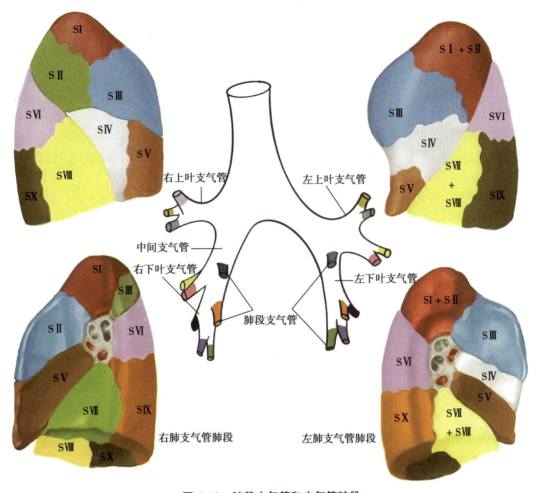

图 4-13 肺段支气管和支气管肺段

临床问题 4-5：孤立性肺结节和肺癌

孤立性肺结节(solitary pulmonary nodule)是指肺内出现直径≤3cm 的类圆形或不规则形的病灶，胸部 X 线或胸部 CT 表现为肺部区域的密度增高影，可单发也可多发，不伴淋巴结肿大。根据病灶直径的大小，结节直径 2~3cm，小结节直径≤2cm，微小结节直径≤1cm。肺结节并不特指某一疾病，很多疾病均可导致肺部出现结节，如病原微生物感染、感染性肉芽肿、良性肿瘤、慢性炎症性疾病、肺恶性肿瘤等。肺结节早期常无症状，往往是在健康体检或以其他疾病就诊行胸部影像学检查时发现，90% 肺结节为良性。

肺癌(lung cancer)也称原发性支气管癌或原发性支气管肺癌，世界卫生组织定义为起源于呼吸道上皮细胞（支气管、细支气管和肺泡）的恶性肿瘤，是最常见的肺部原发性恶性肿瘤。根据组织病变，肺癌可分为小细胞癌和非小细胞癌。肺癌发病率自 40 岁以后随年龄的增加逐渐升高。肺癌的病因至今尚未明确，研究显示与吸烟、空气污染和职业致癌因子如粉尘、石棉、砷等的吸入/摄入有关。肺癌的临床症状多隐匿，以咳嗽、咳痰、咯血和消瘦等为主要表现,X线影像学主要表现为肺部结节、肿块影等。由于约75%患者就诊时已是肺癌晚期,故其5年生存率低于20%。因此,要提高患者的生存率就必须重视早期诊断和规范化治疗。

(四)肺的血管

肺的血管包括肺血管和支气管血管两个系统。肺血管为功能性血管,即肺循环的肺动脉、肺静脉,参与气体交换;支气管血管为营养性血管,即体循环的支气管动脉、支气管静脉,供给氧气和营养物质。

1. 肺动脉　平第4胸椎高度,肺动脉干分为左、右**肺动脉**(pulmonary artery)。右肺动脉较长,经奇静脉弓下方入右肺门;左肺动脉较短,经胸主动脉前方入左肺门。它们的下级分支均在肺门内,在肺内的分支多与支气管的分支伴行(图4-14)。

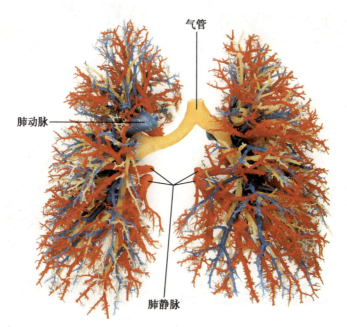

图4-14　肺管道铸型(后面观)

2. 支气管动脉(bronchial artery)　又称支气管支,很细小,有1~3支,起自胸主动脉或右肋间后动脉,与支气管的分支伴行入肺,分布于各级支气管、肺动脉、肺静脉、肺淋巴结、肺实质和脏胸膜等。

肺动脉和支气管动脉之间存在血管吻合,使体循环和肺循环联通,肺动脉主要分布于肺泡壁。肺动脉狭窄或栓塞时,吻合支可扩大,支气管动脉则会代偿肺动脉,参与气体交换。慢性肺疾病,压力较高的支气管动脉血液可经毛细血管前吻合分流至肺动脉,以代偿供应通气差或膨胀不全的肺区,但可加重肺动脉高压。

3. 肺静脉(pulmonary vein)　左、右各两条,分别为**上肺静脉**和**下肺静脉**,其在肺内的属支分为**段内静脉**和**段间静脉**,段间静脉收集相邻肺段的血液。左上、下肺静脉分别收集左肺上叶、下叶的血液;右上肺静脉收集右肺上叶、中叶的血液,右下肺静脉收集右肺下叶的血液

(见图4-14)。上、下肺静脉分别平第3、4肋软骨高度注入左心房。

4. **支气管静脉** 肺内的静脉一部分汇集成**支气管静脉**(bronchial vein),出肺门,左侧注入半奇静脉,右侧注入奇静脉或上腔静脉;另一部分则汇入肺静脉的属支。

三、肺的淋巴引流

肺有浅、深两组淋巴管:**浅组**位于脏胸膜深面,**深组**位于各级支气管周围。肺泡壁无淋巴管。这两组淋巴管可在肺门处汇集、相互吻合,其淋巴液注入**支气管肺门淋巴结**。肺的淋巴结包括**支气管肺门淋巴结**和位于肺内支气管周围的**肺淋巴结**;这两类淋巴结在肺部炎症时会肿大,胸部X线平片可表现为"哑铃状"影像特征,尤以肺结核多见。

四、肺的神经支配

迷走神经的支气管支和相应交感神经的分支,在肺根前、后方形成肺丛(有肺前丛和肺后丛,丛内有副交感神经节),肺丛分出的神经纤维经肺门沿支气管树广布于肺组织。副交感神经兴奋可使支气管平滑肌收缩(呼吸道管径缩小)、血管扩张和腺体分泌;交感神经兴奋发挥相反的作用。因此,在哮喘时,可用拟交感神经性药物以解除支气管平滑肌痉挛、扩张呼吸道管径。肺的神经还有**内脏感觉纤维**,分布于各级支气管黏膜、肺泡和脏胸膜,它接收的感觉信息随迷走神经传至脑。

(王现伟)

第六节 纵　　隔

一、概述

(一)位置与境界

纵隔(mediastinum)是介于左、右纵隔胸膜之间的所有器官、结构和组织的总称。纵隔呈矢状位,位于胸腔正中偏左,上窄下宽,前短后长。纵隔的前界为胸骨,后界为脊柱,两侧为纵隔胸膜,上为胸廓上口,下为膈。纵隔分隔左、右胸膜腔。正常情况下,纵隔的位置固定;如发生开放性气胸,两侧胸膜腔内压力不等,纵隔可随呼吸而摆动(纵隔扑动)。

(二)分区

解剖学通常采用四分法,即以胸骨角和第4胸椎椎体下缘连线的平面,将纵隔分为上纵隔和下纵隔,下纵隔又以心包的前、后壁为界分为前纵隔、中纵隔和后纵隔(图4-15)。

临床上多采用三分法,即以气管和支气管的前壁以及心包后壁为界分为前纵隔和后纵隔,前纵隔又以胸骨角平面分为上纵隔和下纵隔。

(三)整体观

纵隔内的器官大多为单个,且左右不对称。

1. **前面观** 可在少儿上纵隔见到发达的胸腺,成人仅见胸腺的剩件;下纵隔可见部分心包。

2. **左侧面观** 纵隔左侧面的中部有左肺根。肺根的前下方有心包隆凸。左膈神经和心包膈血管经主

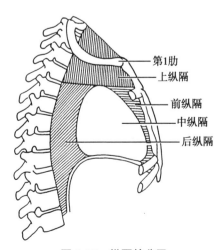

图4-15 纵隔的分区

动脉弓的左前方和肺根的前方下行,再沿心包侧壁下行至膈。左迷走神经于主动脉弓的左前方和肺根的后方下行,在主动脉弓左前方发出**左喉返神经**(left recurrent laryngeal nerve),勾绕主动脉弓,在其后方上行至喉。左肺根后方有胸主动脉、左交感干及内脏大神经等,上方有主动脉弓及其发出的左颈总动脉和左锁骨下动脉。左锁骨下动脉、脊柱和主动脉弓围成**食管上三角**,内有胸导管和食管胸部上段。心包、胸主动脉和膈共同围成的区域为**食管下三角**,内有食管胸部下段(图4-16)。因纵隔的左侧面可以看到若干大动脉,也称作纵隔动脉面。

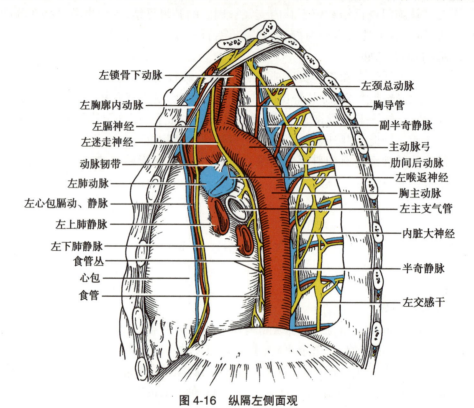

图4-16 纵隔左侧面观

3. **右侧面观** 纵隔右侧面的中部有右肺根。肺根前下方有心包隆凸。右膈神经和心包膈血管经上腔静脉右侧和肺根的前方下行,再贴心包侧壁下行至膈。右迷走神经在右锁骨下动脉前方发出右喉返神经后,于气管右侧和肺根的后方下行。肺根后方有食管、奇静脉(azygos vein)、右交感干及内脏大神经等,上方有右头臂静脉、奇静脉弓、上腔静脉、气管和食管,下方有下腔静脉(图4-17)。纵隔的右侧面可以看到若干大静脉,故也被称为纵隔静脉面。

二、上纵隔

上纵隔(superior mediastinum)的器官和结构由前向后大致可分为3层:前层有胸腺、头臂静脉和上腔静脉,为胸腺-静脉层;中层有主动脉弓及其三大分支、膈神经和迷走神经,为动脉层;后层有气管、食管、胸导管和左喉返神经等,为气管-食管层(图4-18,图4-19)。

(一)胸腺

胸腺(thymus)由左、右两叶构成,呈不对称扁条状,之间借结缔组织相连。胸腺是中枢淋巴器官,在机体免疫中起重要作用,兼具内分泌功能。青春期后随着年龄增长,胸腺内淋巴组织减少,逐渐被脂肪组织代替,成为胸腺剩件。胸腺位于胸膜围成的胸腺区内,前方为

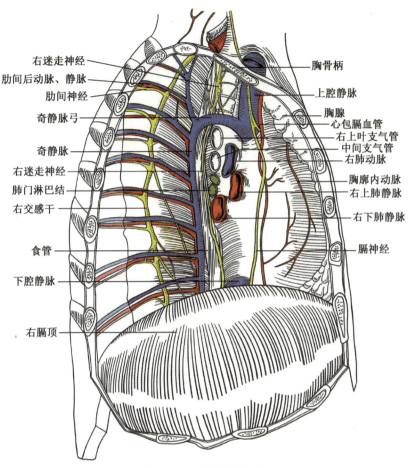

图 4-17 纵隔右侧面观

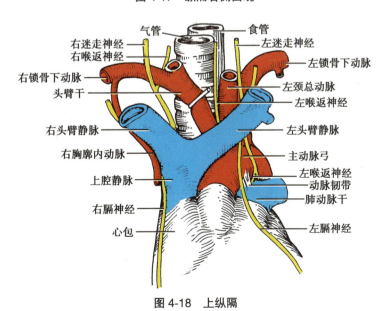

图 4-18 上纵隔

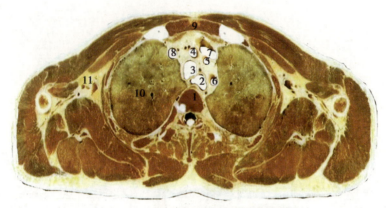

图 4-19　经主动脉弓的横断面(下面观)

1. 第 4 胸椎椎体上份；2. 食管；3. 气管；4. 头臂干；5. 左颈总动脉；6. 左锁骨下动脉；7. 上腔静脉；8. 右锁骨下静脉；9. 胸骨柄；10. 右肺上叶；11. 腋窝顶。

胸骨,后面附于心包和大血管前面,上达胸廓上口,甚至伸入颈部,下至前纵隔(图 4-17)。胸腺肿大时可压迫头臂静脉、主动脉弓和气管,出现发绀和呼吸困难。

胸腺的动脉来自胸廓内动脉和甲状腺下动脉,伴行静脉注入头臂静脉或胸廓内静脉。胸腺的淋巴管注入纵隔前淋巴结或胸骨旁淋巴结。神经来自交感干和迷走神经的分支。

(二)上腔静脉及其属支

1. **上腔静脉**(superior vena cava)　由左、右头臂静脉在右侧第 1 胸肋结合处汇合而成,下行至第 2 胸肋关节后方穿纤维心包,平第 3 胸肋关节下缘注入右心房(right atrium)(见图 4-17、图 4-18)。在穿纤维心包前,有奇静脉弓注入。上腔静脉前方有胸膜和肺,后方有气管和迷走神经,左侧有升主动脉和主动脉弓,右侧有右膈神经和心包膈血管。

2. **头臂静脉**(brachiocephalic vein)　由颈内静脉和锁骨下静脉在胸锁关节后方汇合而成(见图 4-17)。左头臂静脉长 6~7cm,向右下斜行越左锁骨下动脉、左颈总动脉和头臂干的前面。左头臂静脉的位置有时高于胸骨柄,位于颈部气管的前方,尤以儿童多见,故气管切开术或针刺时应注意保护左头臂静脉。

(三)主动脉弓及其分支

1. **位置**　主动脉弓(aortic arch)于右侧第 2 胸肋关节的后方续于升主动脉,弓形弯向左后方,跨左肺根,至第 4 胸椎椎体下缘左侧移行为胸主动脉。主动脉弓凹侧发出支气管动脉,凸侧发出头臂干(brachiocephalic trunk)、左颈总动脉(left common carotid artery)和左锁骨下动脉(left subclavian artery)(见图 4-18、图 4-19)。小儿的主动脉弓位置相对较高,可达胸骨柄上缘。

2. **毗邻**　主动脉弓左前方有胸膜、左肺、左膈神经、心包膈血管和左迷走神经等,右后方有气管、食管、左喉返神经、胸导管和心深丛,上方有主动脉弓的三大分支及其前面的左头臂静脉和胸腺,下方有肺动脉、动脉韧带、左喉返神经、左主支气管和心浅丛(见图 4-16)。主动脉瘤压迫气管时可出现呼吸困难,累及左喉返神经时可影响发声。

3. **动脉韧带**(arterial ligament)　为一纤维结缔组织索,连于主动脉弓下缘和左肺动脉的起始部,长 0.5~2.3cm,直径 0.2~0.6cm。动脉韧带是胚胎时期动脉导管的遗迹,若在出生后 1 年内尚未闭锁,则为先天性**动脉导管未闭**。**动脉导管三角**(ductus arteriosus triangle)是位于主动脉弓左前方的三角形结构,其前界为左膈神经,后界为左迷走神经,下界为左肺动脉,内有动脉导管(韧带)、左喉返神经和心浅丛(图 4-20),是手术中寻找动脉导管的标志。在施行动脉导管结扎术时,注意勿伤及左喉返神经。

(四)气管胸部和支气管

1. 位置 气管胸部(thoracic part of trachea)位于上纵隔中央,上端平胸骨的颈静脉切迹与颈部相续,下端平胸骨角分为左、右主支气管,分杈处称**气管杈**(bifurcation of trachea)。在气管杈内面有一凸向上的半月形突起,称**气管隆嵴**(carina of trachea)。气管隆嵴是左、右主支气管的分界,也是支气管镜检查时辨认左、右主支气管起点的标志。肺癌转移至气管、支气管下淋巴结,可使左、右主支气管的角度增大,隆嵴变钝或有偏位扭转等现象。

气管的长度和横径因年龄和性别的不同而不同,成年男性气管的全长约为 13.6cm,成年女性约为 12.11cm。**左主支气管**(left principal bronchus)细长而倾斜,长 4.5~4.8cm,下缘与气管中线的交角为 37.5°,平第 5 胸椎进入左肺门。**右主支气管**(right principal bronchus)粗短而陡直,长 1.9~2.1cm,下缘与气管中线的交角为 23°,平第 6 胸椎进入右肺门(图 4-20)。由于右主支气管较粗、短、直,且气管隆嵴偏左,因此,气管内异物容易进入右主支气管,支气管镜检查或支气管插管时也易置入右主支气管。

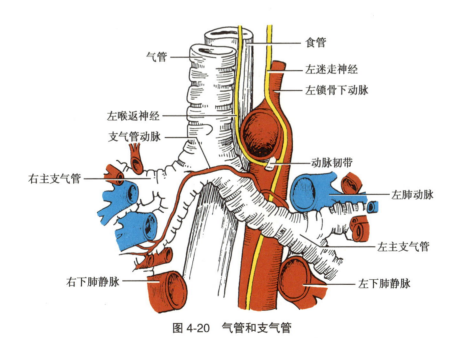

图 4-20 气管和支气管

2. 毗邻 气管胸部前方有胸骨柄、胸腺、左头臂静脉、主动脉弓、头臂干、左颈总动脉和心深丛,后方有食管,左后方有左喉返神经,左侧有左迷走神经和左锁骨下动脉,右侧有奇静脉弓和右迷走神经,右前方有右头臂静脉和上腔静脉(见图 4-17、图 4-19)。左主支气管前方有左肺动脉、后方有胸主动脉、中段上方有主动脉弓跨过。右主支气管前方有升主动脉、右肺动脉和上腔静脉,上方有奇静脉弓。

3. 血管、淋巴和神经 气管和主支气管的动脉主要来自甲状腺下动脉、支气管动脉、肋间动脉和胸廓内动脉,静脉注入甲状腺下静脉、头臂静脉和奇静脉。主支气管淋巴管注入气管支气管淋巴结(tracheobronchial lymph node),气管淋巴管注入气管支气管淋巴结和气管旁淋巴结(paratracheal lymph node),最终汇入支气管纵隔干。由于支气管肺淋巴结、气管支气管淋巴结和气管旁淋巴结引流肺、气管和支气管的淋巴,在成人可呈黑色。迷走神经和交感神经的分支分布于气管和主支气管的黏膜和平滑肌。

食管胸部、胸导管和交感干位于上纵隔后部和后纵隔,详见本节后纵隔部分的内容。

三、下纵隔

下纵隔(inferior mediastinum)分为**前纵隔**(anterior mediastinum)、**中纵隔**(middle mediastinum)和**后纵隔**(posterior mediastinum)3部分。

(一)前纵隔

内有胸腺(或胸腺剩件)下部、纵隔前淋巴结和疏松结缔组织。由于两侧胸膜接近,故前纵隔较狭窄。

(二)中纵隔

内有心包、心、出入心的大血管根部、膈神经和心包膈血管等。

1. **心包**(pericardium) 心包分为**纤维心包**(fibrous pericardium)和**浆膜心包**(serous pericardium)。浆膜心包的壁层衬于纤维心包的内面,并与纤维心包愈着,脏层紧贴于心和出入心的大血管根部的表面。浆膜心包的脏、壁两层在大血管根部折返移行,围成心包腔。

(1)位置和毗邻:心包占据中纵隔。心包前壁隔胸膜和肺与胸骨及第2~6肋软骨相对,在胸膜围成的心包区,直接与胸骨体下半部和左侧第4~6肋软骨相邻,因此常在左剑肋角做心包穿刺,以免损伤胸膜和肺。心包后方有主支气管、食管、胸主动脉、奇静脉和半奇静脉等;两侧为纵隔胸膜,膈神经和心包膈血管下行于心包与纵隔胸膜之间;上方有上腔静脉、主动脉弓和肺动脉。心包下壁与膈中心腱愈着。

(2)心包腔(pericardial cavity):心包腔含有少量浆液,心包积液时可压迫心,限制血液回心和心脏搏动。浆膜心包的壁、脏两层折返处的间隙称**心包窦**(pericardial sinus)。位于升主动脉、肺动脉与上腔静脉、左心房(left atrium)前壁之间的间隙称**心包横窦**(transverse sinus of pericardium),可通过一手指。心脏和大血管手术时,可在心包横窦处钳夹升主动脉和肺动脉,以暂时阻断血流。位于左肺静脉、右肺静脉、下腔静脉、左心房后壁和心包后壁之间的间隙称**心包斜窦**(oblique sinus of pericardium)。位于心包前壁与下壁折返处的间隙称**心包前下窦**(anteroinferior sinus of pericardium),深1~2cm,是心包腔的最低部位,心包积液首先积聚于此(图4-21)。

(3)血管、淋巴引流和神经:心包的动脉来自心包膈动脉、肌膈动脉和食管动脉等;静脉与动脉伴行,注入胸廓内静脉、奇静脉和半奇静脉等。心包的淋巴管注入纵隔前淋巴结、纵隔后淋巴结和膈上淋巴结。神经来自膈神经、肋间神经、左喉返神经、心丛、肺丛和食管丛等。

2. **心** 呈倒置圆锥形,前后略扁。**心底**(cardiac base)朝向右后上方,与上腔静脉、下腔静脉和左、右肺静脉相连。**心尖**(cardiac apex)朝向左前下方,圆钝游离,体表投影位于左侧第5肋间隙锁骨中线内侧1~2cm。心表面借**冠状沟**(coronary sulcus)、**前室间沟**(anterior interventricular groove)、**后室间沟**(posterior interventricular groove)、**房间沟**(interatrial groove)分为左心房、右心房、左心室(left ventricle)和右心室(right ventricle)。

(1)位置和毗邻:心位于胸腔前下部,中纵隔内,周围裹以心包,前方对向胸骨体和第

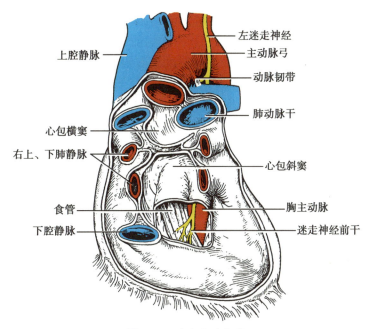

图 4-21 心包和心包窦

2~6肋软骨,后方平第5~8胸椎。约2/3位于身体正中矢状面的左侧,1/3位于右侧(图4-22)。心脏的位置常受呼吸、体型和姿势等因素的影响而改变。心的毗邻关系大致与心包相同。临床上常在胸骨左缘第4肋间隙做心内注射,以免损伤胸膜和肺。

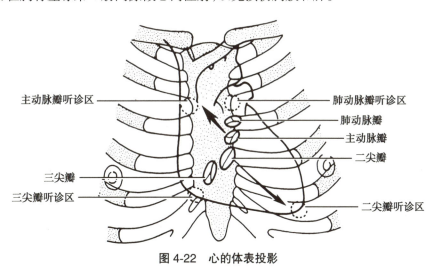

图 4-22 心的体表投影

心的体表投影用四点的连线表示:左上点在左第2肋软骨下缘距胸骨侧缘约1.2cm,右上点在右第3肋软骨下缘距胸骨侧缘1cm,左下点在左侧第5肋间隙距前正中线7~9cm,右下点在右第6胸肋关节处。左、右上点的连线为心上界,左、右下点的连线为心下界,左上、左下点间向左微凸的弧形线为心左界,右上、右下点间向右微凸的弧形线为心右界。心瓣膜的体表投影和心脏听诊部位见图4-22。

(2)血管:心的血液供应来自左、右冠状动脉。**左冠状动脉**(left coronary artery)起自主动脉左窦,分为前室间支和旋支。**前室间支**(anterior interventricular branch)沿前室间沟下行,分布于左心室前壁、部分右心室前壁和室间隔前2/3部。**旋支**(circumflex branch)沿冠状沟左行分布于左心房、左心室左侧面和膈面。**右冠状动脉**(right coronary artery)起自主动脉右窦,沿冠状沟行至房室交点处分为后室间支和左室后支(posterior branch of left ventricle)。**后室间支**(posterior interventricular branch)分布于右心房、右心室和室间隔后1/3部,左室后支分布于左心室下壁。心的静脉主要注入**冠状窦**(coronary sinus),冠状窦开口于右心房。有些小静脉直接注入右心房。

(3) 淋巴:心的淋巴管注入气管、支气管淋巴结和纵隔前淋巴结。

(4) 神经:心的神经来自心浅丛和心深丛,分布于心肌、传导系和冠状动脉。交感神经兴奋使心跳加快、心肌收缩力增强和冠状动脉扩张;副交感神经的作用则相反。

> **临床问题 4-6:纵隔扑动**
>
> **纵隔扑动**(mediastinal flutter)又名纵隔摆动,是一种较为严重的疾病,多见于开放性气胸。正常情况下,纵隔的位置相对固定,位于两肺中间胸腔正中偏左的位置。当胸腔病变,如发生开放性气胸时,患侧胸内压显著高于健侧,纵隔向健侧移位。吸气时大量气体进入胸膜腔,患侧胸膜腔压力增大,健侧胸膜腔负压增大,导致纵隔向健侧进一步移动。呼气时气体部分排出,双侧胸膜腔压差减小,纵隔移回患侧,形成纵隔随呼吸而左右摆动的情况,称为纵隔扑动。纵隔扑动影响静脉回心血流,可引起严重的循环功能障碍。

(三) 后纵隔

后纵隔内有食管、迷走神经、胸主动脉、奇静脉、半奇静脉、副半奇静脉、胸导管、交感干胸部和纵隔后淋巴结等。

1. **食管胸部**(thoracic part of esophagus) 食管胸部位于上纵隔后部和后纵隔,向上经胸廓上口与食管颈部相接,向下穿膈的食管裂孔续为食管腹部。食管与胸主动脉交叉上部位于胸主动脉右侧,下部位于胸主动脉的前方(图4-23)。

(1) 毗邻:食管前方有气管、气管杈、左主支气管、左喉返神经、右肺动脉、迷走神经的食管前丛、心包、左心房和膈;后方有迷走神经的食管后丛、胸主动脉、胸导管、奇静脉、半奇静脉、副半奇静脉和右肋间后动脉;左侧有左颈总动脉、左锁骨下动脉、主动脉弓、胸主动脉、胸导管上段;右侧有奇静脉弓。左主支气管平第4~5胸椎水平跨越食管的前方,该处食管较狭窄,是异物滞留和食管癌的好发部位。左心房扩大可压迫食管,食管造影时出现明显的压迹。

食管左侧只有在食管上三角、食管下三角处与纵隔胸膜相贴,右侧除奇静脉弓外全部与纵隔胸膜相贴。右侧纵隔胸膜在肺根以下常突入食管与奇静脉和胸导管之间,形成**食管后间隙**(retroesophageal space),故经胸做食管下段手术时可能破入右侧胸膜腔,导致气胸(图4-24)。

(2) 血管、淋巴引流和神经:食管胸部上段的动脉来自肋间后动脉和支气管动脉,胸部下段的动脉来自胸主动脉发出的**食管动脉**(esophageal artery)。**食管静脉**(esophageal vein)注入奇静脉、半奇静脉和副半奇静脉。食管胸部上段的淋巴管注入气管、支气管淋巴结,胸部下段的淋巴管注入纵隔后淋巴结和胃左淋巴结。食管的部分淋巴管不经淋巴结,直接注

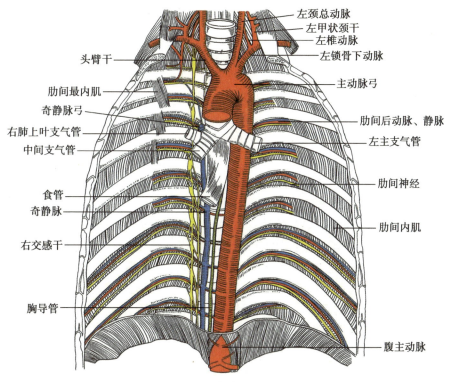

图 4-23 食管和主动脉

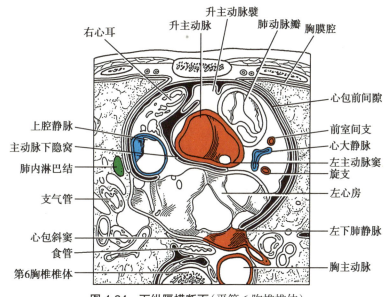

图 4-24 下纵隔横断面（平第 6 胸椎椎体）

入胸导管。食管胸部的神经来自喉返神经、迷走神经和交感干。喉返神经支配食管的骨骼肌，交感神经和副交感神经支配平滑肌，内脏感觉神经分布于黏膜。

2. **迷走神经**（vagus nerve） 迷走神经由肺根后方下行。迷走神经和交感干的分支分别在主动脉弓前下方及主动脉弓与气管杈之间构成**心浅丛**（superficial cardiac plexus）和**心深丛(deep cardiac plexus);在肺根的周围构成肺丛(pulmonary plexus)。左、右迷走神经的分支在食管的前面和后面构成食管前丛(anterior esophageal plexus)和食管后丛(posterior esophageal plexus),向下汇合成迷走神经前干(anterior vagal trunk)和迷走神经后干(posterior vagal trunk),经食管裂孔入腹腔。

3. **胸主动脉**(thoracic aorta) 胸主动脉由平第4胸椎椎体下缘续接主动脉弓,沿脊柱和食管的左侧下行,逐渐转至脊柱的前方和食管的后方,平第12胸椎穿膈主动脉裂孔后续为腹主动脉(见图4-23)。胸主动脉后壁发出肋间后动脉。胸主动脉的前方有左肺根、心包和食管,后方有半奇静脉和副半奇静脉,右侧有奇静脉和胸导管,左侧与纵隔胸膜相贴。在胸主动脉和食管胸段的周围有**纵隔后淋巴结**(posterior mediastinal lymph node),较小,引流食管胸部、膈和肝的淋巴,其输出淋巴管注入胸导管。

4. **奇静脉、半奇静脉和副半奇静脉** 奇静脉在右膈脚处起自右腰升静脉,沿食管后方和胸主动脉右侧上行,至第4胸椎椎体高度向前勾绕右肺根,注入上腔静脉。奇静脉收集右侧肋间静脉、食管静脉、支气管静脉和半奇静脉的血液。奇静脉上连上腔静脉,下借右腰升静脉连下腔静脉,是沟通上腔静脉系和下腔静脉系的重要通道之一。当上腔静脉或下腔静脉阻塞时,该通道可成为重要的侧支循环途径。**半奇静脉**(hemiazygos vein)在左膈脚处起自左腰升静脉,沿胸椎椎体左侧上行,达第8胸椎椎体高度,经主动脉和食管后方向右跨越脊柱,注入奇静脉。半奇静脉收集左侧下部肋间后静脉、食管静脉和副半奇静脉的血液。副半奇静脉(accessory hemiazygos vein)沿胸椎椎体左侧下行,注入半奇静脉或奇静脉(图4-25)。**副半奇静脉**收集左侧上部的肋间后静脉的血液。

5. **胸导管**(thoracic duct) 胸导管平第12胸椎下缘高度起自乳糜池(cisterna chyli),经主动脉裂孔进入胸腔,于胸主动脉与奇静脉之间上行,至第5胸椎高度经食管与脊柱之间向左侧斜行,后经食管与左侧纵隔胸膜之间上行至颈部,注入**左静脉角**(见图4-25)。胸导管上段和下段与纵隔胸膜相贴,当胸导管上段或下段损伤并伴有纵隔胸膜破损时,可引起左侧或右侧乳糜胸。胸导管的类型有单干型(占大多数)、双干型(以两干起始后在纵隔内上行合为一干,占少数)、分叉型(以单干起始入纵隔后分为两支分别注入左、右静脉角,占极少数)、注入右静脉角型(只占0.9%)。

6. **胸交感干**(thoracic sympathetic trunk) 位于脊柱两侧,奇静脉和半奇静脉的后外方、肋头和肋间血管的前方。胸交感干借白交通支和灰交通支与肋间神经相连(见图4-16、图4-17)。每侧交感干上有10~12个**胸神经节**(thoracic ganglion)。上5对胸神经节发出的节后纤维参与构成心丛、肺丛和食管丛。**内脏大神经**(greater splanchnic nerve)由第6~9胸神经节穿出的节前纤维构成,沿脊柱前面倾斜下降,穿膈脚终于腹腔神经节。内脏小神经(lesser splanchnic nerve)由第10~12胸神经节穿出的节前纤维构成,穿膈脚止于主动脉肾节。

四、纵隔间隙

纵隔各器官和结构之间含有丰富的疏松结缔组织,并在某些部位构成间隙,这有利于器官运动和胸腔容积的变化,如大血管搏动、呼吸时气管运动和食管蠕动等。后纵隔内的疏松结缔组织十分丰富。纵隔间隙与颈部和腹部的间隙相通,故颈部的渗血和感染可向下蔓延至纵隔,纵隔气肿的气体可向上扩散至颈部,纵隔的渗血和感染可向下蔓延至腹部。

1. **胸骨后间隙**(retrosternal space) 位于胸骨和胸内筋膜之间,内有脂肪组织、结缔组织和胸廓内血管。该间隙炎症可向膈蔓延,甚至穿膈扩散至腹部。

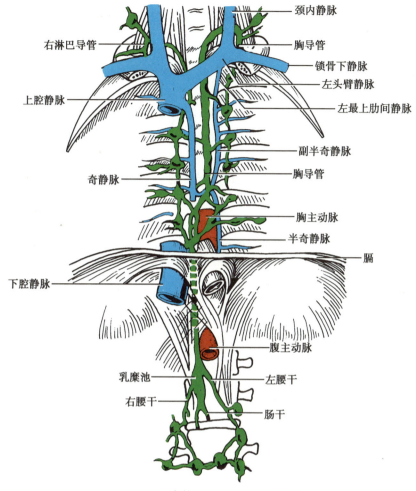

图 4-25 奇静脉及其属支和胸导管

2. **气管前间隙**（pretracheal space） 位于上纵隔，在气管和气管杈与主动脉弓之间，向上与颈部的气管前间隙相通。

3. **食管后间隙**（retroesophageal space）位于食管与脊柱胸段之间的疏松结缔组织，内有奇静脉、副半奇静脉和胸导管等。食管后间隙向上与咽后间隙相通，向下通过膈的潜在性裂隙与腹膜后间隙相通。

4. **主动脉肺动脉窗**（aorticopulmonary window） 位于主动脉弓下方与左肺动脉上方之间，高 1~1.5cm，右侧为食管和气管，左侧为肺，内有动脉韧带（或胎儿时期的动脉导管）、左喉返神经和淋巴结等。主动脉肺动脉窗的右侧与气管前间隙相通（图 4-26）。

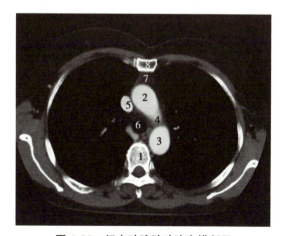

图 4-26 经主动脉肺动脉窗横断层
1. 第 4 胸椎椎体；2. 升主动脉；3. 降主动脉；4. 主动脉肺动脉窗；5. 上腔静脉；6. 气管；7. 胸腺；8. 胸骨。

临床问题 4-7：经外周静脉穿刺的中心静脉置管

经外周静脉穿刺的中心静脉导管（peripherally inserted central venous catheter, PICC）是利用导管从外周手臂静脉实施穿刺，导管可直达靠近心脏的大血管。PICC 置管通常选择手臂上的贵要静脉、肘正中静脉或头静脉进行穿刺插管，然后导管沿着血管依次经过腋静脉、锁骨下静脉和无名静脉，其尖端最终插入上腔静脉。中心静脉置管多经锁骨下静脉、颈内静脉或股静脉进行。静脉置管建立了一条安全方便、可长期使用的静脉通路，从而减少药物与手臂静脉的直接接触，可以减轻药物对于血管的长期刺激，因而被临床广泛应用。PICC 在放置时可以借助影像学进行显影，确定其放置位置。

临床问题 4-8：心包积液和心包穿刺术

心包积液是指由心包炎、肿瘤或其他感染引起的心包渗出和腔内液量过多。心包积液的突出临床症状为呼吸困难，严重时患者需端坐呼吸，表现为身体前倾、呼吸浅速、面色苍白，也可出现发绀；心尖搏动减弱，心脏叩诊浊音界扩大，心音低而遥远，严重者可出现心脏压塞，表现为 Beck 三联征：颈静脉怒张、心音遥远、动脉压降低脉压减小。检查包括：X线、心电图、超声心动图、磁共振和心包穿刺。治疗：①对症治疗，主要手段为心包穿刺引流，解除心脏压塞、呼吸困难、胸痛等；②病因治疗，治疗原发性疾病，如各种心包炎（肿瘤性、结核性），以及外伤等。

心包穿刺术是指心包腔内积液量过多，或有积血或积脓时，通过穿刺针抽出心包腔内液体的一种手术。心包穿刺术也包括治疗性穿刺和诊断性穿刺，分别用于引流心包积液和病因的诊断。心包穿刺术有 2 种途径：①剑突旁途径，为常采用的穿刺方法，穿刺点在剑突与左肋弓缘夹角处，此部位对应心包前下窦的体表投影；②胸骨旁途径，只适用于大量心包积液的患者，穿刺点在左侧第 5 肋间隙、胸骨边缘 1cm 处。穿刺过程中，如感觉针尖抵抗感消失，提示穿刺针已穿过心包壁，如针尖感到搏动，提示针尖触碰心脏，应及时退针少许，以免刺伤或划伤心肌。

临床问题 4-9：冠心病

冠心病全称为"冠状动脉粥样硬化性心脏病"，是指冠状动脉粥样硬化使血管管腔狭窄或阻塞导致心肌缺血、缺氧而引起的心脏病。多发生于 40 岁以上，男性多于女性，发病率呈上升趋势，并趋低龄化。各种危险因素对动脉内皮的损伤和脂质在动脉内膜层的积聚，导致动脉壁的慢性炎症，逐渐形成粥样斑块。发作时表现为突感心前区疼痛，多为发作性绞痛或压榨痛；也可表现为左肩和上、颈部、下颌疼痛，甚至牙痛，也有患者表现为腹痛。检查多依靠心电图、动态心电图诊断，确诊需行冠状动脉 CT 成像或冠状动脉造影术。冠状动脉治疗包括内科药物治疗、介入治疗和冠脉搭桥术等。

临床问题 4-10：二尖瓣狭窄

二尖瓣狭窄是由于二尖瓣开放受限、瓣口缩小和血流受阻，可引起一系列的症状，为最常见的一类心脏瓣膜病。二尖瓣复合体任何组成部分包括二尖瓣环、二尖瓣、腱索、乳头肌出现问题，均可导致二尖瓣狭窄或关闭不全。二尖瓣狭窄最常见的病因为风湿热，多见于青壮年，发病年龄多在40~50岁，女性居多，约占70%。二尖瓣狭窄早期多无症状，中度狭窄（瓣口面积小于$1cm^2$）时，会出现呼吸困难、干咳或泡沫痰、咯血、声音嘶哑和血栓等症状，严重狭窄（瓣口面积$<1.0cm^2$）时，将出现双颧绀红、口唇发绀等典型的"二尖瓣面容"，听诊第一心音亢进，呈拍击样，可闻及开瓣音，心尖区可闻及隆隆样杂音。二尖瓣狭窄的检查包括：常规听诊、X线、心电图、超声心动图等。轻度狭窄无须特殊治疗，中、重度狭窄需要抗风湿、缓解症状和预防并发症等系统性药物治疗，中、重度患者出现进行性呼吸困难或合并肺动脉高压时可采用手术修复、瓣膜置换或经皮腔内球囊二尖瓣成形术进行治疗。

临床问题 4-11：冠状动脉旁路移植术

冠状动脉旁路移植术即冠状动脉搭桥术或心脏搭桥手术，取患者自身的血管（如胸廓内动脉、桡动脉等），将狭窄冠状动脉的远端和主动脉连接起来，让血液绕过狭窄的部分，到达缺血的部位，从而改善心肌血液供应。因为这种手术方法如同架桥，所以形象地将之称为"冠状动脉搭桥术"。经皮冠状动脉介入治疗即冠状动脉支架植入术，指通过心导管技术疏通狭窄甚至闭塞的冠状动脉管腔，从而改善心肌的血流灌注的治疗方法；是急性心肌梗死患者堵塞血管开通最有效的方法。

临床问题 4-12：反流性食管炎和食管癌

反流性食管炎是由胃、十二指肠内容物反流入食管引起的食管炎症性病变，俗称"烧心病"，为一种常见病，发病率可随年龄增长而升高。反流性食管炎典型症状为胸骨后烧灼感和反流，非典型症状为胸痛，可放射至心前区、后背、肩颈部和耳后等；病理变化表现为食管黏膜破损、食管的糜烂或溃疡。吸烟、饮酒、肥胖及精神压力增大均为诱因。

食管癌是一种常见的上消化道恶性肿瘤，目前被列为全球第八大癌症。确切病因尚未完全清楚，研究显示与遗传因素、胃食管反流、亚硝酸盐摄入、真菌感染、不良生活习惯如吸烟和饮酒等有关。食管癌包括鳞癌和腺癌两种，我国鳞癌占90%以上，食管癌最常见的症状是进行性吞咽困难，在早期症状常不明显，仅在吞咽粗硬的食物时，有不同程度的不适，或者胸骨后的疼痛感。中、晚期则出现食管癌的典型症状——进行性吞咽困难。食管癌的转移，可以发生在肝、肺、骨，而且还可淋巴结转移以及周围直接转移。

五、纵隔淋巴结

纵隔淋巴结（mediastinal lymph node）较多，分布广泛，且淋巴结排列不规则，各淋巴结群间也无明显界线。纵隔淋巴结主要有以下几群。

（一）纵隔前淋巴结

纵隔前淋巴结（anterior mediastinal lymph node）位于上纵隔前部和前纵隔内，在大血管、动脉韧带和心包的前方（图4-27），收纳胸腺、心包、心等组织、器官的淋巴，其输出管参与组成支气管纵隔干。**纵隔前上淋巴结**（anterosuperior mediastinum lymph node）位于胸腺后方，大血管附近，可分为左、右两群。

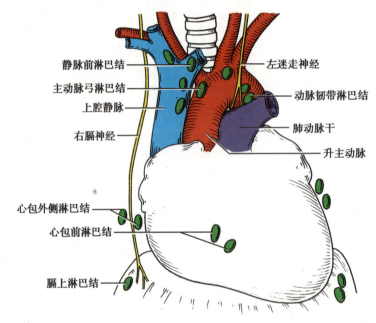

图 4-27 纵隔前淋巴结

1. **左群** 一般为3~6个淋巴结，但可多达10个。排列于主动脉弓前上壁和左颈总动脉及左锁骨下动脉起始部前面者称主动脉弓淋巴结（lymph node of aortic arch）；位于动脉韧带左侧者称动脉韧带淋巴结（lymph node of arterial ligament）。它们收纳左肺上叶、气管及主支气管、心包和心右半的淋巴管，其输出管注入左支气管纵隔干（left bronchomediastinal trunk），一部分淋巴管注入颈外侧下深淋巴结（inferior deep lateral cervical lymph node）。由于主动脉弓淋巴结与左迷走神经、左膈神经以及左喉返神经紧邻，故该淋巴结肿大时可压迫这些神经而引起膈活动异常及声音嘶哑等症状。因左肺上叶肿瘤常可转移到主动脉弓淋巴结，左肺上叶手术时应将其切除。

2. **右群** 通常有2~10个淋巴结。位于上腔静脉和左、右头臂静脉汇合处的前面，主要收纳气管和主支气管、心包和心右半的淋巴管，其输出管注入右支气管纵隔干。

前部淋巴管主要注入心包前淋巴结（又称纵隔前下淋巴结），前下部淋巴还注入胸骨淋巴结。心包侧部淋巴管主要注入心包外侧淋巴结，部分淋巴直接回流到纵隔前上淋巴结。心包后部淋巴回流到气管杈淋巴结及纵隔后淋巴结。心包膈部淋巴管注入气管杈淋巴结及纵隔前下淋巴结。

(二）纵隔后淋巴结

广义的纵隔后淋巴结（posterior mediastinal lymph node）指上纵隔后部和后纵隔内的淋巴结，包括食管旁淋巴结、支气管肺淋巴结、气管支气管淋巴结和气管旁淋巴结等。位于心包后面，沿食管胸段、气管和胸主动脉两侧排列（图4-28）。接受食管胸段、胸主动脉、心包和膈的淋巴管，输出管多直接注入胸导管。

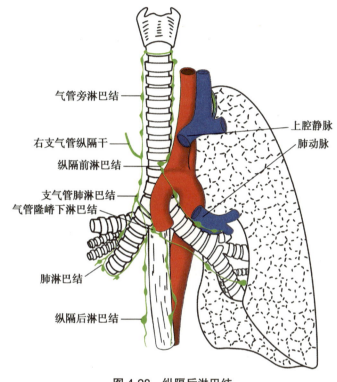

图 4-28 纵隔后淋巴结

1. **食管旁淋巴结**（paraesophageal lymphnode） 沿食管胸部的两侧排列，其左侧部位于食管胸部与胸主动脉之间，通常所谓的纵隔后淋巴结即指此群淋巴结。有8~12个，收纳食管胸部、心包、膈后部及肝左叶的淋巴液。其输出管沿途注入胸导管，其余部分注入气管支气管淋巴结。

2. **支气管肺门淋巴结**（bronchopulmonary hilar lymph node） 又称肺门淋巴结，位于肺门，3~5个，收纳肺的浅、深淋巴管，其输出淋巴管注入气管支气管上、下淋巴结。

3. **气管支气管下淋巴结（气管杈淋巴结）**（inferior tracheobronchial lymph node） 2~5个；位于气管杈下方，左、右主支气管起始部之间。收纳右肺中叶、下叶和左肺上叶下部以及食管、心左半的一部分淋巴管，其输出管注入气管支气管上淋巴结。气管支气管下淋巴结是左、右肺淋巴管交汇的部位。

4. **气管支气管上淋巴结**（superior tracheobronchial lymph node） 位于气管下部和左、右支气管的外侧。两侧各有3~5个淋巴结，收纳左、右支气管肺淋巴结和气管支气管下淋巴结的淋巴管，并接收右肺上叶和中叶的淋巴管。气管支气管上淋巴结输出管汇入两侧气管旁淋巴结。

5. **气管旁淋巴结**（paratracheal lymph node） 位于气管胸段两侧，左、右各有3~5个淋巴结，它们收纳气管支气管上淋巴结、气管支气管下淋巴结的输出管，并接收来自食管、咽喉、甲状腺等处的淋巴。气管旁淋巴结输出管沿气管两侧上行，参与组成支气管纵隔干。在气管前面尚有一些小淋巴结称气管前淋巴结，与气管周围的其他淋巴结相交通。

6. **肺淋巴结** 沿肺内支气管和肺动脉分支排列，输出管注入肺门处的支气管肺门淋巴结。支气管、气管及肺的淋巴结数目多，其淋巴引流的方向为：肺的淋巴管→肺淋巴结→支气管肺门淋巴结→气管支气管上淋巴结、气管支气管下淋巴结→气管旁淋巴结→左、右支气管纵隔干→胸导管和右淋巴导管。纵隔淋巴结的数目及大小变异很大，淋巴结的大小与其所在部位有一定关系，测量时如果位于气管旁、肺门、气管隆嵴下、食管旁、主动脉弓下区域的淋巴结短径达到或超过1cm时，一般认为淋巴结肿大，所以CT对于淋巴结病的诊断是形态诊断，不是病理诊断。

关于淋巴结的分组，所采用的命名体系不尽一致，习惯于根据淋巴结所在部位与周围重要器官的解剖关系来命名。2009年，国际肺癌研究协会（International Association for the Study of Lung Cancer，IASLC）对以往的淋巴结分区法做了改进。

临床问题4-13：交感神经切除术

交感神经切除术（sympathectomy）是治疗手汗症、雷诺病，以及顽固性上腹部疼痛等病症的主要手段。手汗症是由于交感神经兴奋所致，患者在紧张或过热的环境中会出现手部过度出汗，甚至汗液往下流，严重影响患者的工作和生活。可以在胸腔镜下进行胸3、4交感神经切除术治疗，该手术可以有效改善手脚部出汗症状。雷诺病患者的支配周围血管的交感神经功能紊乱，可引起肢端小动脉痉挛；患者在情绪激动或天气寒冷时会表现为皮肤苍白或潮红、手指疼痛；可采取交感神经切除术治疗，延缓病情发展。胰腺炎患者晚期可出现顽固性上腹疼痛，及时采取交感神经切除术可以有效缓解上腹部疼痛。交感神经切除术对于治疗交感神经紊乱引起的病变比较有效。

临床问题4-14：主动脉夹层

主动脉夹层（dissection of aorta）是指主动脉内膜撕裂导致血液通过内膜的破口流入主动脉壁各层之间形成夹层血肿，迫使主动脉壁各层分开。主动脉剥离是一种危险的急性病，即使及时进行积极的治疗，仍然可能快速致死。如果主动脉夹层完全撕裂，将会迅速大规模失血导致循环衰竭而立刻死亡。主动脉夹层破裂的死亡率为80%，有50%甚至还没来得及到达医院就已经死亡。症状表现为剧烈的前胸、后背疼痛，可放射到肩背部，血压升高等；需要行主动脉CT成像及主动脉造影确诊。根据夹层起源和主动脉受累部位，可将主动脉夹层按De Bakey系统分为三型。Ⅰ型：夹层起源于升主动脉，扩展超过主动脉弓到降主动脉，甚至腹主动脉，此型最多见。Ⅱ型：夹层起源并局限于升主动脉。Ⅲ型：夹层起源于降主动脉左锁骨下动脉开口远端，并向远端扩展，可直至腹主动脉（Ⅲa，仅累及胸降主动脉；Ⅲb，累及胸、腹主动脉）。分型不同，治疗方法也不同，Ⅰ型和Ⅱ型通常采用升主动脉置换术（Bentall手术），Ⅲ型多采用覆膜支架植入术。

临床问题 4-15：胸椎肿瘤

胸椎肿瘤（thoracic spine neoplasm）属于脊柱肿瘤的范畴，可以分为胸椎原发性肿瘤和胸椎继发性肿瘤，也可以分为胸椎良性肿瘤和胸椎恶性肿瘤。胸椎原发性肿瘤占胸椎肿瘤比例非常低；绝大多数胸椎肿瘤是胸椎转移瘤，包括肺癌、前列腺癌、乳腺癌、肠癌、肝癌、骨癌等均可转移到胸椎，胸椎肿瘤的常见临床表现是常无明显诱因的胸、腰、背部疼痛（持续性或间歇性胸、腰、背部局部疼痛，夜间疼痛明显），常伴有躯干和/或双下肢麻木、疼痛、无力（乏力），随病情的加重可出现行走困难及下肢活动障碍（如"行走有踩棉花感，进行性加重"）；最常见的临床体征为脊柱后凸加大（驼背）或侧凸畸形（脊柱凹向病灶侧），病变节段和/或相邻节段胸椎棘突、棘突旁压痛、叩击痛，另可出现躯干和/或双下肢痛觉、触觉减退或消失、下肢肌力减退、膝反射及跟腱反射亢进、踝阵挛阳性等体征。胸椎肿瘤（良性或偏良性的骨巨细胞瘤）常与胸腔脏器（肺、肺根或胸主动脉等）粘连，临床有可能会误诊为肺癌或纵隔肿瘤；瘤体压迫神经根可有放射性疼痛（胸痛或腹痛），向前胸放射可有胸部紧缩感或其他胸部不适，也可向腹壁甚至腹股沟区或髂后放射（若反射在剑突下的腹上区，可误以为心绞痛或心肌梗死）；压迫交感干会出现相应的自主神经症状，压迫脊髓可致肿瘤平面以下的运动和感觉障碍。

临床问题 4-16：乳糜胸

乳糜胸（chylothorax）也称乳糜性胸腔积液，是一种少见的胸腔积液。典型的乳糜液外观呈乳白色，是一种非炎症性的、以淋巴细胞为主的胸腔积液。虽然乳糜胸是临床少见的疾病或外科手术后少见的并发症，但却是很严重的临床问题。乳糜胸主要由创伤性及非创伤性的因素引起，创伤性病因常见的有外科手术、医学侵入性操作、穿刺伤或钝物损伤等，其中食管癌根治切除术和先天性心脏病手术是术后乳糜胸最常见的原因，但也有颈部手术（甲状腺手术、气管切开术）或腹部手术、中心静脉置管术、脊柱外科手术和膈疝修补手术等；非创伤性乳糜胸病因非常复杂，恶性肿瘤尤其是淋巴瘤是最主要的乳糜胸的病因，此外，淋巴系统发育异常、心血管疾病、结核、丝虫病、胸骨后甲状腺肿、纵隔良性肿瘤等疾病，甚至抗排斥药物均可引起乳糜胸，另外也有先天性乳糜胸患者。

（王松涛　王现伟）

第七节　胸部的解剖操作

一、解剖肋间隙

尸体取仰卧位，任意选取一个肋间隙，将肋间内肌、肋间外肌上端割断并翻向下，翻起肋间内肌后可见肋间血管和神经行于肋间隙上界，接近肋沟，在肋间血管和神经的深面可能有一层很薄的、不完整的肌层，即肋间内肌深层。在胸骨旁清除肋间外膜和肋间内肌，显露胸廓内血管。

二、打开胸廓前壁

先将锁骨内侧 1/3 部后面的锁骨下静脉、前斜角肌及其表面的膈神经以及锁骨下动脉第 1 段及其分支清理好。然后离断胸锁关节,将锁骨尽力向外揭起,并贴第一肋骨切断锁骨下肌,在锁骨中、外 1/3 交界处附近剪断锁骨。

在前斜角肌止点的下方,小心清除一段肋间外肌和肋间内肌,避免伤及胸膜壁层;用手指推离肋骨内面的胸膜,将肋骨剪刀的弯齿紧贴骨内面插入,在前斜角肌止点内侧剪断第一肋;然后切口向外,沿腋前线依次剪断以下各肋。操作时应始终注意先推离胸膜,再紧贴肋骨内面将肋骨剪断,两侧同时按此法操作。一手从胸骨上缘提起胸前壁,另一手伸入胸骨及肋的后方,把胸膜壁层从胸壁推离,并剪断胸廓内动脉的上段;在膈肌附着在胸前壁处切断膈肌,分离腹膜壁层至脐平面,将胸前壁完全揭开。

三、解剖胸膜和胸膜腔

1. 做"工"字形切口割开胸膜壁层,翻起壁胸膜,将手伸入胸膜腔内探查胸膜。注意胸膜壁层在不同部分的转折和形成的胸膜窦。

2. 观察胸膜前界,在胸骨柄的后方和第四肋软骨以下部分,将左、右两侧肋胸膜与纵隔胸膜的返折线彼此分开。左、右返折线间的这两个区域内没有胸腹,分别称为上胸膜间区和下胸膜间区。前者为胸腺所在,注意成人的胸腺退化为脂肪团块;后者为心包裸区所在。

3. 沿锁骨中线向上,探查壁胸膜经锁骨后方伸入颈根部形成的胸膜顶。循锁骨中线向下探查肋胸膜在胸廓下口返折至膈肌上面,形成肋膈返折。

4. 在壁胸膜肋膈胸膜返折处观察肋膈隐窝,在壁胸膜肋纵隔返折处观察肋纵隔隐窝,特别注意左侧肋纵隔隐窝。壁胸膜在肺门移行为脏胸膜。胸膜的上半包着出入肺的结构,下半形成肺韧带。肺韧带的下端大致接近膈肌,观察肺韧带的游离下缘。

四、移出肺

将肺向外上托起,使肺根紧张并显露肺根。在纵隔与肺的中点切断肺根,注意勿伤及纵隔和肺。移出肺,观察出入肺门结构的前后、上下排列关系,并把它保存于防腐液中。

五、解剖纵隔

1. 观察纵隔的境界、位置和分区。

2. **观察肺根的主要结构** 观察支气管、肺动脉、肺静脉,注意彼此的位置关系,比较左、右侧的差别,寻找支气管动脉,清除淋巴结。

3. **在上纵隔大静脉的前方观察胸腺** 胸腺后方是主动脉弓,弓的右侧为上腔静脉,上腔静脉续连左、右头臂静脉;左头臂静脉自左向右跨过主动脉弓上缘汇入上腔静脉;左头臂静脉上方能看到主动脉弓 3 大分支(头臂干、左颈总动脉、左锁骨下动脉);上腔静脉和右头臂静脉的右侧可见右膈神经;主动脉弓左前方可见左膈神经;左膈神经后方为左迷走神经;主动脉弓后面上方可摸到气管,气管后方是食管;气管的右侧有右迷走神经。

4. **解剖观察纵隔的右侧面** 大片撕除右纵隔胸膜和胸后壁的胸膜并查看:右肺根上方有奇静脉弓跨过汇入上腔静脉;食管在右肺根和心包的后方;右迷走神经在肺根的后方下行,分成丛围绕食管。显示下腔静脉和右膈神经、右侧胸交感干和交感节以及内脏大神经、内脏小神经;向前牵拉食管,在脊柱前有奇静脉,该静脉的左侧为管壁很薄、管径不均匀的胸导管。

5. 解剖观察纵隔的左侧面 撕除右纵隔胸膜和胸后壁的胸膜并查看,左肺根上方有主动脉弓跨过;肺根后方为胸主动脉。注意迷走神经越过主动脉弓左前方时,发出左喉返神经勾绕主动脉弓返行向上;左迷走神经在肺根后方下行,分成丛围绕食管。显示左膈神经,左侧胸交感干以及内脏大神经、内脏小神经。

在胸后壁内面选1~2个肋间隙检查肋间血管和神经的位置毗邻关系。清理出几支交感神经节连接肋间神经的交通支。

6. 解剖心包 沿左、右膈神经前方纵行切开心包,再在膈肌稍上方横切心包连接上述两切口的下端,将心包切成"U"形片向上翻起。伸手指入心包探查浆膜心包的转折。拉起心尖探查心后方的心包斜窦,注意左心房与食管的位置关系。用左手示指自肺动脉干的左侧经肺动脉干和主动脉后方伸向右,探查心包横窦。在心底观察肺动脉干、升主动脉和上腔静脉的位置排列。放回胸前壁,观察心脏的位置和体表投影。

(王松涛)

1. 胸膜腔穿刺术简称胸穿,是一种适用于胸腔积液及积气的诊断性和治疗性操作,请深入思考,穿刺点如何确定?不同穿刺点分别经过哪些结构?可能存在哪些并发症?

2. 乳腺癌是女性最常见的恶性肿瘤,其发病率仅次于子宫颈癌,是威胁女性健康的主要病因之一。乳癌根治术是乳腺癌的常用治疗方法,术中需要清扫腋窝处淋巴结,请思考需要清扫哪些淋巴结,这些淋巴结的引流和注入如何;若腋窝处无明显肿大淋巴结,其周围结构是否保留。

3. 动脉导管位于主动脉弓下缘和左肺动脉的起始部之间,是出生前血液循环的重要通道。一般于出生后1天内动脉导管功能性关闭,80%于出生后3个月内解剖性关闭。如果1周岁时动脉导管仍开放,即称为动脉导管未闭(症)。经皮经股静脉介入封堵术是治疗动脉导管未闭(症)的有效方法,请描述该方法中封堵器经过了哪些血管或结构?

4. 当心包膜腔内有积液、积血或积脓时,心包穿刺术既可作为确诊的措施,又是解除心脏压塞的紧急治疗措施。心包穿刺术有两种途径,即胸骨旁途径和剑突旁途径,请归纳总结这两种途径的适应证以及穿经层次分别是什么?

5. 食管癌是我国的高发疾病,根据肿瘤距门齿的距离分为:颈段食管癌、胸上段食管癌、胸中段食管癌、胸下段食管癌,试述它们在临床症状上有何差异?食管癌多表现为持续出现的明显吞咽困难,为何有些患者还会声音嘶哑?

6. 患者,63岁,女性。患有慢性咳嗽。3个月前体健,之后干咳、发热。初始使用抗生素治疗2周。咳嗽改善,发热缓解;但之后又发生干咳。患者主诉近期有几次咯血,体重下降约5kg,患者将其归因于近期饮食改变和运动,另外患者还有胸痛、气促、呼吸困难和明显的腰痛。患者已婚,无吸烟史,但有持续的二手烟暴露史。体格检查:血压124/58mmHg;体温36.8℃,心率85次/min。颈部检查显示,锁骨上淋巴结肿大。胸部检查无明显结节、肿块、出血、皮肤回缩和腋窝淋巴结肿大。腹部柔软,无压痛。神经学检查,脑神经Ⅱ~Ⅻ完好无损。肺部评估,可观察到喘息和肺不张。CT显示,肺左上叶有2.8cm×3.4cm的占位性病变。诊断:肺癌。

第四章 胸 部

问题：

（1）根据所学知识，解释患者的哪些因素可能导致其发生了肺癌？

（2）手术切除治疗是重要的肺癌治疗方法，如患者符合手术要求，肺切除时的最小功能单位是什么？如何划分及定位？

7. 患者，女性，73岁。因"胸闷伴面部水肿2个月"就诊。发病数月前晨起后感觉胸闷气促，自觉面部较前明显水肿，伴轻度咳嗽，无发热、胸痛、心悸、端坐呼吸，无血尿、尿色浑浊等，数天后自行缓解。此后反复出现上述症状未就诊。入院1周前再次出现胸闷及颜面部水肿，且症状较前明显，休息数天后未减轻。门诊胸部CT示：前上纵隔肿瘤，侵及上腔静脉及无名静脉，双侧胸腔中等量积液，心包少量积液。入院后行双侧胸腔穿刺置管，左侧引流出白色乳糜样胸腔积液400ml及右侧引流出粉红色乳糜样胸腔积液900ml。予以CT引导下经皮肿瘤穿刺活检术，HE染色提示：B1型胸腺瘤。

问题：

（1）患者面部产生水肿的原因是什么？

（2）解释胸腺瘤导致乳糜胸的原因。

8. 患者，女性，46岁，终末期肝病，出现复发性肝性胸腔积液，需要反复胸腔穿刺。患者因呼吸困难就诊。胸部检查发现引流胸腔积液后右肺无呼吸音。胸部影像学显示脏层胸膜增厚，无气管内梗阻。诊断：肺萎缩。

问题：

（1）根据所学知识解释患者呼吸困难的原因是什么？

（2）患者引流胸腔积液后，且气管内无梗阻的情况下，为何右肺无法复张？与脏层胸膜增厚之间存在何种关系？

第五章

腹　部

内容导航

部位	重要知识点	临床联系	学习形式
腹壁	腹前外侧壁各部层次结构；腹前外侧壁重要神经、血管配布规律及主要血管和神经的名称、走行及意义；腹股沟区范围，腹股沟管构成，腹股沟三角构成及意义	腹前外侧手术各类手术切口的优缺点及入路的选择原则；腹股沟斜疝、直疝的形成机制、鉴别诊断和外科治疗原则	实地解剖、讨论，线上微解剖和线上微课
结肠上区	胃的位置毗邻、血供及淋巴引流；肝的位置毗邻、肝周间隙、肝内管道、肝分段；肝外胆道；胆道系统的常见变异；Calot三角的意义；肝十二指肠韧带内结构的毗邻；肝和胆道的超声解剖特点；脾的位置毗邻。结肠上区的横断层解剖	肝与膈、胸膜腔、心包的位置关系与胸膜腔穿刺、肝内穿刺的操作要领；阻塞性黄疸的发病机制及解剖学分析；肝部分切除术的解剖学依据；胆囊切除和肝外胆道手术的入路选择及手术设计	实地解剖、讨论，线上微解剖和线上微课
结肠下区	空、回肠的位置和区分；结肠的结构特征及各部走行；盲肠动脉及阑尾动脉的走行；肠系膜上动脉与肠系膜下动脉的走行、分支及供应范围；左、右结肠旁沟，左、右肠系膜窦的位置及与其他腹膜间隙的交通	回肠憩室、肠套叠的形成机制；急性阑尾炎及阑尾切除术的解剖学基础；结肠镜检查肠息肉切除的操作要领；结、直肠肿瘤的手术入路及造瘘的解剖学依据	实地解剖、讨论，线上微解剖和线上微课
腹后壁	肾的位置、被膜、毗邻及肾段的划分；肾上腺的血供及神经支配；输尿管的分段及毗邻；腹主动脉的毗邻、分支及其供应范围；下腔静脉的位置、属支及毗邻	肾移植、肾下垂、睾丸静脉曲张的解剖学基础；肾移植的手术入路及肾切除的解剖学依据；肾和输尿管结石嵌顿的解剖学基础；腹主动脉瘤的临床解剖学特征及手术治疗的解剖学依据	实地解剖、讨论，线上微解剖和线上微课
腹膜	腹膜形成的韧带、网膜孔及构成、网膜囊、肝十二指肠韧带、Treitz韧带、左中结肠旁沟、肠系膜左右窦、盆腔的腹膜陷凹	网膜孔的临床意义，网膜孔疝，大网膜的临床应用	PPT和实地解剖

第五章 腹 部

腹部(abdomen)是位于胸部与盆部之间的躯干,包括腹壁、腹腔和腹腔内器官。**腹腔**(abdominal cavity)上界为膈,下界与盆腔连通(图5-1),其内容纳的器官主要为消化系统与泌尿系统的器官,此外还有脾、肾上腺、血管、神经、淋巴结、淋巴管及腹膜等器官、组织。

在体表腹部上界由剑突、肋弓、第11和12肋及第12胸椎围成;下界由耻骨联合上缘、耻骨嵴、耻骨结节、腹股沟韧带、髂嵴及第5腰椎围成,腹部上、下界之间的皮肤、筋膜、肌与骨共同组成**腹壁**(abdominal wall),由腹壁、膈及骨盆上口为界围成的体腔为**腹腔**(abdominal cavity)。腹壁以腋后线划分为前方的**腹前外侧壁**及后方的**腹后壁**。

腹腔上界为膈,在深呼气时左、右穹隆分别可达第5和第4肋间隙高度,高于体表腹壁上界。由于膈向上隆起,因此膈下方的一些腹部器官,如肝、胃、脾等,突入骨性胸廓内,又由于两侧髂骨翼所形成的大骨盆属于腹腔下部,所以腹腔的真实范围远大于腹部的体表境界。

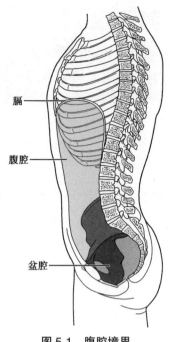

图 5-1 腹腔境界

第一节 表 面 解 剖

一、体表标志

1. **剑突**(xiphoid process) 平 T_9 椎体高度,后方依次为肝左叶、胃体、网膜囊、主动脉等。

2. **肋弓**(costal arch) 最低点即为第10肋软骨最低点,此点所在水平面也称为肋下平面,该平面向后平第3腰椎椎体高度。右锁骨中线与肋弓交点为胆囊底的体表投影位置。

3. **剑突与脐连线中点** 高度位于肋下平面上方2~3cm处,此水平面也叫**经幽门平面**,向后平第1腰椎椎体,胃在此平面于第1腰椎椎体右侧与十二指肠相续,胰体自右侧跨体正中线延伸到左侧,该平面还经过左、右两肾肾门。

4. **脐**(umbilicus) 平第3~4腰椎间平面。

5. **耻骨联合上缘** 耻骨联合为左、右髋骨在前方的连结处,耻骨联合上缘为腹腔与盆腔交界(骨盆上口)的标志之一,成人膀胱空虚时位于此平面以下。

6. **耻骨结节**(pubic tubercle) 位于耻骨联合外侧2~3cm处,为腹股沟韧带内侧端所附着的骨性结构。耻骨结节外上方1~2cm处为腹股沟管浅环的位置,其外下方3~4cm处为隐静脉裂孔的位置。

7. **髂前上棘**(anterior superior iliac spine) 为髂嵴的前端,是腹股沟韧带外侧端的附着点,髂前上棘与耻骨结节的连线即为腹股沟韧带的体表投影,也是腹前壁与股前区的分界。

8. **髂嵴**(iliac crest) 左、右髂嵴最高点连线可确定第4腰椎棘突,此为腰椎穿刺的常用骨性标志。

9. **白线**(white line)**和腹直肌**(rectus abdominis) 腹肌收缩时,腹前壁正中出现一纵行浅沟,其深面即白线。白线两侧各有一纵行隆起,隆起的表面有 3~4 条横行的凹陷,深面是腹直肌和腱划。

10. **半月线**(linea semilunaris) 腹直肌外侧缘处的凹陷即半月线。

二、腹部分区

为描述腹腔脏器的体表投影位置,从而大致确定和描述腹腔内病灶或发生症状的部位,临床上常采用**四分法**和**九分法**对腹部进行分区描述(图 5-2)。**四分法**:经脐作一水平线和一垂直线,将腹部分为左、右上腹部和左、右下腹部。**九分法**:通过两条水平线和两条垂直线将腹部分为九区,上水平线为连接两侧肋弓最低点的连线,下水平线为连接两侧髂结节的连线,两条垂直线分别是通过腹股沟中点作的垂直线。9个区为:上方的**腹上区**(epigastric region)和左、右**季肋区**(hypochondriac region),中部的**脐区**(umbilical region)和左、右**腰区**(lumbar region),下方的**腹下区**(hypogastric region)和左、右**腹股沟区**(inguinal region)。

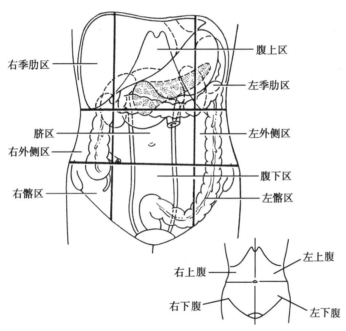

图 5-2 腹部分区及腹腔主要器官的体表投影

三、体表投影

腹腔内脏器的位置因年龄、体形、体位、呼吸运动及内脏充盈程度的不同而存在一定差异。通常成人腹腔内主要器官在腹前壁的投影见图 5-2 和表 5-1。

表 5-1 成人腹腔主要器官在腹前壁的体表投影

右季肋区	腹上区	左季肋区
右半肝(大部分)	右半肝(小部分)与左半肝(大部分)	左半肝(小部分)
胆囊(部分)	胆囊(部分)	胃贲门、胃底和胃体(部分)
结肠右曲	胃体(部分)与幽门	脾
右肾(部分)	胆总管、肝动脉及肝门静脉	胰尾
	十二指肠(大部分)	结肠左曲

续表

右季肋区	腹上区	左季肋区
右肾（部分）	胰（大部分）	左肾（部分）
	两肾（部分）与肾上腺	
	腹主动脉及下腔静脉	

右腰区	脐区	左腰区
升结肠	胃大弯（胃充盈时）	降结肠
回肠（部分）	横结肠	空肠（部分）
右肾下部	大网膜	左肾下部
	输尿管	
	十二指肠（小部分）	
	部分空、回肠	
	腹主动脉及下腔静脉	

右腹股沟区	腹下区	左腹股沟区
盲肠与阑尾	回肠	乙状结肠（大部分）
回肠末端	输尿管	回肠
	乙状结肠（部分）	
	膀胱（充盈时）	
	子宫（妊娠中、后期）	

临床问题 5-1：腹前外侧壁的触诊

触诊时，特别在冬季需要注意手的温暖，因冷刺激会使腹部肌肉紧张，产生肌肉的非自主性痉挛（肌痉挛）。在器官（如阑尾）有炎症时，触诊会引发自发性肌痉挛，其本身也是一种典型的临床症状。非自主性肌痉挛是为了保护内脏免受压力，当有炎症时会有疼痛。腹壁肌肉、皮肤内含有丰富的神经末梢，这就是为什么会在炎症时发生肌痉挛的原因。某些患者习惯于仰卧时将手放于头下，这样会使肌肉紧张，增加检查时的难度，而将上肢放于身体两侧，在膝盖下放一个枕头则有助于腹前外侧壁肌肉的放松。

临床问题 5-2：腹壁浅反射

医生常通过检测腹壁反射来确定是否存在腹部疾病，如阑尾炎。腹壁对大部分腹部脏器起保护作用，因此器官病变或受伤时腹壁会有反应。在患者仰卧位肌肉放松后，快速地从水平或外侧向中线即脐部划动皮肤可以诱发腹壁浅反射，此时常可觉察到腹部肌肉的收缩，但肥胖者不能觉察到此反射。腹壁皮肤的任何损伤均可诱发快速的腹部肌肉的收缩反射。

（温石磊）

第二节　腹前外侧壁

腹前外侧壁为腹部前方及两侧的腹壁，上方以剑突和两侧肋弓为界与胸壁划分，下方以耻骨联合上缘、腹股沟韧带和髂嵴为界与下肢划分。层次包括：皮肤、浅筋膜、腹直肌与扁肌、腹横筋膜、腹膜外筋膜和壁腹膜（图5-3）。

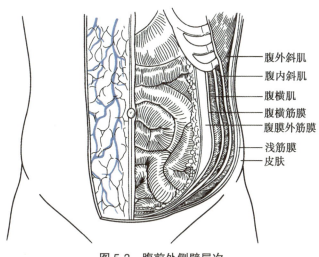

图5-3　腹前外侧壁层次

一、皮肤与浅筋膜

（一）皮肤

腹前外侧壁皮肤薄，富有弹性，与浅筋膜连结疏松，伸展性好。除脐部以外，易与皮下组织分离。临床常将腹壁作为供皮区切取皮瓣，用于修补缺损。经产妇的腹前壁皮肤的角质层被撕裂，留有白色条纹状瘢痕，称为妊娠纹，保留终身。脐（umbilicus）处皮下无浅筋膜与肌。

腹前外侧壁的皮神经主要来自下5对肋间神经、肋下神经、髂腹下神经和髂腹股沟神经，分布有明显的节段性，相邻节段之间有重叠。第6肋间神经分布于剑突平面；第10肋间神经分布于脐平面；肋下神经分布于髂前上棘平面；髂腹下神经（第一腰神经分支）分布于耻骨联合上方；腹股沟区由髂腹下神经和髂腹股沟神经（第一腰神经分支）分布。行硬膜外麻醉术或胸段脊髓病变时，可根据腹壁皮肤的感觉缺失平面来判断麻醉平面或病变的部位。

（二）浅筋膜

腹壁浅筋膜脂肪相对较多，厚度因人的胖瘦而异。浅筋膜内分布有较为丰富的浅血管、淋巴管和皮神经。

1. **分层和特点**　在脐平面以下，腹壁浅筋膜分为两层：浅层为含脂肪较多的脂肪层Camper筋膜，与身体其他部位的浅筋膜相连续；深层为富有弹性纤维的膜性层Scarpa筋膜，上腹部基本缺如，在下腹部向内侧附着于白线，向下越过腹股沟韧带约一横指宽处与大腿阔筋膜相愈合，在耻骨结节与耻骨联合之间向下与阴囊肉膜及会阴浅筋膜的膜性层相延续（图5-4）。

第五章 腹 部

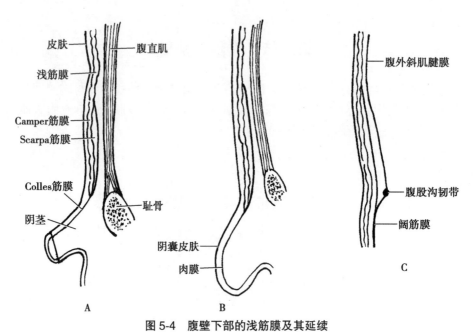

图 5-4 腹壁下部的浅筋膜及其延续
A. 正中矢状切面；B. 经阴囊矢状切面；C. 经大腿矢状切面。

2. 浅血管、浅淋巴管 在脐平面腹正中线附近的浅动脉主要为来自腹壁上、下动脉的分支，还有肋间动脉以及肋下动脉的细小皮支；在脐平面以下有两条较大的皮动脉：腹壁浅动脉（superficial epigastric artery）和旋髂浅动脉（superficial iliac circumflex artery），均为股动脉皮支，前者越过腹股沟韧带中、内 1/3 交界处走向脐部；后者位于腹壁浅动脉的外侧，由腹股沟韧带中点下方约 1.5cm 处行向髂前上棘。临床上在腹下部切取带蒂皮瓣时，常根据这两条浅动脉的分布设计皮瓣。由于这两条浅动脉均走行于深、浅筋膜之间，故切取皮瓣时应保留足够的皮下组织，以保证皮瓣的血供。

腹前壁的浅静脉较丰富且存在广泛的吻合。脐平面以上的浅静脉经胸腹壁静脉回流至腋静脉，继而回流至上腔静脉；脐平面以下的浅静脉汇合成腹壁浅静脉和旋髂浅静脉，经大隐静脉注入股静脉，最后汇入下腔静脉。因此腹壁浅静脉是上、下腔静脉的侧支吻合部位之一。倘若上腔静脉或下腔静脉阻塞时，腹壁浅静脉可出现曲张逆流现象。另外，脐周皮下组织内的浅静脉吻合形成脐周静脉网，与沿肝圆韧带走行的附脐静脉（肝门静脉的属支之一）相互吻合，在肝门静脉高压时，脐周静脉可能出现曲张，称"海蛇头"征。

浅淋巴管多与浅血管伴行，脐平面以上的淋巴由腋淋巴结引流；脐平面以下的淋巴借由腹股沟浅淋巴结引流。有淋巴管沿肝圆韧带走行，连通肝的淋巴管与腹壁浅淋巴管，因此临床上可见肝、胃、胆囊等恶性肿瘤癌细胞的脐周转移。

二、腹前外侧壁的肌

（一）腹外斜肌、腹内斜肌、腹横肌

1. 腹外斜肌（obliquus externus abdominis） 为腹前外侧壁浅层的扁肌。起于下 8 对肋外面，与前锯肌和背阔肌交错。肌束由外上斜向内下，在半月线附近以及髂前上棘平面以下移行为腱膜（图 5-5）。行向内侧的腱膜参与构成腹直肌鞘前层，最后于前正中线上止于白线。腱膜的下部止于髂前上棘和耻骨结节，并在这两处附着点之间形成向后上卷曲、增厚的游离

下缘,称为**腹股沟韧带**(inguinal ligament)。

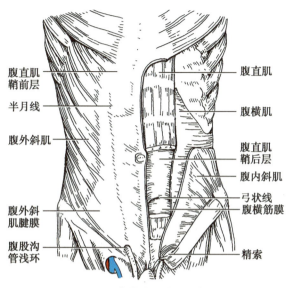

图 5-5　腹前外侧壁肌(浅层)

腹股沟韧带作为腹部与股部的分界标志,同时又为腹内斜肌、腹横肌和阔筋膜提供附着,髂耻弓(髂耻韧带)分隔腹股沟韧带深面的间隙为两部分:外侧部为肌腔隙,有髂腰肌和股神经通过;内侧部分为血管腔隙,有股动脉、股静脉和股管。

2. **腹内斜肌**(obliquus internus abdominis)　位于腹外斜肌深面,起自胸腰筋膜、髂嵴和腹股沟韧带外侧部。该肌后部肌束上升止于下位 3 对肋;大部分肌束以扇形行向内上方,于半月线附近移行为腱膜,参与构成腹直肌鞘,止于白线;前下部肌束起自腹股沟韧带外侧 1/3 或 1/2,向内或内下横行,此部下方游离缘呈弓状越过精索前、上方,继而过渡为腱膜参与构成**腹股沟镰**(inguinal falx),又称**联合腱**(conjoint tendon),止于耻骨梳韧带内侧端和耻骨结节附近。此肌在弓状缘处还分出少量肌束至精索,参与形成**提睾肌**(cremaster muscle)(图 5-6)。

3. **腹横肌**(transversus abdominis)　位于腹内斜肌深面,为腹壁最深层的扁肌。起自下位 6 对肋软骨内面、胸腰筋膜、髂嵴以及腹股沟韧带外侧 1/3。肌束自后方横行向前内侧,在半月线附近过渡为腱膜,参与构成腹直肌鞘,止于白线。腹横肌最下份的肌束与腹内斜肌下部肌束结合紧密,也参与构成腹股沟镰并分出肌纤维参与形成提睾肌(图 5-7)。

(二)**腹直肌鞘与腹直肌**

1. **腹直肌鞘**(sheath of rectus abdominis)　由腹前外侧壁三对扁肌的腱膜分为前、后两层包裹腹直肌、锥状肌等结构形成。三对扁肌的腱膜在腹直肌外侧缘附近相互愈合,形成**半月线**(linea semilunaris)。至此腹内斜肌的腱膜分为前后两层,前层与腹外斜肌腱膜一起行向腹直肌前方,形成腹直肌鞘前层;腹内斜肌腱膜后层与腹横肌腱膜融合,行向腹直肌后方,构成腹直肌鞘后层。腹直肌鞘后层的腱纤维约在髂前上棘水平转向腹直肌前方,加入鞘的前层,留下一明显的弓状缘,称为**弓状线**(arcuate line)或**半环线**(semicircular line)。弓状线以下腹直肌后表面直接与腹横筋膜相贴。两侧腹直肌鞘的前、后层在腹前壁正中线

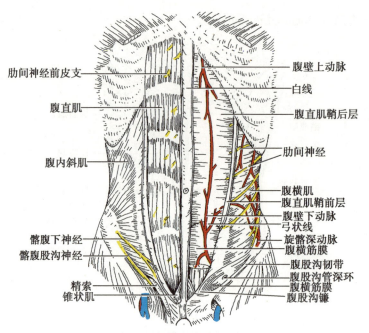

图 5-6　腹前外侧壁肌（深层）

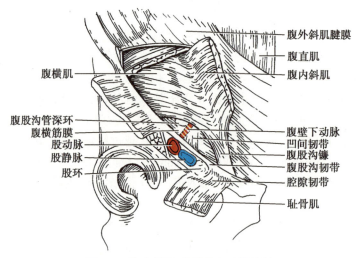

图 5-7　腹内斜肌、腹横肌与腹股沟镰

上相互交织形成**白线**（white line）（图 5-8）。白线为坚韧的腱性结构，缺乏血管，是腹壁切开或穿刺的常用部位。脐以上的白线宽约 1cm，脐以下因两侧腹直肌相互靠拢而变窄。脐由于缺乏浅筋膜和白线的腱性结构，皮肤直接与腹横筋膜相贴，是一个腹前外侧壁上的薄弱部位（图 5-6、图 5-8）。

2. **腹直肌**（rectus abdominis）　是上宽下窄的带形多腹肌，位于白线两侧，起自第 5~7 肋软骨前面和剑突，止于耻骨联合附近。腹直肌被 3~4 条的横行腱划分隔，腱划是原始肌节愈合的痕迹，并与腹直肌鞘前层紧密愈着。腹直肌后表面主体与鞘的后层没有紧密附着关系，易于分离。腹直肌受胸神经支配（T_5~T_{12}）。术中打开腹直肌鞘后可向外牵拉腹直肌以显露

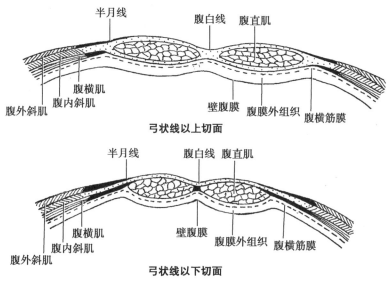

图 5-8　腹前外侧壁的肌和腹直肌鞘

鞘后层,尽量不要向内牵拉腹直肌,以免损伤肋间神经和肋下神经。

腹直肌在功能上与腹外侧壁的三块扁肌一起协同:保护和支持腹内脏器;使脊柱前屈、侧屈和旋转;紧张腹壁,改变腹内压力等。

3. **锥状肌**(pyramidalis)　为呈三角形的小块肌,位于腹直肌下端的前面近白线的位置,收缩可紧张白线,有的个体此肌可缺如。

4. **血管**　包括**腹壁上动脉**(superior epigastric artery)和**腹壁下动脉**(inferior epigastric artery)以及它们的伴行静脉。腹壁上动脉在第6肋软骨或第6肋间隙前端处发自胸廓内动脉,继而穿膈入腹直肌鞘,走行于肌与鞘后层之间或进入腹直肌内,营养腹直肌上部,并与腹壁下动脉在肌内吻合。腹壁下动脉在近腹股沟韧带中点稍上方发自髂外动脉。经腹股沟管深环内侧斜行向上内方,靠近弓状线水平穿腹横筋膜进入腹直肌鞘,走行于鞘后层与腹直肌之间,终末支进入腹直肌内,营养肌的下部(见图5-6、图5-7)。

三、腹横筋膜

腹横筋膜(transverse fascia)为衬于腹横肌内面的深筋膜。腹横筋膜在精索诸结构进出腹腔处被推向外,形成**腹股沟管深环**(deep inguinal ring),又称**腹环**或内口。深环内侧常有纵行纤维加强,称为**凹间韧带**(interfoveolar ligament),主体是腹横筋膜在深环内侧增厚的部分。在腹横肌收缩时,凹间韧带可牵拉深环下缘进而关闭深环,同时向外上方牵拉腹股沟管,增加其倾斜度,防止腹腔内容物经深环疝出(见图5-7、图5-9)。

四、腹膜外筋膜

腹膜外筋膜(extraperitoneal fascia)又称腹膜外脂(extraperitoneal fat),是位于腹横筋膜与壁腹膜之间,主要由疏松组织充填的间隙(图5-9),此处的疏松结缔组织与腹膜后间隙的疏松结缔组织相延续,此层次的厚度与个体的胖瘦程度有关,在手术及解剖时需注意在腹膜外筋膜下部,靠近腹股沟韧带水平有腹壁下血管和旋髂深血管走行。

五、壁腹膜

壁腹膜(parietal peritoneum)为腹壁最内层,衬于腹膜外脂内面。在脐平面以下,腹前壁

167

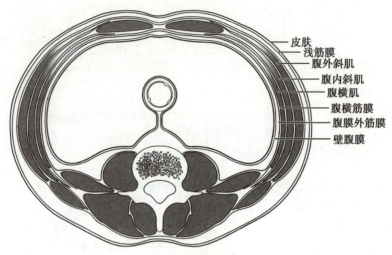

图 5-9　腹壁层次

壁腹膜内表面由于腹膜外脂内走行的韧带及血管诱起 5 条皱襞：脐正中襞，由脐至膀胱尖位于中线，内有脐尿管索，该索是胚胎期脐尿管闭锁后的遗迹；脐内侧襞（又称脐动脉襞）左右各一，位于脐正中襞外侧，内有脐动脉索通过，是胚胎时期脐动脉闭锁后的遗迹；脐外侧襞（又称腹膜下血管襞）为最外侧的一对，内有腹壁下血管通过。

上述 5 条腹膜皱襞之间形成 3 对小凹，即膀胱上窝、腹股沟内侧窝和腹股沟外侧窝。腹股沟内侧窝对向腹股沟三角和腹股沟管浅环，腹股沟外侧窝对向腹股沟管深环（图 5-10）。

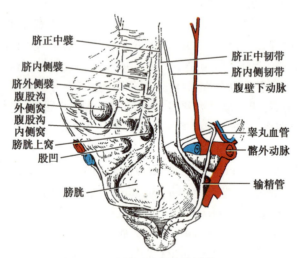

图 5-10　腹前壁内面的皱襞与陷凹

六、腹前外侧壁的血管和神经

腹前外侧壁主要有肋间血管和神经、肋下血管和神经、腹壁上和腹壁下血管分布，腹股沟区则有腰丛的三条神经和旋髂深血管分布（图 5-11，图 5-12）。

下 6 对胸神经前支形成第 7~11 肋间神经和肋下神经，与同名血管伴行，由胸壁行向前下进入腹壁，主干行于腹内斜肌与腹横肌之间，至半月线附近穿腹直肌鞘后层入腹直肌鞘，继而穿过腹直肌鞘前层浅出为前皮支。外侧皮支和前皮支分布于腹壁皮肤，有明显的节段

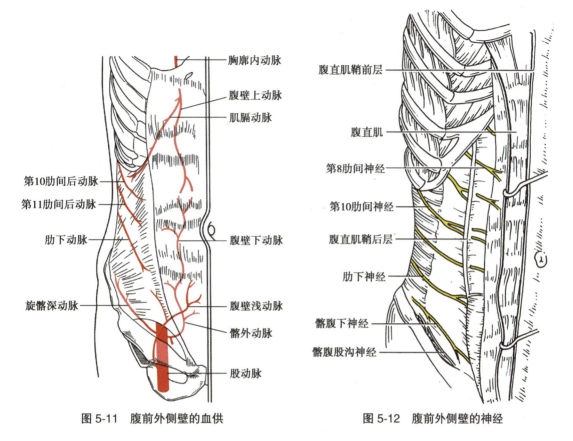

图 5-11 腹前外侧壁的血供　　　　图 5-12 腹前外侧壁的神经

性分布特点和明确的分布平面,肌支支配腹前外侧壁诸肌,还有分支分布于壁腹膜。

髂腹下神经(T_{12}、L_1)(iliohypogastric nerve)和**髂腹股沟神经**(L_1)(ilioinguinal nerve)主干于腹内斜肌与腹横肌之间进入腹股沟区,在髂前上棘前方约 2.5cm 处穿过腹内斜肌至腹外斜肌腱膜的深面,与腹股沟韧带平行走向内下方。髂腹下神经较粗大,位置较高,在浅环的上方穿出腹外斜肌腱膜,分布于耻骨上方的皮肤。髂腹股沟神经较细小,走行于髂腹下神经下方精索的下外侧经浅环浅出,分布于大腿内侧、阴茎和阴囊皮肤。有时两者共干,然后再分开走行。上述两神经除支配皮肤外,还支配腹内斜肌和腹横肌下分的肌纤维。在腹股沟疝修补术中,如果损伤上述两神经,易导致腹股沟区肌肉松弛甚至萎缩,疝易复发。

生殖股神经(L_1、L_2)(genitofemoral nerve)在腹股沟管深环附近分为股支与生殖支。生殖支沿精索内侧走行,穿腹股沟管后支配提睾肌、阴囊(女性为大阴唇)的皮肤;股支沿髂外动脉外侧入股部,分布于股三角中部上份的皮肤。轻划该部皮肤,可引起睾丸上提,称为提睾反射。疝修补手术局部麻醉时,需在髂前上棘内侧 2.5cm 处扇形注射麻醉药,阻断髂腹下神经和髂腹股沟神经,需在腹股沟浅环处注射麻醉药,以阻断生殖股神经的生殖支。

髂外动脉在腹股沟韧带稍上方发出腹壁下动脉和旋髂深动脉。前者进入腹直肌鞘,后者于腹股沟韧带的深面行向髂前上棘,分布于沿途的结构。

临床问题 5-3：腹部手术切口

腹部手术切口应尽可能地沿着皮纹（Langer 线）。切口首先要暴露充分，其次选择最佳的美容效果。切口的定位应依据手术类型、手术所涉及器官的位置、骨或软骨边界等，避免对神经（尤其是运动神经）的伤害，保持血供以及为达到最佳愈合而减少对肌肉和筋膜的损伤。因此在做切口前，医生必须考虑肌纤维的方向、腱膜和神经的位置。常规应用的切口有多种，但每种都有各自的优、缺点（图 5-13）。为了避免横断肌肉所导致的肌纤维不可逆性坏死，医生常沿肌纤维方向分离肌肉。腹直肌为一例外，由于腱划间的肌纤维短，且其节段性神经支配由腹直肌鞘外缘进入，故可以在肌纤维之间进行横断，因此易于定位和保护神经。医生常选取最易接近手术器官，并对支配肌肉的神经损伤最小的部位做切口。肌肉和脏器被拉向神经、血管的方向，而不是其相反方向。切断运动神经会导致其支配的肌肉发生瘫痪，从而削弱腹前外侧壁肌肉的力量。然而，由于腹前外侧壁的神经相互重叠分布，切断一支或两支小神经将不会对肌肉的运动或皮肤的感觉产生明显的影响。但自腹直肌外侧缘至前正中线的神经不发生重叠分布。

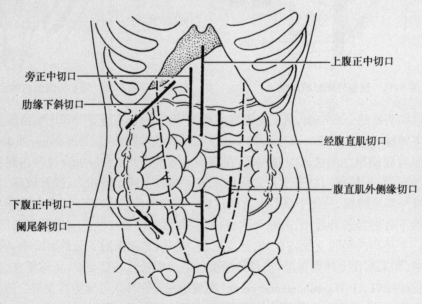

图 5-13　腹前外侧壁常用手术切口

正中切口（中线切口）：经白线行脐上或脐下正中切口。由于白线处仅有小血管和神经分布至皮肤，因此中线切口相对出血少，可避免主要神经的损伤。但有些人切口下有大量的富含血管的脂肪。优点是可以快速进入腹腔而不伤及肌肉、大血管或神经。缺点是由于血供相对较少，如果缝合时边缘对合不良，术后常易发生变性和坏死。该切口适用于腹部探查术。下正中切口常用于女性盆腔脏器手术。

旁正中切口：中线外侧，为矢状切口。切口经腹直肌鞘前层，分离肌肉并将其拉向外侧，以免紧张或伤及血管、神经，然后切开腹直肌鞘后层和腹膜进入腹膜腔。优点是不损伤肌肉,利于术后伤口保护,缺点是影响暴露。

肌肉分离切口:常用于阑尾切除术。斜向的麦氏切口约在髂前上棘内上2.5cm处。目前此切口很少应用,而多用顺皮纹的横切口。这两种切口的任何一种切口,均是向下内沿着肌纤维方向切开腹外斜肌腱膜并分离肌肉,沿各肌纤维方向切开腹内斜肌和腹横肌并分离肌纤维和腱膜。注意辨认和保护行经腹内斜肌深面的髂腹下神经。仔细操作,在不损伤肌腱纤维的情况下充分暴露手术野,而且在缝合切口时,将肌纤维恢复原位,使术后腹壁像术前一样坚韧有力。当切口相对较小,操作又较仔细时,肌肉分离切口既可提供较好的手术入路,也可避免切断、撕裂和牵拉神经。

耻骨上切口:为耻骨缝处切口,切口与凸面相平行,常用于妇产科手术(如剖宫产或输卵管妊娠摘除术)。

横切口:是经腹直肌鞘的前层和腹直肌的切口,该切口暴露充分,并可最大限度地减小对支配腹直肌神经的损伤。横向分离肌肉不会引起严重的损伤,因为当肌肉节段被重新建立时,会形成新的横行瘢痕带,类似于腱划。不要经腱划处做横切口,因为皮神经及腹壁上血管的分支穿经此区。最常用的横切口是在脐上水平。但由于切口上下扩展困难,因而不适合做腹部探查手术。

肋下切口:为右侧的胆囊及胆道手术和左侧的脾手术提供了良好入路。切口平行于肋缘但至少要在其下方2.5cm处,以免损伤T_7、T_8神经。

(冯 轼 温石磊)

第三节 腹股沟区

腹股沟区(inguinal region)是指腹股沟韧带、腹直肌外侧缘及髂前上棘水平连线所围成的三角形区域。该区域位于腹前外侧壁的下端,直接承受腹腔内器官的冲击,腹股沟管恰好是腹前外侧壁的一个薄弱部。

一、腹股沟管

1. **位置与构成** 腹股沟管(inguinal canal)是位于腹股沟韧带内侧半的上方约1.5cm处斜行的肌筋膜间隙,与腹股沟韧带平行。长约4~6cm,男性有精索通过,女性为子宫圆韧带通过。

腹外斜肌腱膜在耻骨结节外上方有一个三角形裂隙,称**腹股沟管浅环**(superficial inguinal ring),又称腹股沟管皮下环或外口,有精索(女性为子宫圆韧带)穿过,浅环外下份纤维附于耻骨结节,称为外侧脚;其上内侧份纤维附于耻骨联合,称为内侧脚。环的尖部有横行的脚间纤维(intercrural fiber),从上方加强浅环以防止其撕裂(图5-14)。在浅环周缘处,腹外斜肌腱膜的纤维延续为一层薄膜,包绕精索,称为**精索外筋膜**(external spermatic fascia),随精索进入阴囊。

腹股沟韧带(inguinal ligament)在耻骨结节处,韧带的薄层腱纤维经精索后方向上内反转,止于白线,称**反转韧带**(reflected ligament);韧带内侧部分纤维向下后方折返,形成**腔隙韧带**(lacunar ligament);腔隙韧带的纤维向后延伸附于耻骨梳,形成**耻骨梳韧带**(pectineal ligament)又称Cooper韧带(图5-15)。

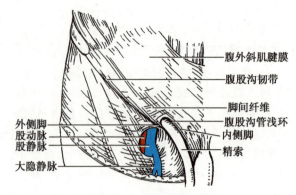

图 5-14 腹外斜肌腱膜

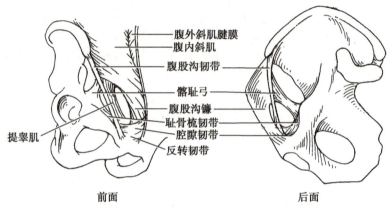

图 5-15 腹股沟区的韧带

腹股沟管有四壁两环（口），主要由腹外侧壁三块扁肌及其腱膜，以及腹横筋膜构成。前壁为腹外斜肌腱膜，外侧 1/3 处腱膜的深面有腹内斜肌下部的弓状纤维加强；后壁为腹横筋膜，内侧 1/3 处筋膜的浅面有腹股沟镰加强；上壁为腹内斜肌和腹横肌的弓状纤维下缘；下壁为腹股沟韧带和腔隙韧带。腹股沟管浅环为腹外斜肌腱膜在耻骨结节外上方的三角形裂口；深环由腹横筋膜构成，位于腹壁下动脉外侧，约在腹股沟韧带中点上方一横指处（图 5-16，图 5-17）。

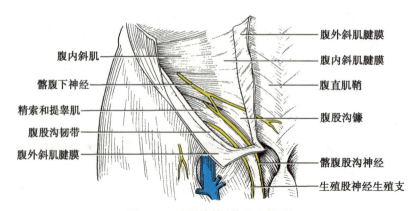

图 5-16 腹股沟管（前壁已翻开）

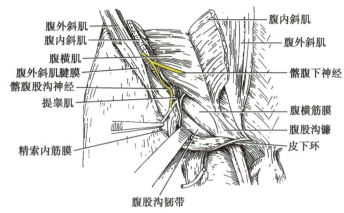

图 5-17 腹股沟管各壁及内容物

2. 保护机制 腹股沟管为一斜行裂隙,腹压增加时,可驱使管的后壁与前壁紧贴,从而封闭腹股沟管。管内容物(精索或子宫圆韧带)具有活塞作用,提睾肌收缩可使精索变粗,活塞作用加强。浅环深面有腹股沟镰加强,深环的前面为腹内斜肌遮盖,当肌肉收缩时,对腹股沟管的两口有封闭作用。腹内斜肌和腹横肌收缩时,其弓状下缘被拉紧绷直,靠近腹股沟韧带,使弓状下缘与腹股沟韧带之间的半月形缺口接近消失,对腹股沟管起括约肌的作用。腹横肌收缩,牵拉凹间韧带,使深环变小和增大腹股沟管的倾斜度,腹腔内容物不易膨出。

二、腹股沟三角

腹股沟三角(inguinal triangle),又称**海氏三角**(Hesselbach's triangle),是指由**腹壁下动脉、腹直肌外侧缘、腹股沟韧带**围成的三角形区域(图 5-18,图 5-19)。年老体弱者由于腹前外侧壁肌肉松弛,收缩力下降,可导致腹股沟管保护机制减弱甚至缺失,腹腔内容物经腹股沟管突入阴囊,被称为腹股沟疝。若腹腔内容物经深环循腹股沟管膨出,称为**腹股沟斜疝**;若未经深环而经腹壁下动脉内侧进入腹股沟管,则为**腹股沟直疝**。

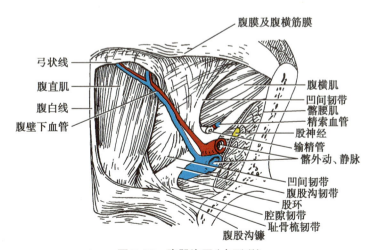

图 5-18 腹股沟区(内面观)

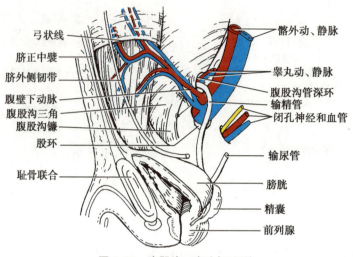

图 5-19　腹股沟三角（内面观）

三、精索

精索（spermatic cord）为一柔软圆索，自睾丸上端起始，在阴囊内向上，经腹股沟管皮下环入该管，至腹环终止。精索内容有输精管、睾丸动脉、输精管动脉、蔓状静脉丛、淋巴管、神经和鞘突剩件等。精索被膜有精索内筋膜、提睾肌及其筋膜和精索外筋膜。精索在腹股沟管内的一段，被膜只有精索内筋膜（图 5-20）。精索蔓状静脉丛常发生静脉曲张，除腹后壁新生物压迫引起的曲张外，一般好发于左侧，可能是左侧睾丸静脉呈直角汇入左肾静脉，以及乙状结肠压迫等原因，不利于静脉回流所致。

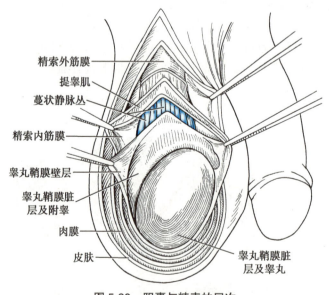

图 5-20　阴囊与精索的层次

睾丸和附睾在胚胎时期位于腹腔内肾附近，由中胚层发育而来，于出生前经腹股沟管下降至阴囊内，这一过程称为睾丸下降。睾丸引带为睾丸下降之前在睾丸下端与阴囊根部之间的一条索状结缔组织，在睾丸下降的过程中，睾丸引带逐渐缩短牵拉睾丸至阴囊内。

大约在胚胎第3个月，睾丸便下降至髂窝水平，胚胎第4个月末，睾丸已降达腹股沟腹环处，至胚胎第7个月睾丸下降至腹股沟浅环，在此时壁腹膜也形成一向下的浆膜突，称为**腹膜鞘突**。之后随睾丸及附睾一起下降，此过程中顶着腹前外侧壁诸层次由深向浅突出，形成了精索的被膜和腹股沟管，最终在出生前、后下降至阴囊内。之后腹膜鞘突上端封闭，形成鞘韧带，下部则形成位于睾丸前方及两侧的封闭的浆膜囊，即**鞘膜腔**（图5-21）。

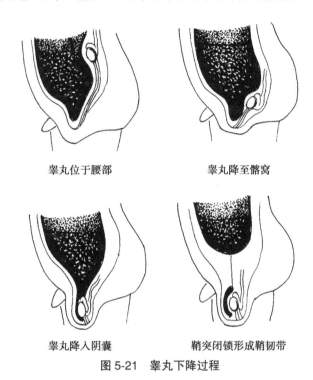

睾丸位于腰部　　　　　　睾丸降至髂窝

睾丸降入阴囊　　　　　鞘突闭锁形成鞘韧带

图5-21　睾丸下降过程

临床问题5-4：睾丸下降异常

出生后腹膜鞘突上部未闭锁可导致腹膜腔与鞘膜腔相通，可形成交通性鞘膜腔积液或先天性腹股沟斜疝，此类先天性腹股沟斜疝发生于右侧多于左侧，因右侧睾丸下降及鞘突闭合时间相对左侧较晚。若出生后睾丸未下降至阴囊内，则睾丸可能停滞于下降途径中的任何位置，而腹股沟管及其深、浅环为睾丸滞留较常见的位置，称为隐睾。发生隐睾时，睾丸所处环境温度较阴囊内高，较高的温度会影响精细胞的发育，双侧隐睾常引起男性不育症。

临床问题5-5：腹股沟疝

腹股沟疝是指壁腹膜和脏器如小肠的一部分，从其所在位置经正常或异常的开口疝出。大部分疝是可以复位的，即可以通过适当的处理使其回到腹膜腔中的正常位置内。大约90%的腹部疝发生于腹股沟区，主要有腹股沟斜疝和直疝两种类型（图5-22，图5-23），约75%的腹股沟疝为腹股沟斜疝。

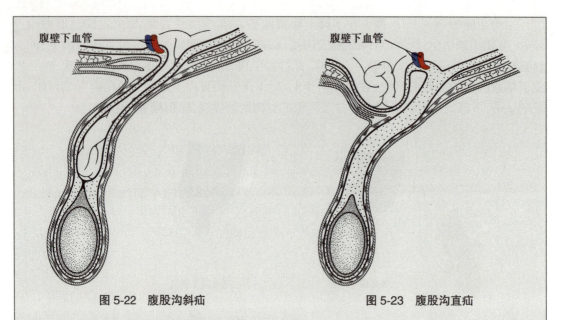

图 5-22 腹股沟斜疝　　　　图 5-23 腹股沟直疝

腹股沟斜疝是所有腹部疝中最常见的一种,从腹壁下动、静脉外侧的腹腔入腹股沟管深环。有疝囊,由残留的鞘突和精索的 3 层筋膜构成,横穿整个腹股沟管,经腹股沟管浅环出管进入阴囊。

正常情况下,鞘突除了远侧部形成睾丸鞘膜外,其余部分均于出生前消失。腹股沟斜疝的腹膜部由鞘突的遗迹形成。如果整个鞘突蒂均不退化消失,则疝可扩展到睾丸上方至阴囊,形成一个完全的腹股沟斜疝。

腹股沟斜疝也会发生在女性,但男性更常见,约为女性患者的 20 倍。若女性的鞘突不退化,会在腹股沟管形成一个小的腹膜凹陷,称作腹膜鞘突,可进入大阴唇。部分小肠可能疝入此凹陷,并经腹股沟管形成腹股沟斜疝,抵大阴唇内导致其向外膨出。

腹股沟直疝于腹壁下动脉的内侧离开腹腔,经过腹股沟管后壁一个相对薄弱处疝出。是由腹横筋膜形成的疝囊,未穿经整个腹股沟管,通常只邻近于腹股沟管浅环的最内侧部(下部),经腹股沟三角(Hesselbach 三角)疝出。此三角位于腹壁下动脉、腹直肌外侧缘和腹股沟韧带上部之间,通过或在联合腱周围到达腹股沟管浅环,于此处包被精索外筋膜,疝入精索内或者与其相平行,不进入阴囊,但是当直疝经过精索外侧时,可疝入皮肤和肉膜深面。将示指或者中指置于腹股沟三角处,可让患者咳嗽来触摸腹股沟直疝;若有疝存在,手指可以感受到强烈的搏动。若是直疝,手指可置于腹股沟管浅环处,患者咳嗽或加压时手指可感受到突然的冲击。

(冯　轼　温石磊)

第四节　结肠上区

结肠上区位于膈与横结肠及横结肠系膜之间。该区域主要有食管腹段、胃、肝、肝外胆道、脾、胰和十二指肠等结构,其中十二指肠的大部和胰位于腹膜后间隙。除此之外,重要的腹膜结构还有大网膜、小网膜和网膜囊等。

一、网膜

网膜是与胃相连的双层腹膜结构,在两层腹膜之间有血管、神经和淋巴管等结构走行。网膜可分为连于胃小弯侧的小网膜和连于胃大弯侧的大网膜(图5-24)。

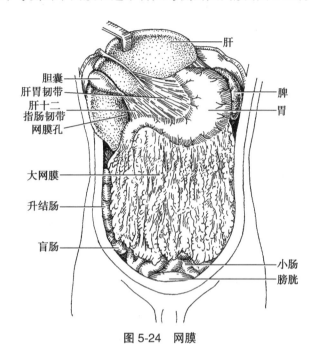

图 5-24　网膜

(一)小网膜

小网膜(lesser omentum)是胃前壁和胃后壁腹膜在胃小弯和十二指肠上部上缘会合,并向上延伸至肝脏面所形成的双层腹膜结构。小网膜连结肝与胃的部分,称为**肝胃韧带**(hepatogastric ligament),其内有胃左、右血管,迷走神经前干的胃前支和肝支,迷走神经后干的胃后支以及胃左淋巴结等结构。小网膜连结肝脏面与十二指肠起始部的部分称**肝十二指肠韧带**(hepatoduodenal ligament),其右侧缘游离,韧带内有肝固有动脉、胆总管、肝门静脉、肝神经丛和淋巴结及淋巴管。肝十二指肠韧带后方有一孔洞为**网膜孔**(omental foramen)又叫 Winslow 孔(图5-25),为网膜囊通入大腹膜腔的唯一孔道,在处理肝破裂出血或肝门区出血的手术中,可在网膜孔处压迫肝十二指肠韧带做紧急处理,以暂时止血(图5-25)。

(二)大网膜

大网膜(greater omentum)是由整个胃大弯与十二指肠起始部下缘的双层腹膜结构向下、左和上延续并附着于邻近器官的结构,其主体为连于胃大弯和横结肠之间的部分,称为**胃结肠韧带**(gastrocolic ligament),胃前、后壁及十二指肠起始部表面的腹膜自胃大弯下方合为双层腹膜结构,向下延伸一段距离后返折向后、向上附着于横结肠,返折前的部分称为大网膜前层,返折之后的部分称为大网膜后层。大网膜前、后层在个体生长发育的过程中常常愈合在一起形成四层腹膜结构(图5-26)。大网膜向下延伸的长度与个体生长发育有关,在新生儿自胃大弯到返折处仅数厘米,在成人返折处则可至脐平面稍下水平。

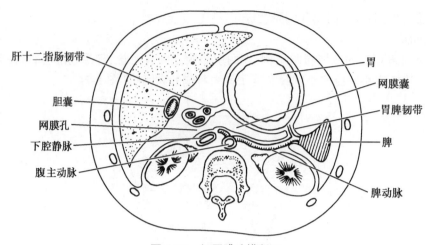

图 5-25 经网膜孔横断面

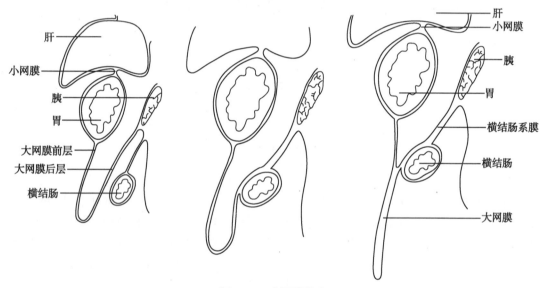

图 5-26 大网膜发育

大网膜后层连到横结肠后包裹横结肠,并在其后方再次会合,行向后上方附着于腹后壁,此为横结肠与腹后壁之间的**横结肠系膜**(transverse mesocolon)。横结肠系膜在腹后壁的附着部位广泛,自结肠右曲开始,跨越右肾中部、十二指肠降部、胰、左肾的前方,至结肠左曲处。

除胃结肠韧带以外,大网膜还包括连于胃与脾门之间向左延续的**胃脾韧带**(gastrosplenic ligament),连于胃底与膈之间的**胃膈韧带**(gastrophrenic ligament)。(图 5-27)

在大网膜内存在较为丰富的血管,胃网膜左动脉与胃网膜右动脉距胃大弯下缘约 1.5cm处,位于大网膜前层中,并吻合形成胃网膜动脉弓,由此弓向胃发出 10 余支胃支,并向下发出 7~13 支网膜支,其中较长的有网膜左动脉、网膜右动脉及网膜中动脉,分别在大网膜前层近左侧缘、近右侧缘及近中部下行,在靠近大网膜返折处,相互吻合形成大网膜边缘动脉弓(Barkow 弓),其余的网膜支也称网膜前动脉。除此之外还有来自胰横动脉、胰背动脉、胰大动脉和中结肠动脉等发出的分支(图 5-28)。大网膜内的静脉与同名动脉相互伴行,其中胃

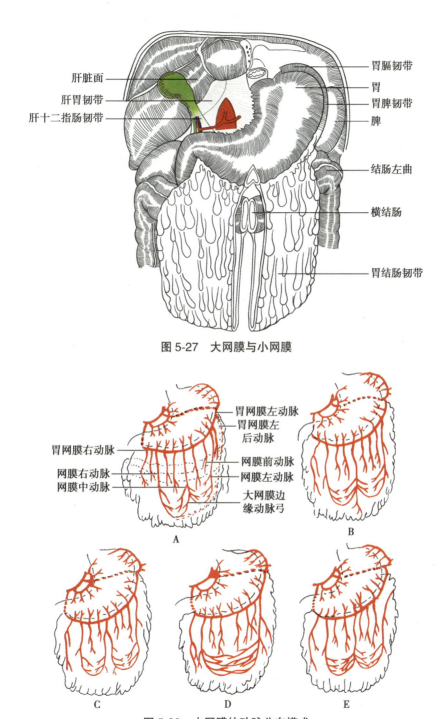

图 5-27　大网膜与小网膜

图 5-28　大网膜的动脉分布模式

网膜左静脉与胃网膜右静脉分别回流至脾静脉和肠系膜上静脉。

　　在腹部手术中大网膜常常可以用作腹部炎症的指示结构,其左、右、下的游离缘使之能随邻近肠管的蠕动在腹腔内移动,常包裹炎症病灶,限制炎症的蔓延。如阑尾炎发生时,在炎性渗出物的刺激下,大网膜能紧贴并包裹阑尾及其周围结构,从而使炎症被局限在一个小区域内,在一定程度上避免弥漫性腹膜炎的发生。在2岁以前,由于大网膜还没有完全发育,故无法对腹腔内炎症结构进行有效的包裹。

> **临床问题 5-6：大网膜与疝修补**
>
> 当腹部疝发生后,手术修补常需要对成疝位置进行加强,术中可取部分大网膜作为对疝囊颈进行填充修补的材料,以防止肠管再次嵌入成疝。因大网膜具有较强的存活能力,与其他组织愈着后,可在较短时间内建立侧支循环。用大网膜作为移植瓣时,应注意大网膜内的血管分布,选择带蒂网膜瓣,也能更好地保证移植瓣的存活。

(三) 网膜囊

网膜囊(omental bursa)是小网膜和胃后方的一部分腹膜腔,扁宽,又叫**小腹膜腔**或腹膜小囊。

网膜孔(omental foramen)为网膜囊通入大腹膜腔的唯一孔道,位于肝十二指肠韧带后方。其上界为肝尾叶;下界为十二指肠上部;前界为小网膜游离缘;后界为遮被下腔静脉的腹膜(见图5-25)。

网膜囊有六个壁:前壁从上至下为小网膜、胃后壁表面腹膜和大网膜前层;后壁由遮盖腹后壁、胰腺、左肾和左肾上腺的壁腹膜和横结肠系膜、大网膜后层构成;上壁为肝尾叶和膈下的腹膜;下壁为大网膜前、后两层返折处;左壁由胃脾韧带、脾肾韧带及脾门封闭;右壁经由网膜孔与大腹膜腔(即通常所说的腹膜腔)相通,网膜囊的各壁除右壁外,均被腹膜封闭。因毗邻关系,当慢性胰腺炎或胃后壁溃疡穿孔时,感染渗出液或胃内容物可优先进入并局限于网膜囊内,随体位变化或量的增加经网膜孔进入大腹膜腔。网膜囊位置较深,常给临床早期诊断造成困难。

> **临床问题 5-7：网膜孔疝(网膜囊疝)**
>
> 大腹膜腔与小腹膜腔借由网膜孔相通,此潜在开口位于小网膜游离缘后方、十二指肠球上方,前方被肝覆盖,可容一到两指通过。通常情况下,网膜孔为一紧缩的孔,然而当躯干屈曲时网膜孔相对舒张。
>
> 导致网膜孔疝的原因很多,除体位与肠道蠕动以外,较长的小肠系膜和相对游离的升结肠也被一些研究认为是风险因素。60%~70%的网膜孔疝为单纯小肠嵌入,25%~30%为小肠末端混合盲肠及升结肠嵌入,也有散在病例为其他结构嵌入成疝,如横结肠、大网膜或胆囊(图5-29)。网膜孔疝的临床症状主要表现为腹上区的急性疼痛,伴有恶心、呕吐等类似肠扭转的症状。确诊多采用CT检查。

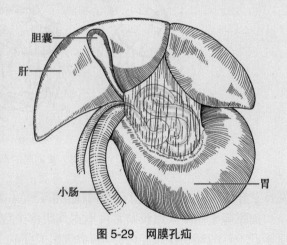

图5-29 网膜孔疝

二、食管腹部

食管腹部为食管穿膈食管裂孔后至腹腔的部分,长约 1~2cm。在食管裂孔处膈下筋膜形成纤维韧带束系于食管表面,食管裂孔与食管之间存在一潜在间隙由结缔组织填充,该间隙的存在,使膈和食管在呼吸和吞咽时能独立运动(图 5-30)。

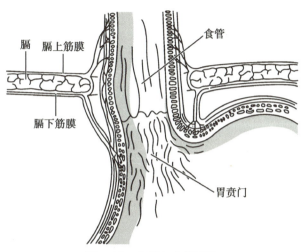

图 5-30　食管与食管裂孔

食管腹部明显斜向左下方,经过肝左叶后缘至第 11 胸椎左侧与胃的贲门相续。食管的右缘与胃小弯相续,左缘与胃底之间有一明显凹陷,称**贲门切迹**。此部分食管壁的肌层已全为平滑肌,肌层表面被腹膜覆盖,腹膜的深面有迷走神经的前、后干自食管行向胃的前、后壁。食管腹部由膈下动脉和胃左动脉的食管支营养(图 5-31)。

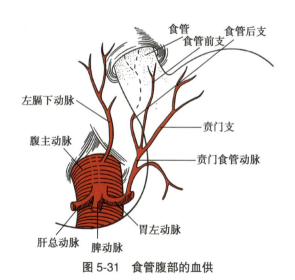

图 5-31　食管腹部的血供

食管腹部腔面有明显的食管复层扁平上皮与胃单层柱状上皮的过渡线,称为食管胃黏膜线(esophagogastric line),由于该线在大多数个体呈锯齿状故也称 Z 线或齿状线,行胃镜检查时,常将此线作为食管和胃的分界。

临床问题 5-8：食管裂孔疝

食管裂孔疝：指部分胃经膈食管裂孔向上疝入纵隔，多见于中老年人群，认为与膈肌的肌力减弱所导致食管裂孔与食管之间的环形间隙扩张有关。食管裂孔疝可分为两类，滑动性裂孔疝与食管旁裂孔疝。

滑动性裂孔疝：较为常见，是食管腹部、贲门和胃底向上经食管裂孔疝入胸腔，此类型疝多伴有胃内容物反流。

食管旁裂孔疝：较为少见，此类型疝发生时，贲门多处于相对正常的位置，但胃底及腹膜囊经食管前方突入胸部，由于贲门位于正常位置故通常不伴有胃内容物的反流（图 5-32，图 5-33）。

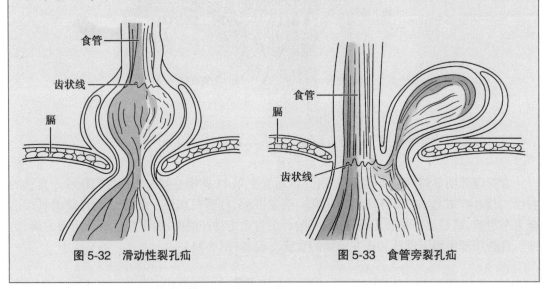

图 5-32 滑动性裂孔疝　　　图 5-33 食管旁裂孔疝

三、胃

胃（stomach）是消化管的膨大部分，上接食管，下续十二指肠，具有容纳和搅拌食物、分泌胃液、内分泌等功能。

（一）位置和毗邻

胃是腹膜内位器官。胃中度充盈时，3/4 位于左季肋部，1/4 位于上腹部。贲门位于第 11 胸椎左侧，幽门位于第 1 腰椎右侧（图 5-34）。胃的贲门较为固定，其余部分移动较大。直立位时，幽门可下降至第 3 腰椎平面，胃大弯可降至脐或脐平面以下；仰卧时胃的位置上移。瘦长型者，胃的位置较低，矮胖型者较高。暴饮暴食时，胃大弯可降至髂前上棘平面以下。在临床，胃的最底部、胃小弯和幽门分别在髂嵴间线下方 15.0cm、7.5cm 和 5.0cm 之上均可视为正常。胃最高点为胃底，可达左侧第 5 肋间隙，因此胃底发生溃疡等疾病患者到医院常主诉胸部疼痛，需注意鉴别。胃的形态和位置变化较大，因人而异，与性别、年龄、体形等有关，亦与体位、呼吸、腹肌张力、胃的盈虚以及周围器官的盈虚等关联。胃中度充盈时呈袋状，空虚时呈管状。婴幼儿的胃底较低，不明显，易出现胃内容物反流至食管。

胃前壁右侧半上部被肝左叶覆盖，左侧半上部毗邻膈和左肋弓；胃前壁下部与腹前壁相贴，为胃触诊部位；胃后壁借网膜囊与膈的左侧部、左肾、左肾上腺、脾、胰、横结肠及其系膜

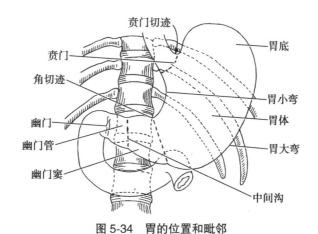

图 5-34 胃的位置和毗邻

相邻(图 5-35),这些器官共同构成胃床(stomach bed)。胃后壁靠近贲门的一小部分无腹膜覆盖,称为胃裸区,向上与食管裸区相连通。胃裸区靠近左膈脚,胃左血管、胃后血管和迷走神经的胃后支经此区域到达胃底和食管腹部。

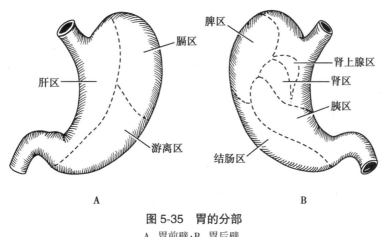

图 5-35 胃的分部
A. 胃前壁;B. 胃后壁。

(二)胃的韧带

胃的韧带包括肝胃韧带、胃结肠韧带、胃脾韧带和胃膈韧带。如前所述,肝胃韧带张于肝脏面与胃小弯之间,是小网膜的一部分。而胃结肠韧带、胃脾韧带和胃膈韧带则组成大网膜。胃脾韧带为张于胃大弯左上部与脾门之间的双层腹膜结构,内含 2~8 支胃短动脉和胃网膜左动脉。行全胃切除术或胃近端大部切除术时需离断此韧带。胃膈韧带是张于胃底与左膈脚之间的腹膜结构。行全胃切除术时需离断此韧带,但需要注意可能有胃后动脉的存在。

(三)血管、神经和淋巴引流

1. **动脉** 胃的血液供应十分丰富,分布于胃壁的动脉彼此吻合,在黏膜下层构成血管网。因此,结扎一条甚至多条胃的动脉干,都不会影响胃的血液供应(图 5-36,图 5-37)。

(1) **胃左动脉**(left gastric artery):又称胃冠动脉,于胰颈上方起自腹腔干,行向左上至贲门,在贲门处发出 2~3 支食管支转向前下,沿胃小弯行走于肝胃韧带内,向右与胃右动脉吻

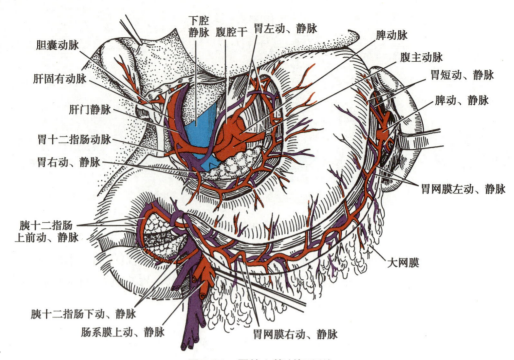

图 5-36 胃的血管(前面观)

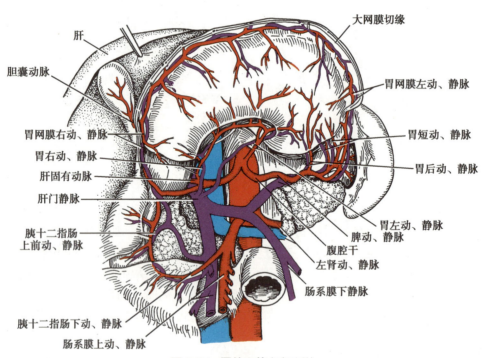

图 5-37 胃的血管(后面观)

合成动脉弓。此动脉可根据其走行分为升段、弓形段和降段。由降段发支分布于胃小弯附近的胃前壁、胃后壁。行胃大部切除时,在胃小弯处以第 1 和第 2 胃支为标志,于两动脉之间切断胃壁。部分人(约 11.5%)胃左动脉还发出副肝左动脉或迷路肝左动脉。

(2) **胃右动脉**(right gastric artery)：又称幽门动脉，较细，在十二指肠上部上方发自肝固有动脉，于肝十二指肠韧带中下行至幽门上缘附近，沿胃小弯走行于小网膜内，与胃左动脉吻合，沿途分支供应胃小弯近幽门处的胃前壁、胃后壁。胃右动脉发出位置也存在较多变异，可能发自肝左动脉、胃十二指肠动脉或肝总动脉。

(3) **胃网膜左动脉**(left gastroepiploic artery)：在脾门附近发自脾动脉的分支或主干，于胃脾韧带内行向右下方，继而在胃结肠韧带内行向右，与胃网膜右动脉吻合，分出若干支供应胃前后壁和大网膜。

(4) **胃网膜右动脉**(right gastroepiploic artery)：为胃十二指肠动脉在十二指肠上部下缘发出的分支，沿胃大弯走行在胃结肠韧带之间，向左与胃网膜左动脉吻合成动脉弓，沿途发支分布于胃前壁、胃后壁和大网膜。

胃网膜左动脉、胃网膜右动脉及两者吻合形成的胃网膜动脉弓，距胃大弯约1.5cm。胃网膜动脉弓发出多条胃支和网膜支，胃支向上分布于胃大弯前、后的胃壁，各胃支之间约间距1~2cm（见图5-28、图5-36）。胃网膜左动脉、胃网膜右动脉可存在单一缺如，或两者缺如，或主干不吻合等三种常见变异。

(5) **胃短动脉**(short gastric artery)：又称**胃底动脉**，由脾门附近脾动脉主干或分支发出，一般2~8支，行于胃脾韧带内，分布于胃大弯上部和胃底。胃短动脉的分支行向右上，胃网膜左动脉的分支行向右下，在胃壁外无吻合，此胃壁区在外科也称"乏血管区"，常作为胃大部切除的标志。行远端胃大部切除术时，保留胃段动脉对残胃的血供意义重大。

(6) **胃后动脉**(posterior gastric artery)：多为1支，起自脾动脉干的左、中1/3交界处，出现率约72%。在网膜囊后壁的腹膜深面上行，经胃膈韧带至胃底或胃体后壁。在脾切除及胃高位全切除术中，若忽略胃后动脉，易引起术后出血或残胃供血不足。胃后动脉还有一定概率发自左膈下动脉，仍经胃膈韧带到达胃后壁。

2. **静脉** 胃的静脉多缺乏静脉瓣，伴行同名动脉，直接或间接回流至肝门静脉（图5-38）。胃左静脉与食管静脉丛交通，是门静脉高压时主要的侧支循环之一，可引起食管和胃底黏膜下静脉曲张。

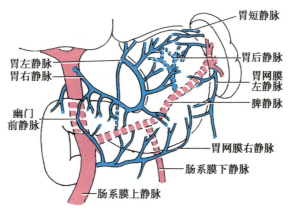

图5-38 胃的静脉

胃左静脉常为2支，伴行胃左动脉，回流至肝门静脉。胃右静脉常为2~3支，与胃右动脉伴行，与胃左静脉之间有吻合，靠近幽门处回流至肝门静脉。其注入肝门静脉之前常接受幽门前静脉(prepyloric vein),幽门前静脉在活体上明显,且位置较为恒定,在手术时特别是腹腔镜手术时,可作为判断幽门位置的标志。胃网膜左静脉、胃网膜右静脉分别与胃网膜左动脉、胃网膜右动脉伴行,前者回流至脾静脉,后者多与右结肠静脉汇合为一静脉干,称胃结肠干(gastrocolic trunk),又称 Henle 干,回流至肠系膜上静脉。

3. **神经** 胃的运动神经有交感神经和副交感神经,感觉神经为内脏感觉神经。

(1) 交感神经:胃的交感神经节前纤维发自第 5~10 胸髓灰质侧角,形成内脏大神经、内脏小神经穿膈脚进入腹腔,于腹腔干根部两侧的**腹腔神经节**(celiac ganglion)换元,节后纤维缠绕腹腔干及其各级分支至胃。交感神经可抑制胃壁平滑肌及胃腺的分泌,兴奋幽门括约肌。

(2) 副交感神经:胃的副交感神经节前纤维来自迷走神经,左、右迷走神经在食管胸部前、后形成迷走前丛、迷走后丛。向下靠近膈的食管裂孔前相对聚集为**迷走前干**、**迷走后干**,与食管一起穿食管裂孔进入腹腔。前干沿胃小弯向右,沿途发出 4~6 支分布于胃前壁,其最后的分支分布于幽门部,形成鸦爪形的小分支,进入角切迹周围的胃壁。另外,前干还发出数条肝支,参加肝丛,分布于肝和胆囊。后干沿胃小弯深面走行,分出粗大的腹腔丛支和胃支。前者加入腹腔丛,后者分布至胃后壁,最后同样以鸦爪形分支分布于胃幽门部(图 5-39)。迷走神经可促进胃的运动,增加胃酸分泌。

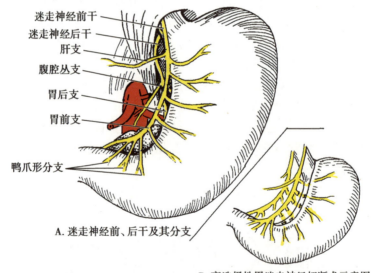

A. 迷走神经前、后干及其分支

B. 高选择性胃迷走神经切断术示意图

图 5-39 胃的迷走神经分布

临床问题 5-9:胃消化性溃疡与高选择性迷走神经切断术

正常情况下,胃黏膜上皮细胞表面的黏液在胃酸与黏膜细胞之间形成一个保护性屏障,若此黏液层减少或胃酸分泌过多,则胃酸会腐蚀黏膜,进而形成消化性溃疡。若溃疡侵蚀到较大的动脉可能导致大出血,甚至威胁生命。

分泌胃酸的壁细胞受迷走神经支配,因此沿胃小弯由下、向上切断迷走神经分布于胃体前壁、后壁及贲门部的分支,但保留鸦爪形分支、幽门支、肝支及腹腔丛支,可获得不影响胃蠕动又减少胃酸分泌,且不影响腹部其他结构迷走神经支配的效果,从而缓解和治疗消化性胃溃疡,该手术也可与窦切除术(切除溃疡)一起进行。

(3) 内脏感觉神经:一般认为,传导胃的痛觉纤维随交感神经通过腹腔丛和交感干上行传入第 5~10 胸髓节段,而传导胃的一般内脏感觉的纤维随迷走神经上行传入延髓。由于胃的痛觉神经大部分经过腹腔丛,故在腹腔丛封闭麻醉可阻滞痛觉传入。传导胃的痛觉神经纤维来自第 5~10 胸神经后根节内的感觉细胞,故胃的体表牵涉痛区是胸前区剑突附近和背部中部的小区域。

4. **淋巴引流** 胃的淋巴管多伴胃的血管走行,分区回流至胃大弯、胃小弯血管周围的淋巴结群,最后汇入腹腔淋巴结(图 5-40)。胃各部淋巴回流虽大致有一定方向,但因胃壁内淋巴管有广泛吻合,并且也与食管、十二指肠的淋巴管网相交通,故胃癌可在胃壁各部、食管或十二指肠间扩散,也能侵及胃其他部位相应的淋巴结。按淋巴回流可将胃壁分为 4 区。

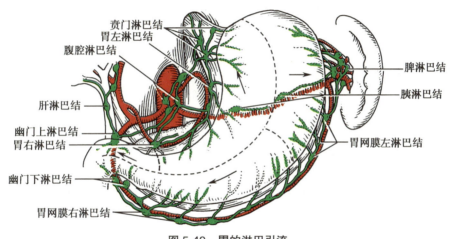

图 5-40 胃的淋巴引流

(1) 第 1 区(胃左动脉供血区):范围最大,为贲门部、胃底右半部及近小弯侧的胃体。淋巴引流至贲门周围的贲门淋巴结和沿胃左血管排列的胃左淋巴结(又称胃上淋巴结),继而注入腹腔干周围的腹腔淋巴结和腹主动脉周围的主动脉淋巴结。

(2) 第 2 区(胃网膜右动脉供血区):为胃大弯幽门侧和幽门下部。淋巴引流至沿胃网膜右血管排列的胃网膜右淋巴结(又称胃下淋巴结)和位于幽门下方胰头前的幽门下淋巴结,继而注入肝总动脉周围的肝淋巴结、腹腔淋巴结和位于肠系膜上动脉根部的肠系膜上淋巴结。

(3) 第 3 区(胃短动脉和胃网膜左动脉供血区):在胃底左半部、胃大弯左上部。淋巴引流至胃网膜左血管周围的胃网膜左淋巴结和脾门附近的脾淋巴结。此两组淋巴结也统称为脾胰淋巴结,输出淋巴管注入腹腔淋巴结。

(4) 第 4 区(胃右动脉供血区):在胃小弯近幽门侧和幽门上部,淋巴引流至幽门上方的幽门上淋巴结和沿胃右血管排列的胃右淋巴结,继而注入肝淋巴结和腹腔淋巴结。

临床问题 5-10：胃癌根治术淋巴结清扫

胃癌发生时可能改变正常的淋巴回流，除正常引流区域的局部淋巴结外，还可经淋巴交通转移至其他区域淋巴结，故胃癌根治术时需清除多个区域的淋巴结。

行胃部分切除术时，需清扫所有被肿瘤浸润的局部淋巴结。胃癌高发于幽门区，故需清扫幽门淋巴结及引流此区域的胃网膜淋巴结，同时腹腔淋巴结也需要清扫，因腹腔淋巴结是所有胃淋巴引流的汇集处。

胃因其淋巴回流范围广泛，故无法清除所有淋巴结，给胃癌根治术带来了很大困难。沿胃网膜血管分布的淋巴结可通过切除大网膜清扫，沿脾血管分布的淋巴结可经由切除脾、胃脾韧带和脾肾韧带以及胰尾清扫。而清扫淋巴结的困难则在于胰头区的主动脉淋巴结和腹腔淋巴结。

胃癌根治术对淋巴结清扫的分类执行方案较多，目前采用较为广泛的是日本胃癌研究会的淋巴分组方案，该方案将胃周围淋巴结分为若干组，包括胃附近的20个淋巴结区及远处转移的3个淋巴结区。然而该方案涉及淋巴结数量非常庞大，在实际手术中几乎不可能完全清扫，因此目前临床清扫以清理至第二站淋巴结（第二级引流淋巴结）为执行标准；但该方案在胃癌影像检查中对判断肿瘤的TNM分期仍有很大的指导意义。

四、十二指肠

十二指肠（duodenum）上通胃的幽门，下续空肠，全长约25~30cm，呈"C"形环抱胰头。十二指肠位于第1~3腰椎平面内，除其起始的4~5cm为腹膜内位器官之外，其余部分位于腹膜后间隙，紧贴腹后壁的前面，是小肠中最为固定的部分（图5-41）。

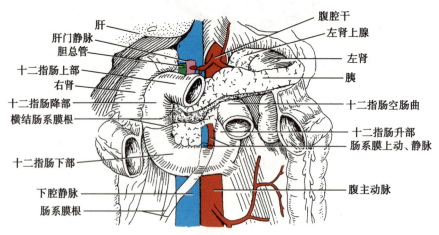

图5-41 十二指肠的位置和毗邻

（一）分部和毗邻

根据十二指肠的走行，可将其分为上部、降部、水平部和升部。

1. **上部** 长约5cm，位于第1腰椎椎体右前方，连接幽门，向右后上方走行，至胆囊颈平面转折成十二指肠上曲，移行为降部。上部为腹膜内位，活动性大，近侧段肠壁较薄，血运较差，黏膜光滑无明显环形皱襞，X射线钡餐透视时，呈边界光滑的三角形或卵圆形阴影，称**十二指肠球**，为十二指肠溃疡的好发部位。

十二指肠上部的上方靠近肝门和肝的方叶，下方贴附胰头，前方被胆囊和肝右叶遮挡，后方邻肝固有动脉、胃十二指肠动脉、胆总管、肝门静脉等（图5-42）。十二指肠和周围器官发生炎症时，可相互粘连，给诊断和手术处理造成困难。

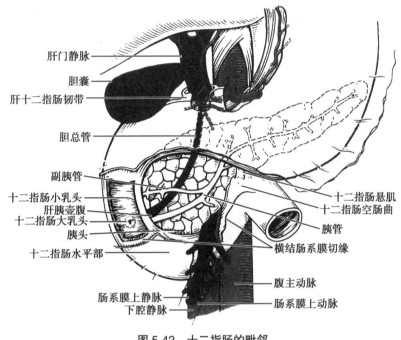

图 5-42 十二指肠的毗邻

2. **降部** 长约7~8cm，始于十二指肠上曲，在第1~3腰椎右侧下行，至第3腰椎平面，向左转折，形成十二指肠下曲，进而移行为水平部。降部为腹膜外位，仅前外侧壁有腹膜覆盖。降部的前面有横结肠及其系膜横过，后邻右肾肾门；外侧靠近升结肠和结肠右曲，内侧紧贴胰头。

十二指肠降部与胰头之间的后方，有胆总管下行穿入肠壁。胆总管末端和肝胰壶腹穿行于降部中份后内侧壁时，使肠腔的黏膜形成一纵行隆起，称十二指肠纵襞（longitudinal fold of duodenum）。纵襞的下端突起，称为**十二指肠大乳头**（major duodenal papilla），乳头上有**肝胰壶腹**开口，胆汁和胰液经此排放入肠腔。十二指肠大乳头距幽门约10cm，距切牙约75cm。大乳头的上方约2cm处，可有十二指肠小乳头，为副胰管开口（图5-43、图5-44）。

3. **水平部** 又叫下部，长约10cm。位于第3腰椎平面，起自十二指肠下曲，在胰的下方穿行于横结肠系膜根部，至腹主动脉前方续为升部。此部为腹膜外位，位置很深。由于肠系膜上动脉、肠系膜上静脉从胰的后方浅出，越过水平部的前方，在小肠下垂时，可将十二指肠压向腹后壁，可导致肠管发生梗阻（肠系膜上动脉压迫综合征）。水平部后方，邻右输尿管、右睾丸（卵巢）血管、腹主动脉和下腔静脉等（图5-45）。

4. **升部** 是十二指肠四部中最短的部分，仅2~3cm，在主动脉前方由第3腰椎平面上升至第2腰椎左侧，继而弯向前转折为**十二指肠空肠曲**（duodenojejunal flexure），移行为回肠。

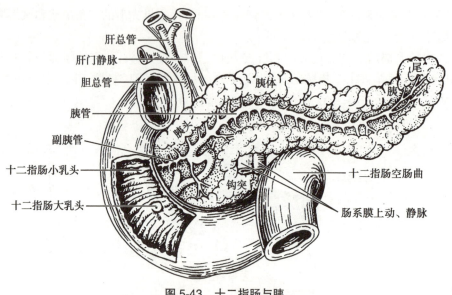

图 5-43 十二指肠与胰

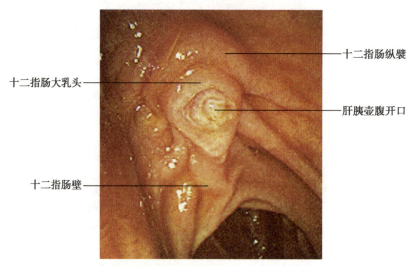

图 5-44 十二指肠大乳头（十二指肠镜）

十二指肠升部前方毗邻横结肠及横结肠系膜，其后毗邻左交感干、左肾血管、左睾丸（卵巢）血管和肠系膜下静脉，左侧毗邻左肾门，右侧毗邻小肠系膜根及肠系膜上血管。十二指肠空肠曲毗邻胰体下缘。

（二）Treitz 韧带

Treitz 韧带又称**十二指肠悬韧带**（suspensory ligament of duodenum），是由**十二指肠悬肌**（suspensory muscle of duodenum）及包绕其表面的腹膜构成。十二指肠悬肌为系于十二指肠空肠曲与右膈脚之间的肌组织和纤维组织束，有悬吊和固定十二指肠空肠曲的作用（图 5-45、图 5-46）。

Treitz 韧带可作为手术中辨别空肠起始的标志（图 5-47），通常该韧带系于十二指肠的水平部和升部，但也可仅连于十二指肠空肠曲或连于水平部和部分升部。也有一定比例的

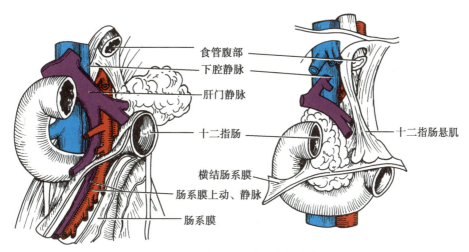

图 5-45　十二指肠水平部的毗邻

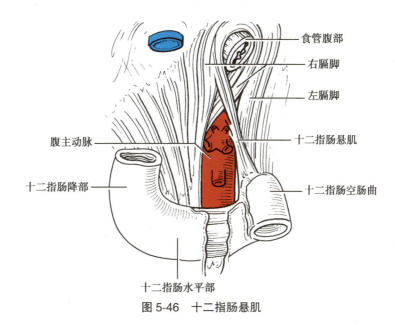

图 5-46　十二指肠悬肌

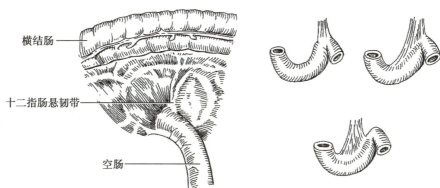

图 5-47　Treitz 韧带

个体此韧带可缺如。对于患肠系膜上动脉压迫综合征的个体,可选择切断十二指肠悬韧带,从而缓解症状。

(三) 血管、神经和淋巴引流

1. **动脉** 十二指肠的血供主要来自胰十二指肠上前动脉(anterior superior pancreaticoduodenal artery)、胰十二指肠上后动脉(posterior superior pancreaticoduodenal artery)和胰十二指肠下动脉(inferior pancreaticoduodenal artery)。前两者均发自胃十二指肠动脉,沿十二指肠与胰头之间下行;后者来自肠系膜上动脉,分为前、后两支,沿十二指肠与胰头之间上行,分别与胰十二指肠上前动脉、胰十二指肠上后动脉吻合形成前动脉弓、后动脉弓,分支供应十二指肠与胰头。此外,十二指肠上部还接受胃十二指肠动脉发出的十二指肠上动脉和十二指肠后动脉、胃右动脉的分支、胃网膜右动脉的返支等小支供应(图5-48)。

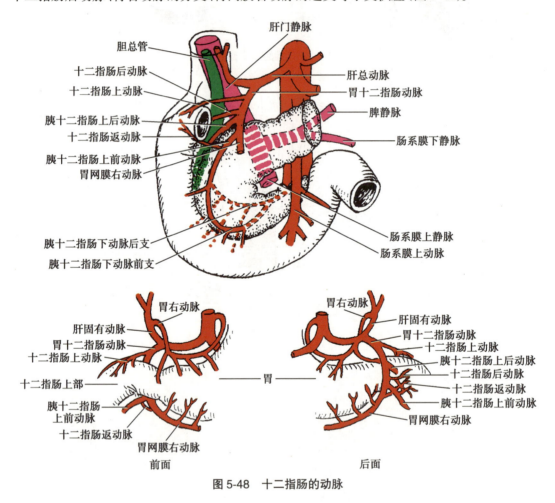

图 5-48 十二指肠的动脉

2. **静脉** 与同名动脉相伴行,由小静脉属支汇合为胰十二指肠前静脉弓、胰十二指肠后静脉弓,进而回流至肝门静脉系(图5-49,图5-50)。

3. **神经** 十二指肠的神经主要来自肝丛和肠系膜上丛。交感神经兴奋可使肠壁平滑肌舒张,肝胰壶腹括约肌收缩。副交感神经功能与交感神经相反。内脏感觉神经纤维伴随内脏运动纤维回到中枢。

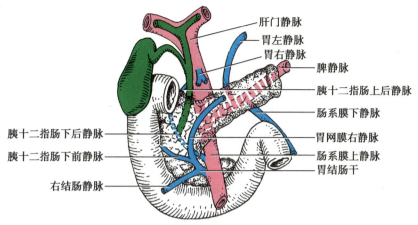

图 5-49　十二指肠的静脉（前面观）

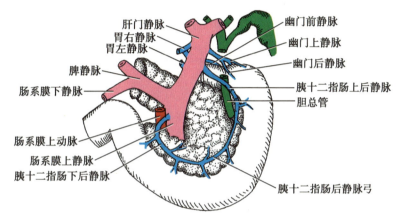

图 5-50　十二指肠的静脉（后面观）

4. 淋巴引流　十二指肠肠壁内毛细淋巴管道系统非常丰富，淋巴管离开十二指肠后主要注入胰十二指肠前淋巴结和胰十二指肠后淋巴结。继而较为广泛地与周围的淋巴结发生交通，包括幽门下淋巴结、肝门淋巴结、肠系膜上淋巴结、肠系膜下淋巴结。

> **临床问题 5-11：十二指肠旁疝**
>
> 　　十二指肠旁疝是最常见的腹内疝，发生率约占腹内疝的 53%。男性约为女性的 3 倍。十二指肠旁疝包括左侧和右侧两种亚型，其中左侧发生比例占 75%。
>
> 　　正常情况下，腹膜因其覆盖结构的不规整，会形成若干腹膜隐窝，如十二指肠上隐窝、十二指肠下隐窝、十二指肠旁隐窝、十二指肠后隐窝、十二指肠空肠隐窝、小肠系膜腹壁隐窝等，这类隐窝一般较为浅小，不引起病理现象。若胚胎发育时中肠扭转异常，使部分小肠或肠袢被包绕在腹膜后隐窝内，即形成十二指肠旁疝。
>
> 　　**左十二指肠旁疝**：小肠经 Landzert 隐窝（十二指肠旁隐窝）成疝，多认为是胚胎发育时降结肠系膜未能与左上腹后壁壁腹膜愈合所导致，影像学检查可见小肠疝入左肾旁前间隙，疝囊颈位于肠系膜下静脉与左结肠动脉升支之后。
>
> 　　**右十二指肠旁疝**：小肠经 Waldeyer 隐窝（十二指肠水平部和十二指肠空肠曲下方

的腹膜隐窝）成疝,多伴有小肠发育性旋转不良。影像学检查可见小肠在十二指肠水平部以下成疝,疝囊颈前方有肠系膜上血管及右结肠静脉（图5-51,图5-52）。

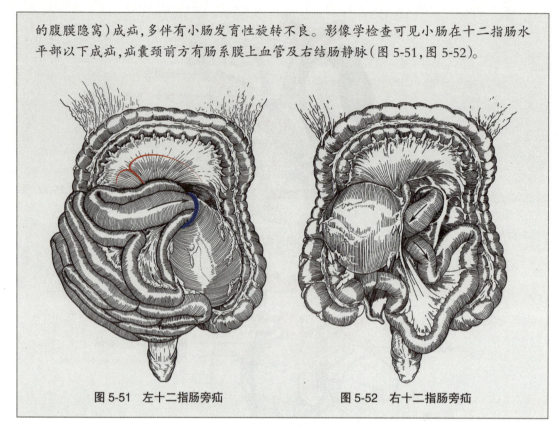

图5-51 左十二指肠旁疝　　图5-52 右十二指肠旁疝

五、脾

脾（spleen）是人体最大的淋巴器官,色暗红,质柔软而脆。脾实质表面有一层纤维弹力被膜,被膜外有腹膜包被。脾受到暴力打击破裂时,若被膜和腹膜也破裂,血液将流入腹膜腔,若被膜未破裂,血液则聚集在被膜深面,形成被膜下血肿。脾的功能主要是参与机体免疫反应,同时具有防御、储存血液、清除衰老的红细胞等作用,胚胎时有造血功能。脾有脏、膈两面,前、后两端,上、下两缘。膈面光滑隆凸,与膈相邻。脏面凹陷,朝向前内,中央处有**脾门**（hilum of spleen）,为脾的血管和神经出入处。上缘有2~3个**脾切迹**（splenic notch）,当脾大时,脾切迹是触诊脾的标志（图5-53）。

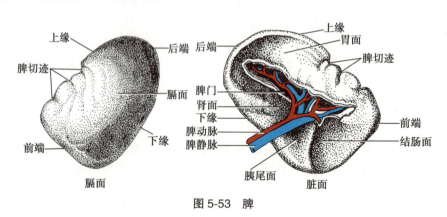

图5-53 脾

(一)位置和毗邻

脾位于左季肋区肋弓的深处,高度位于第9~11肋,其长轴与第10肋一致。前端位于腋中线之后,后端距后正中线3~4cm。成人脾下缘不低于左肋弓下缘,查体时不能扪及。新生儿的脾较大,一些个体可在左肋弓以下扪及(图5-54,图5-55)。左季肋区受伤或左侧下位肋骨骨折时可致脾破裂。

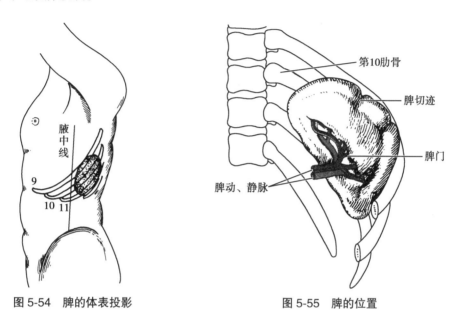

图5-54 脾的体表投影　　　　　　图5-55 脾的位置

脾的膈面与膈相贴,经膈与左肋膈隐窝和左肺底相邻,故其位置可随呼吸和体位不同而变化,在直立位和吸气时可下移2cm左右。脾的脏面的右侧,从前上向后下分别与胃、胰尾、左肾及左肾上腺相邻,并形成脏面相应器官的压迹(见图5-53)。脾的下方与结肠左曲及膈结肠韧带相邻,由于膈结肠韧带的阻挡,故脾大时,朝右下方扩大(图5-56)。

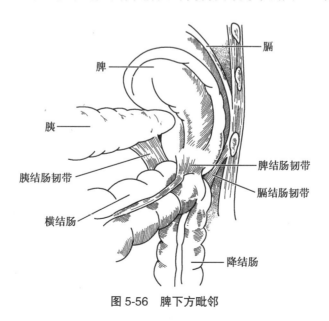

图5-56 脾下方毗邻

（二）脾的韧带

脾为腹膜内位器官，由一系列腹膜韧带分别从前、后、上、下四个方向固定（图5-57，图5-58）。

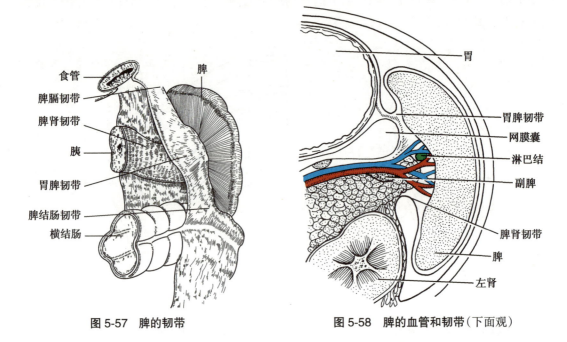

图 5-57　脾的韧带　　　　　　图 5-58　脾的血管和韧带（下面观）

1. **胃脾韧带**（gastrosplenic ligament）　是张于胃大弯上部与脾门之间的腹膜韧带，上方续为胃膈韧带，下方续为胃结肠韧带。此韧带上部内有胃短血管和淋巴结等，下部内有胃网膜左血管和淋巴结（图5-57）。

2. **脾肾韧带**（splenorenal ligament）　指张于脾门与左肾前方之间的腹膜韧带，此韧带内有胰尾、脾动脉及其分支、脾静脉及其属支、淋巴结和神经丛等。行脾切除术离断此韧带时，应注意对胰尾的保护（图5-58）。

3. **脾膈韧带**（phrenicolienal ligament）　指张于脾上极与膈面之间的腹膜韧带，此韧带很短小，在一些个体并不明显，多以腹膜皱襞的形式存在。在脾大时此韧带由于牵拉作用较为明显（图5-57）。

4. **脾结肠韧带**（splenocolic ligament）　指张于脾下极与结肠脾曲之间的腹膜韧带，此韧带较短，有固定结肠脾曲（左曲）的功能。行脾切除术离断此韧带时，应注意勿损伤结肠（见图5-56）。

（三）血管、神经和淋巴引流

1. **脾动脉**（splenic artery）　发自腹腔干，是腹腔干最粗的分支，沿胰上缘迂曲左行，远端进入脾肾韧带，近脾门附近以数条分支入脾。根据脾动脉走行与邻近结构的毗邻关系，可将其分为4段：胰上段、胰段、胰前段和门前段（见图5-37、图5-58）。

(1) 胰上段：位于胰上方，2cm左右，由腹腔干发出越过腹主动脉前方，至胰上缘续为胰段。此段发出胰背动脉，根据个体差异也可发出左膈下动脉、胃后动脉等。

(2) 胰段：走行于胰上缘，是最长的一段，一些个体会有一小段走行在胰腺实质内，迂曲成 1 个或多个袢状弯曲,迂曲程度与年龄有关,老年人最为显著。此段发出胰大动脉,也可发出脾上极动脉、胃网膜左动脉、胃后动脉和胃短动脉。

(3) 胰前段:行于胰尾前上方,多分为上、下两支动脉干,继而续为门前段。此段发出胰尾动脉,也可发出胃网膜左动脉、脾上极动脉、胃短动脉。

(4) 门前段:为胰尾和脾门之间的部分,但胰尾较发达的个体,胰尾可伸抵脾门,则此段可缺如。

2. **脾静脉**(splenic vein) 由 2~6 条属支在脾门处汇合而成,在胰体后方与肠系膜下静脉汇合成肝门静脉主干,是肝门静脉主要的属支。相较于脾动脉,脾静脉较为平直,管径是脾动脉的 2 倍,一般情况下脾静脉位于脾动脉后下方,但也有较大比例与脾动脉发生扭结,较少个体脾静脉位于脾动脉前方,此类个体由于脾动脉在其后方搏动的作用,有一定概率发生静脉回流阻碍。

3. **神经** 来自腹腔丛的交感神经节后纤维和副交感神经节前纤维缠绕在脾动脉周围,随脾动脉及其分支到达并入脾,分布于脾血管、被膜及脾小梁。

4. **引流** 引流脾内的淋巴管行向脾门,与来自胃底和胃大弯的淋巴管汇合,注入脾门处的**脾淋巴结**(splenic lymph node),其输出淋巴管沿脾动脉走行,注入胰上淋巴结,继而汇入腹腔淋巴结。

(四) 副脾

副脾色泽、质地及硬度与脾相同,较小(大多 1~2cm,一般小于 4cm),在人群中出现的概率约为 13%。副脾出现的位置、数量和尺寸均不恒定,主要位于脾门附近的胃脾韧带、脾结肠韧带、胃结肠韧带或脾血管周围(图 5-59)。

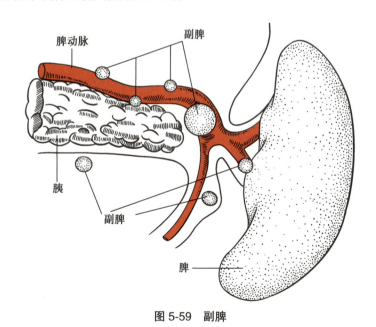

图 5-59 副脾

对于因脾功能亢进导致血液病(血小板减少性紫癜、溶血性黄疸等)而施行脾切除者,需要仔细寻找并切除副脾,以免术后疾病复发。在外伤性脾破裂行脾切除术时则最好保留副脾。

> **临床问题 5-12：脾切除术**
>
> 行脾切除术多采用达腋前线的左肋弓下切口,对脾显著肿大者也可采用正中切口或左旁正中切口。手术打开腹腔后,通常在胃网膜左血管下方打开大网膜并切断结扎胃网膜左血管,根据需要切断并结扎低位的胃短血管。高位的胃短血管通常邻近贲门与食管交界处,且很短,强行分离胃脾韧带则容易撕裂高位的胃短血管,可在游离脾之后再处理。提起胃,分离胃胰皱襞的无血管区以暴露胰,在胰上缘或胰尾附近触摸确认脾动脉,于脾动脉周围钝性分离结缔组织,游离部分脾动脉并做结扎处理。向下牵拉脾易离断脾肾韧带和脾膈韧带。切断脾结肠韧带时注意保护结肠。于近脾门处逐一结扎、切断脾动脉和脾静脉的终末支。

六、肝

肝(liver)是人体内最大的腺体,活体呈棕红色。国人成年男性的肝重 1 154~1 447g,女性的肝重 1 028~1 379g,约占体重的 1/50~1/40。胎儿和新生儿的肝相对较大,体积可占腹腔容积的一半,重量可达体重的 1/20。

(一) 位置、毗邻和体表投影

肝的大部分位于右季肋区和腹上区,小部分伸入左季肋区(图 5-60)。正常成人的肝大部分被胸廓遮挡,仅在左、右肋弓之间露出一小部分在剑突下方,可经腹前壁扪及。腹上区、右季肋区损伤或右侧下位肋骨骨折时,可导致肝破裂。

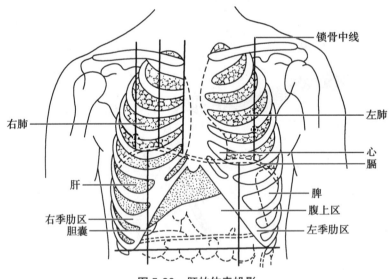

图 5-60　肝的体表投影

肝上界体表投影与膈穹隆一致,与右腋中线交于第 7 肋或第 7 肋间隙,与右锁骨中线交于第 5 肋,至前正中线平对剑胸结合处,与左锁骨中线平第 5 肋间隙高度。**肝下界**即为肝前缘体表投影,右侧不低于右肋弓,在前正中线上达剑突下方约 3~4cm 高度。通常,在成人右肋弓下方如能触及肝的下缘,可考虑肝大或肺气肿及内脏下垂,需注意结合临床鉴别诊断。但在新生儿和婴幼儿,因肝的体积相对较大,其右侧下缘比右肋弓约低 2cm,可在腹前壁触及,属于正常情况。呼吸时,肝随膈上、下移动的范围为2~3cm。

肝膈面大部分与膈相贴,小部分与腹上区的腹前壁接触。肝左叶借膈的中心腱与心的膈面、左肋膈隐窝及左肺底相邻,肝右叶借膈与右肋膈隐窝和右肺底相邻。肝右叶脓肿时,可侵蚀肝的膈面和膈,波及右胸膜腔和右肺。

肝的脏面斜向后下方,与结肠上区的众多脏器毗邻,并形成与器官相应的压迹。肝左叶脏面邻贲门及胃前壁,肝左叶后缘靠近左纵沟附近,有食管腹部经过。方叶下邻幽门和十二指肠球,肝右叶脏面前部毗邻结肠右曲和横结肠,后部毗邻右肾和右肾上腺(图5-61)。

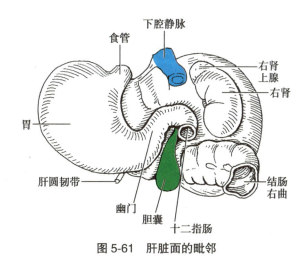

图 5-61　肝脏面的毗邻

(二) 韧带

肝表面大部分被腹膜覆盖,除裸区和脏面的沟裂,腹膜折返贴合即形成韧带,韧带内常有血管、神经通过。除前已描述的肝胃韧带和肝十二指肠韧带外,肝的腹膜韧带还有肝圆韧带、镰状韧带、冠状韧带和三角韧带(图5-62)。

1. **镰状韧带**(falciform ligament of liver)　是连于肝膈面与脐以上腹前壁之间的双层腹膜韧带,近矢状位,位于体正中线略偏右,为肝左叶间裂在肝表面的标志。镰状韧带有固定肝的作用,在行右半肝切除术之后,需将镰状韧带固定回原处,以免术后发生肝脏扭转。

2. **肝圆韧带**(ligamentum teres hepatis)　起于肝脏面圆韧带沟,在肝前下缘与镰状韧带汇合后经腹壁腹膜外连于脐。**肝圆韧带**是由胚胎时期脐静脉闭锁后形成的,韧带内附着数条细小的**附脐静脉**。

3. **冠状韧带**(coronary ligament)　是系于肝上、后面与膈之间的双层腹膜。镰状韧带上部向后延伸至肝裸区处两层腹膜分向左、右,即移行为冠状韧带前层,冠状韧带前、后两层之间即为肝裸区(bare area of liver)。右冠状韧带后层延伸至右肾及右肾上腺前方的单层腹膜在外科学称肝肾韧带(hepatorenal ligament),手术游离肝右叶时须离断此韧带,离断后可见右肾上腺静脉在此回流至下腔静脉,术中应注意保护右肾上腺及右肾上腺静脉。

4. **三角韧带**(triangular ligament)　分左、右三角韧带,为冠状韧带向前、后两层在肝左、右缘汇合而成的双层腹膜韧带,内常有小血管,离断时应注意止血。

(三) 膈下间隙

结肠上区器官间的潜在腹膜间隙,统称为**膈下间隙**(subphrenic space)或**肝周间隙**。膈

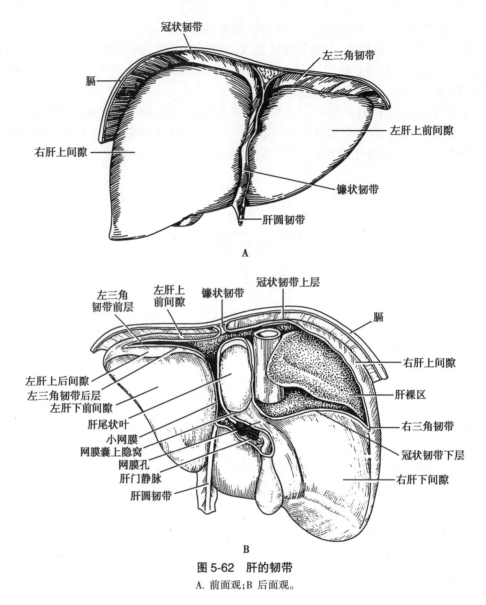

图 5-62 肝的韧带
A. 前面观；B 后面观。

下间隙被肝分为上、下两部，即肝上间隙与肝下间隙（图 5-63，图 5-64）。

肝上间隙位于膈与肝膈面之间，以镰状韧带分为左、右肝上间隙。左肝上间隙进一步借由左三角韧带分隔为**左肝上前间隙**和**左肝上后间隙**两部。右肝上间隙较宽而深，自肝的前缘开始，至冠状韧带前层为止。

肝下间隙位于肝脏面与横结肠及横结肠系膜之间，以肝圆韧带为界，分为**左肝下间隙**和**右肝下间隙**。左肝下间隙被小网膜和胃分隔为在其前方的**左肝下前间隙**和后方的**左肝下后间隙**，即**网膜囊**。右肝下间隙的后上部分较深，称肝肾隐窝，也叫 Morison 囊。肝肾隐窝位于肝右叶脏面与右肾上极之间，左侧邻网膜孔和十二指肠降部，下通右结肠旁沟，仰卧位时是腹膜腔的最低部位。结肠上区内的渗出液，容易积存于此窝内而且难以引流（图 5-65）。

除上述腹膜腔间隙以外，还有膈下腹膜外间隙，**左膈下腹膜外间隙**位于膈与胃裸区之间，**右膈下腹膜外间隙**则位于膈与肝裸区之间。

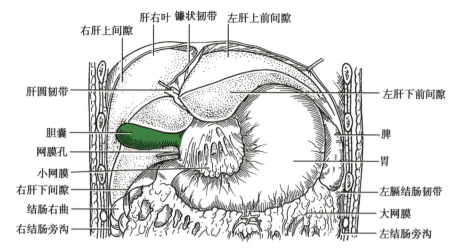

图 5-63　结肠上区（前面观）

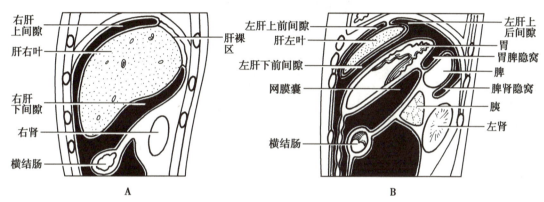

图 5-64　膈下间隙矢状位示意图
A. 经右肾的矢状断面；B. 经左肾的矢状断面。

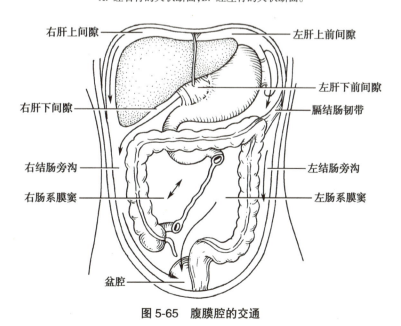

图 5-65　腹膜腔的交通

(四) 肝门与肝蒂

1. **第一肝门** (the first porta hepatis) 又称**肝门** (porta hepatis),位于肝脏面横沟处,为左、右肝管,肝固有动脉左、右支,肝门静脉左、右支,肝神经丛和淋巴管进出肝的门户。进出肝门的诸多结构由肝十二指肠韧带包裹形成**肝蒂** (hepatic pedicle)。在肝蒂内肝门静脉位于后方,其左前方是肝固有动脉,右前方为肝总管和胆总管(图 5-66)。至肝门处左、右肝管位于最前方,肝固有动脉左、右支居中,肝门静脉左、右支在后方。在肝门处此三种管道的分支或汇合点的高低也不同,肝左、右管汇合位置最高,紧贴横沟,而肝固有动脉的分支点最低,与胆囊管和肝总管汇合处大致在同一水平。

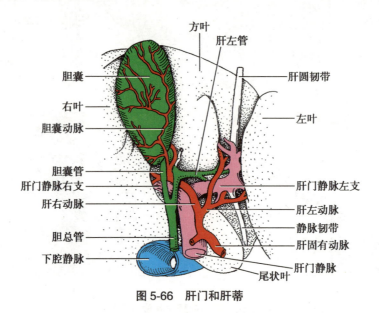

图 5-66 肝门和肝蒂

2. **第二肝门** (the second porta hepatis) 在肝裸区**腔静脉沟上端**有肝左静脉、肝中静脉、肝右静脉注入下腔静脉,此处即为第二肝门(图 5-67,图 5-68)。被冠状韧带覆盖,镰状韧带向后上方至腔静脉沟的延长线,是第二肝门的肝外标志;术中可由此确定第二肝门位置。一般情况下,肝中静脉与肝左静脉先汇合为一短干,再注入下腔静脉,而肝右静脉多单独汇入下腔静脉。

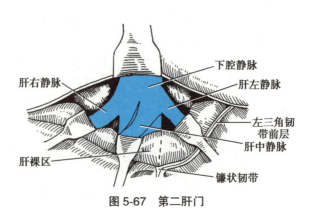

图 5-67 第二肝门

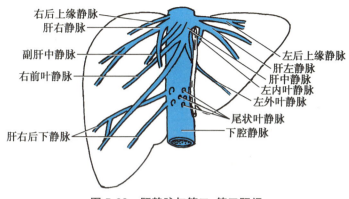

图 5-68　肝静脉与第二、第三肝门

3. **第三肝门**（the third porta hepatis）　位于**腔静脉沟下部**，是来自尾状叶的若干小静脉回流至下腔静脉的位置，一般肝右后下静脉也引在此处，回流至下腔静脉（图 5-68）。

（五）肝内管道

肝内管道主要包括两个系统，由第一肝门进出肝脏的 Glisson 系统及回流至下腔静脉的**肝静脉系统**（图 5-68）。

1. **Glisson 系统**　指**肝动脉、肝管**及**肝门静脉**在肝内的分支彼此伴行，并借由一纤维囊（Glisson 囊）包裹成束，且走行和分布一致。该系统的管道分支呈树状结构，分支之间没有较大的吻合支，各分支区域内肝组织的血液供应和胆汁引流相对独立，区域之间存在一定的"间隙"。因此，按照 Glisson 系统的分布规律，对肝进行分叶、分段，有助于临床应用（图 5-69）。

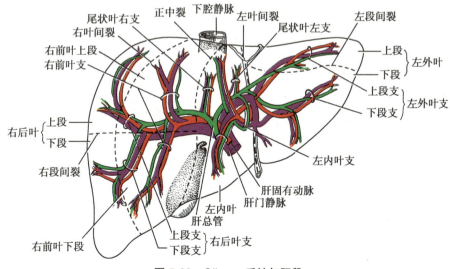

图 5-69　Glisson 系统与肝段

（1）**肝门静脉**（hepatic portal vein）：于横沟略偏右侧处分为左、右支（图 5-70）。其中左支主干走行模式相对恒定，一般分为横部、角部、矢状部和囊部 4 部分。横部于横沟内向左前上方延伸，并发出约 2 条尾状叶左段支；继而形成大于 90° 的转角，称为角部，发出左外叶上段支；角部向前方于肝圆韧带裂内续为矢状部,发出左外叶下段支；矢状部的末端为囊部,发出左内叶支,左内叶支继而分出上、下两终末支,分布于左内叶上、下部。

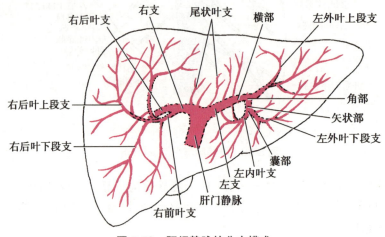

图 5-70　肝门静脉的分支模式

肝门静脉右支粗而短,沿横沟右行,发出 2 支尾状叶右段支,分布于尾状叶右段。继而分为右前叶支和右后叶支。右前叶支再分出数支腹侧伞状支和背侧伞状支,分别分布于右前上段和右前下段。右后支为右支主干的延续,分为右后叶上段支、右后叶下段支而分别分布于右后上段和右后下段。

（2）**肝固有动脉**(proper hepatic artery)：在入肝之前即分出左支（肝左动脉）和右支（肝右动脉）,分别至左、右半肝,其余肝内分支与肝门静脉的分支伴行（图 5-71）。

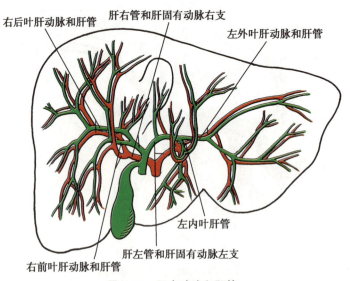

图 5-71　肝内动脉和肝管

肝左动脉走向肝门左侧,分出左内叶动脉、左外叶动脉。左外叶动脉在肝门静脉左支角部分出左外上段动脉、左外下段动脉。左内叶动脉又称肝中动脉至左内叶,尾状叶动脉较大概率也发自肝左动脉。

肝右动脉走向肝门右侧,分出右前叶动脉、右后叶动脉。各自再发出上段支、下段支,分别进入右前上段、右前下段和右后上段、右后下段。

除肝固有动脉以外发出至肝的动脉称**迷走肝动脉**(aberrant hepatic artery)。至左半肝者多由胃左动脉发出,至右半肝者多由肠系膜上动脉发出。手术时,应注意检查迷走肝动脉。

(3) **肝内胆道**(intrahepatic bile duct):起始于肝细胞间的胆小管,继而分级汇合为前小胆管、小叶间胆管及肝段和肝叶的胆管(图5-71)。在靠近肝门处形成左肝管(left hepatic duct)和右肝管(right hepatic duct)。

2. **肝静脉**(hepatic vein)**系统** 是收集经肝门静脉与肝动脉流入肝的血液,回到下腔静脉的静脉系统。肝门静脉与肝动脉的血液在肝血窦内汇合,进而流入肝小叶中央静脉,再汇合为小叶间静脉。小叶间静脉继而汇合为肝左静脉、肝中静脉、肝右静脉和若干肝小静脉,分别经第二肝门和第三肝门注入下腔静脉(图5-72)。

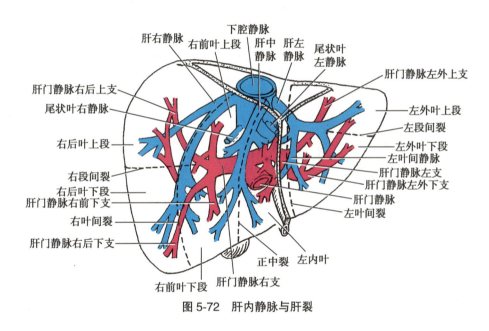

图 5-72 肝内静脉与肝裂

(1) **肝左静脉**(left hepatic vein):常有上、下两条属支,主干和上支行于左外叶段间裂,下支行于左叶间裂。收集肝左外叶和部分左内叶的静脉血,在第二肝门处开口于下腔静脉左前壁。

(2) **肝右静脉**(right hepatic vein):是诸多肝静脉中最为粗大者,行于右叶间裂内,收集右后叶右前上部和肝右缘的静脉血,经第二肝门开口于下腔静脉右前壁。

(3) **肝中静脉**(intermediate hepatic vein):一般由左、右两属支汇合而成,主干行于肝正中裂的深部,收集左内叶和部分右前叶的静脉血,在第二肝门处单独或与肝左静脉并干,开口于下腔静脉左前壁。

(4) **肝小静脉**(small hepatic vein):常有1~8支,为来自右半肝脏面和尾状叶的短小静脉,在第三肝门注入下腔静脉。约84%的个体还有肝右后下静脉,也在第三肝门处注入下腔静脉。

(六) 肝叶与肝段

根据肝的外形将肝分为左叶、右叶、方叶、尾状叶的分叶方式常用于对其外形的描述,但不能满足肝内占位性病变的定位诊断和手术治疗的需要,临床上更多的考量则是基于肝内管道系统的配布。

1. 肝段划分的依据 Glisson系统的各大分支与属支在肝内的分布区域相对独立,每一区域内肝组织的血液供应和胆汁引流也由相对应的分支或属支承担,根据Glisson系统的分布规律对肝进行分叶、分段,有助于临床参考应用(见图5-69)。Glisson系统在肝内的分布规律存在一定的变异,因此肝段的划分标准也存在一定的个体及群体差异,目前国际上多采用Couinaud肝段划分法,Glisson系统分布于肝段内,肝静脉走行在肝段之间(图5-73),把肝分为左、右半肝,五叶和八段(图5-74)。

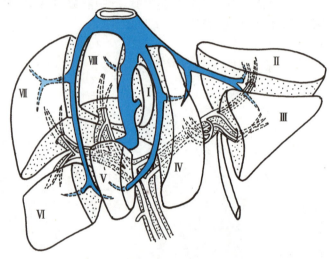

图5-73 Couinaud肝段

2. 肝段划分的标志 肝叶之间及肝段之间有为Glisson系统配布的末梢区域,此类区域称为**肝裂**(hepatic fissure),肝裂即为肝叶及肝段的分界。在肝裂内有**肝静脉主干**走行。20世纪80年代初Bismuth以3条肝静脉作为垂直裂,再结合水平横裂,将肝划分为7段(不含尾状叶),该划分方式与Couinaud肝段划分法基本一致。因此在断面影像上,肝静脉可作为划分肝段的标志结构,另外,肝静脉在肝表面的投影也常被用作临床手术中划分肝段的标志。

(1) **正中裂**(median fissure)(Cantlie线):又称主门裂或**主裂**,有肝中静脉走行其中,对应在肝膈面为下腔静脉左壁(肝左静脉汇入处)与胆囊切迹中点的连线,在脏面,对应经胆囊窝中线经横沟至腔静脉沟的位置。正中裂将肝分为左、右半肝,即划分左内叶(段Ⅳ)与右前叶(段Ⅴ和段Ⅷ)。

(2) **左叶间裂**(left interlobar fissure):又称**脐裂**,左叶间静脉走行其中,在膈面即以镰状韧带附着处或略偏左(1cm以内)为标志,在脏面以左纵沟或近左纵沟左侧为标志。此裂分开左内叶(段Ⅳ)和左外叶(段Ⅱ和段Ⅲ)。

(3) **右叶间裂**(right interlobar fissure):内有肝右静脉走行,在膈面为肝前缘右端与胆囊切迹中点的中、外1/3处与下腔静脉右壁(肝右静脉汇入处)的连线,转至脏面连至横沟右端。

(4) **左段间裂**(left intersegmental fissure):内有肝左静脉走行,在肝膈面为下腔静脉左壁

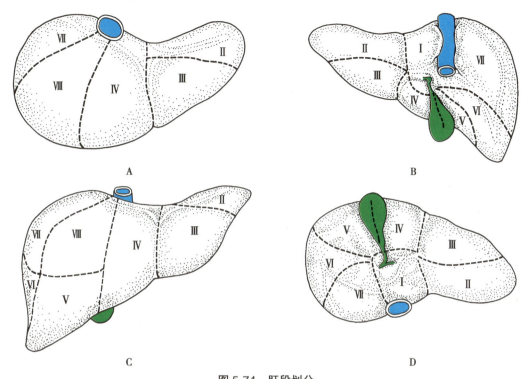

图 5-74 肝段划分
A. 上面观；B. 后面观；C. 前面观；D. 下面观。

至肝左缘上、中 1/3 交点的连线，转至脏面止于左纵沟中点稍后上方处。此裂将左外叶分为左外上段（段Ⅱ）和左外下段（段Ⅲ）。

（5）**右段间裂**（right intersegmental fissure）：在肝脏面为横沟右端至肝右缘中点的连线所在的水平面，转至膈面连于正中裂。此平面为肝门静脉右支主干所在平面，此裂将上方的右前上段（段Ⅷ）与右后上段（段Ⅶ）和下方的右后下段（段Ⅵ）与右前下段（段Ⅴ）分开。

（七）肝的淋巴引流和神经支配

1. **淋巴引流** 肝的淋巴管分浅淋巴管与深淋巴管两组，两组之间存在丰富的交通（图 5-75）。

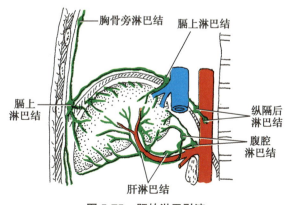

图 5-75 肝的淋巴引流

浅淋巴管位于肝实质表面的浆膜(被膜)下,形成淋巴管网。膈面的淋巴管注入膈上淋巴结、纵隔后淋巴结、胃左淋巴结和主动脉前淋巴结。脏面的淋巴管绝大多数向肝门处汇集,注入肝淋巴结,尾状叶及其附近的淋巴管注入纵隔后淋巴结。

深淋巴管引流大部分肝组织的淋巴,汇集为两干,其一于第二肝门出肝注入纵隔后淋巴结,另一干于第一肝门出肝注入肝淋巴结。肝的浅、深淋巴管各自都有一部分回流至纵隔后淋巴结,故肝的炎症感染或膈下感染都可引起纵隔炎症或脓胸。

2. **神经**　交感神经节前纤维由第7~10胸髓发出,至腹腔神经节换元后的节后纤维与来自迷走神经的副交感神经节前纤维一起形成肝丛。肝丛包绕肝固有动脉和肝门静脉,经第一肝门入肝。

感觉神经纤维除分别伴行交感和副交感神经纤维之外,还有来自右膈神经的感觉纤维,并认为这可能是肝和胆囊疾病引起右肩牵涉痛的解剖学基础。

七、肝外胆道

肝外胆道(extrahepatic biliary passage)包括左肝管、右肝管、肝总管、胆囊和胆总管(图5-76)。

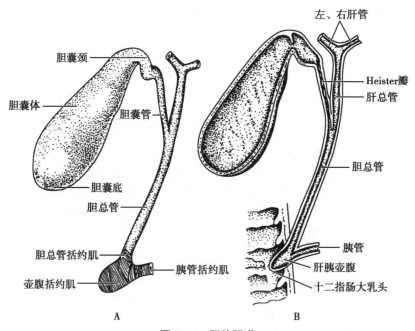

图 5-76　肝外胆道
A. 外形;B. 剖面。

(一)肝管、肝总管和胆总管

1. **肝管**(hepatic duct)　由左、右肝管在肝门处汇合而成。右肝管起自肝门后上方,较左肝管短粗,长约1cm。左肝管细长,横行于肝门左半,长度因个体差异变化较大。左、右肝管离开肝门后位于肝固有动脉左、右支的前方,于肝门下方汇合成肝总管。

除左、右肝管外,若有另外的输胆管道注入肝外胆道,则形成**副肝管**(accessory hepatic duct),多为右副肝管,出现率约10%~20%。副肝管一般从肝门以外的肝实质中发出,汇入肝外胆道的任何部位,95%的副肝管行经Calot三角(图5-77)。

2. 肝总管（common hepatic duct） 长约 3~5cm，直径约 0.4~0.6cm，在肝门处位于肝门静脉右前方，肝右动脉右侧。在肝门平面以下，较大概率位于肝右动脉前方，也有一定概率位于肝右动脉后方。于肝十二指肠韧带内下行，其末端与胆囊管呈锐角或并行一段距离之后汇合为胆总管。

3. 胆总管（common bile duct） 由胆囊管与肝总管汇合形成。胆总管一般长 4~8cm，直径为 0.6~0.8cm，若直径大于 1.0cm 时，可视为病理状态（如胆总管下端梗阻等）。由于胆总管管壁含有大量的弹性纤维，伸缩性强，在梗阻时可扩张增粗到相当程度而不破裂，手术中可能被误认为十二指肠。根据胆总管的走行，可将其分为 4 段（图 5-78）。

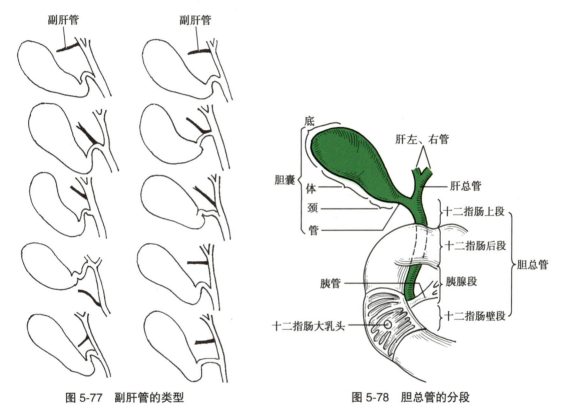

图 5-77 副肝管的类型　　　图 5-78 胆总管的分段

（1）十二指肠上段：长约 1.4cm，位于肝十二指肠韧带内，沿韧带右缘走行，与左侧的肝固有动脉平行，二者的后方为肝门静脉。此段为胆总管切开探查引流术的常用部位。

（2）十二指肠后段：长约 2cm，行于十二指肠上部的后方，左侧为肝门静脉，左后方为下腔静脉。若胆总管结石嵌顿于该段，可用示指探入网膜孔，与拇指一起轻捏十二指肠和胆总管，进行探知。

（3）胰腺段：长约 1~2cm，紧贴胰头后面的胆总管沟内，也可嵌埋于胰头腺实质内。胰头癌或慢性胰腺炎时，此段常受累而导致梗阻性黄疸。

（4）十二指肠壁内段：最短，长约 1cm，斜穿十二指肠降部中份后内侧壁，与胰管汇合，形成略为膨大的**肝胰壶腹**（hepatopancreatic ampulla），又称 Vater **壶腹**，壶腹开口于十二指肠大乳头。胆总管末端和胰管末端的环行平滑肌与肝胰壶腹周围的环行平滑肌一起合称为 **Oddi 括约肌**，具有控制胆汁和胰液排放的作用。食糜经过十二指肠时，在副交感神经的调节下,胆囊收缩,Oddi括约肌松弛,使胆汁和胰液排入十二指肠;没有食糜经过时,则在交感神经的调节下,胆囊松弛,Oddi括约肌收缩,关闭其围绕的管道,使胆汁贮存于胆囊。因胰管括约肌常发育不全甚至缺如,可由于肝胰壶腹括约肌痉挛等原因,造成胆汁逆流入胰腺,导致胆汁反流性胰腺炎。由于Oddi括约肌的存在,此段是胆结石容易发生嵌顿的位置。

(二)胆囊

胆囊(gallbladder)呈梨形,长约8~15cm,最宽处约3~5cm,容积约40~60ml(图5-76)。位于肝脏面的胆囊窝,也称胆囊床(bed of gallbladder),窝内有连通胆囊与肝的小血管和小胆管,下表面覆以腹膜。

1. **分部与毗邻** 胆囊分为底、体、颈、管4部。胆囊底突出于肝的下缘,为盲端,壁薄,是穿孔的好发部位。**胆囊底**与腹前壁接触,其体表投影位于右锁骨中线(或右腹直肌外缘)与肋弓相交处(第9肋软骨尖)。胆囊炎时,在此处用手指向深部按压,可使疼痛加剧。**胆囊体**膨大是胆囊的主体部分,约在肝门右端逐渐移行为**胆囊颈**。胆囊颈的起始部膨大称为**Hartmann囊**,胆囊结石多滞留于此处。胆囊颈迂曲变细,位置较深,移行为胆囊管。**胆囊管**长约3~4cm,斜向下行于肝十二指肠韧带内,胆囊颈与胆囊管内有螺旋状黏膜皱襞,称为螺旋襞(spiral fold)又称Heister瓣,能防止管壁过度扩张与缩窄,控制胆囊内胆汁的进入和排放。螺旋襞水肿或结石嵌顿时,可导致胆囊积液。胆囊管与肝总管汇合形成胆总管。胆囊管与肝总管的汇合形式可有多种变异(图5-79)。胆囊上方贴肝,下方邻十二指肠上部和横结肠,左侧靠近幽门,右侧与结肠左曲(肝曲)相邻,底与腹前壁内面接触。胆囊炎时,可与周围器官发生粘连,甚至形成窦道。

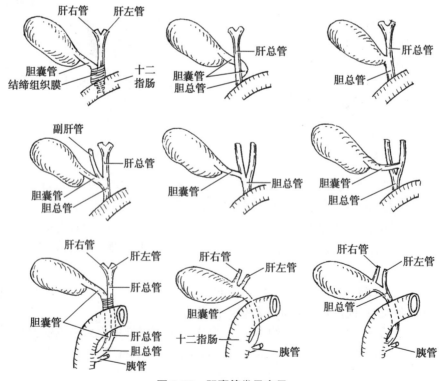

图5-79 胆囊管常见变异

2. 动脉

（1）**胆囊动脉**（cystic artery）：发自肝右动脉，斜行于胆囊三角内，到达胆囊颈部，分为深、浅两支至胆囊深、浅面（图5-80）。胆囊动脉一般为一支，也可有两支。胆囊动脉的起源变异较大，可发自腹腔干或其任何分支，亦可发自肠系膜上动脉（图5-81）。胆囊床面的小静脉进入肝组织，浆膜面的静脉汇合成1~2条**胆囊静脉**（cystic vein）汇入肝门静脉。

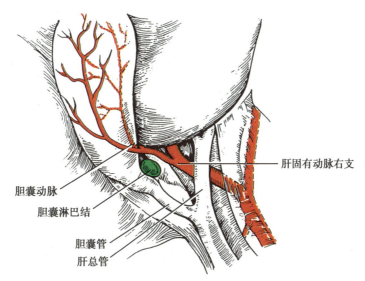

图5-80　Calot三角与胆囊动脉

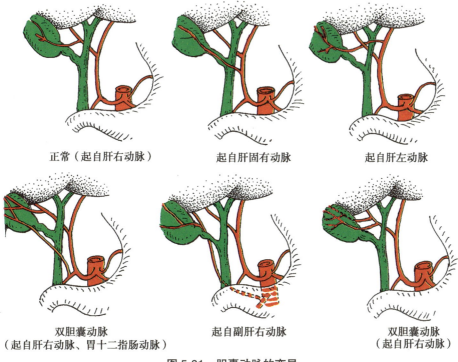

图5-81　胆囊动脉的变异

（2）**胆囊三角**（cystic triangle）：又称 Calot 三角，由肝总管、胆囊管和肝的脏面围成（图 5-80）。胆囊动脉、肝右动脉、副肝管、异常肝右动脉等，均可行经此三角。胆囊切除术中在此三角内寻找和结扎胆囊动脉时，应仔细辨认，防止误扎肝右动脉。

3. **胆囊静脉**（cystic vein） 由胆囊与肝之间的数条小静脉汇成，常有 1~2 条，行经胆囊颈部后汇入肝门静脉主干或肝门静脉右支。

4. **神经** 交感神经来自肝前丛、肝后丛，以肝前丛为主，交感神经兴奋使胆囊舒张，肝胰壶腹括约肌收缩。副交感神经兴奋使胆囊收缩，肝胰壶腹括约肌舒张。胆囊和胆道的感觉纤维随右膈神经走行，患胆囊疾病时，可出现右肩部牵涉性痛。

> **临床问题 5-13：腹腔镜下胆囊切除术**
>
> 为减小手术伤害，目前胆囊切除多采用腹腔镜手术。于肝下缘找到凸出的胆囊底，胆囊也可能粘连于网膜或十二指肠以及横结肠。
>
> 用腹腔镜抓钳钳住胆囊底向上提举，以暴露整个胆囊。胆囊完全暴露后，用另一抓钳钳夹住胆囊漏斗并向右牵拉，以暴露 Calot 三角的位置。以 Hartmann 囊为标志，顺行清理胆囊管至胆总管，用分离钳在 Calot 三角处开窗分离胆囊动脉与胆囊管，开窗位置靠近胆囊管起始部以避免损伤胆总管，分离一段胆囊动脉并进行近、远双向夹闭，注意在胆囊动脉前方可能有一淋巴结（Mascagni 淋巴结）。再清理胆囊管并近、远双向夹闭，于双向夹闭之间离断胆囊动脉与胆囊管，抓钳钳住胆囊管与胆囊动脉断端向右上方提举，将胆囊游离出胆囊窝，注意处理胆囊窝内的小静脉及小的胆汁管道。
>
> 腹腔镜下胆囊切除术适用于有症状的胆囊结石、有症状的非结石性慢性胆囊炎、具有手术指征的胆囊隆起性病变、急性胆囊炎以及部分无症状的胆囊结石等。禁忌证主要包括：急性坏死性胰腺炎、伴有腹腔严重感染的胆囊结石、出血性疾病、肝硬化、门静脉高压、梗阻性化脓性胆管炎等。

八、胰

胰（pancreas）呈狭长棱柱状，质地柔软，活体为灰红色，重 82~117g。是人体的第 2 大消化腺，其外分泌部分泌胰液，含有大量分解消化蛋白质、糖和脂肪的酶，对消化至关重要；其内分泌部分泌激素，有胰岛素和胰高血糖素等，主要调节血糖浓度。

（一）位置、毗邻和分部

胰位于腹上区和左季肋区的深部，横行于第 1、2 腰椎平面，紧贴腹后壁，属于腹膜外位器官。

按胰的形态，从右向左分头、颈、体、尾 4 部（图 5-82）。

1. **胰头**（head of pancreas） 为胰右侧最膨大部分，位于第 2 腰椎右侧，被十二指肠呈"C"形围绕，胰头后表面紧贴胆总管，并毗邻右肾静脉和下腔静脉。故胰头肿瘤可压迫十二指肠引起肠梗阻，也可因肿块压迫造成阻塞性黄疸或下腔静脉淤血。胰头的后下部有一向左后下方的突起，称**钩突**（uncinate process of pancreas），钩突与胰颈之间有肠系膜上血管穿过。胰颈后方邻脾静脉、肠系膜上静脉以及由二者汇合形成的肝门静脉，肿块压迫肝门静脉时，可导致门静脉高压。胰头前面有横结肠系膜根通过，同时与空肠毗邻。

2. **胰颈**（neck of pancreas） 为胰头和胰体之间的狭窄部分，宽约 2.5cm。胰颈前邻胃幽

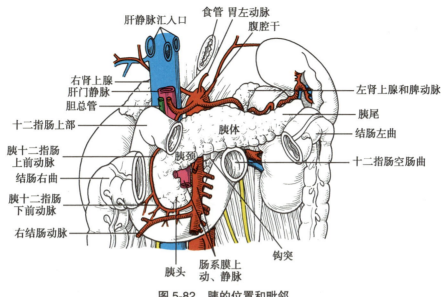

图 5-82 胰的位置和毗邻

门部,后邻脾静脉、肠系膜上静脉以及由二者汇合形成的肝门静脉。胰颈后方肿块压迫肝门静脉时,也可导致门静脉高压症(图 5-83)。

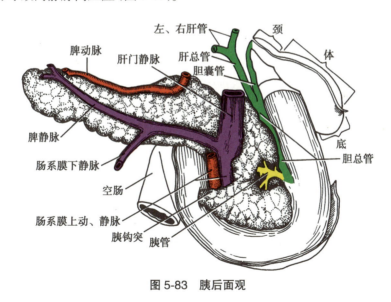

图 5-83 胰后面观

3. **胰体**(body of pancreas) 为胰的中间部分,较长,于第 1 腰椎高度横过脊柱前方,向前突起(图 5-84)。横结肠系膜的根部附着于胰体前面,该附着线将胰体前面分为上、下两部,上部借潜在的网膜囊与胃后壁相邻,因此胰腺炎症时,炎性液体可渗出至网膜囊,胃后壁溃疡也可与此部粘连。下部与十二指肠空肠曲、空肠和结肠左曲相邻。后方横越腹主动脉、左肾和左肾上腺,上方与腹腔干和腹腔丛相邻,下方为十二指肠水平部和升部。胰腺癌侵犯腹腔丛时,可引起持续性的剧烈疼痛。

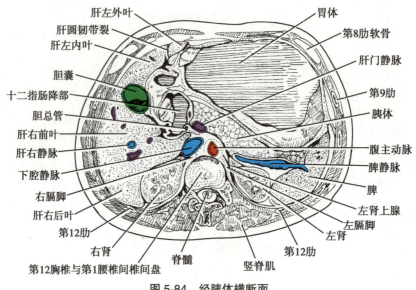

图 5-84 经胰体横断面

4. **胰尾**（tail of pancreas） 是胰狭窄的左端，与脾血管一起深入脾肾韧带内，胰尾可达脾门。

（二）胰管与副胰管

1. **胰管**（pancreatic duct） 是排放胰液入十二指肠的管道，起始于胰尾，贯穿于胰的全长，沿途收纳胰液，最后在十二指肠降部管壁附近或管壁内，与胆总管汇合，形成肝胰壶腹（**Vater 壶腹**），开口于**十二指肠大乳头**。开口处有 **Oddi 括约肌**环绕（图 5-85）。胰管与胆总管汇合的形式变异类型较多，主要类型见图 5-86。胰管与胆总管末端开口的位置关系决定了胆道系统疾病与胰腺疾病的关联性，如胆结石嵌顿在肝胰壶腹可能导致胆汁反流入胰管，进而刺激胰腺组织引起自身消化，导致急性胰腺炎。

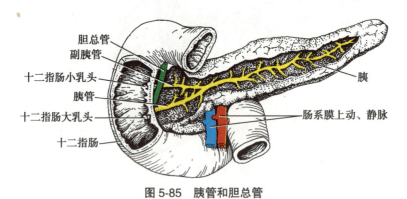

图 5-85 胰管和胆总管

2. **副胰管**（accessory pancreatic duct） 细而短，收纳胰头前上部的胰液，开口于**十二指肠小乳头**，通常有分支与胰管相连。由于胰的发育是由背胰和腹胰单独发生继而合并而来，故胰管与副胰管存在较大变异（图 5-87），副胰管出现概率约为 75%。对于胰管和副胰管存在交通的个体，当胰管发生梗阻时副胰管能代偿引流胰液，而不引起功能障碍。

（三）血管、神经和淋巴引流

1. **动脉** 供应胰的动脉主要来自于胰十二指肠上动脉、十二指肠下动脉、胰背动脉、胰

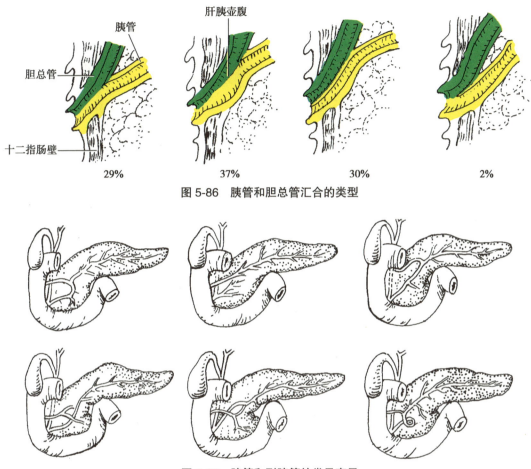

图 5-86 胰管和胆总管汇合的类型

图 5-87 胰管和副胰管的常见变异

横动脉(胰下动脉)、脾动脉胰支及胰尾动脉(图 5-88)。

胰头主要由胰十二指肠上动脉、胰十二指肠下动脉血供,前者发自胃十二指肠动脉,后者起于肠系膜上动脉。胰头与十二指肠降部和水平部之间连结紧密,共同由胰十二指肠前动脉弓、胰十二指肠后动脉弓供血,外科手术一般将胰头和十二指肠视为一个整体,不进行单独切除。

胰体和胰尾分别由胰背动脉(发自腹腔干、脾动脉或肝总动脉)、胰大动脉(为脾动脉胰支中最大者)和胰尾动脉(发自脾动脉或胃网膜左动脉)供应。供血动脉的伴行静脉最后回流至肝门静脉。

2. **静脉** 多与同名动脉伴行。胰头及胰颈的静脉回流至胰十二指肠上静脉、胰十二指肠下静脉,进而回流至肠系膜上静脉,胰体及胰尾的静脉多以数条细小属支在胰上缘后部汇入脾静脉。

3. **神经** 交感神经的节前纤维来自内脏大神经,于腹腔神经节换元,节后纤维缠绕腹腔干,并随其各级分支与动脉一起到胰,分布于血管壁、胰管、腺泡以及胰岛。副交感神经节前纤维来自迷走神经,纤维到达腹腔神经丛并不换元,但与交感神经节后纤维一起缠绕血管,到达胰换元后节后纤维分布于胰腺实质和胰岛。

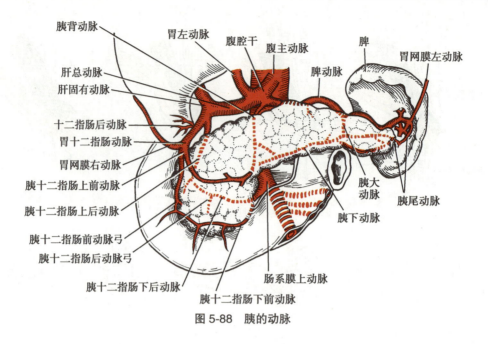

图 5-88 胰的动脉

胰的感觉神经来源于第 5~10 胸神经后根节和迷走神经下神经节,现在一般认为,痛觉主要经由伴交感神经纤维传导的内脏感觉纤维传递。胰腺疾病往往伴有顽固性较剧烈的疼痛,又因内脏感觉纤维也经过腹腔丛,故可通过手术或注射无水乙醇等方式破坏腹腔丛,以缓解疼痛。

4. **淋巴引流** 胰腺内的毛细淋巴管首先在小叶间形成较大的淋巴管,再沿血管达胰表面,进而引流至胰上淋巴结、胰下淋巴结、脾淋巴结及胃周围淋巴结,继而注入腹腔淋巴结(图 5-89,图 5-90)。

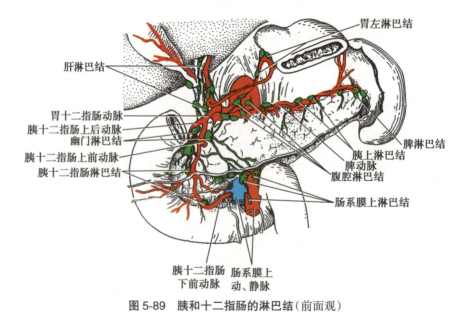

图 5-89 胰和十二指肠的淋巴结(前面观)

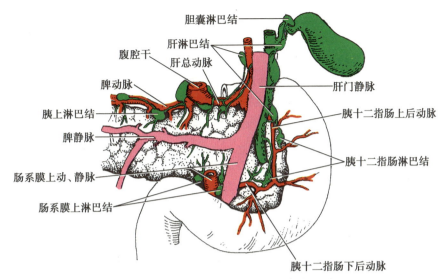

图 5-90　胰和十二指肠的淋巴结（后面观）

临床问题 5-14：阻塞性黄疸

阻塞性黄疸是由于胆汁排出受阻导致胆红素入血引起的黄疸。梗阻位置可在肝内或肝外，也可分为完全梗阻和不完全梗阻。引起阻塞性黄疸的病因较多，对于成人而言，一般良性的病因常见的有：结石嵌顿肝外胆道导致胆汁无法排入十二指肠所致；慢性胰腺炎导致胰头占位性病变，压迫胆总管胰腺段；胆管炎或手术导致胆管狭窄；胆道出血，血凝块阻塞胆管；寄生虫入胆道造成阻塞等。另有恶性肿瘤病因，主要包括：肝外胆道自身恶性肿瘤（即胆囊癌或胆管癌）；胰头癌；十二指肠乳头癌；肝癌栓子阻塞胆道（即黄疸型肝癌）；其他癌症导致肝外胆道周围淋巴结肿大压迫胆道等。对于婴幼儿而言，先天性胆道闭锁也可被视为阻塞性黄疸的一种。

肝外胆道壁内段是整个肝外胆道最狭窄部分，也是胆结石嵌顿的常见位置之一，除此之外，Hartmann 囊、胆囊管和肝管也都是结石易于嵌顿的位置，但值得一提的是，结石在 Hartmann 囊与胆囊管嵌顿，一般不直接引起黄疸，或须经过一段时间病程发展再引起黄疸。

先天性胆道闭锁：约占新生儿长期阻塞性黄疸半数病例，在病因方面有较多学说，如血运障碍学说、炎症学说、胆汁酸代谢异常学说、先天发育不良或发育异常学说，等等。比较常见的多为先天性发育异常引起，在发育过程中胆管不贯通者均可称为闭锁，先天性胆道闭锁在出生后或出生前即发生黄疸，患儿粪便呈陶土色、尿色深、腹胀、肝大、腹腔积液。实验室检查胆红素增高，肝功能早期正常，之后转氨酶逐渐增高。先天性胆道闭锁患儿多因肝功能衰竭致死，手术是唯一的治愈手段。

临床问题 5-15：胰腺癌根治术

胰腺肿瘤因肿瘤在胰腺的位置不同,其手术难度及术中对淋巴结的清扫范围均存在差异,实施根治术前需进行可切除性的评估。不可切除的因素包括:胰周侵犯、血管受累、腹腔种植、淋巴结和肝转移等。目前的评估手段主要是影像学评估。

不同部位胰腺肿瘤根治术所涉及淋巴结清扫范围差异很大,根据胰分部,各部淋巴大致引流如下(1级淋巴结):

胰头的淋巴引流:胰头前上部淋巴注入幽门下淋巴结、胰头前淋巴结及肝门区的淋巴结;前下部淋巴注入肠系膜上静脉右侧淋巴结及钩突下缘附近的淋巴结;后部的淋巴注入胆总管下段及肠系膜上动脉起始部周围的淋巴结。

胰颈的淋巴引流:注入肠系膜上静脉右侧的淋巴结及肝总动脉附近的淋巴结。

胰体的淋巴引流:在胰体处血管分布丰富,大量淋巴结沿血管配布并引流胰体的淋巴,除此之外,肠系膜下静脉上端附近的淋巴结也引流胰体的淋巴。

胰尾的淋巴引流:淋巴注入胰尾上、下缘附近的淋巴结及横结肠系膜根部和脾门附近的淋巴结。

胰头癌根治术,因涉及清理范围广而使手术难度很大。包括胰头癌在内的壶腹周围癌行胰十二指肠切除术,其切除的范围包括:十二指肠和整个胰头、胰颈及胰头、胰十二指肠前淋巴结、胰十二指肠后淋巴结;胃幽门部及部分胃体,以及沿胃左血管两侧的淋巴结;胆囊及肝总管之下的肝外胆道,并清除肝十二指肠韧带内淋巴结和肝总动脉旁淋巴结;十二指肠和部分空肠起始;肠系膜上动、静脉根部的疏松结缔组织和淋巴结;腹主动脉和下腔静脉间的淋巴结以及腹主动脉前右侧的淋巴结。

行胰体尾癌根治切除时,应清除胰上淋巴结、脾门淋巴结、肠系膜上淋巴结、腹主动脉前淋巴结和腹腔淋巴结(图5-91)。

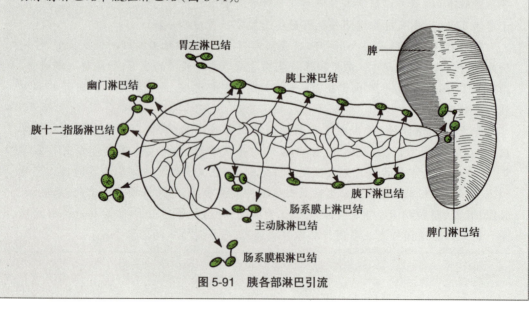

图5-91 胰各部淋巴引流

(冯 轼　温石磊)

第五节 结肠下区

结肠下区位于横结肠及其系膜与小骨盆上口之间。此区内有空肠、回肠、盲肠、阑尾及结肠等脏器。

一、空肠和回肠

(一) 位置

结肠下区的大部被**空肠**(jejunum)及**回肠**(ileum)占据,两者间无明显分界。一般近侧的2/5为空肠,盘曲于结肠下区的左上部;远侧的3/5为回肠,位于结肠下区的右下部,并垂入盆腔。空肠、回肠均属腹膜内位器官,借肠系膜悬附于腹后壁,故统称系膜小肠。

回肠管径较细,直径约为35mm,壁较薄,颜色稍白,血管较少,黏膜环状皱襞疏而低,黏膜内除有孤立淋巴滤泡外,尚有集合淋巴滤泡,系膜血管弓较多,脂肪较丰富。而空肠则管径较粗,直径约为40mm,壁较厚,色呈浅红色,富含血管,黏膜环状皱襞多而高,黏膜内散在孤立淋巴滤泡,系膜内血管弓和脂肪均较少。

X射线检查时,通常将小肠袢按部位分为6组。第1组为十二指肠,位于腹上区;第2组为空肠上段肠袢,居左腹外侧区;第3组为空肠下段肠袢,在左髂区;第4组为回肠上段肠袢,盘于脐区;第5组为回肠中段肠袢,占据右腹外侧区;第6组为回肠下段肠袢,处于右髂区、腹下区和盆腔(图5-92)。

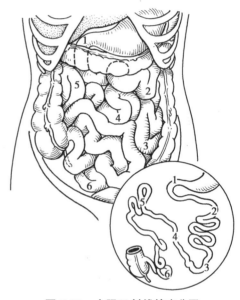

图5-92 小肠X射线检查分区

(二) 肠系膜

肠系膜(mesentery)呈扇形并随肠袢形成许多折叠,由两层腹膜组成,含有分布到肠袢的血管、神经和淋巴(图5-93)。肠系膜将空肠、回肠悬附于腹后壁,其在腹后壁附着处称**肠系膜根**(radix of mesentery)。肠系膜根从第2腰椎左侧斜向右下,止于右骶髂关节前方,长约15cm(图5-94)。血管、淋巴管和神经在肠的系膜缘处进出肠壁。系膜缘处的肠壁与两层腹膜围成系膜三角,此处肠壁无浆膜,不易愈合,小肠切除吻合术时应妥善缝合,以免形成肠瘘和感染扩散。肠系膜的肠缘连于空肠、回肠的系膜缘,与空肠、回肠全长相等。

肠系膜根将横结肠及其系膜与升结肠、降结肠之间的区域分为**左肠系膜窦**(left mesenteric sinus)、**右肠系膜窦**(right mesenteric sinus)。左肠系膜窦介于肠系膜根、横结肠及其系膜的左1/3部、降结肠、乙状结肠及其系膜之间,略呈向下开口的斜方形,窦内感染时易蔓延入盆腔。右肠系膜窦位于肠系膜根、升结肠、横结肠及其系膜的右2/3部之间,呈三角形,周围近乎封闭,窦内感染积脓时不易扩散(图5-95)。

(三) 血管、神经和淋巴引流

1. **动脉** 空肠、回肠的动脉来自肠系膜上动脉。**肠系膜上动脉**(superior mesenteric

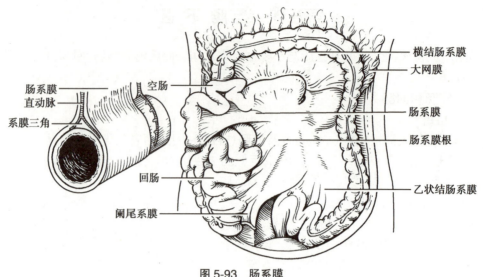

图 5-93 肠系膜

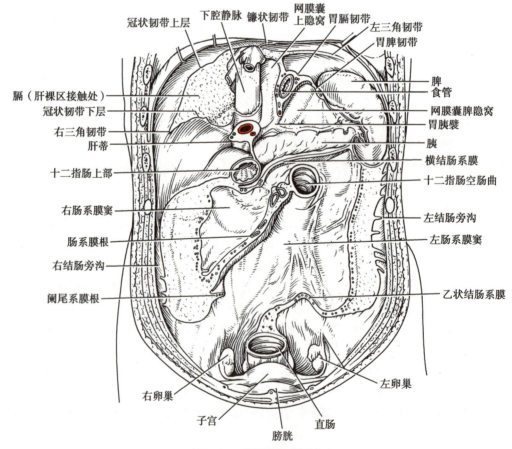

图 5-94 腹后壁腹膜配布

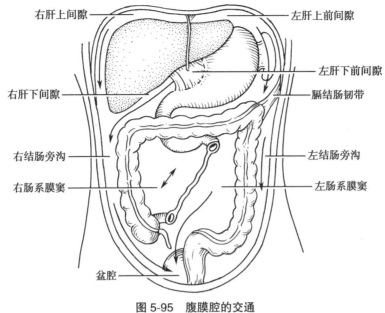

图 5-95 腹膜腔的交通

artery)多在第 1 腰椎水平起于腹主动脉前壁,向前下由胰颈下缘穿出,跨十二指肠水平部前方,入肠系膜走向右下(图 5-96)。此动脉向右发出胰十二指肠下动脉、中结肠动脉、右结肠动脉和回结肠动脉,向左发出约 12~18 条空肠动脉、回肠动脉,于肠系膜内呈放射状走向肠壁,途中分支吻合,形成动脉弓。小肠近侧段一般为 1~2 级动脉弓,远侧段弓数增多,可达3~4 级,回肠最末段又成单弓。末级血管弓发出直动脉分布于肠壁,直动脉间缺少吻合。肠切除吻合术时,肠系膜应做扇形切除,对系膜缘侧的肠壁应稍多切除一些,以保证吻合口对系膜缘侧有充分的血供,避免术后缺血坏死或愈合不良,形成肠瘘。

2. **静脉** 空肠、回肠静脉与动脉伴行,汇入肠系膜上静脉。肠系膜上静脉伴行相应动脉右侧上行,在胰颈后方与脾静脉汇合,形成肝门静脉。

3. **淋巴引流** 小肠淋巴管伴血管走行,注入肠系膜淋巴结。肠系膜淋巴结可达百余个,沿肠血管分布,输出管注入肠系膜上动脉根部的肠系膜上淋巴结。后者的输出管注入腹腔干周围的腹腔淋巴结,最后汇合成肠干注入乳糜池,部分输出管直接汇入肠干入乳糜池。

4. **神经** 空肠、回肠接受交感神经和副交感神经双重支配,同时有内脏感觉神经分布,来自腹腔丛和肠系膜上丛,沿肠系膜上动脉及其分支到肠壁。

交感神经节前纤维起于胸 9~11 脊髓节段,经交感干、内脏大神经、内脏小神经入腹腔丛和肠系膜上丛,在腹腔神经节和肠系膜上神经节内换元后发出节后纤维,分布到肠壁。交感神经抑制肠的蠕动和分泌,使其血管收缩。

副交感神经节前纤维来自迷走神经,至肠壁内神经节换元后发出节后纤维,支配肌层和肠腺,兴奋时促进肠的蠕动和分泌。

内脏感觉纤维随交感神经和副交感神经分别传入胸 9~12 脊髓节段和延髓。痛觉冲动主要经交感神经传入脊髓,故小肠病变时,牵涉性痛出现于脐的周围(第 9~11 胸神经分布区)。

第五章 腹 部

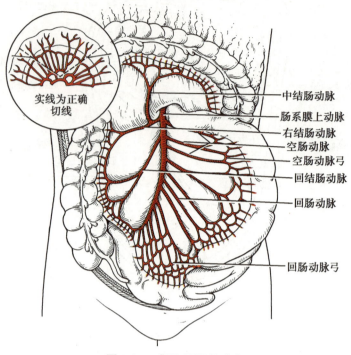

图 5-96 空肠、回肠的动脉

临床问题 5-16：回肠憩室

回肠憩室是一种先天性异常疾病，发生率在 1%~2%。胚胎早期 4 周时中肠与卵囊之间有一交通管，称卵黄管。正常发育情况下，卵黄管在胚胎第 2 个月终时自行闭锁，以后逐渐萎缩成纤维带，最后被吸收直到完全消失。卵黄管如退化不全、不闭合或消失，可形成许多畸形，如脐瘘、脐窦、脐茸、卵黄管囊肿等。如卵黄管脐端闭合消失，而回肠端未闭合，与回肠相通，形成盲囊，称回肠憩室。回肠憩室可发炎并产生类似阑尾炎的疼痛。

临床问题 5-17：肠套叠

肠的一段套入其相连的肠管腔内，以小儿最多见，其中以 2 岁以下者居多。原发性肠套叠绝大部分发生于婴幼儿，主要由于肠蠕动节律紊乱。而肠蠕动节律的失调可能由于食物性质的改变所致。继发性肠套叠多见于成人肠腔内或肠壁部器质性病变，使肠蠕动节律失调，近段肠管的强力蠕动将病变连同肠管同时送入远段肠管中。套入部的肠系膜也随肠管进入，结果不仅发生肠腔梗阻，由于肠系膜血管受压，肠管可以发生绞窄而坏死。肠套叠的三大典型症状是腹痛、血便和腹部肿块。随着病程的进展，逐步出现腹胀等肠梗阻症状。钡剂胃肠道造影对诊断肠套叠有较高的准确率。

二、盲肠

盲肠（cecum）为大肠的起始部，居右髂窝，直立时可垂入盆腔。小儿盲肠位置较高。盲肠粗而短，一般长6~7cm。盲肠左侧接回肠末端，后内侧壁有阑尾附着（三者合称为回盲部），上方延续于升结肠，右侧为右结肠旁沟，后面为髂腰肌，前面邻腹前壁，并常被大网膜覆盖。通常盲肠为腹膜内位，没有系膜，偶或连同升结肠有系膜，活动度较大，称为移动性盲肠。肠壁的三条结肠带下端会聚，续于阑尾根部，是手术时寻找阑尾根部的标志。回肠末端连通盲肠，开口处黏膜有上、下两襞，称为**回盲瓣**（ileocecal valve）。由于回肠管径小于盲肠，二者衔接处又接近直角，因此回盲部肠套叠较多见。

三、阑尾

阑尾（vermiform appendix）一般位于右髂窝内。阑尾根部附于盲肠后内侧壁、三条结肠带的会合点。其体表投影在脐至右髂前上棘连线的中、外1/3交界处，称麦氏点（McBurney点）；也可用左、右髂前上棘连线的中、右1/3交界处Lanz点作为投影点，阑尾炎时投影点常有明显压痛。阑尾属腹膜内位器官，有三角形的阑尾系膜悬附于肠系膜下端，因此阑尾位置可变，炎症时产生的症状、体征也不相同。据统计，我国人群阑尾常见的位置如下（图5-97）：①回肠前位：约占28%，在回肠末部前方，尖向左上，炎症时右下腹压痛明显。②盆位：约占26%，跨腰大肌前面入盆腔，尖端可触及闭孔内肌或盆腔脏器，炎症时可刺激腰大肌（伸髋时疼痛）或闭孔内肌（屈髋内旋时疼痛），也可出现膀胱、直肠等刺激症状。③盲肠后位：约占24%，在盲肠后方，髂肌前面，尖端向上，一般仍有系膜为腹膜内位，少数在壁腹膜外与髂肌相贴。盲肠后位阑尾炎时腹壁体征不明显，但常刺激髂肌，影响伸髋，甚至形成腹膜后间隙脓肿。④回肠后位：约占8%，在回肠末段后方，尖向左上，炎症时腹壁体征出现较晚，容易引起弥漫性腹膜炎。⑤盲肠下位：约占6%，在盲肠后下，尖指向右下方。此外，少数尚有高位阑尾（在肝右叶下方）、盲肠壁浆膜下阑尾以及左下腹位阑尾等。阑尾为一蚓状盲突，一般5~7cm长，直径5~6mm。阑尾腔开口于盲肠内面回盲瓣下20~30mm处。成年后阑尾内腔变窄，易为粪石梗阻，引起炎症；中年后阑尾腔往往闭合消失。阑尾壁富含淋巴组织，肌层薄，容易发炎，也易穿孔。小儿的阑尾壁肌层较成人薄，且不完整，炎症早期即可穿孔。

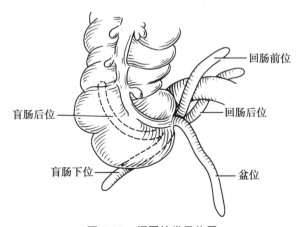

图5-97 阑尾的常见位置

阑尾动脉（appendicular artery）起于回结肠动脉或其分支盲肠前动脉、盲肠后动脉，多数为1支,少数为2支,在回肠末段后方入阑尾系膜内,沿其游离缘走行,分支分布于阑尾(图5-98)。

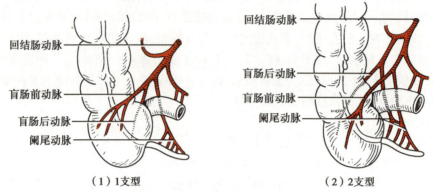

(1) 1支型　　　　　　　　(2) 2支型

图 5-98　阑尾的动脉

阑尾静脉与动脉伴行,经回结肠静脉、肠系膜上静脉汇入肝门静脉(图5-99)。化脓性阑尾炎时细菌栓子可随静脉血流入肝,引起肝脓肿。

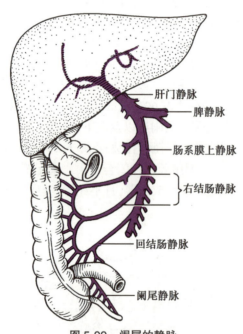

图 5-99　阑尾的静脉

临床问题 5-18：急性阑尾炎

急性阑尾炎是外科常见病,是最多见的急腹症。阑尾易发生炎症是由于其自身解剖特点决定的。其解剖结构为一细长盲管,腔内富含微生物,肠壁内有丰富的淋巴组织,容易发生感染。一般认为,阑尾炎的发生由以下因素综合导致:阑尾管腔阻塞、细菌入侵以及阑尾先天畸形等。管腔阻塞的最常见原因是淋巴滤泡的明显增生,约占 60%，多见于年轻人。粪石也是阻塞的原因之一，约占 35%。异物、炎性、狭窄、食物残渣、肠道寄生虫、肿瘤等则是较少见的病因。右下腹压痛是急性阑尾炎最常见的体征。压痛点通常位于麦氏点，可随阑尾位置的变异发生改变，但压痛点始终在一个固定的位置上。发病早期腹痛尚未转移至右下腹时，右下腹可出现固定压痛。

临床问题 5-19：腹腔镜阑尾切除术

腹腔镜阑尾切除术一般采用全身麻醉。体位与穿刺点：自脐上导入腹腔镜后，于左、右侧腹根据习惯分别选取穿刺点，导入器械，腹腔压力维持在 12mmHg 左右，采取头低足高、左侧倾斜位，以便于暴露阑尾。探查腹腔并寻找阑尾：常规探查腹腔，按照肝、胆、胃、十二指肠、结肠、脾、肌、小肠、阑尾、腹股沟内环区，女性应探查子宫及附件。阑尾可沿结肠带寻找。当术中发现阑尾形态正常时，应着重探查，寻找引起腹痛的其他原因。处理阑尾系膜：于阑尾根部紧贴阑尾系膜处打孔，用丝线或血管夹结扎系膜根部后切断或直接用超声刀离断。处理阑尾根部：处理好阑尾系膜后，提起阑尾于阑尾根部使用血管夹夹阑尾，距血管夹上 1cm 使用钛夹，于两者之间切断阑尾，阑尾残端用电凝灼烧黏膜，残端不需要包埋。也可以使用丝线套扎处理阑尾根部。腹腔镜阑尾切除特点：损伤小，恢复快，容易探查阑尾以外脏器情况，对设备要求高，术者需经过训练，有一定经验。

四、结肠

（一）分部、位置及毗邻

结肠按其走行和部位分为升结肠、横结肠、降结肠和乙状结肠 4 部分。

1. **升结肠**（ascending colon） 是盲肠的延续，沿腹腔右外侧区上行，至肝右叶下方转向左前下方移行于横结肠，移行所形成的弯曲称结肠右曲，升结肠长 12~20cm。升结肠一般为腹膜间位，其后面借疏松结缔组织与腹后壁相贴，因此，有时升结肠病变可累及腹膜后间隙。少数人升结肠为腹膜内位，有系膜，活动度较大。升结肠的内侧为右肠系膜窦及回肠袢，外侧为与腹壁间形成的右结肠旁沟，上通肝肾隐窝，下通右髂窝、盆腔，故膈下脓肿可经此沟流入右髂窝和盆腔，阑尾化脓时也可向上蔓延至肝下（见图 5-95）。

结肠右曲后面贴邻右肾，内侧稍上方与十二指肠相邻，前上方有肝右叶与胆囊。

2. **横结肠**（transverse colon） 于结肠右曲开始，向左呈下垂的弓形横过腹腔中部，至脾前端下极处折转下行续于降结肠，长 40~50cm，弯曲处称结肠左曲。横结肠为腹膜内位器官。横结肠系膜根附着于十二指肠降部、胰与左肾的前面。横结肠左、右两端系膜短，较固定，中间部系膜长，活动度大。横结肠上方与肝、胃相邻，下方与空肠、回肠相邻，因此，常随肠、胃的充盈变化而升降，胃充盈或直立时，横结肠中部大多降至脐下，甚至垂入盆腔。结肠左曲较右曲高，相当于第 10~11 肋水平，其侧方借膈结肠韧带附于膈上，后方贴靠胰尾与左肾，前方邻胃大弯并为肋弓所掩盖，因此，结肠左曲肿瘤不易被扪及。

3. **降结肠**（descending colon） 始于结肠左曲，沿腹腔左外侧贴腹后壁向下，至左髂嵴水平续于乙状结肠，长 25~30cm。降结肠属腹膜间位。内侧为左肠系膜窦及空肠袢，外侧为左结肠旁沟。由于左膈结肠韧带发育良好，故左结肠旁沟内的积液只能向下流入盆腔（图 5-95）。

4. 乙状结肠（sigmoid colon） 自左髂嵴起自降结肠至第 3 骶椎，续于直肠，长约 40cm，呈乙状弯曲横过左侧髂腰肌、髂外血管、睾丸（卵巢）血管及输尿管前方，降入盆腔。乙状结肠属腹膜内位器官，有较长的系膜，活动性较大，可入盆腔，也可移至右下腹遮盖回盲部，增加阑尾切除术的难度。当系膜过长时，可发生乙状结肠扭转。

（二）血管

1. 动脉 结肠的血供有起于肠系膜上动脉的回结肠动脉、右结肠动脉和中结肠动脉，以及起于肠系膜下动脉的左结肠动脉和乙状结肠动脉（图 5-100）。

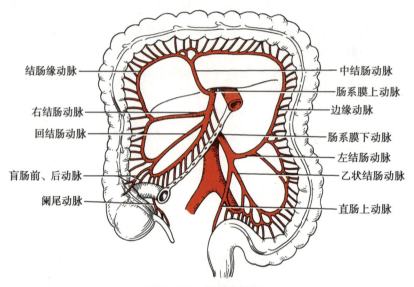

图 5-100 结肠的动脉

（1）**回结肠动脉**（ileocolic artery）：是肠系膜上动脉右侧的最下一条分支，在肠系膜根内向右下方走行，在近回盲部处分为盲肠前动脉、盲肠后动脉、阑尾动脉、回肠支与升结肠支，分别供应盲肠、阑尾、回肠末段与升结肠的下 1/3（图 5-98）。

（2）**右结肠动脉**（right colic artery）：在回结肠动脉上方发自肠系膜上动脉，走行于壁腹膜后方，跨过右睾丸（卵巢）动、静脉和右输尿管后，在近升结肠内侧缘发出升、降两支，分别与中结肠动脉及回结肠动脉的分支吻合。升、降支再分支供应升结肠的上 2/3 与结肠右曲。

（3）**中结肠动脉**（middle colic artery）：在胰颈下缘发自肠系膜上动脉之后，即进入横结肠系膜，在横结肠系膜偏右侧份内向右下行，近结肠右曲处分为左、右两支，供应横结肠，并分别与左、右结肠动脉吻合。

（4）**左结肠动脉**（left colic artery）：是肠系膜下动脉的最上一条分支，起于肠系膜下动脉，距根部 2~3cm 处，在壁腹膜后走向左上，分为升、降两支，营养结肠左曲及降结肠，并分别与中结肠动脉和乙状结肠动脉的分支吻合。升、降结肠的动脉均从内侧走向肠管，故升、降结肠手术应从肠管外侧切开腹膜，游离肠管，以免损伤血管。

（5）**乙状结肠动脉**（sigmoid artery）：起于肠系膜下动脉，1~6 支，大多 2 支（53%）。在乙状结肠系膜内呈扇形分布,供应乙状结肠,其分支之间及与左结肠动脉的降支之间相互有吻合。

肠系膜上动脉、肠系膜下动脉各结肠支在结肠内缘均相互吻合,在近结肠边缘形成一个动脉弓,称为**结肠缘动脉**(colic marginal artery)。结肠缘动脉发出许多直动脉,后者又分长、短支,短支多起自长支,在系膜带处穿入肠壁,长支在浆膜下环绕肠管,至另外两条结肠带附近分支入肠脂垂后,穿入肠壁。结肠动脉的长、短支在穿入肠壁前很少吻合,因此,结肠手术分离、切除肠脂垂时,不可牵拉,以免切断长支,影响肠壁供血(图 5-101)。

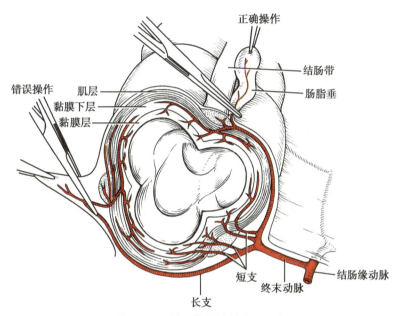

图 5-101　结肠缘动脉的分支配布

中结肠动脉左支与左结肠动脉升支之间的结肠缘动脉往往吻合较差,甚至中断,如中结肠动脉左支受损,可能引起横结肠左侧部坏死。另外,在最下一条乙状结肠动脉与直肠上动脉分支间也往往缺少吻合,如最下一条乙状结肠动脉受损,可能引起乙状结肠下部血流障碍,导致肠壁缺血坏死。但近年有人证明上述部位仍存在恒定吻合,可保证侧支循环血流通畅。

2. **静脉**　结肠静脉基本与动脉伴行。结肠左曲以上的静脉血分别经回结肠静脉、右结肠静脉和中结肠静脉汇入肠系膜上静脉,左曲以下的静脉则经左结肠静脉、乙状结肠静脉汇入肠系膜下静脉,最后均汇入肝门静脉。

(三) 淋巴引流

结肠的淋巴管穿出肠壁后沿血管走行,走行中有4组淋巴结(图 5-102):①结肠壁上淋巴结:位于肠壁浆膜深面,数量少;②结肠旁淋巴结:沿结肠缘动脉排列;③中间淋巴结:沿各结肠动脉排列;④肠系膜上淋巴结、肠系膜下淋巴结:分别位于肠系膜上动脉、肠系膜下动脉的根部,右半结肠的淋巴大部汇入肠系膜上淋巴结,左半结肠的淋巴大部汇入肠系膜下淋巴结。肠系膜上淋巴结、肠系膜下淋巴结的输出管直接或经腹腔干根部的腹腔淋巴结汇入肠干。

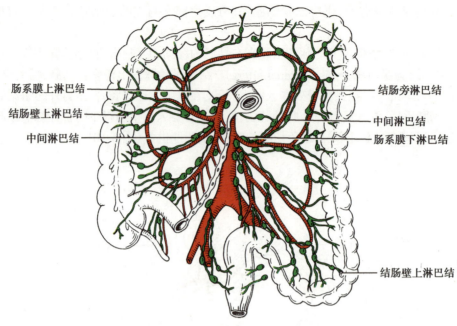

图 5-102 结肠的淋巴引流

临床问题 5-20：肠息肉

肠息肉可发生在肠道的任何部位。息肉为单个或多个，直径数毫米到数厘米，有蒂或无蒂。小肠息肉的症状常不明显，可表现为反复发作的腹痛和肠道出血。结、直肠息肉多见于乙状结肠及直肠，成人多为腺瘤，腺瘤直径大于2cm者，约半数发生癌变。绒毛状腺瘤癌变的可能性较大。肠息肉约半数无临床症状，当发生并发症时才被发现（或在手术中发现），并发症的表现为：①肠道刺激症状，腹泻或排便次数增多，继发感染者可出现黏液脓血便；②便血可因部位及出血量而表现不一，高位者粪便中混有血，直肠下段者粪便外带血，出血量多者为鲜血或血块；③肠梗阻及肠套叠，以盲肠息肉多见。

五、腹膜间隙

结肠下区常以肠系膜根和升结肠、降结肠为标志分为4个间隙，即左、右结肠旁沟，左、右肠系膜窦。

1. **结肠旁沟**（paracolic sulci） 位于升结肠、降结肠的外侧。右结肠旁沟为升结肠与右腹侧壁之间的裂隙，向上直通肝肾隐窝，向下经右髂窝通盆腔。因此，胃后壁穿孔时，胃内容物可经网膜囊→网膜孔→肝肾隐窝→右结肠旁沟到达右髂窝，甚至盆腔；反之，阑尾的穿孔和脓肿，脓液可经右结肠旁沟到达肝肾隐窝，甚至形成膈下脓肿。左结肠旁沟为降结肠与左腹侧壁之间的裂隙，由于膈结肠韧带的限制，不与结肠上区相通，但向下可通盆腔。

2. **肠系膜窦**（mesenteric sinus） 位于肠系膜根与升结肠、降结肠之间。右肠系膜窦为肠系膜根与升结肠之间的三角形间隙，下方有回肠末端相隔，故间隙内的炎性渗出物常积存于局部。左肠系膜窦为肠系膜根与降结肠之间的斜方形间隙，向下可通盆腔，因此，如有积液可顺乙状结肠向下流入盆腔。

（罗　涛）

第六节　腹膜后间隙

腹膜后间隙（retroperitoneal space）位于腹后壁，介于腹后壁腹膜与腹内筋膜之间，上起膈，下至骶骨岬，两侧向外连于腹膜下筋膜。此间隙上经腰肋三角与后纵隔相通，下与盆腔腹膜后间隙相延续，腹膜后间隙的感染可向上或向下扩散。

腹膜后间隙有肾、肾上腺、输尿管、腹部大血管、神经和淋巴结等重要结构（图5-103），并有大量疏松结缔组织。上述器官的手术，多采用腰腹部斜切口经腹膜外入路。

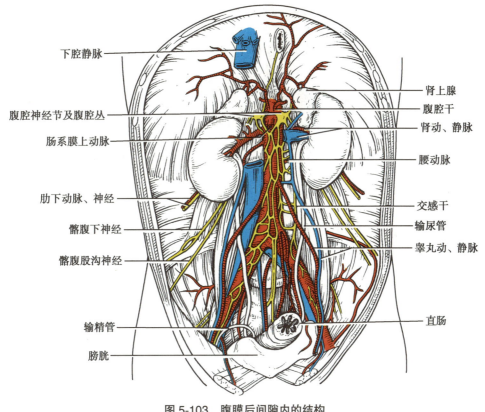

图5-103　腹膜后间隙内的结构

一、腹膜后间隙的脏器
（一）肾上腺

肾上腺（suprarenal gland）位于腹膜后间隙、脊柱的两侧，平第11胸椎高度，两肾的上端，属腹膜外位器官，为成对的内分泌器官。左侧肾上腺为半月形，右侧为三角形，高约为5cm，宽约为3cm，厚约为0.5~1cm，重约为5~7g。

肾上腺与肾共同包在肾筋膜内，左、右侧的毗邻不同。左肾上腺前面的上部借网膜囊与胃后壁相邻，下部与胰尾、脾血管相邻，内侧缘接近腹主动脉。右肾上腺的前面为肝，前面的外上部没有腹膜，直接与肝的裸区相邻，内侧缘紧邻下腔静脉。左、右肾上腺的后面均为膈。

两侧肾上腺之间为腹腔丛。

肾上腺的动脉有上、中、下三支,分布于肾上腺的上、中、下三部(图5-104)。**肾上腺上动脉**(superior suprarenal artery)发自膈下动脉;**肾上腺中动脉**(middle suprarenal artery)发自腹主动脉;**肾上腺下动脉**(inferior suprarenal artery)发自肾动脉。这些动脉进入肾上腺后,于肾上腺被膜内形成丰富的吻合,并发出细小分支进入皮质和髓质。一部分在皮质和髓质内形成血窦,一部分在细胞索间吻合成网,皮质和髓质的血窦集合成中央静脉,穿出肾上腺,即肾上腺静脉。

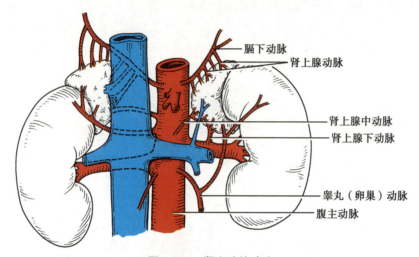

图5-104　肾上腺的动脉

左肾上腺静脉通常为1支,少数为2支,汇入左肾静脉。右肾上腺静脉通常只有1支,汇入下腔静脉,少数汇入右膈下静脉、右肾静脉或副肝右静脉,个别可汇入肝右静脉。由于右肾上腺静脉很短,且多汇入下腔静脉的右后壁,故在右肾上腺切除术结扎肾上腺静脉时,应注意保护下腔静脉。

(二)肾

1. 位置与毗邻

(1) **位置**:肾(kidney)位于脊柱的两侧,贴附于腹后壁,右肾上端平第12胸椎,下端平第3腰椎;左肾上端平第11胸椎,下端平第2腰椎。两肾肾门相对,上极相距稍近。由于肝右叶的存在,右肾低于左肾1~2cm(约半个椎体)。左侧第12肋斜过左肾后面的中部,第11肋斜过左肾后面的上部;右侧第12肋斜过右肾后面的上部。肾门的体表投影:在腹前壁位于第9肋前端,在腹后壁位于第12肋下缘与竖脊肌外缘的交角处,此角称脊肋角或肾角(图5-105)。肾病变时,此处常有压痛或叩击痛。

肾的体表投影:在后正中线两侧2.5cm和7.5~8.5cm处各做两条垂线,通过第11胸椎和第3腰椎棘突各做一水平线,两肾即位于此纵、横标志线所组成的两个四边形内。当肾发生病变时,多在此四边形内有疼痛或肿块等异常症状(图5-106)。

(2) **毗邻**:肾的上方隔疏松结缔组织与肾上腺相邻。两肾的内下方为肾盂和输尿管。左肾的内侧为腹主动脉,右肾的内侧为下腔静脉,两肾的内后方分别为左、右腰交感干。由于右肾邻近下腔静脉,故右肾肿瘤或炎症常侵及下腔静脉,因此当行右肾切除术时,需注意

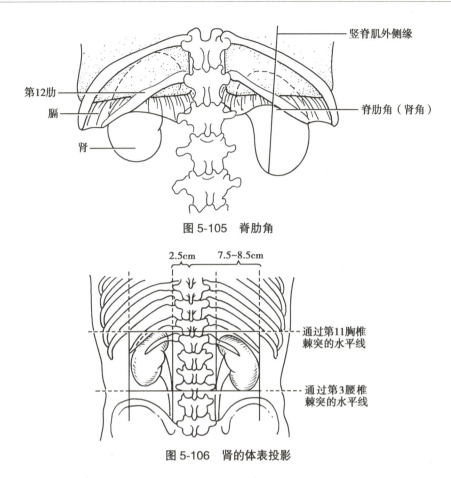

图 5-105 脊肋角

图 5-106 肾的体表投影

保护下腔静脉，以免损伤，造成难以控制的大出血。

左、右肾前方的毗邻不同。左肾的上部前方为胃后壁，中部为胰横过，下部为空肠袢及结肠左曲；右肾的上部前方为肝右叶，下部为结肠右曲，内侧为十二指肠降部（图 5-107）。当行左肾切除术时，注意勿伤及胰体和胰尾；右肾手术时注意防止损伤十二指肠降部。

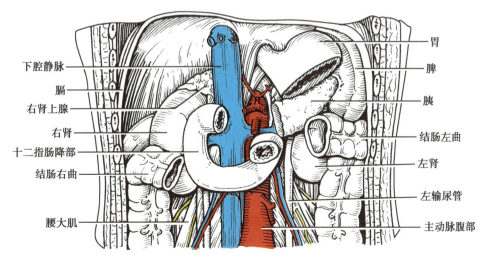

图 5-107 肾的毗邻（前面观）

肾后面第 12 肋以上部分与膈邻贴,借膈与胸膜腔相邻。当肾手术需切除第 12 肋时,要注意保护胸膜,以免损伤导致气胸。在第 12 肋以下部分,除肋下血管、神经外,自内向外为腰大肌及其前方的生殖股神经、腰方肌及其前方的髂腹下神经和髂腹股沟神经等(图 5-108)。肾周围炎或肾脓肿时,腰大肌受到刺激可发生痉挛,引起患侧下肢屈曲。

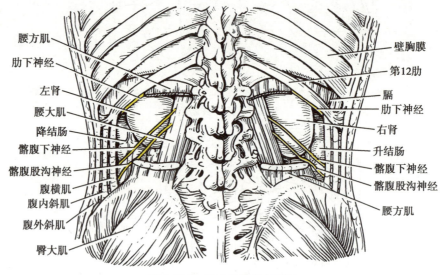

图 5-108　肾的毗邻(后面观)

2. 肾门、肾窦和肾蒂

(1) **肾门**:肾内缘中部凹陷处称为**肾门**(renal hilum),有肾血管、肾盂、神经和淋巴管等出入。肾门的边缘称为肾唇,有前唇和后唇,具有一定的弹性,手术需分离肾门时,牵开前唇或后唇可扩大肾门,显露肾窦。

(2) **肾窦**:由肾门深入肾实质所围成的腔隙称**肾窦**(renal sinus),被肾血管、肾小盏、肾大盏、肾盂、神经、淋巴管和脂肪等占据。

(3) **肾蒂**:由出入肾门的肾血管、肾盂、神经和淋巴管等所组成。**肾蒂**(renal pedicle)主要结构的排列有规律,由前向后为肾静脉、肾动脉和肾盂;由上向下为肾动脉、肾静脉和肾盂。

3. 肾血管与肾段

(1) **肾动脉和肾段**:**肾动脉**(renal artery)多平第 1~2 腰椎间盘高度,起自腹主动脉侧面,于肾静脉的后上方横行向外,经肾门入肾。由于腹主动脉位置偏左,故右肾动脉较左侧的长,并经下腔静脉的后面右行入肾。肾动脉起始部的外径平均为 0.77cm;肾动脉的支数多为 1 支(85.8%)和 2 支(12.57%),3~5 支者(1.63%)少见。肾动脉(一级支)入肾门之前,多分为前、后两干(二级支),由前、后干再分出段动脉(三级支)。在肾窦内,前干走行在肾盂的前方,发出上段动脉、上前段动脉、下前段动脉和下段动脉。后干走行在肾盂的后方,入肾后延续为后段动脉。每条段动脉均有独立供血区域,上段动脉供给肾上端;上前段动脉供给肾前面中、上部及肾后面外缘;下前段动脉供给肾前面中、下部及肾后面外缘;下段动脉供给肾下端;后段动脉供给肾后面的中间部分。每一段动脉供给的肾实质区域,称为**肾段**(renal segment)。因此,肾段共有 5 个,即上段、上前段、下前段、下段和后段(图 5-109)。

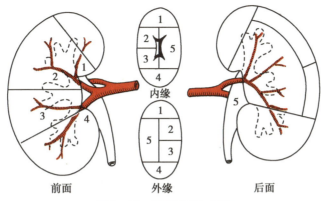

图 5-109　肾段动脉与肾段

肾各段动脉之间无吻合,如某一段动脉阻塞,血流受阻时,相应供血区域的肾实质即可发生坏死。肾段的存在为肾局限性病变的定位及肾段或肾部分切除术提供了解剖学基础。

肾动脉的变异比较常见。不经肾门而在肾上端入肾的动脉称为**上极动脉**(upper polar artery),经下端入肾的动脉,称为**下极动脉**(lower polar artery)。据统计,上极动脉、下极动脉的出现率约为 28.7%,上极动脉比下极动脉多见。上极动脉、下极动脉可起自肾动脉(63%)、腹主动脉(30.6%)或腹主动脉与肾动脉起始部的交角处(6.4%)。上极动脉、下极动脉与上段动脉、下段动脉在肾内的供血区域一致,只是起点、走行和入肾的部位不同。

(2)**肾静脉**:肾内的静脉与肾内动脉不同,有广泛吻合,无节段性,结扎 1 支不影响血液回流。肾内静脉在肾窦内汇成 2 支或 3 支,出肾门后则合为一干,走行于肾动脉的前方,横行汇入下腔静脉。**肾静脉**(renal vein)多为 1 支,少数有 2 支或 3 支,多见于右侧。肾静脉的平均长度,左、右侧分别为 6.47cm 和 2.75cm;其外径,左、右侧分别为 1.4cm 和 1.1cm。

两侧肾静脉的属支不同。右肾静脉通常无肾外属支;而左肾静脉收纳左肾上腺静脉和左睾丸(卵巢)静脉的血液,其属支与周围静脉有吻合(图 5-110)。门静脉高压症时,利用此解剖特点行大网膜包肾术,可建立门-腔静脉间的侧支循环,降低门静脉压力。约有半数以上的左肾静脉与左侧腰升静脉相连,经腰静脉与椎内静脉丛和颅内静脉窦相通,因此左侧肾和睾丸的恶性肿瘤可经此途径向颅内转移。

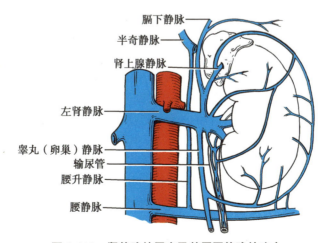

图 5-110　肾静脉的属支及其周围静脉的吻合

4. **淋巴引流** 肾内淋巴管分浅、深两组。浅组位于肾纤维膜深面,引流肾被膜及其肾脂肪囊的淋巴。深组位于肾内血管周围,引流肾实质的淋巴。浅、深两组淋巴管相互吻合,在肾蒂处汇合成较粗的淋巴管,最后汇入各群腰淋巴结。其中右肾前部的集合淋巴管沿右肾静脉横行,或斜向内下方,注入腔静脉前淋巴结、主动脉腔静脉间淋巴结及主动脉前淋巴结。右肾后部的集合淋巴管沿右肾动脉注入腔静脉后淋巴结。左肾前部的集合淋巴管沿左肾静脉注入主动脉前淋巴结及主动脉外侧淋巴结。左肾后部的集合淋巴管沿左肾动脉注入该动脉起始处的主动脉外侧淋巴结。肾癌时上述淋巴结可被累及。

5. **神经** 肾接受交感神经和副交感神经双重支配。交感神经和副交感神经皆来源于肾丛(位于肾动脉上方及其周围)。一般认为,分布于肾内的神经主要是交感神经,副交感神经可能只终止于肾盂平滑肌。感觉神经随交感神经和副交感神经的分支走行,由于分布于肾的感觉神经纤维皆经过肾丛,所以切除或封闭肾丛可消除肾疾患引起的疼痛。

6. **被膜** 肾的被膜有三层,由外向内依次为肾筋膜、脂肪囊和纤维囊(图 5-111,图 5-112)。

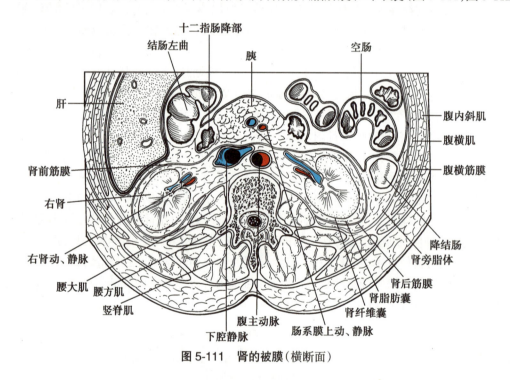

图 5-111 肾的被膜(横断面)

(1) **肾筋膜**(renal fascia):分为前、后两层(前层为肾前筋膜,后层为肾后筋膜),质较坚韧。两层筋膜从前、后方包绕肾和肾上腺。在肾的外侧缘,前、后两层筋膜相互融合,并与腹横筋膜相连接。在肾的内侧,肾前筋膜越过腹主动脉和下腔静脉的前方,与对侧的肾前筋膜相续。肾后筋膜与腰方肌、腰大肌筋膜汇合后,在内侧附于椎体和椎间盘。在肾的上方,两层筋膜于肾上腺的上方相融合,并与膈下筋膜相延续。在肾的下方,肾前筋膜向下消失于腹膜下筋膜中,肾后筋膜向下至髂嵴与髂筋膜愈着。由于肾前筋膜、肾后筋膜在肾下方互不融合,向下与直肠后隙相通,经此通路可在骶骨前方做腹膜后注气造影。肾筋膜发出许多结缔组织纤维束,穿过脂肪囊与纤维囊相连,对肾有一定的固定作用。由于肾筋膜的下端完全开放,当腹壁肌减弱、肾周围脂肪减少或有内脏下垂时,肾移动性可增大,向下形成肾下垂或称游走肾。如果发生肾积脓或有肾周围炎症时,脓液可沿肾筋膜向下蔓延。

（2）**脂肪囊**（fatty renal capsule）：又称肾床,为脂肪组织层,成人的厚度可达2cm,在肾的后面和边缘,较为发达。脂肪囊有支持和保护肾的作用。经腹膜外做肾手术时,肾囊封闭药液即注入此脂肪囊内,且易于游离肾脏。由于该层为脂肪组织且较厚,易透过X射线,在X线片上可见肾的轮廓,对肾疾病的诊断有帮助。

（3）**纤维囊**（fibrous capsule）：又称纤维膜,为肾的固有膜,由致密结缔组织所构成,质薄而坚韧,被覆于肾表面,有保护肾的作用。纤维膜易从肾表面剥离,利用此特点,可将肾固定于第12肋或腰大肌上,治疗肾下垂。在肾部分切除或肾外伤手术时,应缝合纤维膜,以防肾实质撕裂。

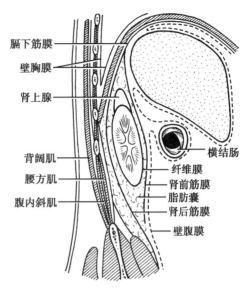

图 5-112　肾的被膜（矢状断面）

临床问题 5-21：肾下垂

肾的正常位置靠多种因素维持,如肾被膜、肾血管、肾的邻近器官支托,腹内压及腹膜等对肾的固定作用。正常时,肾可随呼吸上、下略移动。肾筋膜发出许多结缔组织纤维束,穿过脂肪囊与纤维囊相连,对肾有一定的固定作用。由于肾筋膜前后两层在下方愈合不牢固以及其他肾的固定装置不健全,肾可向下移位形成肾下垂。

临床问题 5-22：肾移植

肾移植是将某一个体的正常肾脏移植到丧失肾功能的患者右下腹的髂窝内。因为右侧髂窝的血管较浅,手术时容易与新肾的血管接驳。一般多选择髂内动脉进行吻合,如果右髂内动脉管腔内出现动脉硬化、管腔狭小,术后恐血流量不足,亦可与患者髂外动脉做吻合。肾移植按其供肾来源不同,分为自体肾移植、同种异体肾移植和异种肾移植。在所有器官移植中,肾移植的安全性和效果最佳。

肾移植的适应证包括：原发性肾小球肾炎、慢性肾盂肾炎、间质性肾炎、囊性肾病及肾硬化、糖尿病肾病所导致的慢性肾功能不全发展至终末期的患者。

肾移植的禁忌证：①活动性肝炎或肝硬化；②严重心血管疾病；③活动性消化性溃疡病；④体内活动性慢性感染病灶；⑤恶性肿瘤已发生转移或发病2年以内；⑥慢性呼吸衰竭；⑦严重泌尿系统畸形；⑧精神病和精神状态不稳定者；⑨肾脏疾病为全身疾病所引起的局部表现,如淀粉样变性、结节性动脉周围炎和弥漫性血管炎等。

（三）输尿管腹部

输尿管（ureter）左、右各一,位于腹膜后间隙,脊柱两侧,是细长富有弹性的管状器官。输尿管上端起自肾盂,下端终于膀胱,全长为25~30cm。根据部位输尿管可分为三部：

①腹部（腰段），从肾盂与输尿管交界处至跨越髂血管处；②盆部（盆段），从跨越髂血管处至膀胱壁；③壁内部（膀胱壁段），斜行穿膀胱壁，终于膀胱黏膜的输尿管口。

输尿管腹部长约13~14cm，紧贴腰大肌前面向下内侧斜行，在腰大肌中点的稍下方有睾丸（卵巢）血管斜过其前方。输尿管腹部的体表投影：在腹前壁与半月线相当；在腰部约在腰椎横突尖端的连线上。

输尿管腹部的上、下端分别是第1、2狭窄部。肾盂与输尿管连接处的直径约为0.2cm；跨越髂血管处直径约为0.3cm；两者中间部分较粗，直径约为0.6cm。输尿管的狭窄部常是被结石阻塞的部位。肾盂与输尿管连接处的狭窄性病变，是导致肾盂积水的重要病因之一。

右输尿管腹部的前面为十二指肠降部、升结肠血管、回结肠血管、睾丸（卵巢）血管、回肠末段。右侧与盲肠及阑尾邻近，因此，回肠后位阑尾炎常可刺激右输尿管，尿中可出现红细胞及脓细胞。左输尿管腹部的前面，有十二指肠空肠曲、降结肠血管、斜行跨过的睾丸（卵巢）血管。两侧输尿管到骨盆上口时，跨越髂外血管的起始部进入盆腔。由于输尿管腹部前面的大部分有升结肠、降结肠血管跨过，施行左或右半结肠切除术时，注意勿损伤输尿管。

输尿管变异比较少见。下腔静脉后输尿管容易导致输尿管梗阻，必要时需手术将其移至正常位置。双肾盂、双输尿管的走行及开口可有变异，如双输尿管开口于膀胱，可不引起生理功能障碍，但若其中一条输尿管开口于膀胱之外，特别在女性可开口于尿道外口附近或阴道内，因无括约肌控制，可致持续性漏尿（图5-113）。

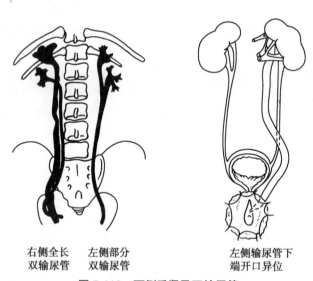

右侧全长　　左侧部分　　　　左侧输尿管下
双输尿管　　双输尿管　　　　端开口异位

图5-113　两侧重肾及双输尿管

输尿管腹部的血液供应是多源性的：其上部由肾动脉和肾下极动脉的分支供应；下部由腹主动脉、睾丸（卵巢）动脉、第1腰动脉、髂总动脉和髂内动脉等分支供应（图5-114）。各条输尿管动脉到达输尿管内缘0.2~0.3cm处时，均分为升、降两支进入管壁。上下相邻的分支相互吻合，在输尿管的外膜层形成动脉网，并有小分支穿过肌层，在输尿管黏膜层形成毛细血管丛。由于输尿管腹部的不同部位血液来源不同和不恒定，且少数输尿管动脉的吻合支细小，故手术游离输尿管范围过大时，可影响输尿管的血供，甚至局部缺血坏死。由于动脉多来自输尿管腹部的内侧，手术时应在输尿管的外侧游离。输尿管腹部的静脉与动脉伴行，分别经肾静脉、睾丸（卵巢）静脉、髂静脉等回流。

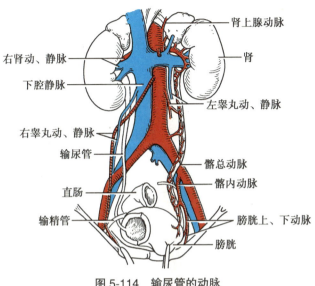

图 5-114 输尿管的动脉

临床问题 5-23：肾和输尿管结石

属于上尿路结石，主要症状是疼痛和血尿。其程度与结石部位、大小、活动与否及有无损伤、感染、梗阻等相关。尿石症是人体异常矿化的一种表现，即在正常情况下，不应发生矿化的部位形成或进度过快的矿化，它与全身细胞的活动和新陈代谢有密切的关系。

尿路结石在肾和膀胱内形成，绝大多数输尿管结石和尿道结石是结石排出过程中停留该处所致。输尿管有 3 处生理性狭窄，即肾盂输尿管连接处、输尿管跨过髂血管处及输尿管膀胱壁段。结石沿输尿管行径移动，常停留或嵌顿于 3 个生理狭窄处，并以输尿管下 1/3 处最多见。尿路结石可引起泌尿道直接损伤、梗阻、感染或恶性变，所有这些病理生理改变与结石部位、大小、数目、继发炎症和梗阻程度等有关。肾结石常先发生在肾盏，增大后向肾盂延伸。由于结石使盏颈部梗阻，会引起肾盏积液或积脓，进一步导致肾实质萎缩、瘢痕形成，甚至发展为肾周围感染。由于肾盏结石进入肾盂或输尿管，结石可自然排出，或留在尿路的任何部位。一旦结石堵塞肾盂输尿管连接处或输尿管，可引起急性完全性尿路梗阻或慢性不完全性尿路梗阻。

二、腹膜后间隙的血管和神经
（一）腹主动脉

腹主动脉（abdominal aorta）又称主动脉腹段，在第 12 胸椎下缘前方略偏左侧，经膈的主动脉裂孔进入腹膜后间隙，沿脊柱的左前方下行，至第 4 腰椎下缘水平分为左、右髂总动脉。

腹主动脉的全长为 14~15cm，周径 2.9~3cm。腹主动脉在腹前壁的体表投影：从胸骨颈静脉切迹至耻骨联合上缘连线的中点以上 2.5cm 处开始,向下至脐左下方 2cm 处,画一条宽约 2cm 的带状区。腹主动脉下端在腹前壁的体表投影为两髂嵴顶点连线的中点。

腹主动脉的前面为胰、十二指肠升部及小肠系膜根等;后面为第 1~4 腰椎及椎间盘;右侧为下腔静脉;左侧为左交感干腰部。腹主动脉周围还有腰淋巴结、腹腔淋巴结和神经丛等。

腹主动脉的分支按供血分布区域分为脏支和壁支,脏支又分为不成对和成对两种(图 5-115)。

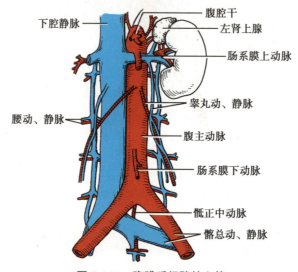

图 5-115 腹膜后间隙的血管

1. 不成对的脏支

(1) **腹腔干**(celiac trunk):为一短干,平均长 2.45cm,在膈主动脉裂孔的稍下方发自腹主动脉前壁,在第 1 腰椎水平居多,少数平第 12 胸椎或第 12 胸椎至第 1 腰椎之间的高度。其分支有变异,以分出肝总动脉、脾动脉和胃左动脉者为多。

(2) **肠系膜上动脉**(superior mesenteric artery):在腹腔干的稍下方发自腹主动脉前壁,起点多在第 1 腰椎水平。经胰颈与十二指肠水平部之间进入肠系膜根,呈弓状行至右髂窝。

(3) **肠系膜下动脉**(inferior mesenteric artery):在第 3 腰椎水平,距腹主动脉分叉上约 3~4cm 处发自腹主动脉的前壁,之后在后腹壁腹膜深面行向左下方,经乙状结肠系膜进入盆腔,最后移行为直肠上动脉。

2. 成对的脏支

(1) **肾上腺中动脉**(middle suprarenal artery):左、右各 1 支,在肾动脉上方平第 1 腰椎高度起自腹主动脉侧壁,向外经膈的内侧脚至肾上腺中部。

(2) **肾动脉**(renal artery):多在第 2 腰椎平面、肠系膜上动脉起点平面的稍下方,发自腹主动脉的两侧壁。左肾动脉较右肾动脉短,二者平均长分别为 2.6cm 和 3.5cm。两肾动脉的外径平均为 7.7mm。

(3) **睾丸动脉**(testicular artery)、**卵巢动脉**(ovarian artery):在肾动脉起点平面稍下方,起自腹主动脉的前外侧壁,下行一段距离后与同名静脉伴行,在腹膜后间隙斜向外下方,越过输尿管。睾丸动脉经腹股沟管深环穿行于腹股沟管,分布至睾丸;卵巢动脉在小骨盆上缘处进入卵巢悬韧带,分布于卵巢。

3. 壁支

(1) **膈下动脉**(inferior phrenic artery):在膈主动脉裂孔处,由腹主动脉的起始处发出,向上分布于膈的腰部。

(2) **腰动脉**(lumbar artery):通常为4对,由腹主动脉后壁的两侧发出,垂直向外横行,分别经第1~4腰椎椎体中部的前面或侧面,与腰静脉伴行,在腰大肌的内侧缘发出背侧支和腹侧支。背侧支分布到背部的诸肌和皮肤以及脊柱;腹侧支分布至腹壁,与腹前外侧壁其他的血管吻合。

(3) **骶正中动脉**(median sacral artery):为1支,多起自腹主动脉分叉处的后上方0.2~0.3cm处,经第4~5腰椎、骶骨及尾骨的前面下行,并向两侧发出腰最下动脉(又称第5腰动脉),贴第5腰椎椎体走向外侧,供血到邻近组织。

> **临床问题 5-24:腹主动脉瘤**
>
> 当腹主动脉的直径扩张至正常直径的1.5倍时称之为腹主动脉瘤,是最常见的动脉扩张性疾病,一旦破裂出血可危及生命。临床上,将发于肾动脉以上的主动脉瘤称为胸-腹主动脉瘤,位于肾动脉以下者称为腹主动脉瘤。
>
> 弹力纤维和胶原纤维是维持动脉弹性和扩张强度的主要成分,两者的降解、损伤使腹主动脉壁的机械强度显著下降,致动脉壁局限性膨出成瘤。引起弹力纤维和胶原纤维损伤的因素涉及生物化学、免疫炎性反应、遗传、解剖、血流动力学等。肾下腹主动脉壁的弹力纤维相对匮乏,自身修复能力薄弱,腹主动脉分叉段因血液反流致动脉内压扩大,都是导致腹主动脉瘤形成的重要因素。吸烟、创伤、高血压、高龄和慢性阻塞性肺疾病等,也是腹主动脉瘤的易患因素。
>
> 主要临床表现有搏动性肿物、疼痛、压迫及栓塞等。腹主动脉瘤如不治疗不可能自愈,一旦破裂,死亡率高达70%~90%,因此应早期诊断、早期治疗,首选外科手术治疗。

(二) 下腔静脉

下腔静脉(inferior vena cava)由左、右髂总静脉汇合而成,汇合部位多平第5腰椎(68.2%),少数平第4腰椎(31.8%)。下腔静脉收集下肢、盆部和腹部的静脉血。下腔静脉在脊柱的右前方,沿腹主动脉的右侧上行,经肝的腔静脉沟,穿膈的腔静脉孔,最后开口于右心房。

下腔静脉的前面为肝、胰头、十二指肠水平部以及右睾丸(卵巢)动脉和肠系膜根越过,后面为右膈脚、第1~4腰椎、右腰交感干和腹主动脉的壁支,右侧与腰大肌、右肾和右肾上腺相邻,左侧为腹主动脉。下腔静脉的属支有髂总静脉、右睾丸(卵巢)静脉、肾静脉、右肾上腺静脉、肝静脉、膈下静脉和腰静脉,大部属支与同名动脉伴行(图5-116)。

1. **膈下静脉**(inferior phrenic vein) 收集肾上腺的小静脉血液,并与同名动脉伴行。

2. **睾丸静脉**(testicular vein)、**卵巢静脉**(ovarian vein) 起自蔓状静脉丛,穿腹股沟管深环,进入后腹壁腹膜后方,并与同名动脉伴行,多为2支。它们经腰大肌和输尿管的腹侧上行,合为1支。右侧者斜行汇入下腔静脉,左侧者几乎垂直上升汇入左肾静脉。两侧卵巢静脉自盆侧壁上行,越过髂外血管后的走行及汇入部位与睾丸静脉相同。左侧睾丸静脉曲张较右侧常见,原因为:左侧睾丸静脉的血液流经左肾静脉注入下腔静脉,流程较长;左侧睾丸静脉垂直上升,垂直汇入左肾静脉,回流阻力较大;上行过程中有乙状结肠跨过,易受其压迫;左肾静脉经肠系膜上动脉根部与腹主动脉所形成的夹角汇入下腔静脉,左肾静脉回流受阻亦可累及左睾丸静脉。

3. **腰静脉**(lumbar vein) 4对,收集腰部组织的静脉血,汇入下腔静脉。左侧腰静脉走行于腹主动脉的后方。腰静脉与椎外静脉丛有吻合,与椎内静脉丛相通,可间接收纳椎内和脊髓的部分血液。各腰静脉之间纵行的交通支称为腰升静脉(ascending lumbar vein)。两侧的腰升静脉向下与髂腰静脉、髂总静脉及髂内静脉相连,向上与肾静脉、肋下静脉相通。两侧的腰升静脉分别经左、右侧膈脚入后纵隔。左侧移行于半奇静脉,右侧移行于奇静脉,最后汇入上腔静脉,因此,腰升静脉是沟通上腔静脉、下腔静脉系统间侧支循环的途径之一。

下腔静脉的变异类型包括双下腔静脉(图 5-117)、左下腔静脉和下腔静脉肝后段缺如等。由于变异的下腔静脉起点、行径、汇入部位以及与周围器官的毗邻关系等与正常不同,故在行腹膜后间隙部位手术时,应注意防止其损伤。当肾切除术处理肾蒂时,应注意有无下腔静脉变异,切勿损伤左侧下腔静脉。

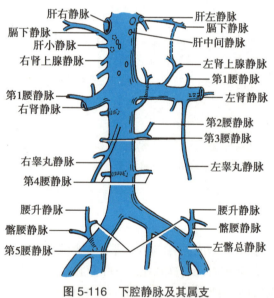

图 5-116 下腔静脉及其属支

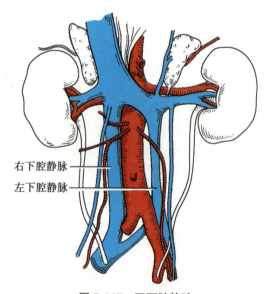

图 5-117 双下腔静脉

临床问题 5-25:睾丸静脉曲张

睾丸和附睾的血液经精索静脉回流,精索静脉血管容易淤血扩张,形成静脉曲张,左侧更易发病。左侧睾丸静脉的血液流经左肾静脉,注入下腔静脉,流程较长;左侧睾丸静脉垂直上升,垂直汇入左肾静脉,回流阻力较大;上行过程中有乙状结肠跨过,易受其压迫;左肾静脉在肠系膜上动脉根部与腹主动脉所形成的夹角中经过,汇入下腔静脉,左肾静脉回流受阻亦可累及左睾丸静脉。

临床问题 5-26：慢性下腔静脉血栓

慢性下腔静脉血栓，是指病程超过 3 个月的下腔静脉血栓，可以分为原发性和继发性下腔静脉血栓。原发性血栓：多数是由于存在基础的易栓性疾病，如肾病综合征等，一般是自下肢深静脉、髂静脉向近端蔓延所致。继发性血栓：一般是下腔静脉存在近端梗阻情况，导致其远端形成血栓，如腔静脉型的巴德 - 基亚里综合征（Budd-Chiari 综合征），在其梗阻的远端（一般是上腔静脉、下腔静脉）形成慢性血栓。还有一种情况，有些患者在放置了下腔静脉滤器以后，若滤器长期留存于体内，部分患者的滤器周围可逐渐形成血栓。

（三）腰丛

腰丛（lumbar plexus）位于腰大肌深面、腰椎横突的前面，由第 12 胸神经前支和第 1~4 腰神经构成（图 5-118）。主要分支有腹下神经、腹股沟神经、生殖股神经、股外侧皮神经、股神经和闭孔神经分布于髂腰肌、腰方肌、腹前壁下部、大腿前内侧部的肌和皮肤、大腿外侧部的皮肤、外生殖器及小腿与足内侧的皮肤。

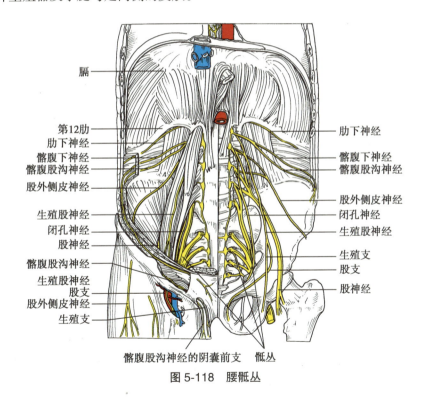

图 5-118　腰骶丛

（四）腰交感干

腰交感干（lumbar sympathetic trunk）由 3 个或 4 个神经节和节间支构成，位于脊柱与腰大肌之间，表面被椎前层覆盖，上方连于胸交感干，下方延续为骶交感干。左、右交感干之间有横向的交通支（图 5-119）。行腰交感神经节切除术时，不仅应切除交感神经节，还需同时切除交通支，以达到理想的治疗效果。

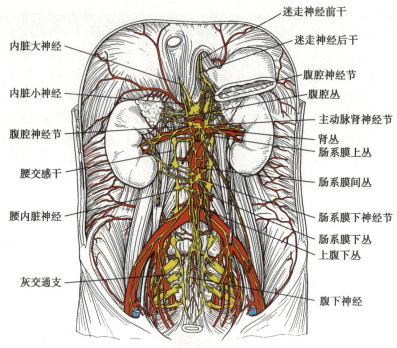

图 5-119 腹膜后间隙的神经、血管

左腰交感干与腹主动脉左缘相距 1cm 左右。右腰交感干的前面除有下腔静脉覆盖外，有时有 1 或 2 支腰静脉越过。两侧干的下段分别位于左、右髂总静脉的后方。左、右交感干腰部的外侧有生殖股神经并行，行腰交感神经节切除术时应注意鉴别。在交感干附近有小的淋巴结，应与交感神经节鉴别。

腰神经节（lumbar ganglion）在第 12 胸椎椎体下半至腰骶椎间盘的范围内。数目常有变异，主要是由于神经节的融合或缺如。第 1、2、5 腰神经节位于相对应椎体的平面，第 3、4 腰神经节的位置多高于相对应的椎体。第 3 腰神经节多位于第 2~3 腰椎间盘平面，第 4 腰神经节多位于第 3~4 腰椎间盘平面。当行腰交感神经节切除术寻找神经节时，可参考上述标志。

（五）乳糜池

乳糜池（cisterna chyli）位于第 1 腰椎椎体前方、腹主动脉的右后方，有时在腹主动脉与下腔静脉之间，其上端延续为胸导管，向上经膈的主动脉裂孔进入胸腔。乳糜池是人体淋巴循环的一部分，收集肠干、左右腰干的淋巴，注入胸导管中，再注入左静脉角，汇入血液中。约有 14% 的人无明显的乳糜池，而由互相吻合的淋巴管所替代。

（罗 涛 黄俊庭）

第七节 腹部的解剖操作

一、皮肤切口

尸体置于仰卧位，确定体表标志：脐、肋弓、髂嵴、髂前上棘、耻骨结节、耻骨联合上缘。
行如下皮肤切口（图 5-120）：

(1) 自剑突沿正中线向下绕脐切至耻骨联合上缘。
(2) 自剑突沿肋弓向外下至腋中线。
(3) 自耻骨联合上至耻骨结节,进而切至髂前上棘。
(4) 自中线向外侧翻开皮肤。

二、解剖腹前外侧壁

(一) 解剖浅血管、皮神经

1. **解剖浅血管** 于髂前上棘与耻骨结节连线中、内1/3处附近,寻找行向脐的腹壁浅血管以及行向髂前上棘方向的旋髂浅血管。

2. **解剖皮神经** 于前正中线两侧的浅筋膜内,寻找2~3条肋间神经前皮支,并在腋中线前、后寻找2~3条肋间神经外侧皮支,在耻骨联合外上方寻找髂腹下神经皮支。

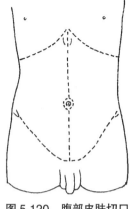

图 5-120 腹部皮肤切口

(二) 检查浅筋膜层次

于髂前上棘平面做一长约6cm的水平切口,切开浅筋膜至腹外斜肌腱膜表面。于切口处钝性分离浅筋膜浅、深两层。用手指轻柔探查膜性层深面,至腹股沟韧带下方约一横指宽处,检查浅筋膜膜性层与大腿阔筋膜融合位置;继而手指向白线方向探查,浅筋膜膜性层与白线愈着;最后手指向耻骨结节内下方探查,检查与会阴浅间隙的通联。

(三) 解剖腹壁扁肌与腹直肌鞘

1. **移除浅筋膜** 剖露腹外斜肌和腹直肌鞘前层,整层翻开或剔除浅筋膜,修洁并显露腹外斜肌及其腱膜、腹直肌鞘前层。

2. **剖查腹外斜肌** 观察腹外斜肌起止及肌纤维走向。于耻骨结节外上方,寻找位于腹外斜肌腱膜上的腹股沟管浅环。检查内侧脚、外侧脚与脚间纤维。观察从浅环穿过的结构,男性为精索,女性为子宫圆韧带。浅环边缘的纤维延续为精索外筋膜。将精索提起,观察浅环外侧脚附着于耻骨结节,其部分纤维经精索的深面转向内上并入腹直肌鞘前层,为反转韧带。

3. **切翻腹外斜肌** 在半月线外侧约1cm处,做一与其平行的纵向切口,切开腹外斜肌及其腱膜。切口上至剑胸结合平面,下达髂前上棘平面。自纵切口上端向外侧水平剥离腹外斜肌直达腋中线;从纵切口下端向髂前上棘做一水平切口,切断腹外斜肌并向外钝性分离。翻开腹外斜肌显露腹内斜肌。

4. **解剖腹内斜肌** 观察腹内斜肌起止及肌纤维走向。按照切翻腹外斜肌的切口,小心切断腹内斜肌,切口上端横切至腋中线,下端横切至髂前上棘进而并延伸达髂嵴中份,向外行钝性分离将肌翻向腋中线。翻肌时保护深面的肋间神经和血管,追踪1~2条肋间神经,观察其在腋中线附近发出外侧皮支后,继续向前内侧穿半月线进入腹直肌鞘。

5. **解剖腹横肌** 按照切腹内斜肌的切口,切断腹横肌并向外翻。用镊子轻夹证实腹横肌深面的腹横筋膜。

6. **剖查腹直肌鞘** 在腹直肌鞘前层上、下端各行一水平切口,于两切口之间行一纵行切口以打开腹直肌鞘前层。分离腹直肌鞘前层,注意在腹直肌腱划处腱划与鞘前层连接紧密,需用刀尖行锐性分离。从腹直肌内侧缘向外侧游离翻开腹直肌,必要时,可从肌中份横断以方便翻开。在腹直肌外侧缘,观察自半月线穿入鞘内的胸神经前支,在肌的后方找出腹壁上、下血管。观察弓状线,腹壁下动脉经弓状线进入鞘内。

三、解剖腹股沟管

在髂前上棘平面腹外斜肌横切口的内侧端处，沿半月线向下切开腹外斜肌腱膜至耻骨联合上缘，向下外翻开腹外斜肌腱膜至腹股沟韧带。小心寻找、定位并保留腱膜深面与腹股沟韧带平行的髂腹下神经、髂腹股沟神经和精索。

检查腹内斜肌弓状下缘，弓状下缘与腹股沟韧带之间有一裂隙，容精索通过。用剪刀小心剪断提睾肌，以刀柄钝性分离可见提睾肌及其筋膜构成精索被膜的中层。腹内斜肌弓状下缘的内侧份向下在腹直肌的外侧移行为腱膜，参与构成腹股沟镰。

从髂前上棘平面横切口处，向下沿半月线切断腹内斜肌和腹横肌至耻骨联合上缘，并向外下翻开。从内面观察腹横肌，可见其弓状下缘与腹内斜肌的弓状下缘结合紧密，不易分离。两肌的弓状缘逐渐移形成腱膜，构成腹股沟镰。

在腹股沟韧带中点上方约 1.5cm 处，观察精索穿出腹横筋膜进入腹壁的部位，即腹股沟管深环。腹横筋膜在深环处包裹精索，形成精索被膜的内层，即精索内筋膜。于深环的内侧，透过腹横筋膜检查腹壁下血管。观察由腹壁下动脉、腹直肌外侧缘和腹股沟韧带共同围成的三角区域，即腹股沟三角。该三角仅有腹股沟镰、腹横筋膜等膜性结构遮盖，缺乏肌的保护。

四、解剖结肠上区

(一) 打开腹膜腔

沿白线从剑胸结合处向下至耻骨联合，切开腹壁各层。切口至脐时，绕过脐的左侧切开，避免损伤肝圆韧带。

延长切翻腹前外侧壁肌的水平切口至正中线，向两侧翻起腹壁，显露腹腔脏器。

(二) 探查腹膜腔

1. 探查网膜和网膜囊 大网膜大部由 4 层腹膜折叠而成，主体张于胃大弯与横结肠之间，形成胃结肠韧带。将肝推向上方，观察连于肝门与胃小弯和十二指肠上部之间的小网膜，包括肝胃韧带和肝十二指肠韧带。用左手示指沿小网膜右侧游离缘后方向左伸入网膜孔内，探查其境界。沿胃大弯下方 1~2cm 处，剪开胃结肠韧带，此过程中保护沿胃大弯走行的胃网膜左动脉、胃网膜右动脉。提起胃，检查网膜囊各壁。

2. 探查膈下间隙 将手伸入位于镰状韧带右侧的右肝上间隙。再将手探入镰状韧带左侧，探查位于左三角韧带前、后方的左肝上前间隙和左肝上后间隙。将手探向肝脏面，探查位于肝圆韧带右侧和肝右叶下方的右肝下间隙，肝肾隐窝位于肝右叶与右肾之间，左肝下前间隙和左肝下后间隙位于小网膜和胃前、后方。

(三) 解剖结肠上区

沿肝镰状韧带的左侧做一纵行切口，切断肝左叶，右手沿肝左叶膈面向后探及左三角韧带，然后将三角韧带切断，取出肝左叶。

1. 解剖胃的血管、神经 在胃小弯处解剖沿胃小弯走行的动脉弓，左侧的为胃左血管，右侧的为胃右血管。向左侧追踪胃左血管至贲门的右侧，并小心向上追踪它的食管支，向右侧追踪胃右血管至肝十二指肠韧带。在胃大弯附近解剖沿胃大弯走行的动脉弓。沿大弯左行的是胃网膜右血管，从脾下端附近沿胃大弯右行的是胃网膜左血管，为脾动脉的分支。胃网膜左动脉、胃网膜右动脉的吻合有时不明显。动脉的附近有同名静脉伴行。于食管腹部前壁、后壁的浆膜深面，找出迷走神经前干、后干，向下追踪它们至胃的分支。

2. **解剖肝十二指肠韧带** 将肝十二指肠韧带前层纵行剖开,清理辨识三大管道:胆总管紧靠肝十二指肠韧带的游离缘,肝固有动脉在其左侧,肝门静脉位于二者的后方。

修洁肝固有动脉,向上追踪至肝门,肝固有动脉分为肝左动脉、肝右动脉。向下追踪肝固有动脉至幽门上方,其起于肝总动脉。

修洁胆总管,可见胆总管由胆囊管与肝总管汇合而成。追踪胆囊管至胆囊颈。在肝总管、胆囊管与肝右叶的脏面围成的三角区内,寻找胆囊动脉,并追踪至其发出位置。

3. **解剖腹腔干** 沿已暴露的肝总动脉向左追踪至腹腔干。暴露出腹腔干的三条分支:胃左动脉、肝总动脉和脾动脉。修洁胃左动脉至贲门处。腹腔干及其分支的周围,有纵横交织的神经纤维和腹腔神经节(左、右各一),共同组成腹腔丛。寻找腹腔神经节。

4. **解剖脾动脉和脾静脉** 沿胰腺上缘向左追踪弯曲走行的脾动脉。脾动脉沿途发出许多胰支分布于胰体和胰尾,至脾门附近,分出数条脾支入脾,在胃脾韧带内发出胃网膜左动脉行向胃大弯,发出3~4支胃短动脉走向胃底,检查脾动脉中段是否发出一支胃后动脉。将胰上缘翻向前下暴露脾静脉,向右追踪至胰颈后方至其与肠系膜上静脉汇合,形成肝门静脉。

5. **剖露胰管和十二指肠大乳头** 在胰头处用镊子剥去胰腺实质,暴露埋藏于胰腺实质中的主胰管。主胰管在胰头处逐渐行向后,在十二指肠降部的壁内或附近与胆总管汇合,形成肝胰壶腹,开口于十二指肠大乳头。在十二指肠降部的前壁做一纵行切口,打开肠壁,观察十二指肠大乳头。用探针从十二指肠大乳头探入,证实可向上通入胆总管,向左可进入胰管。

五、解剖结肠下区

辨认各段肠管,并观察小肠系膜和空肠、回肠的关系,阑尾和阑尾系膜的关系以及乙状结肠和乙状结肠系膜的关系。

1. **解剖肠系膜上血管** 用镊子撕开肠系膜右侧面腹膜,暴露肠系膜上动脉和伴行的同名静脉,观察血管周围有无内脏神经纤维和淋巴结。观察肠系膜上动脉左侧发出十余支小肠动脉,分布到空肠、回肠。选择在空肠的始段、回肠的末段处,钝性分离追踪2~3支空肠动脉、回肠动脉,直至小肠系膜缘,并记录血管弓的差异。

追踪肠系膜上动脉的结肠支,从肠系膜上动脉的右侧,自上而下依次找出下列分支:

(1)在胰颈与十二指肠水平部之间找出向上行走的胰十二指肠下动脉。

(2)在胰十二指肠下动脉起点稍下方,找出穿行于横结肠系膜内的中结肠动脉,修洁并追踪其分支至横结肠。

(3)在中结肠动脉的下方,找出行经腹后壁腹膜深面,分布到升结肠的右结肠动脉。

(4)在右结肠动脉的下方,找出同样经腹膜深面行向右下至回肠、盲肠交界处的回结肠动脉。在阑尾系膜游离缘内,剖露出细小的阑尾动脉,向上追踪至回肠末段后方,证实它发自回结肠动脉。

2. **解剖肠系膜下血管** 向右翻起空肠、回肠,紧贴第3腰椎左侧,纵行撕开腹后壁腹膜,向上钝性分离,暴露肠系膜下动脉至腹主动脉前壁,并解剖其诸多分支:左结肠动脉、乙状结肠动脉(约为2~3支)、直肠上动脉。

六、解剖腹膜后间隙

1. **暴露腹膜后间隙** 在降结肠起始处切断膈结肠韧带,再沿左结肠旁沟切开降结肠外侧的腹膜，将脾、胰、结肠左曲和降结肠等一并翻向右侧至正中线。在另一侧，沿升结肠旁沟切开升结肠右侧的腹膜，将升结肠、结肠右曲、十二指肠等向左侧翻开至正中线。

2. **解剖肾被膜** 用镊子提起肾筋膜前层，并在肾的前面做从肾上极至肾下极的纵行切口，手指伸入切口探查：肾筋膜前层向上与后层在膈下愈着，在肾的外侧缘附近与深筋膜后层合并，内侧越过腹主动脉和下腔静脉的前面，与对侧的肾筋膜前层相续，向下肾筋膜前层消失于腹膜外组织，不与肾筋膜后层愈着。肾脂肪囊是肾筋膜的深面的脂肪组织，除去肾前脂肪囊，暴露出紧贴肾表面光滑的肾纤维膜。

3. **解剖肾上腺及其血管** 清理肾上极周围的脂肪，暴露位于肾上极内上方的肾上腺。用镊子细心地解剖清理出供应肾上腺的小动脉，并分别追踪至起始处。

4. **解剖肾门** 清理肾门附近的脂肪组织，辨认肾动脉、肾静脉和肾盂。追踪肾静脉至汇入下腔静脉处。在肾静脉后方寻找肾动脉，并修洁至其发自腹主动脉处。在肾动脉的后方暴露并修洁肾盂。

5. **剖露输尿管和性腺血管** 在肾门处循肾盂向下追踪显露输尿管。注意性腺血管斜越输尿管的前方。追踪性腺动脉，穿腹股沟管深环进入精索（睾丸动脉）或经小骨盆上口进入盆腔（卵巢动脉）。追踪性腺静脉，左侧的汇入肾静脉，右侧的汇入下腔静脉。

6. **剖露乳糜池** 在主动脉裂孔右侧横断右膈脚，在其后方寻找乳糜池，乳糜池也可能位于腹主动脉后方偏右的位置。向下仔细追踪汇入乳糜池的左、右腰淋巴干和肠干。

7. **解剖腰丛的分支和腰交感干** 把肾翻向内侧，在其后找出位于腹内筋膜后方的神经。在腰大肌外侧缘、第12肋下方，修洁出自上向下排列的肋下神经、髂腹下神经和髂腹股沟神经（二者可能共干），再向下修洁出股外侧皮神经和股神经。修洁位于腰大肌内侧缘的髂总血管，在血管深面找到闭孔神经。生殖股神经紧贴腰大肌表面下行，在腹股沟韧带附近内侧分为生殖支和股支，前者穿腹股沟管深环进入精索，后者下行至股部。

在小骨盆上口处、闭孔神经的内侧，寻找粗大的腰骶干，其向下入盆腔参与骶丛的构成。在腰大肌内侧缘与脊柱之间，分离腰交感干，观察腰交感神经节和交通支。

（冯　轼　黄俊庭）

1. 试分析胃幽门区发生的恶性肿瘤，癌细胞经淋巴转移可能涉及的淋巴结，若手术治疗，手术切口应该如何设计，并描述手术入路。
2. 剖腹探查术是外科用来寻找病因或确定病变程度的一种检查和/或治疗方法。根据所学解剖学知识，设计腹腔探查术的操作顺序。
3. 腹股沟斜疝是常见的腹壁疝之一，根据腹股沟区的解剖学知识，设计外科修补术式。
4. 试述结肠的分部、位置及毗邻，为何结肠左曲肿瘤触诊往往不易发现？
5. 试述肾被膜的结构特点及其意义。
6. 肝段划分的解剖学基础是什么？区分肝段间的边界解剖学的标志是什么？肝手术前必须做CT扫描，除了确定病因和定位诊断目的以外，还有什么意义？在肝的横断面上，如何辨识肝段？
7. 在第二肝门处，发现第二肝门附近一肝外肿块，压迫肝静脉和下腔静脉，分析其对肝的影响。

8. 一位被怀疑胃穿孔的患者,准备急诊手术探查,老师问见习学生,取什么切口为好?学生答可做经腹直肌切口。

问题:

(1) 常用腹部切口有哪些?各有何优、缺点?
(2) 腹部探查术,切口首先要满足哪些条件?
(3) 经腹直肌切口有哪些层次,该例患者切口宜在腹直肌的什么水平?

9. 患者,45岁,男性。咳嗽近两个月,在家搬运重物之后感到腹股沟区有疼痛,就诊查体可见腹股沟韧带水平以上有一明显的皮下肿块。对患者进行手术治疗,术中发现一段小肠穿过了腹股沟管深环成疝。请从解剖学角度分析该患者最有可能的诊断是什么?

问题:

(1) 试述腹股沟三角、腹股沟管的解剖学构造,发生生理缺陷的原因。
(2) 试述腹股沟斜疝和直疝的临床鉴别和手术中鉴别的要点。
(3) 腹股沟斜疝的疝外囊从浅到深包被几层结构?
(4) 疝修补术中容易损伤哪些结构?

10. 患者,42岁,女性;到医院就诊,主诉最近餐后右上腹间歇性绞痛,每次疼痛持续30min以上。伴有恶心,皮肤、巩膜黄染。影像检查显示,胆囊体积明显增大,肝内胆道扩张。请从解剖学角度分析该患者最有可能的诊断是什么?

11. 患者,46岁,男性。从事办公室工作,在下班回家的路上突然感到身体左侧剧烈疼痛,以致无法站立并呻吟,送往医院后,患者描述病情为:开始时感到肋骨和髋骨之间有轻微的疼痛,之后疼痛逐渐剧烈而无法忍受,该疼痛持续了约半个小时,然后突然缓解。患者说疼痛似在游走,现在移到了腹股沟区。检查患者左下腹有触痛和肌肉痉挛,但无肌强直。当深触后,医生突然将手移开,患者的症状似乎缓解了(无反跳痛)。但患者说仍感到左侧腹股沟区和阴囊部有疼痛并沿着大腿内侧部放射。左侧睾丸有触痛并退缩。要求患者取尿样时,患者诉排尿困难并伴有疼痛(尿痛)。怀疑其患有尿路结石。X射线检查报告见:左侧输尿管右上部及膀胱内有小的结石。诊断为左侧输尿管内结石,膀胱结石。

问题:

(1) 患者突发性剧痛的可能原因是什么?
(2) 根据输尿管的解剖学知识,你认为结石会潴留于输尿管的哪些部位?
(3) 请简要说明输尿管的牵涉痛。

12. 患者,男性,57岁;上腹剧痛后呕血紧急入院。10天前,患者发生过腹痛、呕血和黑便,后自行好转。有饮酒史。检查:P 108次/min,BP 70/46mmHg,巩膜黄染,尿金黄色。上腹部压痛,无反跳痛,腹部叩诊有移动性浊音。医生怀疑肝硬化并发上消化道出血。

问题:

(1) 对于该患者,还需要有针对性地做哪些体格检查?做哪些辅助检查?为什么?
(2) 试述从肝硬化到门静脉高压的病理过程。
(3) 脾切除术后,能缓解门静脉高压吗?
(4) 门-腔分流术要解决什么问题?根据解剖知识,请设计四种门-腔分离术的术式。

第六章

盆 部

部位	重要知识点	临床联系	学习形式
骨盆、盆壁肌和盆膈	骨盆的组成及其连结,骨盆性别差异、骨盆重力传导;盆壁肌、盆膈组成,盆膈裂孔的通连	骨盆骨折常见因素,分娩与肛提肌撕裂或会阴体撕裂引起盆腔脏器位置改变	PPT+讨论、实地解剖和微课预习、复习
盆腔脏器	直肠、膀胱的位置毗邻、血供及淋巴引流与神经支配;输尿管盆部的走行与子宫动脉的位置关系及临床意义;前列腺的形态、位置毗邻、分叶及其血供和淋巴引流;子宫、卵巢的位置、毗邻、固定装置及血供和淋巴引流。盆部断层经前列腺中份、子宫颈阴道部、卵巢横断层解剖结构特点	直肠检查与切除,耻骨上膀胱切开术,医源性输尿管损伤,输尿管结石好发位置,前列腺肿瘤、前列腺增生肥大与前列腺指诊,卵巢移位,输卵管异位妊娠,宫颈癌淋巴转移,分娩麻醉选择	PPT+讨论、实地解剖和微课预习、复习
盆筋膜,盆部血管、神经、淋巴	盆筋膜的配布及其形成的结构;盆筋膜间隙的名称、位置及其交通;盆部的血管、神经分布及其淋巴引流	耻骨后、骨盆直肠间隙、直肠后隙与临床,髂内动脉结扎与建立盆腔脏器血供的解剖基础	PPT+讨论、实地解剖和微课预习、复习

盆部(pelvic part)分别与上方的腹部和下方的会阴相续,并与下肢和脊柱区相连。盆部以骨盆为支架,由骨盆、肌和筋膜围成**盆腔**(pelvic cavity),向上与腹腔相通,盆腔内容纳消化、泌尿和生殖系统的器官。

盆部上以耻骨联合上缘、耻骨嵴、耻骨结节、腹股沟韧带、髂嵴、尾骨外侧缘和尾骨尖的连线与腹部和脊柱区分界,下以耻骨联合下缘、两侧坐骨结节和尾骨尖的连线与下肢和会阴分界。盆部两侧有下肢的臀部和股部的一部分,后方有脊柱区的骶尾区,下方接会阴。

第一节 表面解剖

一、体表标志

1. **髂嵴**(iliac crest) 为髂骨翼上缘骨性隆起,位于皮下,全长均可触及。两侧髂嵴最高点连线平对第4腰椎棘突,是腰椎穿刺的重要标志。

2. **髂前上棘**(anterior superior iliac spine) 位于髂嵴前端的突起,有腹股沟韧带附着,是重要的骨性标志。

3. **髂后上棘**(posterior superior iliac spine) 位于髂嵴后端的突起,两侧髂后上棘平对第2骶椎。

4. 耻骨联合（pubic symphysis） 为左、右髋骨在前方的连接处，由纤维软骨构成。耻骨联合上缘是小骨盆上口的标志之一，直立时，与尾骨尖处在同一水平面上。

5. 耻骨结节（pubic tubercle） 位于耻骨联合外侧 2~3cm 处，腹股沟韧带内侧端附着点。耻骨结节外上方 1~2cm 处，即腹股沟管浅环的位置。

二、体表投影

髂总动脉及**髂外动脉**的体表投影：从髂前上棘与耻骨联合连线的中点至脐下 2cm 处，此线上 1/3 段为髂总动脉的投影，下 2/3 段为髂外动脉的投影；上、中 1/3 交界点为髂内动脉起点。

（周启良）

第二节 骨 盆

一、骨盆的构成

（一）骨盆的形态

骨盆（pelvis）由两侧的髋骨、骶骨和尾骨及其骨连结构成（图 6-1）。骶骨岬、弓状线、耻骨梳、耻骨结节、耻骨嵴和耻骨联合上缘共同连成一环状的**界线**（terminal line），又称**骨盆上口**。它将骨盆分为前上方的**大骨盆**（greater pelvis）和后下方的**小骨盆**（lesser pelvis）。大骨盆又称假骨盆，属腹部。小骨盆又称真骨盆，其下界为骨盆下口，与会阴境界一致。骨盆的前壁为耻骨、耻骨支和耻骨联合，后壁为凹陷的骶骨、尾骨的前面，两侧壁为髂骨、坐骨、骶结节韧带及骶棘韧带。骨盆的前外侧有闭孔，其周缘附着有结缔组织膜，称**闭孔膜**（obturator membrane），仅前上方留有一管状裂隙，称**闭膜管**（obturator canal），内有闭孔血管、神经通过。骨盆具有支持和保护盆腔脏器以及承受和传导重力的作用，在女性构成骨性产道。

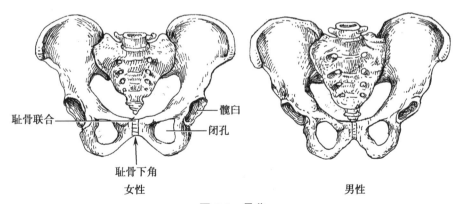

图 6-1 骨盆

（二）骨盆的连结

1. **耻骨联合**（pubic symphysis） 由两侧耻骨联合面借纤维软骨构成的**耻骨间盘**（interpubic disc）连结而成，耻骨间盘的厚薄存在个体差异，后上部常有一矢状位的纵行裂隙，但无滑膜，称**耻骨联合腔**。该腔在 10 岁后出现，女性大于男性，特别是孕妇和经产妇明显增大。耻骨联合的前面和上、下方分别由**耻骨前韧带**（anterior pubic ligament）、**耻骨上韧带**（superior

pubic ligament)和**耻骨弓状韧带**(arcuate pubic ligament)加强。耻骨联合活动甚微,但在孕妇、产妇由于受内分泌的影响,韧带松弛,耻骨联合腔变大,活动度增加,以便于胎儿娩出。

2. **骶髂关节**(sacroiliac joint) 由髋骨和骶骨的耳状面构成,关节面凹凸不平,彼此对合非常紧密。关节囊厚而紧张,周围有致密的韧带加强,结构牢固,活动度很小,适应下肢支持体重的功能,并有缓冲自下肢上传的冲击和震荡的作用。关节腔狭小,老年人因发生纤维化或骨化导致部分闭锁。妊娠晚期和分娩时受内分泌的影响,韧带变得松弛,关节的活动度增大(图 6-2)。

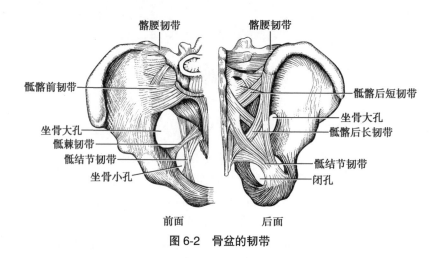

图 6-2 骨盆的韧带

骶髂关节的韧带有:①**骶髂骨间韧带**(interosseous sacroiliac ligament)厚而坚韧,连接髂粗隆与骶粗隆。②**骶髂前韧带**(anterior sacroiliac ligament)位于骶髂关节前面,连于骶骨盆面侧缘与髂骨耳状面前缘及前下方的前沟之间。③**骶髂后韧带**(posterior sacroiliac ligament)位于骶髂关节后面,包括骶髂后短韧带和骶髂后长韧带。

3. **骶尾关节**(sacrococcygeal joint) 由第 5 骶椎椎体和第 1 尾椎椎体借椎间盘构成,前、后面分别有前纵韧带和后纵韧带加强。分娩时尾骨稍向后移位,骨盆下口的前后径增大,有利于胎儿通过产道。

4. **髂腰韧带**(iliolumbar ligament) 强韧而厚,起自第 5 腰椎横突前面,呈放射状止于髂嵴后上部,有防止腰椎向下脱位的作用。

5. **骶结节韧带**(sacrotuberous ligament)和**骶棘韧带**(sacrospinous ligament) 是连接髋骨与骶骨、尾骨的韧带,前者起自髂骨翼后缘和骶骨、尾骨的侧缘,斜向下外,附着于坐骨结节;后者起自骶骨、尾骨的侧缘,连于坐骨棘。这两条韧带与坐骨大切迹、坐骨小切迹围成**坐骨大孔**(greater sciatic foramen)和**坐骨小孔**(lesser sciatic foramen),孔内有肌肉、血管和神经通过(图 6-2)。

(三)**骨盆的性别差异**

由于女性骨盆适应于分娩的生理需要,故其形态特征显著区别于男性骨盆。在法医学,骨盆常用于性别鉴定(图 6-1、表 6-1)。

表 6-1 男性与女性骨盆差异

项目	男性	女性
外形	窄而长	宽而短
质地	厚而重	薄而轻
骨盆上口	心形	近似圆形
盆腔	漏斗形	圆桶形
骶骨	长而弯曲,骶骨岬突出明显	短而垂直,骶骨岬突出不明显
骨盆下口	较窄小	较宽大
耻骨下角	约 70°~75°	约 80°~100°

（1）**女性骨盆内径**：妊娠和分娩时受性激素的影响,骨盆内径的大小可发生变化。妊娠时耻骨间盘增厚,耻骨联合腔变大;分娩时骨盆的韧带松弛。由于骶尾连结允许尾骨向后下方移动,使骨盆下口的前后径增大。

（2）**骨盆倾斜角**：为骨盆上口平面与水平面形成向后开放的夹角,男性为 50°~55°,女性为 55°~60°。如果女性骨盆倾斜度过大,常影响胎头衔接。人体站立时,两侧的髂前上棘和耻骨结节约位于同一冠状面上,耻骨联合上缘和尾骨尖大致位于同一水平面上。坐位时,骨盆倾斜角减小（图 6-3）。

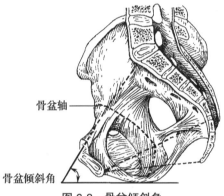

图 6-3 骨盆倾斜角

（四）骨盆的重力传导

体重经第 5 腰椎传至骶骨底,继而传至上 3 块骶椎,再通过骶髂关节传至髋骨。传导重力的骨盆弓包括：①**骶股弓**,站立时重力经骶骨、骶髂关节和髋臼至股骨。髋臼和盆侧壁趋向于向内挤压,耻骨和耻骨联合起着支撑作用。②**骶坐弓**,坐立时重力经骶骨和骶髂关节至坐骨结节。骶股弓和骶坐弓处的骨质增厚。

> **临床问题 6-1：骨盆骨折**
>
> 相当大的外力、暴力可以引起骨盆骨折。髂骨翼、耻骨支和坐骨支是骨盆的薄弱区。耻骨闭孔区骨折比较常见,当从前后方向压迫骨盆,常使耻骨支受到强烈挤压而发生骨折,伤及后方的膀胱、前列腺等脏器。当由高空坠落时,足或坐骨结节着地,耻骨弓可能骨折,髋臼也可受伤、骨折,股骨头可通过髋臼穿入骨盆腔而损伤诸多脏器,临床诊治十分复杂。直接暴力可使骶骨、髂嵴或骨盆的任何部分骨折,并伴发骨盆腔内脏器等损伤。

二、盆壁肌和盆膈
（一）盆壁肌

覆盖盆壁内面的肌有闭孔内肌和梨状肌（图 6-4）。

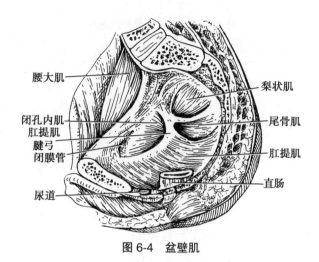

图6-4 盆壁肌

1. **闭孔内肌**(obturator internus) 位于盆侧壁,为三角形扁肌,起自闭孔周围的骨面和闭孔膜内面,穿坐骨小孔,止于转子窝。闭孔内肌和闭孔膜的上缘与闭孔沟围成**闭膜管**(obturator canal)。闭膜管内口呈椭圆形,由后上方斜向前下方。

2. **梨状肌**(piriformis) 位于小骨盆后壁,呈三角形,起自骶骨的骶前孔外侧部,穿坐骨大孔,出盆腔至臀部,止于股骨大转子;将坐骨大孔分为梨状肌上孔和梨状肌下孔,内有血管、神经通过。偶尔在梨状肌上孔和梨状肌下孔处发生坐骨疝,可出现神经受压症状。

(二) 盆膈

盆膈肌与盆膈上筋膜、盆膈下筋膜构成**盆膈**(pelvic diaphragm);盆膈封闭骨盆下口的大部分,具有承托、支持和固定盆腔脏器的作用,并可与膈和腹肌共同收缩,使腹压升高,这对于用力呼气、咳嗽、打喷嚏、呕吐、排便和分娩等有着重要意义。

盆膈肌 盆膈肌为扁肌,包括1对肛提肌和1对尾骨肌(图6-5),呈漏斗形,收缩时上升。

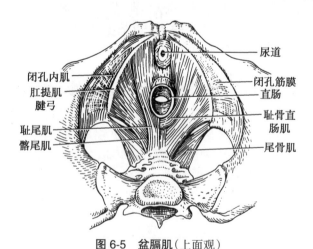

图6-5 盆膈肌(上面观)

(1) **肛提肌**(levator ani muscle):按肌纤维起止不同分为4部分,由前内向后外排列如下:

1) **耻骨阴道肌**(pubovaginalis):男性为**前列腺提肌**(levator prostatae),起自耻骨盆面和肛提肌腱弓的前份,经尿道和阴道两侧,并与尿道和阴道的肌层交织,向后与对侧肌构成"U"

形袢,围绕阴道。耻骨阴道肌的作用协助缩小阴道。前列腺提肌经前列腺两侧,向后止于会阴中心腱,作用是悬吊固定前列腺。

2) **耻骨直肠肌**(puborectalis):起自耻骨盆面和肛提肌腱弓的前份,止于肛管侧壁和后壁以及会阴中心腱。在直肠与肛管的移行处,两侧肌束形成"U"形袢,参与构成肛管直肠环。肛瘘手术时勿损伤此肌束,以免引起大便失禁。

3) **耻尾肌**(pubococcygeus):起自耻骨盆面和肛提肌腱弓的中份,止于骶骨和尾骨的侧缘及肛尾韧带。

4) **髂尾肌**(iliococcygeus):起自肛提肌腱弓的后份和坐骨棘盆面,止于尾骨侧缘和肛尾韧带。

(2) **尾骨肌**(coccygeus):位于肛提肌的后方,起自坐骨棘盆面,止于尾骨和骶骨下部的侧缘。

> **临床问题 6-2:分娩与肛提肌撕裂 / 会阴撕裂**
>
> 会阴体呈楔形,由纤维肌肉组织构成,位于阴道下部与肛管之间。由于会阴肌嵌入会阴体,有肛提肌附着,会阴体的位置固定,女性的会阴体结构比男性的牢固,支撑着阴道的后壁。分娩过程中会阴体的撕裂会导致盆底的永久性无力。分娩造成的盆底肌损伤能引起盆底肌对盆腔脏器的支撑无力,导致子宫阴道脱垂、直肠脱垂、膀胱疝、压力性尿失禁等异常。

(三)盆膈筋膜

1. **盆膈上筋膜**(superior fascia of pelvic diaphragm) 覆盖于盆膈肌上面。前方附着于耻骨联合后面,距下缘 2cm。在外侧附着于肛提肌腱弓,并与闭孔筋膜相续。向后与梨状肌筋膜和肛尾韧带相续,向内侧与盆脏筋膜相连。男性的**耻骨前列腺韧带**(puboprostatic ligament)和女性的**耻骨膀胱韧带**(pubovesical ligament)分别连于耻骨联合盆面和前列腺鞘之间、耻骨联合盆面和膀胱颈之间,对前列腺和膀胱有固定作用。

2. **盆膈下筋膜**(inferior fascia of pelvic diaphragm) 覆盖于盆膈肌下面,构成坐骨肛门窝的内侧壁。向外侧和向后分别与闭孔筋膜和臀筋膜相续,向下与尿道括约肌和肛门括约肌的筋膜交织。

(四)盆膈裂孔及通连

盆膈封闭骨盆下口的大部分,两侧肛提肌前内侧留有椭圆形**盆膈裂孔**(hiatus of pelvic diaphragm),由下方的尿生殖膈封闭。在盆膈裂孔处,男性有尿道通过,女性有尿道和阴道通过。盆膈后部有肛管通过。盆膈肌的发育状况存在着个体差异。发育不良者的肌束稀疏,甚至出现裂隙,裂隙处仅有盆膈上筋膜、盆膈下筋膜,为盆膈薄弱处,可发生会阴疝。

(刘华龙)

第三节 盆腔脏器

盆腔脏器包括泌尿器、生殖器及消化管的盆内部分。它们的配布关系是:前方为膀胱及尿道,后方是直肠,中间为生殖器。在男性,膀胱、尿道与直肠之间为输精管、精囊及前列腺

(图6-6);在女性,为卵巢、输卵管、子宫及阴道(图6-7);输尿管盆部沿盆腔侧壁由后向前下行至膀胱底;输精管盆部在骨盆侧壁自腹股沟管深环行向后下。

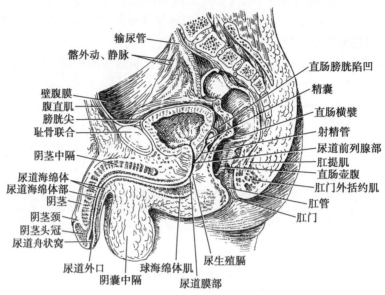

图6-6 盆部和会阴(男性,正中矢状切面)

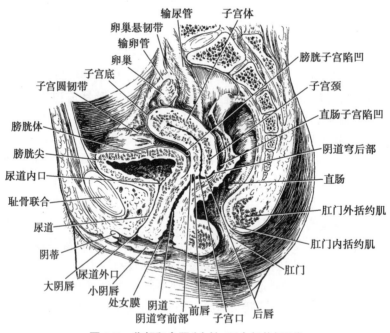

图6-7 盆部和会阴(女性,正中矢状切面)

一、直肠

直肠(rectum)长10~14cm,上平第3骶椎高度接乙状结肠,向下穿盆膈续为肛管。直肠下部肠腔显著扩大,形成直肠壶腹。在矢状位上,直肠有两个弯曲:**直肠骶曲**(sacral flexure of rectum)凸向后,与骶骨弯曲一致;**直肠会阴曲**(perineal flexure of rectum)凸向前,向后绕尾骨尖(图 6-8)。在冠状位上,直肠有 3 个侧曲,从上到下依次凸向右侧、左侧和右侧,但直肠的上下两端处于正中面上。在直肠镜或纤维乙状结肠镜检查时,应注意这些弯曲,避免损伤肠壁。直肠内自上而下有 3 个横襞,中直肠横襞最大,位置恒定,位于直肠的右前壁上,距肛门约 7cm,相当于直肠表面腹膜折返的高度(图 6-8)。因此,直肠镜检查时,常以中直肠横襞为标志,确定肿瘤与腹膜的位置关系。

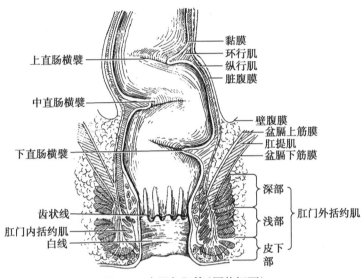

图 6-8 直肠与肛管(冠状切面)

(一) 位置和毗邻

直肠位于盆腔后部。直肠后间隙内有直肠上血管、骶丛和骶淋巴结等。骶前筋膜与骶骨和尾骨之间有骶正中血管、骶外侧血管、骶静脉丛和骶交感干等。男性直肠前面与膀胱底、前列腺、精囊和输精管壶腹等毗邻。直肠指检时,隔着直肠前壁可触及这些器官。女性直肠前面与子宫、阴道毗邻。男性的直肠和膀胱之间的腹膜折返形成直肠膀胱陷凹,女性的直肠与子宫之间有直肠子宫陷凹。盆底功能障碍时,阴道后壁脱垂多伴有直肠膨出。直肠两侧有盆丛和直肠侧韧带及其深面的直肠下血管相邻,前外侧有骨盆直肠间隙。

(二) 血管、神经和淋巴引流

1. **血管** 供应直肠的动脉主要由直肠上动脉、直肠下动脉和骶正中动脉分布。**直肠上动脉**(superior rectal artery)为肠系膜下动脉的直接延续,经乙状结肠系膜下行,至第 3 骶椎高度分为两支,沿直肠两侧下行,分布于直肠上部。**直肠下动脉**(inferior rectal artery)起自髂内动脉,经直肠侧韧带至直肠,分布于直肠下部。**骶正中动脉**(median sacral artery)分布于直肠后壁(图 6-9)。在黏膜下层和肠壁表面形成直肠静脉丛。经**直肠上静脉**(superior rectal vein)和**直肠下静脉**(inferior rectal vein)回流,二者与同名动脉伴行,分别注入肠系膜下静脉和髂内静脉。

2. **神经** 支配直肠的交感神经来自上腹下丛和盆丛,副交感神经来自盆内脏神经,它们随直肠上、下血管到达直肠。直肠的感觉由盆内脏神经传入。

3. **淋巴引流** 直肠上部的淋巴管沿直肠上血管上行,注入直肠上淋巴结。直肠下部的淋巴管沿直肠下血管行向两侧,注入髂内淋巴结。少数淋巴管与骶外侧血管伴行,注入骶淋

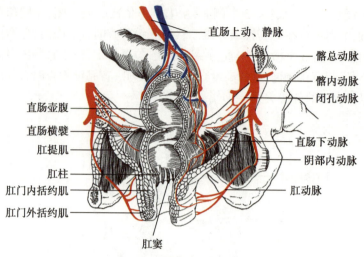

图 6-9 直肠和肛管的动脉

巴结。

临床问题 6-3：直肠检查

与直肠前下部毗邻的许多结构都可以通过直肠指诊检查(如男性的前列腺和精囊，女性的子宫颈)。骶骨和尾骨的骨性标志，以及坐骨棘和坐骨结节在男女均可触及。髂内淋巴结肿大、输尿管病理性增厚、坐骨肛门窝饱满(如坐骨肛门窝脓肿、男性直肠膀胱陷凹或女性直肠子宫陷凹的积液)也可以触及。如果阑尾炎症使其坠入小骨盆，则可通过直肠检查到压痛。直肠镜可以检查直肠的内部情况，并可对病变部位进行活检。插入乙状结肠镜时，必须牢记直肠的曲度和直肠乙状结肠移行的弯曲情况，以避免给患者带来不必要的痛苦。同时术者也需知道，直肠横襞虽可作为检查的标志，但也会暂时阻碍直肠镜的通过。

二、膀胱

膀胱(urinary bladder)是储存尿液的囊状器官，其形状、容量和位置因年龄、性别及尿液充盈程度不同而异。成人膀胱容量为 300~500ml，最大可达 800ml；女性的膀胱容量比男性小，新生儿约为成人的 1/10。老年人由于膀胱肌张力减低而容量增大。空虚的膀胱呈三棱锥体形，分尖、体、底和颈 4 部；充盈时，膀胱呈球形。在女性，因受子宫的影响，膀胱前后稍扁平，横径加大。在膀胱内面，两侧**输尿管口**(ureteric orifice)和**尿道内口**(internal urethralorifice)围成**膀胱三角**(trigone of bladder)。无论膀胱扩张或收缩，膀胱三角处的黏膜是平坦的。膀胱三角是炎症、结核和肿瘤的好发部位，膀胱镜检查时应予以注意。两输尿管口之间的**输尿管间襞**(interureteric fold)是寻找输尿管口的标志。

(一)位置和毗邻

成人的空虚膀胱位于盆腔前部。新生儿膀胱的大部分位于腹腔内，尿道内口的高度可达耻骨联合上缘水平。随着年龄增长，膀胱逐渐进入盆腔。女性膀胱比男性略低，尿道内口的高度约平耻骨联合下缘。膀胱前方隔耻骨后间隙与耻骨相邻，后方与输精管壶腹、精囊、直肠（男性）和阴道（女性）相邻，上方有小肠袢和子宫。膀胱尖借脐正中韧带（脐尿管索）连于腹前壁。男性膀胱颈与前列腺相贴，女性膀胱颈与尿生殖膈接触（见图6-6、图6-7）。充盈时膀胱可升至耻骨联合上缘以上，腹膜折返线也随之上移，此时膀胱前外侧壁与腹壁相贴，可在耻骨联合上方做膀胱穿刺或手术切口，以避免腹膜损伤和腹膜腔污染（图6-10）。

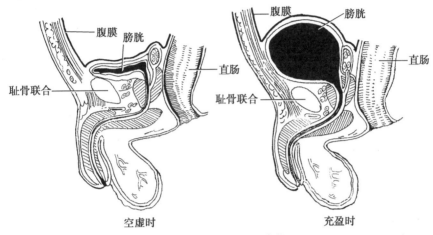

图6-10 膀胱的位置变化

（二）血管、神经和淋巴引流

1. **血管** 膀胱上动脉（superior vesical artery）起自脐动脉近侧段，向内下方走行，分布于膀胱中、上部。**膀胱下动脉**（inferior vesical artery）起自髂内动脉，膀胱下动脉沿盆侧壁行向内下，分布于膀胱下部、精囊、前列腺和输尿管盆部等。此外，还有来自输精管动脉、闭孔动脉和臀下动脉的分支。在女性，子宫动脉分支也分布于膀胱。膀胱的静脉在膀胱下面和两侧形成膀胱静脉丛，静脉丛汇集与动脉同名的静脉，注入髂内静脉。

2. **神经** 膀胱受交感神经和副交感神经支配，交感神经来自第11、12胸髓节段和第1、2腰髓节段，经盆丛随血管分布于膀胱壁，使膀胱逼尿肌松弛，尿道内括约肌收缩，引起尿潴留。副交感神经来自第2~4骶髓节段，经盆内脏神经到达膀胱，使膀胱逼尿肌收缩，尿道内括约肌松弛，引起排尿。膀胱的感觉由盆内脏神经传入。

3. **淋巴引流** 膀胱的淋巴管主要注入髂内淋巴结，少部分淋巴管注入髂外淋巴结。

> **临床问题6-4：耻骨上膀胱切开术**
>
> 当膀胱充盈时，沿腹前壁上升到耻骨联合之上，在极度扩张时膀胱可达脐平面，这时膀胱位于壁腹膜和腹前壁之间。在此情况下，膀胱与腹壁相邻，其间并无腹膜，因而可以在耻骨联合之上进行穿刺或切开以留置导管或插入仪器，这样就可以不经过腹膜而进入膀胱。膀胱结石、异物、小肿瘤也可以通过耻骨上腹膜外的手术入路进行祛除。

三、输尿管盆部和壁内部

1. **输尿管盆部**（pelvic part of ureter） 在骨盆上口续接输尿管腹部，跨越髂血管后进入盆腔。输尿管盆部经髂内血管和腰骶干的前方以及闭孔神经和闭孔血管的内侧，行向内前下方。在男性,输尿管经过输精管后外方,在输精管壶腹与精囊之间至膀胱底。在女性,输尿管经子宫阔韧带基底部至子宫颈外侧约 2cm 处,从子宫动脉后下方绕过,继而行向下内至膀胱底。在子宫切除术结扎子宫动脉时,注意勿损伤输尿管。

2. **输尿管壁内部**(intramural part of ureter) 向内下斜穿膀胱壁,长约 1.5cm。膀胱充盈时输尿管壁闭合,防止膀胱内的尿液反流入输尿管。如果壁内部过短或肌组织发育不良,可发生尿液反流;壁内部是输尿管的狭窄处,结石易在此处滞留,是泌尿系统结石的常见部位之一。插入输尿管镜时,常先扩张壁内部,以免损伤输尿管。

输尿管盆部的动脉来自髂总动脉、髂内动脉、膀胱上动脉和膀胱下动脉等。在女性,子宫动脉的分支也分布于输尿管。输尿管的静脉注入这些动脉的伴行静脉,淋巴管注入髂内淋巴结和骶淋巴结。

临床问题 6-5:医源性输尿管损伤、输尿管结石

医源性输尿管损伤:子宫动脉在靠近阴道侧穹隆处从前上方跨过输尿管,这在临床上有着重要的意义。如果盲目钳夹、结扎子宫动脉,或子宫切除术过程中切断已结扎的子宫动脉时,输尿管往往容易受到损伤。输尿管与子宫动脉的交叉点位于坐骨棘上方约 2cm 处。由于左侧输尿管更靠近宫颈外侧壁,所以其更易受到损伤。此外,在卵巢切除术中,结扎卵巢血管时也容易伤及输尿管,因为两者在经过骨盆入口时非常接近。

输尿管结石:输尿管的盆部狭窄部位(骨盆入口处、穿膀胱壁处)是尿路结石的好发部位。当结石到达输尿管盆段时,会出现疼痛并放射至睾丸和阴茎(男性)或大阴唇(女性)。

四、前列腺

前列腺(prostate)形似栗子,底朝上、尖朝下。最大横径平均为 4.14cm,前后径 2.64cm,垂直径 2.55cm,重约 20g,前列腺后面平坦,中间有纵行的**前列腺沟**(prostatic sulcus)。前列腺增生时,前列腺沟变浅消失。前列腺的排泄管开口于尿道前列腺部。幼儿时前列腺较小,腺组织少,主要由平滑肌和结缔组织构成。性成熟时腺组织显著增多,前列腺增大。老年人的腺组织萎缩,前列腺变小。传统将前列腺分为 5 叶:前叶、中叶、后叶和两侧叶(图 6-11)。

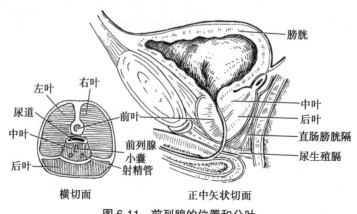

图 6-11 前列腺的位置和分叶

在老年人,组织增生常从中叶开始,致尿道受压迫,引起排尿困难。后叶是肿瘤好发部位。近年来,临床上将前列腺分为4区:纤维肌质区、移行区、中央区和外周区(图6-12),老年人前列腺增生主要是尿道周围移行区的腺组织、结缔组织和平滑肌的增生。外周区是前列腺癌最常发生的部位。对前列腺增生施行手术时,常经尿道前列腺电切,切除尿道周围移行区的组织,以解除尿道受压,使排尿通畅。在前列腺癌早期,常采用根治性前列腺切除术,包括开放性、腹腔镜和外科机器人辅助手术等不同方式,经腹腔或腹膜外途径进行。

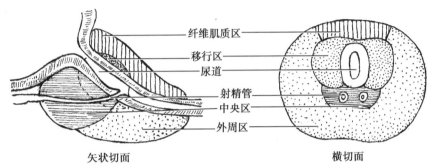

图6-12 前列腺的分区

(一) 位置和毗邻

前列腺底与膀胱颈相贴,前列腺尖与尿生殖膈相接触。与耻骨联合之间有前列腺静脉丛、疏松结缔组织,以及耻骨前列腺韧带,该韧带对前列腺有固定作用。前列腺后面借直肠膀胱隔与直肠相邻,后上方有输精管壶腹和精囊。中间有尿道通过。直肠指检时,向前可扪及前列腺(图6-13)。

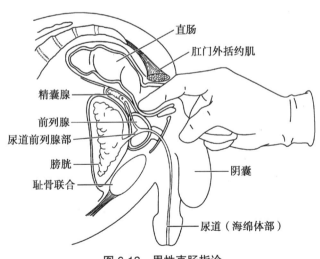

图6-13 男性直肠指诊

(二) 血管、神经和淋巴引流

前列腺的动脉主要来自膀胱下动脉,阴部内动脉和直肠下动脉也发分支至前列腺。膀胱下动脉在膀胱与前列腺交界处的稍外侧发出两组分支:被膜组分支沿前列腺后外侧面下行,分布于前列腺鞘和前列腺外侧部的大部分;尿道组分支在膀胱与前列腺交界处进入前列腺，分布于尿道周围的腺组织。前列腺的静脉在腺体周围吻合形成前列腺静脉丛，经膀胱下静脉注入髂内静脉。淋巴管注入髂外淋巴结、髂内淋巴结和骶淋巴结。神经来自前列腺丛的交感神经和副交感神经分支。

> **临床问题 6-6：前列腺肥大和前列腺指诊**
>
> 　　50岁以上男性常因调节前列腺的激素失调导致前列腺良性增生。前列腺向上增生可损伤膀胱颈处的膀胱括约肌，造成尿液渗漏到尿道前列腺部，患者有明显的尿频。前列腺中叶和侧叶的增生可导致尿道前列腺部的延长、扭曲、受压变窄，患者出现尿流减缓，排尿困难，以至膀胱尿潴留。
>
> 　　前列腺可通过直肠指诊来检查其大小、形态、硬度及前列腺沟；临床上经直肠前列腺按摩，采集前列腺液，有助于诊断前列腺炎。在疑有前列腺癌的患者，如直肠指诊时触到前列腺变硬和结节，可经直肠施行前列腺穿刺术，也可在B超引导下进行，结节作为重点穿刺部位，然后通过活检诊断前列腺癌。

五、输精管盆部、射精管和精囊

输精管盆部（pelvic part of ductus deferens）经腹股沟管深环出腹股沟管，从外侧勾绕腹壁下动脉的起始部，转向内下方，越过髂外血管进入盆腔。沿盆侧壁行向后下，跨过脐动脉索、闭孔神经、闭孔血管和膀胱上血管，经输尿管末端前上方至膀胱底。输精管末端膨大形成输精管壶腹。两侧输精管壶腹末端逐渐靠近并变细，与精囊的排泄管汇合成射精管。**射精管**（ejaculatory duct）长约2cm，向前下穿前列腺底后部，开口于尿道前列腺部。**精囊**（seminal vesicle）呈长椭圆形，表面凹凸不平。精囊位于膀胱底与直肠之间，输精管壶腹后外侧。精囊肿大时，直肠指检可在前列腺底后上方触及。精囊腺的动脉来自输精管动脉、膀胱下动脉和直肠下动脉的分支，静脉注入膀胱静脉丛，淋巴管注入髂内淋巴结。

> **临床问题 6-7：精囊脓肿**
>
> 　　精囊的局部脓肿可破裂而使脓液进入腹腔。直肠指诊可触及肿大的精囊，通过按摩可使精囊分泌物排出以进行显微镜检查，例如检查是否有淋球菌感染。

六、卵巢

卵巢（ovary）呈扁卵圆形。幼儿的卵巢表面光滑，性成熟后因排卵，变得凹凸不平。绝经期后约缩小1/2，质地变硬。卵巢位于髂内动脉、髂外动脉分叉处的卵巢窝内（图6-14）。卵巢窝的前界为脐动脉索，后界为髂内动脉和输尿管，窝底有闭孔血管和闭孔神经。新生儿卵巢的位置较高，可位于髂窝内。有的阑尾可达右侧卵巢和输卵管外侧端的部位，阑尾炎时可能累及卵巢和输卵管，故应注意鉴别诊断。

卵巢上端借卵巢悬韧带连于盆侧壁，韧带内有卵巢的血管、淋巴管和神经丛等；下端借卵巢固有韧带连于子宫。约有10%的卵巢肿瘤并发蒂扭转，肿瘤的蒂由卵巢悬韧带、卵巢固有韧带和输卵管组成。由于急性扭转，静脉回流受阻，肿瘤内高度充血或血管破裂，从而发生剧烈腹痛甚至休克，为常见的妇科急腹症。

卵巢的血管、神经和淋巴管经卵巢门出入。卵巢动脉由子宫动脉的卵巢支和腹主动脉

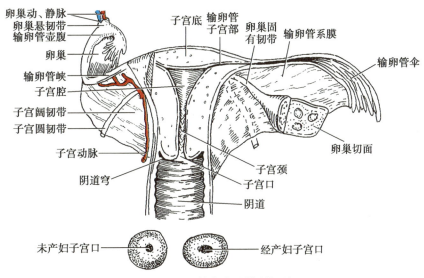

图 6-14　女性内生殖器（前面）

发出的卵巢动脉分布。卵巢静脉与卵巢动脉伴行，左侧注入左肾静脉，右侧注入下腔静脉。卵巢的淋巴管注入腰淋巴结。

> **临床问题 6-8：卵巢移位**
>
> 卵巢的位置被子宫阔韧带和卵巢系膜固定，妊娠后，子宫阔韧带松弛，卵巢可降入直肠子宫陷凹，此时，易出现性交疼痛；经阴道后穹隆能触及位于直肠子宫陷凹内的卵巢。胚胎时期卵巢下降不良可能不会降入盆腔，偶见卵巢随子宫圆韧带进入腹股沟管，甚至进入大阴唇。

七、输卵管

输卵管（uterine tube）长 8~12cm，位于子宫阔韧带的上缘内，以输卵管腹腔口和输卵管子宫口分别与腹膜腔和子宫腔相通。内侧端连于子宫，外侧端游离，与卵巢相毗邻，输卵管由外侧向内侧分为 4 段（图 6-14）：①**输卵管漏斗**（infundibulum of uterine tube），呈漏斗状膨大，边缘有许多呈指状的输卵管伞，是识别输卵管的标志。②**输卵管壶腹**（ampulla of uterine tube），占输卵管全长的 2/3，卵细胞在此处受精，受精卵被输送到子宫，植入子宫内膜。③**输卵管峡**（isthmus of uterine tube），短而细直，为输卵管结扎部位。结扎后自输卵管排出的卵子被阻挡在结扎部位远段，卵子最终发生退变。如果需要再生育时，可行输卵管再通术，大约 20% 的输卵管再通妇女能成功受孕。④**输卵管子宫部**（interstitial part of uterine part），为穿过子宫壁的部分。

在女性，腹膜腔借输卵管腹腔口，经输卵管、子宫、阴道与外界相通。正常情况下，子宫颈管内的黏液栓起着屏障作用。月经、分娩或性交后精子穿经时，黏液栓的屏障作用减弱或丧失，感染可扩散至腹膜腔，引起盆腔炎。

输卵管的动脉有子宫动脉的输卵管支和卵巢动脉的分支分布，输卵管的静脉注入子宫静脉和卵巢静脉。

临床问题 6-9：输卵管异位妊娠

在一些女性中，脓液在输卵管积聚（输卵管积脓），于是输卵管可因粘连而引起部分阻塞。在此种情况下，虽然精子可到达受精部位，但正在分裂的受精卵却有可能无法通过输卵管到达子宫，这样胚泡就可能种植在输卵管黏膜下而形成输卵管异位妊娠。尽管种植可发生在输卵管各部，但最常发生的部位是输卵管壶腹。输卵管妊娠是宫外孕最常见的类型。如果没能早期诊断，在怀孕8周内输卵管妊娠会引起输卵管破裂出血，血液可流入腹腔和盆腔内。输卵管妊娠破裂及其引起的出血可导致胚胎死亡并会危及母亲的生命。在右侧，阑尾常紧邻卵巢和输卵管，这就是输卵管破裂常被误诊为急性阑尾炎的原因。两者可引起壁腹膜同一部位的炎症，疼痛都表现在右下腹。

八、子宫

子宫（uterus）呈前后稍扁、倒置的梨形。子宫分为子宫底、子宫体和子宫颈3部分。子宫颈又分为子宫颈阴道上部和子宫颈阴道部。子宫颈是炎症和肿瘤的好发部位。子宫峡位于子宫体与子宫颈之间。非妊娠时，子宫峡不明显，长约1cm，妊娠时子宫峡逐渐伸展变长，在妊娠末期可延长至7~11cm（图6-15），产科常在此处行剖宫产术。子宫内腔分为子宫腔和子宫颈管，分别位于子宫体和子宫颈内。子宫通过输卵管子宫口和子宫颈口分别与输卵管和阴道相通。未产妇的子宫颈口呈圆形，边缘光滑整齐；经产妇呈横裂状，形成前唇和后唇（图6-14）。

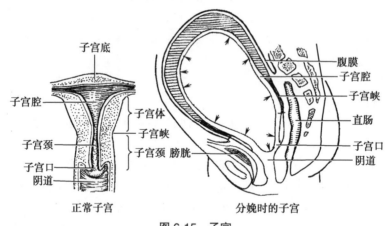

图6-15 子宫

子宫发育障碍时，可出现畸形，如双子宫双阴道、双角双颈子宫、双角单颈子宫、中隔子宫、鞍状子宫、单角子宫和副角子宫等（图6-16）。

宫腔镜检查时，用膨宫液扩张子宫内腔，通过纤维导光束和透镜将冷光源经宫腔镜导入子宫内腔，直视下观察子宫颈管、子宫腔和输卵管子宫口，检查是否有子宫内膜病变、子宫畸形和占位病变等。阴道镜检查是利用阴道镜在冷光源照射下放大为原来的10~40倍，直接观察子宫颈阴道部的上皮病变，并可在病变部位进行定位活检，以提高确诊率。

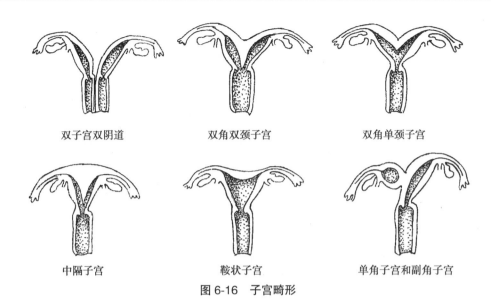

图 6-16　子宫畸形

(一) 位置毗邻与固定装置

子宫位于盆腔中央,膀胱与直肠之间。下端接阴道,两侧有输卵管和卵巢;输卵管和卵巢合称为子宫附件。子宫切除术包括全子宫切除术和次全子宫切除术,区别在于前者切除附件,后者保留附件。子宫颈位于坐骨棘平面的稍上方。子宫的位置因膀胱和直肠的充盈程度以及体位而变化。直立时,子宫底和子宫体伏在空虚的膀胱上。成人子宫呈轻度的前倾前屈位,前倾指子宫长轴和阴道长轴形成向前开放的夹角,约 90°;前屈指子宫体和子宫颈形成向前开放的钝角,约 170°(图 6-17)。膀胱充盈时子宫向上伸直。极度前倾、前屈或后倾、后屈为子宫位置异常。

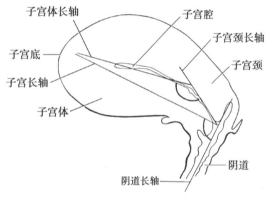

图 6-17　子宫前倾前屈位

子宫正常位置的维持依赖于子宫的韧带、盆膈、尿生殖膈和阴道等结构的支持和固定。子宫的韧带(图 6-18)包括:①**子宫阔韧带**(broad ligament of uterus):位于子宫两侧,为呈冠状位的双层腹膜皱襞。上缘游离,包裹输卵管,外侧端移行于卵巢悬韧带。子宫阔韧带限制子宫向两侧移动;按附着的器官,子宫阔韧带可分为卵巢系膜、输卵管系膜和子宫系膜 3 部分(图 6-19)。②**子宫圆韧带**(round ligament of uterus):呈圆索状,长 12~14cm。起自子宫体上端的两侧,经子宫阔韧带行向前外,越过髂外血管,经腹股沟管深环进入腹股沟管,出皮下环后附着于阴阜和大阴唇的皮下。子宫圆韧带维持子宫的前倾位。③**子宫主韧带**(cardinal ligament of uterus):位于子宫阔韧带下方,连于子宫颈阴道上部和盆侧壁之间。子宫主韧带维持子宫颈的正常位置,防止子宫脱垂。④**子宫骶韧带**(uterosacral ligament):起自子宫颈后面,向后呈弓形绕过直肠两侧,附着于骶骨前面,表面有腹膜覆盖,形成直肠子宫襞。子宫骶韧带维持子宫的前屈位,防止子宫向前移位。如果子宫的固定装置薄弱或损伤,可造成子宫位置异常或子宫脱垂。子宫脱垂指子宫从正常位置经阴道下移,子宫颈低于坐骨棘水平以下,甚至子宫全部脱出阴道外。子宫脱垂常见的主要原因是分娩损伤,分娩过程中骨盆底组织极度伸张,造成盆膈肌及其筋膜和子宫韧带损伤。此外,骨盆底及会阴部组织裂伤较重,未曾缝合或虽缝合但愈合不理想,也可引起子宫脱垂。

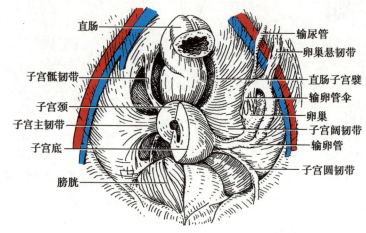

图 6-18　子宫的韧带(上面观)

(二) 血管、神经和淋巴引流

1. **血管**　**子宫动脉**(uterine artery)　起自髂内动脉,沿盆侧壁行向前内下方,进入子宫阔韧带的基底部,在距子宫颈外侧约 2cm 处向内侧越过输尿管前上方,至子宫颈(图 6-20)。主干沿子宫两侧迂曲上行,沿途发出分支分布于子宫。在子宫体上端处分为输卵管支和卵巢支,卵巢支与卵巢动脉吻合。在子宫颈处发出阴道支,分布于阴道上部。子宫的静脉血液注入子宫两侧的静脉丛,继而经**子宫静脉**(uterine vein)注入髂内静脉。

2. **神经**　子宫的神经来自盆丛分出的子宫阴道丛,随血管分布于子宫和阴道上部。

3. **淋巴引流**　子宫的淋巴引流方向较广。子宫底和子宫体上部的淋巴管沿卵巢血管上行,注入腰淋巴结;子宫角附近的淋巴管沿子宫圆韧带穿腹股沟管,注入腹股沟浅淋巴结。子宫体下部和子宫颈的淋巴管沿子宫血管行向两侧,一部分注入髂内淋巴结,另一部分在骨盆边缘处注入髂外淋巴结,还有一小部分向后注入骶淋巴结或髂总淋巴结。

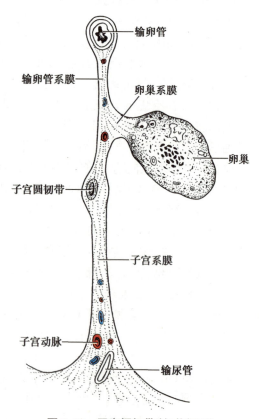

图 6-19　子宫阔韧带(矢状切面)

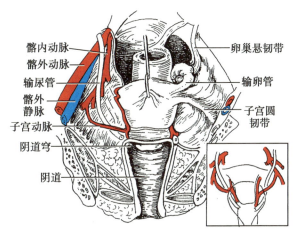

图 6-20 子宫动脉与输尿管的位置关系

临床问题 6-10：宫颈癌淋巴转移

淋巴转移是宫颈癌转移的主要途径，癌细胞通常沿子宫颈旁淋巴结、闭孔淋巴结、髂内淋巴结、髂外淋巴结、髂总淋巴结以及骶前淋巴结等扩散转移。对早期子宫颈癌患者，临床上常采用广泛性子宫切除术和盆腔淋巴结清除治疗。

九、阴道

阴道（vagina）位于尿道和直肠之间，连接子宫和外生殖器，下端以阴道口开口于阴道前庭。阴道由后上方斜向前下方，前壁长约 6.0cm，后壁长约 7.5cm。阴道下端两侧有肛提肌和阴道括约肌，对阴道起约束和固定作用。阴道发育异常可见先天性无阴道、阴道横隔和阴道纵隔等。成年处女的阴道较狭小，皱褶显著。经产妇的阴道腔和阴道口较大，长度也增大。老年人的阴道壁松弛，失去弹性。

阴道上端宽阔，包绕子宫颈阴道部，与子宫颈之间形成环形的**阴道穹**（fornix of vagina）。阴道穹可分为前部、后部和左、右侧部，其中后部最深。阴道穹后部又称阴道后穹隆，后方有直肠子宫陷凹，两者之间仅隔阴道后壁和一层腹膜。临床上可经阴道后穹隆穿刺引流腹腔积液，以协助诊断。

阴道上部由子宫动脉的阴道支分布，中部由膀胱下动脉的分支分布，下部由直肠下动脉和肛动脉的分支分布。阴道动脉的出现率为 38%，其中 53% 发自阴部内动脉。阴道的静脉在其两侧形成阴道静脉丛，经子宫静脉注入髂内静脉。阴道的神经来自子宫阴道丛。阴道上部的淋巴管注入髂外淋巴结和闭孔淋巴结，中部的淋巴管注入髂内淋巴结，下部的淋巴管注入腹股沟浅淋巴结。

临床问题 6-11：分娩麻醉

女性在分娩时可通过麻醉来减少痛苦。一般选择局麻，如脊髓、阴部神经、尾段硬膜外阻滞的女性，通常希望能主动参与分娩过程（如利用拉玛泽生产呼吸法），在宫缩时意识清醒并协助收缩，但又不想经受分娩的痛苦。

第四节 盆筋膜

盆筋膜(pelvic fascia)是腹内筋膜向下的直接延续,可分为**盆壁筋膜**和**盆脏筋膜**(图6-21,图6-22)。

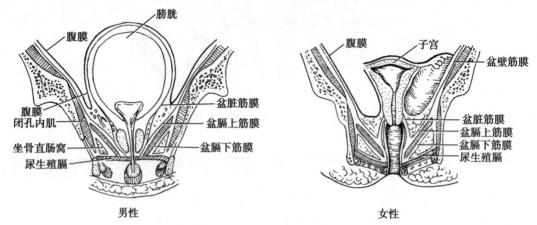

图 6-21 盆筋膜(冠状切面)

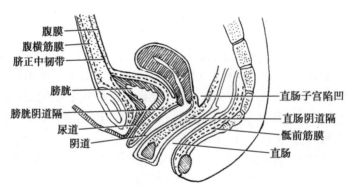

图 6-22 盆筋膜(女性,正中矢状切面;虚线)

一、盆壁筋膜

盆壁筋膜(parietal pelvic fascia)也称盆筋膜壁层,覆盖盆壁肌和骨的内表面,在耻骨盆面和坐骨棘之间线形增厚,形成肛提肌腱弓。

1. **髂筋膜**(iliac fascia) 覆盖于髂腰肌表面,附着于髂嵴和弓状线,与腹横筋膜和闭孔筋膜相续。髂筋膜向下延伸入股三角。

2. **闭孔筋膜**(obturator fascia) 覆盖于闭孔肌内面。附着闭孔周缘和弓状线后部,并与髂筋膜和梨状筋膜相续。在闭孔沟处,闭孔筋膜围成闭膜管内口。闭孔筋膜的下部较薄,参与坐骨肛门窝的外侧壁组成。

3. **梨状筋膜**(piriform fascia) 较薄,覆盖于梨状肌内面,并延伸至臀部。

4. **骶前筋膜**(presacral fascia) 较厚,位于骶骨前面,上方附着于第3、4骶椎,下方附着于直肠与肛管的移行处和直肠筋膜。骶前筋膜与骶骨之间有骶静脉丛。直肠切除时,应沿直肠后间隙的疏松结缔组织分离直肠。不要剥离骶前筋膜,以免损伤骶静脉丛,引起难以控制的出血。

二、盆脏筋膜

盆脏筋膜(visceral pelvic fascia)也称为盆筋膜脏层,包被盆腔脏器,除前列腺鞘外盆脏筋膜与脏器外膜难以分离。盆脏筋膜在脏器周围形成筋膜鞘、筋膜隔和韧带等,具有支持和固定脏器的作用。

1. **筋膜鞘** 盆筋膜包裹在盆腔各脏器及血管、神经的表面,形成该脏器的筋膜鞘,如前列腺鞘、直肠筋膜鞘等。

2. **筋膜隔** 在男性,盆筋膜位于直肠与膀胱、前列腺和精囊之间,为直肠膀胱隔。在女性,盆筋膜位于阴道与膀胱和尿道之间,为膀胱(尿道)阴道隔;位于阴道与直肠之间为直肠阴道隔。

3. **韧带** 盆筋膜增厚形成韧带,如直肠侧韧带、子宫主韧带和骶子宫韧带等。

三、盆筋膜间隙

盆壁筋膜、盆脏筋膜与覆盖盆腔的腹膜之间的疏松结缔组织,构成潜在的盆筋膜间隙(图 6-23)。这些筋膜间隙有利于手术时分离脏器,脓血和渗液等也易在此间隙内聚集。

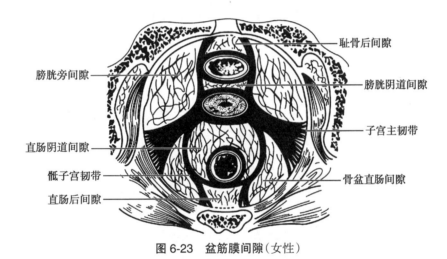

图 6-23 盆筋膜间隙(女性)

1. **耻骨后间隙**(retropubic space) 又称膀胱前间隙,位于耻骨后面的盆壁筋膜与膀胱筋膜之间,上界为腹膜折返部,下界在男性为盆膈和耻骨前列腺韧带(连结前列腺至耻骨联合下缘),在女性为盆膈和耻骨膀胱韧带(连结膀胱颈至耻骨联合下缘);间隙内含有疏松结缔组织和静脉丛等。耻骨骨折时,间隙内可发生血肿。耻骨骨折合并膀胱或后尿道损伤时,尿液可渗入耻骨后间隙和膀胱周围,临床上可经耻骨上切口在腹膜外引流,并做高位膀胱造瘘;妊娠妇女做腹膜外剖宫产术时,经此间隙到达子宫下段,此时应避免伤及腹膜。

2. **膀胱旁间隙**(paravesical space) 位于盆壁筋膜和膀胱筋膜之间,含有静脉丛和疏松结缔组织。在男性,与骨盆直肠间隙相通;在女性,借子宫主韧带与骨盆直肠间隙隔开。

3. **骨盆直肠间隙**(pelvirectal space) 又称**直肠旁间隙**(pararectal space),位于盆侧壁筋膜和直肠筋膜之间,上界为腹膜,下界为盆膈,后界为直肠侧韧带。直肠侧韧带连于直肠和盆后外侧壁之间,内有直肠下血管、盆内脏神经和淋巴结等结构。骨盆直肠间隙较宽大,充满疏松结缔组织。

4. 直肠后间隙（retrorectal space） 位于直肠筋膜与骶前筋膜之间,两侧借直肠侧韧带与骨盆直肠间隙相隔,下界为盆膈。间隙内有直肠上血管、骶丛、骶淋巴结和疏松结缔组织等。直肠后间隙向上与腹膜后间隙相通。

> **临床问题 6-12：筋膜间隙与临床**
>
> 在耻骨骨折、膀胱前壁或尿道前列部损伤时,耻骨后间隙内可形成血肿或尿外渗,并向腹前外侧壁扩散。经膀胱腹膜外手术、子宫下部手术以及耻骨后腹膜外引流术等,均可通过耻骨后间隙进行。骨盆直肠间隙脓肿多由肛腺脓肿或坐骨肛门窝脓肿向上穿破肛提肌进入此间隙引起,也可由直肠炎、直肠溃疡或直肠外伤引起。直肠指检时,可在直肠侧壁上触及肿块隆起,有压痛和波动感。直肠后间隙炎症或脓肿向上沿腹膜后间隙蔓延。腹膜后间隙充气造影,也通过此间隙进行。

（徐四元）

第五节　盆部的血管、神经和淋巴引流

一、动脉

盆腔内的动脉包括髂总动脉及其分支和骶正中动脉（图 6-24）。

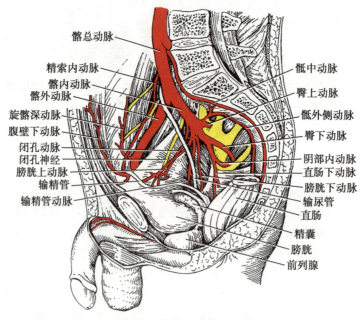

图 6-24　盆腔内动脉（男性）

（一）髂总动脉

腹主动脉平第 4 腰椎椎体下缘分为左、右**髂总动脉**（common iliac artery）。左髂总动脉比右髂总动脉细长。男性左髂总动脉长约 4.6cm,女性长约 4.3cm。男性右髂总动脉长约 4.2cm,

女性长约 4.1cm。左髂总动脉的前面有上腹下丛、左输尿管、乙状结肠及其系膜和直肠上动脉等越过。右髂总动脉的前面有上腹下丛越过，前方与小肠毗邻。髂总动脉沿腰大肌内侧斜向外下，至骶髂关节前方分为髂外动脉和髂内动脉。

(二) 髂外动脉

髂外动脉(external iliac artery)沿腰大肌内侧斜向外下，穿血管腔隙至股部，移行为股动脉。左髂外动脉长约 10.6cm，右髂外动脉长约 11.3cm。右输尿管跨越右髂外动脉起始部。在男性，髂外动脉的外侧有睾丸动、静脉和生殖股神经伴行，输精管越过髂外动脉末端的前方。在女性，卵巢动、静脉越过髂外动脉起始部的前方，子宫圆韧带越过髂外动脉末端的前方。髂外动脉在腹股沟韧带的稍上方发出腹壁下动脉和旋髂深动脉，后者分布于髂肌和髂骨。

(三) 髂内动脉

髂内动脉(internal iliac artery)沿盆侧壁斜向内下，发出壁支和脏支。左髂内动脉长约 4.4cm，右髂内动脉长约 4.6cm。髂内动脉的前外侧有输尿管，后方有腰骶干和闭孔神经。在肾移植手术中，将供体肾动脉与受体髂内动脉做端侧吻合(图 6-24)。

1. **壁支**

(1) **闭孔动脉**(obturator artery)：与同名静脉和神经伴行，沿盆侧壁行向前下，穿闭膜管至股部，分布于大腿内侧肌群和髋关节。闭孔动脉在穿闭膜管之前发出耻骨支，与腹壁下动脉的耻骨支在耻骨上支后面吻合。有时吻合支很粗，而闭孔动脉则很细；有时闭孔动脉缺如，由该吻合支取代。此时，闭孔动脉则发自腹壁下动脉，这种异常的闭孔动脉恰位于腔隙(陷窝)韧带的深面，当嵌顿性股疝时，如切开腔隙韧带，应警惕存在异常闭孔动脉，切勿伤及。

(2) **髂腰动脉**(iliolumbar artery)：向外上方斜行，至腰大肌深面分支，分布于髂腰肌、腰方肌、髋骨和脊髓等。

(3) **骶外侧动脉**(lateral sacral artery)：沿骶前孔内侧下行，分布于梨状肌、尾骨肌、肛提肌和骶管内结构。

(4) **臀上动脉**(superior gluteal artery)：多在腰骶干与第 1 骶神经之间，向外后下方穿梨状肌上孔至臀部，分布于臀肌和髋关节。

(5) **臀下动脉**(inferior gluteal artery)：多在第 2、3 骶神经之间，向下穿梨状肌下孔至臀部，分布于臀大肌、髋关节、坐骨神经、臀部和股后区的皮肤。

2. **脏支** 包括膀胱上动脉、膀胱下动脉、子宫动脉、直肠下动脉和阴部内动脉等，这些动脉的走行和毗邻在盆腔脏器和会阴的章节中叙述。

此外，**骶正中动脉**(median sacral artery)起自腹主动脉下端后壁，沿第 5 腰椎椎体、骶骨和尾骨的前面下行，分布于直肠、骶骨和尾骨。

> **临床问题 6-13：髂内动脉结扎**
>
> 临床上通常结扎髂内动脉控制盆腔因各种原因引起的大出血。结扎并不会阻断盆腔血流，由于髂腰动脉与腰动脉、骶外侧动脉与骶正中动脉、直肠下动脉与直肠上动脉等之间存在广泛的吻合，血液可以在动脉中逆向流动，从而保证了盆腔器官、臀部和会阴器官的血液供应。

二、静脉

(一) 髂外静脉

髂外静脉(external iliac vein)是股静脉的直接延续。左髂外静脉沿髂外动脉内侧上行,右髂外静脉先沿髂外动脉内侧、后经动脉后方上行。髂外静脉接受腹壁下静脉和旋髂深静脉。肾移植手术中,将供体肾静脉与受体髂外静脉做端侧吻合。

(二) 髂内静脉

髂内静脉(internal iliac vein)沿髂内动脉后内侧上行,与髂外静脉汇合成髂总静脉。髂内静脉的属支与同名动脉伴行。骶外侧静脉和骶正中静脉构成骶静脉丛。盆内脏器的静脉在器官壁内或表面形成丰富的静脉丛,男性有膀胱静脉丛和直肠静脉丛;女性除这两个静脉丛外,还有子宫静脉丛和阴道静脉丛(图6-25)。这些静脉丛在盆腔器官扩张或受压时有助于血液回流。

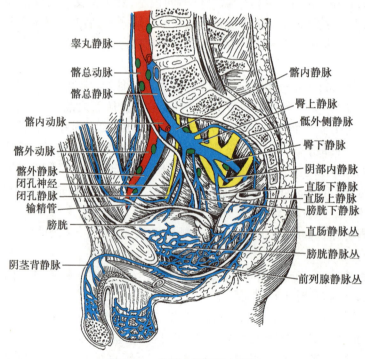

图6-25 盆腔内的静脉(男性)

(三) 髂总静脉

两侧**髂总静脉**(common iliac vein)伴髂总动脉上行至第5腰椎椎体右侧,汇合成下腔静脉。左髂总静脉长而倾斜,先沿髂总动脉内侧,后经动脉后方上行。右髂总静脉短而垂直,先行于同名动脉后方,后行于动脉外侧。髂总静脉接受髂腰静脉,左髂总静脉还接受骶正中静脉(图6-25)。

三、神经

1. **闭孔神经**(obturator nerve) 起自腰丛,与闭孔血管伴行,穿闭膜管至股部,支配闭孔外肌和大腿内侧肌群,分布于大腿内侧面的皮肤。盆腔淋巴结清扫或肿瘤压迫时可能损伤闭孔神经,引起大腿内侧肌群疼痛性痉挛和大腿内侧区感觉丧失。

2. **骶丛**(sacral plexus) 由腰骶干、骶神经和尾神经的前支组成,位于梨状肌前面和髂内动、静脉后方。骶丛的分支经梨状肌上、下孔出盆部,分布于下肢和会阴(图6-26)。

3. **骶交感干**(sacral sympathetic trunk) 位于骶前筋膜的前面和骶前孔内侧,向上与腰交感干相续。有3~4对骶神经节,至尾骨前方两侧骶交感干联合形成奇神经节(图6-26)。

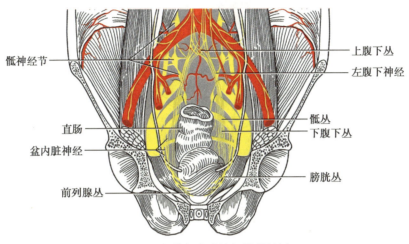

图6-26 盆部内脏神经丛(男性)

4. **盆内脏神经**(pelvic splanchnic nerve) 节前纤维起自骶副交感神经核,随第2~4骶神经前支出骶前孔,继而从骶神经分出,形成盆内脏神经。盆内脏神经参与构成盆丛。节后纤维分布于降结肠、乙状结肠、盆腔脏器和会阴等。

5. **上腹下丛**(superior hypogastric plexus) 位于第5腰椎椎体前面和左、右髂总动脉之间,分别与腹主动脉丛和下腹下丛相续。**下腹下丛**(inferior hypogastric plexus)又称**盆丛**(pelvic plexus),位于直肠两侧,伴髂内动脉的分支形成膀胱丛、前列腺丛、子宫阴道丛和直肠丛等,分布于盆腔脏器。

四、淋巴引流

盆部淋巴结沿盆腔血管排列(图6-27,图6-28)。

1. **髂外淋巴结**(external iliac lymph node) 沿髂外血管排列,引流腹前壁下部、膀胱、前列腺、子宫的淋巴,并收纳腹股沟浅淋巴结、腹股沟深淋巴结的输出淋巴管,其输出淋巴管注入**髂总淋巴结**。

2. **髂内淋巴结**(internal iliac lymph node) 沿髂内动脉及其分支和髂内静脉及其属支排列,引流盆腔脏器、会阴深部结构、臀部和股后部的淋巴,其输出淋巴管注入髂总淋巴结。位于髂内动脉、髂外动脉间的**闭孔淋巴结**(obturator lymph node),引流子宫体下部、宫颈的淋巴;患宫颈癌时,该淋巴结累及较早。

3. **骶淋巴结**(sacral lymph node) 沿骶正中血管和骶外侧血管排列,引流骨盆后壁、直肠、前列腺、子宫颈等处的淋巴,其输出淋巴管注入髂内淋巴结或**髂总淋巴结**。

4. **髂总淋巴结**(common iliac lymph node) 沿髂总血管排列,收纳上述3群淋巴结的输出淋巴管,其输出淋巴管注入**腰淋巴结**。

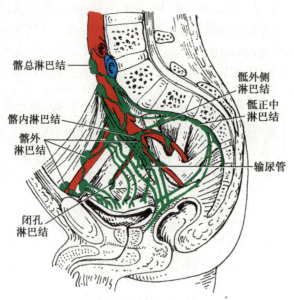

图 6-27 盆部淋巴管和淋巴结（男性）

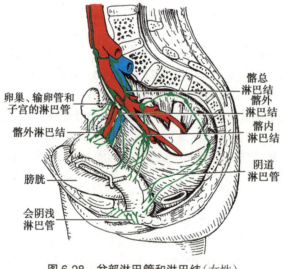

图 6-28 盆部淋巴管和淋巴结（女性）

（徐四元）

第六节 盆部的断层解剖及影像

一、经前列腺中份的横断层解剖及影像

耻骨上支与坐骨结节之间为闭孔，有闭孔内肌、闭孔外肌封闭。耻骨联合后方为膀胱颈，再向后则为前列腺和直肠。前列腺断面前部有尿道前列腺部，后部有射精管，前列腺周围可见膀胱前列腺静脉丛的许多小断面。肛提肌呈"U"形围绕于膀胱、前列腺和直肠两侧。在坐骨与肛管之间，臀大肌深面充满脂肪的区域即为坐骨肛门窝，沿此窝外侧壁前行的有阴部

内动脉、阴部内静脉及阴部神经。在横断层 CT 图像上，坐骨肛门窝为坐骨结节、肛管和臀大肌围成的三角形低密度区，常可见肛动脉的分支经此窝走向肛管（图 6-29）。

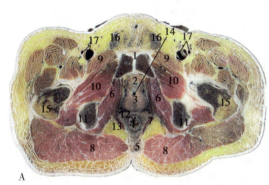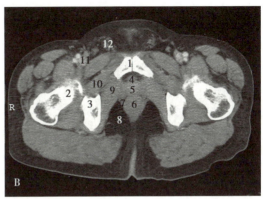

图 6-29　经前列腺中份横断层解剖及影像

A. 1. 耻骨联合；2. 膀胱；3. 前列腺；4. 直肠；5. 尾骨；6. 闭孔内肌；7. 肛提肌；8. 臀大肌；9. 耻骨肌；10. 闭孔外肌；11. 坐骨结节；12. 直肠旁间隙；13. 坐骨直肠窝；14. 尿道；15. 股骨颈及股骨大转子；16. 精索（皮下部）；17. 股动、静脉。
B. 1. 耻骨联合；2. 股骨颈及股骨大转子；3. 坐骨结节；4. 膀胱；5. 前列腺；6. 直肠；7. 肛提肌；8. 坐骨肛门窝；9. 闭孔内肌；10. 闭孔外肌；11. 股静脉；12. 精索。

二、经卵巢的横断层解剖及影像

回肠居断面前部右份，乙状结肠被切为前、后两个呈长椭圆形的断面，分别横卧于子宫的前、后方。直肠断面呈卵圆形，居于乙状结肠后断面的后方，其两侧有直肠上动脉、直肠上静脉的细小断面。子宫体断面呈圆形，子宫腔断面呈平裂隙状，其两侧为卵巢，在阔韧带断面中可见子宫圆韧带及输卵管峡部，卵巢后方尚可见输卵管漏斗部及输卵管伞，输卵管位于卵巢后方（图 6-30）。

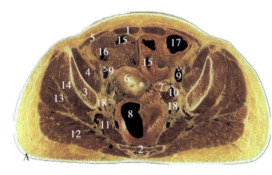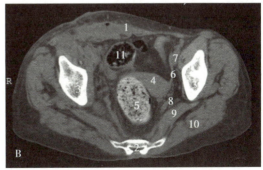

图 6-30　经卵巢的横断层解剖及影像

A. 1. 腹直肌；2. 第 4 骶椎锥体；3. 髂骨；4. 髂肌；5. 腹内斜肌和腹横肌；6. 子宫；7. 卵巢；8. 直肠；9. 髂外动、静脉；10. 髂内动、静脉；11. 梨状肌；12. 臀大肌；13. 臀中肌；14. 臀小肌；15. 回肠；16. 盲肠；17. 乙状结肠；18. 臀上动、静脉。
B. 1. 腹直肌；2. 第 4 骶椎锥体；3. 髂骨；4. 子宫；5. 直肠；6. 子宫圆韧带；7. 髂外动、静脉；8. 髂内动、静脉；9. 梨状肌；10. 臀大肌；11. 回肠。

三、经子宫颈阴道部的横断层解剖及影像

经子宫颈阴道部的横断层由前向后被膀胱、子宫、直肠所占据。子宫的断面相当于子宫

颈阴道部与阴道上部之间，内腔即子宫颈管。子宫断面两侧有断面细小的子宫阴道静脉丛，后方弧形裂隙是阴道穹后部（图6-31）。

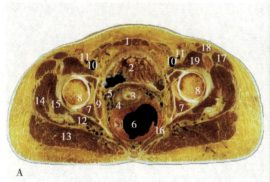
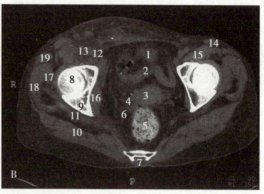

图6-31 经子宫颈阴道部的横断层解剖及影像

A. 1. 腹直肌；2. 膀胱；3. 子宫颈阴道部；4. 阴道后壁；5. 阴道穹；6. 直肠；7. 坐骨体；8. 股骨头；9. 闭孔内肌；10. 股静脉；11. 股动脉；12. 梨状肌；13. 臀大肌；14. 臀中肌；15. 臀小肌；16. 尾骨肌；17. 阔筋膜张肌；18. 缝匠肌；19. 髂腰肌。
B. 1. 膀胱；2. 回肠；3. 子宫颈；4. 子宫主韧带；5. 直肠；6. 肛提肌；7. 尾骨；8. 股骨头；9. 坐骨体；10. 臀大肌；11. 梨状肌；12. 股静脉；13. 股动脉；14. 缝匠肌；15. 髂腰肌；16. 闭孔内肌；17. 臀小肌；18. 臀中肌；19. 阔筋膜张肌。

（徐四元）

第七节 经阴道子宫切除术与前列腺切除术的解剖学基础

一、经阴道子宫切除术的解剖学基础

1. **子宫的应用解剖** 成人未孕子宫呈前后稍扁、倒置梨形的肌性器官，可分为子宫底、子宫体、子宫颈三部分。子宫底为两侧输卵管子宫口以上的宽而圆凸的部分。子宫颈为下端较窄而呈圆柱状的部分，在成人长为2.5~3.0cm，又分为突入阴道的子宫颈阴道部和阴道以上的子宫颈阴道上部。子宫位于盆腔中部，膀胱与直肠之间，两侧与输卵管、卵巢、韧带、血管等结构相邻，上方与小肠袢相邻，下方接阴道，其前面隔着膀胱子宫陷凹与膀胱上面相邻，子宫颈阴道上部的前方借膀胱阴道隔与膀胱底相邻，子宫后面隔直肠子宫陷凹及直肠阴道隔与直肠相邻（图6-7）。子宫的位置可受周围器官的影响，如膀胱或直肠充盈、体位变化等均可造成子宫的位置发生生理性改变，子宫能保持正常位置除依靠盆底肌、尿生殖膈、阴道等子宫周围结构的承托外，子宫阔韧带、子宫主韧带、子宫圆韧带和骶子宫韧带的固定也起了重要作用。

2. **经阴道子宫切除术** 多用于子宫脱垂患者。经阴道子宫切除术的步骤一般是：患者取截石位，暴露、消毒术野，取宫颈前唇黏膜切口，分离膀胱，剪开膀胱子宫折返腹膜，在宫颈后唇黏膜切口，切开子宫直肠陷凹腹膜，暴露子宫主韧带和骶子宫韧带，处理骶子宫韧带、子宫主韧带、子宫圆韧带及子宫的血管，处理卵巢和输卵管，术中需注意弄清输尿管所在位置，然后才可以处理子宫动脉、子宫静脉和宫颈两旁组织，以免损伤输尿管；包埋缝合两侧残端组织，缝合盆腹膜。由于经阴道子宫切除术不进入腹腔，对肠管干扰较少，术后肠功能恢复较快，可缩短患者住院时间，且腹部无切口。

二、前列腺切除术的解剖学基础

1. **前列腺的应用解剖**　前列腺位于膀胱颈与尿生殖膈之间,呈栗子状,分为前列腺底、前列腺体和前列腺尖三部分。前列腺体的后面中间有一纵行浅沟,为前列腺沟。临床上可经肛门指诊在肛门上方约 4cm 处触及前列腺和前列腺沟。前列腺底上邻膀胱颈,前列腺尖下邻尿生殖膈。前列腺体的前面有耻骨前列腺韧带连接前列腺鞘与耻骨盆面,后面借直肠膀胱隔与直肠壶腹相分隔。前列腺后上方有输精管和精囊。精囊的排泄管与输精管壶腹合成射精管斜穿前列腺,开口在尿道前列腺部。传统的前列腺分区法将其分为五叶,即前、中、后和左、右侧叶(见图 6-11)。在老年人,组织增生常从中叶开始,致尿道受压迫,引起排尿困难。后叶是肿瘤的好发部位。

2. **前列腺切除术**　前列腺病变(前列腺增生、前列腺癌等)引起膀胱颈梗阻或反复的尿路感染,经非手术治疗无效者;诱发膀胱憩室或膀胱结石者;残余尿量超过 60ml 者,应做前列腺手术,一般情况下,前列腺术式有四种:

(1) **耻骨上经膀胱前列腺切除术**:经腹部正中切口,向下达耻骨联合上缘,切开皮肤、皮下组织及腹直肌前鞘,分开腹直肌,直达腹膜,注意勿损伤腹膜。将腹膜折返向头侧推开,显露膀胱,切开膀胱。探查膀胱,注意前列腺大小,侧叶或中叶突入到膀胱内情况,剜出增生的前列腺,如中叶较大,突入膀胱腔内,用小圆刀弧形切开中叶腺体与膀胱颈交界处黏膜;若仅前列腺两侧叶增生,直接用右手示指伸入后尿道,于两侧叶间压向前包膜,使尿道黏膜裂开,从此裂口向两侧叶沿腺体与"外科包膜"间进行分离,即可将整个腺体剜出。取出腺体后进行严格止血,在近膀胱顶部的前壁处做膀胱造瘘,冲洗并关闭膀胱,在耻骨后间隙置入一根硅胶引流管后,逐层缝合腹壁切口。

(2) **经耻骨后前列腺切除术**:自耻骨联合上缘至脐做下腹部正中直切口,切开腹直肌,将腹直肌与锥状肌向两侧分开,显露膀胱前壁。将腹膜折返部向上推开,用手指轻轻钝性剥离耻骨后间隙,暴露前列腺,显露膀胱颈和前列腺前面,切开前列腺包膜即可见到灰白色增生腺体,用弯剪沿包膜下略将腺体与包膜间做分离,使两者之间的间隙更加清楚,然后用手指沿腺体与包膜间隙剥离前列腺,在前列腺尖用弯剪紧贴其尖端剪断尿道。切除增生前列腺腺体后,严格止血。从尿道插入 F-22 三腔导尿管,通过前列腺包膜切口直视下,将导尿管尖端置入膀胱中。用肠线缝合前列腺包膜切口,外层再间断缝合数针,然后向导尿管气囊中注入生理盐水 20~30ml。

(3) **经会阴前列腺切除术**:在会阴部做倒 "U" 形切口,切口中点距肛门前缘约 2cm,切口两端弯向肛门平面,终止于坐骨结节内侧。切断中心腱,切开皮下组织后,在中心腱两侧钝性分离坐骨直肠窝,分离前面不要超过会阴浅横肌、会阴深横肌,以免切开尿生殖膈,损伤尿道外括约肌。显露前列腺包膜,切开前列腺包膜,摘除前列腺腺体,然后严格止血。从尿道外口插入 F-22 三腔导尿管至膀胱内,用肠线围绕导管做膀胱颈与膜部尿道断端间断缝合,再用肠线缝合前列腺包膜切口。冲洗伤口,缝合修复中心腱,切口两侧间隙内放置引流管,逐层缝合皮下组织、皮肤。

(4) **经尿道前列腺切除术**:经尿道注入 1% 苯扎溴铵溶液以清洁尿道和膀胱,沿尿道走行方向缓慢置入电切镜,检查膀胱有无憩室、肿瘤和结石;观察三角区和左、右输尿管口位置与增大腺瘤的关系,尿道内口形态、前列腺尿道长度、精阜、侧叶远侧缘与精阜关系和尿道外括约肌。前列腺腺体切除顺序手术方法不一,总体上分三个区切除:膀胱颈区、前列腺中区、前列腺尖区。

（徐四元）

第八节　盆部的解剖操作

一、观察辨认盆部结构

（一）盆部体表标志

触诊辨认体表骨性标志：耻骨结节、耻骨联合、耻骨下支、坐骨支、坐骨结节和尾骨尖。

（二）观察大骨盆、小骨盆及其分界

在离体骨盆标本上，自后向前确认骶岬、弓状线、耻骨梳、耻骨结节以及耻骨联合上缘的连线，即大骨盆、小骨盆之间的界线。再翻转标本，自下方观察由耻骨联合下缘、耻骨下支、坐骨支、坐骨结节、骶结节韧带和尾骨尖所围成的骨盆下口。

（三）观察盆膈

盆膈由肛提肌、尾骨肌和盆膈上筋膜、盆膈下筋膜共同组成（在标本或模型上观察）。

1. **肛提肌**　观察肛提肌起、止点，其左、右两侧分别起自耻骨联合后面、肛提肌腱弓和坐骨棘，两侧肌纤维向后下在中线会合，止于尾骨、肛尾韧带和会阴中心腱。根据肌纤维起、止及走行，辨认肛提肌各部。

2. **尾骨肌**　于盆膈后份观察尾骨肌，此肌起自坐骨棘，止于骶骨和尾骨侧缘，上缘邻梨状肌。

3. **盆膈上筋膜、盆膈下筋膜**　覆盖盆腔各壁的筋膜即盆筋膜，观察其连于耻骨联合后面与坐骨棘之间的线性增厚，即肛提肌腱弓。盆筋膜向下延续至肛提肌腱弓处分为两层，覆盖盆膈的上面和下面，分别为盆膈上筋膜和盆膈下筋膜。

（四）观察盆壁肌

1. **闭孔内肌**　观察闭孔内肌起自闭孔盆面周围的骨面和闭孔膜，肌束向后集中成腱，出坐骨小孔，止于股骨大转子（可用显示闭孔内肌的特制标本）。

2. **梨状肌**　观察梨状肌起自骶前孔外侧和骶结节韧带，肌束穿坐骨大孔，止于股骨大转子。

（五）观察盆筋膜间隙

1. **耻骨后间隙**　可在盆腔正中矢状切面标本上观察，耻骨联合后面与膀胱之间的疏松结缔组织所占据的空间即为耻骨后间隙。用手指伸入此间隙探查，上界为腹膜折返部，下界为尿生殖膈。其内有脂肪及静脉丛。

2. **膀胱旁间隙**　可在盆部横断面上观察，位于盆壁筋膜和膀胱筋膜之间，含有静脉丛和疏松结缔组织。在男性，与骨盆直肠间隙相通。在女性，借子宫主韧带与骨盆直肠间隙隔开。

3. **骨盆直肠间隙**　可在盆部正中矢状断面、横断面上观察，位于盆侧壁筋膜和直肠筋膜之间，上界为腹膜，下界为盆膈，后界为直肠侧韧带。直肠侧韧带内寻找直肠下血管、盆内脏神经和淋巴结等结构。骨盆直肠间隙较宽大，充满疏松结缔组织。

4. **直肠后间隙**　可在盆部正中矢状断面上观察，位于直肠筋膜与骶前筋膜之间，两侧借直肠侧韧带与骨盆直肠间隙相隔，下界为盆膈。间隙内寻找直肠上血管、骶丛、骶淋巴结等结构。直肠后间隙向上与腹膜后间隙相通。

(六) 观察盆腔脏器的排列及与腹膜的关系

移出位于盆腔内的部分小肠和乙状结肠,自骨盆上口透过腹膜辨认男性、女性盆腔各器官,并观察他们的形态、位置、毗邻及与覆膜的关系。然后用手伸入盆腔探查腹膜的延续、转折情况以及形成的陷凹、韧带、皱襞,着重探查子宫各韧带、直肠子宫陷凹(女性)、直肠膀胱陷凹的位置(男性)。

二、解剖输尿管、输精管与子宫圆韧带

1. **解剖输尿管** 在左髂总动脉下端和右髂外动脉起始部前方找到左、右输尿管,向下追踪至膀胱底。在男性,观察它与输精管的位置关系;在女性,追至子宫颈外侧时,注意其与子宫动脉的位置关系。

2. **解剖输精管与子宫圆韧带** 在腹股沟管深环处寻找输精管(男性)或子宫圆韧带(女性),向后追踪输精管至膀胱底,追踪子宫圆韧带至子宫角。

三、解剖盆部的主要血管

盆部的主要血管亦可在标本上观察。解剖盆部血管、神经,需先沿髂嵴最高点或第3、4腰椎之间椎间盘水平用锯子离断标本,再对离断部分做正中矢状切,对神经、血管的解剖探查可在双侧同时进行。

1. **解剖直肠上血管** 在左髂窝处将乙状结肠牵向左侧,沿乙状结肠系膜右侧用剪刀或镊子尖划开并剥离腹膜,找到肠系膜下动脉,修洁其终末的直肠上动脉,追踪其入盆腔。注意直肠上动脉和直肠上静脉走行在直肠后隙之中,将直肠牵向前,用镊子清除直肠后方的结缔组织和脂肪,才能修洁并观察到它们的走行和分支。试着在直肠后隙内,寻找直肠上血管旁的直肠淋巴结。

2. **解剖直肠下血管** 在直肠的两侧继续清除骨盆直肠间隙内疏松结缔组织、脂肪,达盆膈上表面,试着寻找来自两侧、横行穿过骨盆直肠间隙的直肠下血管,从直肠两侧沿直肠下血管长轴,用镊子暴露追踪血管至盆壁处。

3. **解剖骶正中动脉** 将直肠推向前,在正中线上用解剖刀切开骶前筋膜,将筋膜向两侧外翻,证实骶前筋膜与骶骨前表面之间有骶正中动脉、骶外侧静脉和骶静脉丛。

4. **解剖男性盆部**

(1) 用剪刀、镊子配合,沿睾丸动脉向下清理,追踪到腹股沟管深环处。

(2) 在骶髂关节前方确认髂内动脉,辨认其前、后干。

(3) 沿前、后干用镊子修洁,追踪主要脏支及壁支。其中脐动脉远侧段闭塞,近侧段分支为膀胱上动脉,其余脏支有膀胱下动脉、直肠下动脉和阴部内动脉等,壁支有闭孔动脉、臀下动脉、髂腰动脉、骶外侧动脉和臀上动脉。修洁脏支时应一直追踪至所分布的脏器,可一并清除其伴行静脉。清理血管时,注意观察随血管分布的淋巴结。

5. **解剖女性盆部**

(1) 在子宫阔韧带后层腹膜处,确认卵巢悬韧带,沿腹部已剖出的卵巢动脉,用镊子向下追溯直至卵巢悬韧带和卵巢。

(2) 沿腹部已剖出的输尿管向下,用镊子游离、追踪至膀胱。

(3) 用解剖刀在子宫颈外侧,切开子宫阔韧带,找出子宫动脉,观察该动脉与输尿管的交叉关系,用镊子修洁子宫动脉至其发起处,并追踪子宫动脉在子宫侧缘的分支。

女性盆部其他动脉,参考男性盆部的解剖内容。

四、解剖盆部神经

1. 解剖骶丛 沿腰大肌内侧深面的腰骶干向下追踪,于梨状肌深面用尖镊清理骶丛,观察其组成,可见骶神经前支从骶前孔穿出,交织形成骶丛。

2. 解剖骶交感干和盆神经丛

(1) 用镊子清理骶前筋膜,于骶前孔内侧暴露骶交感干,追踪两侧骶交感干至尾骨前方,观察奇神经节。

(2) 在第5腰椎椎体前面,再次确认上腹下丛,用镊子向下追踪至骶岬附近,观察其分为左、右腹下神经,将直肠牵拉向一侧,约于第3骶椎水平用镊子清理直肠侧疏松结缔组织,显示盆内脏神经及盆丛。

3. 解剖闭孔神经 由腰大肌内侧缘近闭孔神经起始处,用解剖剪、镊子去除深筋膜,向下追踪闭孔神经至闭膜管,注意观察其毗邻关系:闭孔神经经髂总动脉后方进入盆腔,沿盆侧壁行于输尿管外侧,居同名血管上方,向前穿闭膜管至股部。

(徐四元)

1. 一名车祸男子的盆腔放射影像检查显示骨盆骨折和尿外渗,结扎一侧的髂内动脉后,可控制盆腔大出血。

问题:

(1) 盆腔什么脏器最可能破裂?

(2) 结扎髂内动脉会严重影响患者的盆腔脏器的血供吗?

2. 患者,男性,55岁。诉左下腹隐痛、大便带血且经常不能排空直肠3年。近期因腹痛加重,并向大腿后部放射,大腿后部肌无力而就诊。查体:肛门和直肠下部指诊发现直肠后壁有一个肿物。诊断:直肠肿瘤转移。

问题:

(1) 直肠肿瘤压迫什么结构可导致大腿后部的疼痛?

(2) 直肠肿瘤转移的可能途径是什么?

3. 患者,男性,70岁。2年前患前列腺癌并行前列腺切除术,最近感到背部疼痛。放射影像学检查显示肿瘤已发生腰椎转移。

问题:

(1) 运用有关的前列腺解剖学知识解释癌细胞如何转移到腰椎。

(2) 你认为癌细胞还会转移到其他什么部位?

4. 患者,女性,30岁,已婚。因突然出现下腹痛,伴恶心、呕吐、肛门下坠等不适,反复发作3小时就诊。查体:患者面色苍白,出冷汗,四肢发冷,阴道有少量出血,阴道后穹隆饱满,穿刺见血液。诊断:宫外孕(输卵管妊娠)输卵管破裂。

问题:

(1) 宫外孕(输卵管妊娠)发生的机制是什么?

(2) 手术治疗应做何切口,须经哪些层次暴露输卵管,术中如何找输卵管?

5. 某男性,遭遇车祸后诉盆部和下肢痛,自入院后6小时无小便,导尿不成功后行膀胱穿刺,导出红色尿液。查体:骨盆挤压分离阳性,医生结合腹部、盆部 X 射线结果,诊断为右侧耻骨上支、耻骨下支骨折。

问题:

(1) 分析血尿的原因,损伤哪些结构可能出现血尿。

(2) 要查清尿道是否损伤,尿道损伤在何处,还需要做的检查是什么?

第七章

会 阴

部位	重要知识点	临床联系	学习形式
尿生殖区	尿生殖区范围;尿生殖区层次结构;尿生殖膈的组成;会阴浅隙、会阴深隙的构成及其内容物;会阴中心腱的位置及其作用。阴茎、阴囊的结构层次、血管、神经、淋巴引流。男性、女性尿道特点及其临床意义	包皮过长与包茎的区别;男性尿道破裂与尿液外渗;女性尿道逆行感染、产后尿瘘的形成;女性会阴体破裂,会阴切开术的必要性	PPT+讨论,实地解剖和微课预习、复习
肛区	肛区的范围;肛管的结构、血管、神经、淋巴引流;肛门外括约肌的位置、分部及其作用;坐骨肛门窝境界及其内容物	痔的形成因素及其类别,阴部神经阻滞麻醉、坐骨肛门窝脓肿及瘘管形成	PPT+讨论,实地解剖和微课预习、复习

会阴(perineum)是指盆膈以下封闭骨盆下口的全部软组织,即广义的会阴。狭义的会阴即临床所指的会阴,在男性系指阴囊根部至肛门之间的部位;女性系指阴道前庭后端与肛门之间的部位,又称**产科会阴**(obstetric perineum)。会阴略呈菱形,其境界与骨盆下口一致,前界为耻骨联合下缘,后界为尾骨尖;两侧为耻骨下支、坐骨支、骶结节韧带和坐骨结节。两侧坐骨结节的连线将会阴分为前、后两个三角区(图7-1),前方为**尿生殖区**(urogenital region);后方为**肛区**(anal region)。

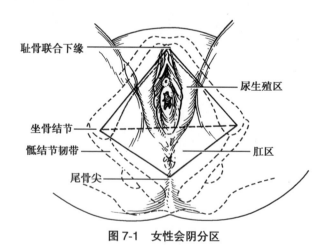

图 7-1 女性会阴分区

第一节 表 面 解 剖

一、男性体表标志

1. **坐骨结节**(ischial tuberosity) 坐骨最底部的粗糙隆起,坐位时是体重的承受点,易于触及。

2. **尾骨**(coccyx) 在骶骨的下端可触及,位于肛门稍后方的正中线上,稍有活动性。直立时尾骨尖平对耻骨联合上缘。

3. **耻骨弓**(pubic arch) 由坐骨支和耻骨下支连成耻骨弓,在皮下可触及,两侧的耻骨弓的夹角称耻骨下角,有性别差异。

4. **会阴缝**(perineal raphe) 为男性会阴正中纵向走行的线状隆起,深色,与阴囊缝相延续。

5. **肛门**(anus) 为肛管的外口,尾骨尖前下方4cm、会阴中心体稍后方,肛门周围皮肤形成辐射状皱襞。

6. **阴囊**(scrotum) 为阴茎与会阴间皮肤囊袋,位于耻骨联合下方,两侧股上部的前内侧。

二、女性体表标志

女性骨性体表标志、会阴缝、肛门与男性体表标志相似,不再赘述。

1. **阴阜**(mons pubis) 为耻骨联合前面的皮肤隆起,呈三角形,性成熟以后,阴阜长有阴毛,其分布区呈倒三角形。

2. **大阴唇**(greater lip of pudendum) 为一对纵行、具有弹性、富有脂肪的皮肤皱襞,在发生学上相当于男性阴囊。

3. **阴蒂**(clitoris) 位于唇前连合的后方,是一个小而长的且有勃起功能的小体,与男性阴茎相当。

(周启良)

第二节 尿 生 殖 区

尿生殖区又称为尿生殖三角,位于两侧坐骨结节和耻骨联合下缘之间,男性有尿道通过,女性有尿道和阴道通过。此外,尿生殖区有外生殖器。

一、男性尿生殖区

(一)男性外生殖器

男性外生殖器包括阴囊和阴茎。阴囊内藏睾丸和附睾。

1. **阴囊**(scrotum) 位于股部上端前内侧和阴茎后下方的囊袋状结构,由皮肤和肉膜组成。皮肤薄而柔软,有少量阴毛。**肉膜**(dartos coat)为浅筋膜,与阴茎的浅筋膜和腹前壁的Scarpa筋膜相续(表7-1)。肉膜内有平滑肌纤维,可随着外界温度的变化而发生收缩和舒张,以调节阴囊内的温度,有利于精子的发育和存活。阴囊表面正中的**阴囊缝**(raphe of scrotum)向深面发出**阴囊中隔**(septum of scrotum),将阴囊分为左、右两腔,每侧容纳睾丸、附睾、输精管的睾丸部和精索下部等(图7-2)。阴囊至睾丸的结构层次为精索外筋膜、提睾肌、精索内筋膜、睾丸鞘膜。

表 7-1　腹前壁层次与阴囊层次和睾丸、精索被膜的关系

腹前壁层次	阴囊、睾丸和精索被膜
皮肤	皮肤
Scarpa 筋膜	阴囊肉膜
腹外斜肌筋膜	精索外筋膜
腹内斜肌	提睾肌
腹横肌	
腹横筋膜	精索内筋膜
腹膜外组织	脂肪组织
壁腹膜	睾丸鞘膜

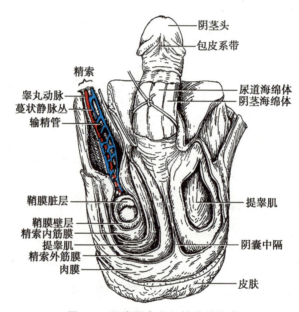

图 7-2　阴囊及睾丸和精索的被膜

2. **睾丸**（testis）　呈扁椭圆形，位于阴囊内，一般左侧睾丸稍低于右侧睾丸。新生儿睾丸的相对体积较大。性成熟期前发育缓慢，性成熟期显著增大。老年的睾丸萎缩变小。睾丸上端与附睾头相邻，后缘与附睾体、附睾尾和输精管的睾丸部相邻。睾丸的血管、神经和淋巴管经睾丸后缘出入。**睾丸动脉**（testicular artery）起自腹主动脉，分布于睾丸，并发分支至附睾。睾丸和附睾的静脉汇合成**蔓状静脉丛**（pampiniform plexus），进入盆腔后汇合成**睾丸静脉**（testicular vein），左侧以直角注入左肾静脉，右侧以锐角注入下腔静脉。精索静脉曲张是指蔓状静脉丛异常扩张和迂曲，发病率为 10%~15%，多发生在左侧。因静脉血回流受阻，睾丸功能受影响，严重者可引起不育。对于有症状的精索静脉曲张患者，可施行高位精索静脉结扎术，近年来，能够用腹腔镜完成该手术。睾丸的淋巴管沿睾丸血管上行，注入腰淋巴结，少数淋巴管注入髂总淋巴结。神经来自肾丛的交感神经。

3. **附睾**（epididymis） 呈新月形，紧贴睾丸的上端和后缘。附睾可分为附睾头、附睾体和附睾尾。附睾尾向上移行为输精管；附睾是结核的好发部位。附睾头和附睾体由睾丸动脉的分支分布，附睾尾由输精管动脉的终末支分布。附睾的静脉参与构成蔓状静脉丛，淋巴管与睾丸的淋巴管汇合。

4. **精索**（spermatic cord） 从腹股沟管深环穿经腹股沟管，出浅环后下行至睾丸上端。精索内有输精管及其血管、睾丸动脉、蔓状静脉丛、生殖股神经的生殖支、淋巴管和鞘韧带等。精索的被膜由外向内依次为精索外筋膜、提睾肌和精索内筋膜（见表7-1）。

5. **输精管**（ductus deferens） 是附睾管的直接延续，长约50cm，壁厚腔小，肌层发达。输精管可分为睾丸部、精索部、腹股沟管部和盆部。精索部位于睾丸上端与腹股沟管浅环之间。在精索内，输精管位于其他结构的后内侧。精索部位于皮下，容易触及，是输精管结扎手术的部位。

6. **阴茎**（penis） 借**阴茎悬韧带**（suspensory ligament of penis）固定于耻骨联合前面。

（1）**结构层次**：阴茎主要由两个阴茎海绵体和一个尿道海绵体构成，包被筋膜和皮肤（图7-3）。

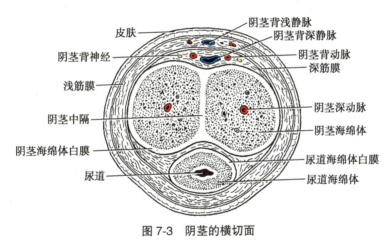

图7-3 阴茎的横切面

1）**皮肤**：薄而柔软，富有伸展性。前端的双层皮肤皱襞为**包皮**（prepuce），在包皮和阴茎头腹侧中线处连有**包皮系带**（frenulum of prepuce）。

2）**浅筋膜**：阴茎浅筋膜疏松无脂肪，与尿生殖膈下面的Colles筋膜、阴囊肉膜和腹前壁的Scarpa筋膜相续，内有阴部外动脉发出的阴囊前动脉和阴部内动脉发出的阴囊后动脉的分支、阴茎背浅静脉和淋巴管等。

3）**深筋膜**：即Buck筋膜，与阴茎海绵体白膜之间有阴茎背深静脉及其两侧的阴茎背动脉和阴茎背神经。做包皮环切术或阴茎手术时，可在阴茎背面两侧阻滞麻醉阴茎背神经。

4）**阴茎海绵体白膜**（albuginea of penis cavernous body）：分别包裹每个海绵体，并在阴茎海绵体之间形成**阴茎中隔**（septum of penis）。

5）**海绵体**：①**阴茎海绵体**（cavernous body of penis）：后端以阴茎脚附着于耻骨下支和坐骨支，前端嵌入阴茎头底的陷凹内。阴茎海绵体中央有阴茎深动脉。②**尿道海绵体**（cavernous body of urethra）：位于阴茎海绵体的腹侧，后端的膨大为尿道球，前端的膨大形成阴茎头。

第七章 会 阴

> **临床问题 7-1:包皮过长、包茎**
>
> 婴幼儿包皮包裹整个阴茎头,但随着年龄增长,包皮逐渐退缩至冠状沟。包皮过长是指包皮遮盖阴茎头和尿道外口,但包皮翻转后能够显露阴茎头。包茎是指包皮不能翻转至冠状沟,常因包皮口狭窄或包皮与阴茎头粘连所致。患包茎时,因存积包皮垢而常引起阴茎头包皮炎,甚至诱发阴茎癌,因此,应做包皮环切手术。手术中勿损伤包皮系带,以免术后影响阴茎勃起。

(2) **血管、神经和淋巴引流**:阴茎主要由阴茎背动脉和阴茎深动脉供血,阴茎背浅静脉注入阴部外静脉。阴茎背深静脉经耻骨弓状韧带和会阴横韧带之间入盆腔,分为左、右两支,注入前列腺静脉丛。阴茎的感觉神经为阴茎背神经,交感神经来自盆丛,副交感神经来自盆内脏神经。副交感神经为阴茎的勃起神经,损伤后可发生勃起功能障碍(图7-4)。阴茎的淋巴管注入腹股沟浅淋巴结、腹股沟深淋巴结。

(二) 男性尿道

男性尿道(male urethra)(见图6-6)起自膀胱的尿道内口,止于阴茎头的尿道外口。长 16~22cm,内径 5~7mm。根据尿道走行分为 3 部分:①**前列腺部**(prostatic part):长约 2.5cm,穿经前列腺。后壁的纵行隆起为尿道嵴(urethral ridge),嵴的中部膨大称**精阜**(seminal colliculus)。精阜上有射精管的开口,侧壁上有许多前列腺排泄管的开口。②**尿道膜部**(membranous part of urethra):长约 1.2cm,斜穿尿生殖膈。周围有尿道膜部括约肌环绕。③**尿道海绵体部**(cavernous part of urethra):长约 15cm,穿经尿道海绵体。阴茎头处的扩大为舟状窝。临床上将海绵体部称为前尿道,将前列腺部和膜部合称为后尿道。

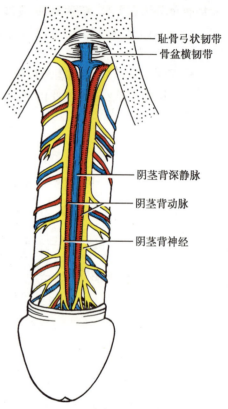

图 7-4 阴茎背血管和神经

(标注:耻骨弓状韧带、骨盆横韧带、阴茎背深静脉、阴茎背动脉、阴茎背神经)

尿道有三个狭窄、三个膨大和两个弯曲。狭窄位于**尿道内口**、**膜部**和**尿道外口**,是尿道结石容易嵌顿的部位。膨大位于**前列腺部**、**尿道球部**和**舟状窝**。尿道结石绝大多数来自肾和膀胱,半数以上尿道结石位于前尿道。对于尿道结石尽量不做尿道切开取石,以免损伤尿道引起狭窄等。可将前尿道结石轻轻挤出或用器械取出,将后尿道结石用尿道探条推入膀胱内再处理。**耻骨下弯**(subpubic curvature)位于耻骨联合下方 2cm,凹向上,由前列腺部、膜部和海绵体部起始部构成,**耻骨前弯**(prepubic curvature)位于耻骨联合前下方,阴茎根与阴茎体之间,凹向下。阴茎勃起或将阴茎上提时,耻骨前弯可消失。经尿道插入膀胱镜或导管时,应注意尿道的狭窄和弯曲,以免损伤尿道。

临床问题 7-2：男性尿道损伤与尿外渗

男性尿道损伤常见于骑跨姿势时会阴部受撞击所致，有时也可由于粗暴地置入器械、骨盆骨折造成。尿道膜部的位置固定，与海绵体部相接处管壁最薄，是最易损伤之处。由于盆底和会阴部筋膜的限制及会阴、阴囊与腹前外侧壁下部各层次间的特殊关系，不同部位尿道破裂、尿液外渗的部位和蔓延方向各不相同。如仅尿道海绵体部有破裂，阴茎深筋膜完好，渗出尿液可被局限在阴茎范围。如阴茎深筋膜也破裂，尿液则可随阴茎浅筋膜蔓延到阴囊和腹前壁。如尿生殖膈下筋膜与尿道球连接的薄弱处破裂，尿液可渗入会阴浅隙，再进入阴囊、阴茎，并越过耻骨联合扩散到腹前壁。如尿道破裂在尿生殖膈以上，尿液将渗于盆腔的腹膜外间隙内（图 7-5）。

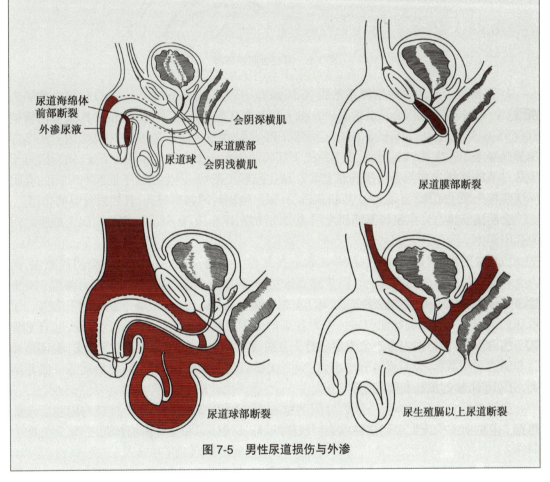

图 7-5 男性尿道损伤与外渗

（三）男性生殖区的层次结构

1. **皮肤和浅筋膜** 皮肤被以阴毛，富有汗腺及皮脂腺。浅筋膜分为浅、深两层，浅层为脂肪层，深层为膜性层，称**会阴浅筋膜**（superficial fascia of perineum）或称 Colles 筋膜。会阴浅筋膜向前与阴囊的肉膜、阴茎的浅筋膜和腹前壁的 Scarpa 筋膜相续，向后至尿生殖区后缘处与尿生殖膈上、下筋膜相愈着，两侧附着于耻骨下支、坐骨支和坐骨结节（图 7-6）。

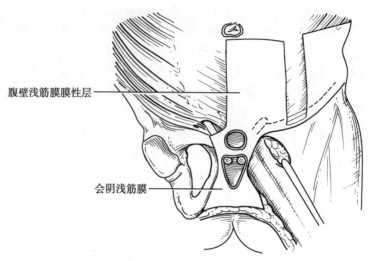

图 7-6 男性会阴浅筋膜

2. 深筋膜 分为**尿生殖膈下筋膜**(inferior fascia of urogenital diaphragm)和**尿生殖膈上筋膜**(superior fascia of urogenital diaphragm),两者在其前、后缘互相愈着,前缘形成**会阴横韧带**(transverse ligament of perineum)。会阴横韧带与耻骨弓状韧带之间有一裂隙,内有阴茎背深静脉穿经。尿生殖膈上筋膜、尿生殖膈下筋膜两侧附着于坐骨支和耻骨下支,向后附着于坐骨结节的连线上并与会阴浅筋膜愈着。尿生殖膈上筋膜、尿生殖膈下筋膜与其间的会阴深层肌构成**尿生殖膈**(urogenital diaphragm)。尿生殖膈封闭盆膈裂孔,有加强盆膈的作用。

会阴浅筋膜与尿生殖膈下筋膜之间为会阴浅隙,尿生殖膈下筋膜、尿生殖膈上筋膜之间为会阴深隙。

(1) **会阴浅隙**(superficial perineal space):又称为**会阴浅袋**(图 7-6)。在会阴浅隙内,两侧坐骨支和耻骨下支的边缘上有阴茎海绵体左脚、阴茎海绵体右脚附着,脚表面覆盖一对坐骨海绵体肌。尿道海绵体后端(尿道球)在正中线上,贴附于尿生殖膈下筋膜的下表面。尿道球的下表面有球海绵体肌覆盖。一对狭细的会阴浅横肌位于会阴浅隙的后份,起自坐骨结节的内前份,横行向内止于会阴中心腱。会阴浅隙内还有会阴动脉的两条分支(会阴横动脉和阴囊后动脉)。会阴横动脉细小,在会阴浅横肌表面向内侧走行;阴囊后动脉一般为两支,分布于阴囊的皮肤和肉膜。

会阴神经(perineal nerve)伴行会阴动脉进入会阴浅隙,发出阴囊后神经与阴囊后动脉伴行。它的肌支除支配会阴浅隙内会阴浅横肌、球海绵体肌和坐骨海绵体肌之外,还支配会阴深隙内的会阴深横肌、尿道括约肌、肛门外括约肌和肛提肌(图 7-7)。

由于会阴浅筋膜(Colles 筋膜)与阴囊肉膜、阴茎浅筋膜、腹前壁浅筋膜深层(Scarpa 筋膜)相延续,会阴浅隙向前上开放,与阴囊、阴茎和腹壁通连。

(2) **会阴深隙**(deep perineal space):又称为**会阴深袋**。会阴深隙内的主要结构为一层扁肌,张于耻骨弓。前面的大部分围绕尿道膜部称为**尿道括约肌**(urethral sphincter),后面的纤维起自坐骨支内侧面,行向内附着于会阴中心腱,称为会阴深横肌。会阴深隙内的尿道球腺位于尿道膜部后外侧。阴茎动脉进入会阴深隙后,发出尿道球动脉和尿道动脉,尿道动脉穿尿生殖膈下筋膜,进入尿道海绵体;其主干分为阴茎背动脉和阴茎深动脉,从会阴深隙进入

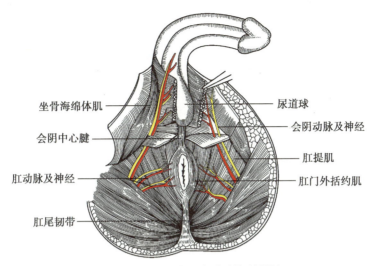

图 7-7 肛区和会阴浅隙结构(男性)

会阴浅隙,分别行至阴茎的背面和穿入阴茎海绵体。与阴茎动脉和分支伴行的有阴茎静脉和属支,阴茎背神经也与阴茎背动脉伴行至阴茎背面(图 7-8)。因尿生殖膈下筋膜、尿生殖膈上筋膜在前后端都愈着,会阴深隙实为一密闭的间隙。

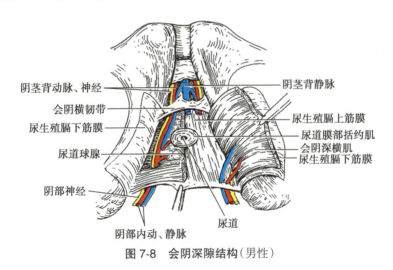

图 7-8 会阴深隙结构(男性)

二、女性尿生殖区

(一) 女性外生殖器

女性外生殖器又称**女阴**(vulva)(图 7-9)。耻骨联合前面的皮肤隆起为阴阜,青春期生出阴毛,皮下富有脂肪。阴阜向两侧后外延伸为大阴唇。位于大阴唇内侧的皮肤皱襞,光滑无毛,为小阴唇。两侧小阴唇后端借阴唇系带连接,前端在阴蒂旁分叉,上层行于阴蒂上方,与对侧相连形成阴蒂包皮,下层在阴蒂下方与对侧连接形成阴蒂系带。阴蒂的游离端为阴蒂头,为圆形小结节。左右小阴唇之间为**阴道前庭**(vaginal vestibule),前庭中央有阴道口,口周围有处女膜或处女膜痕。阴道口后外侧左右各有一前庭大腺的开口,后方与阴唇后连合之间有一陷窝,为阴道前庭窝。尿道外口位于阴道口的前方,阴蒂后方 2cm 左右。

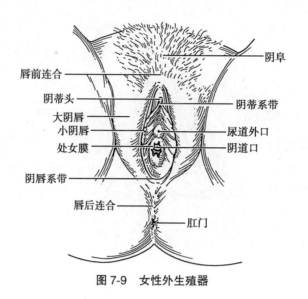

图 7-9 女性外生殖器

（二）女性尿道

女性尿道（female urethra）较男性尿道粗、短、直，长 3~5cm，易于扩张。起自尿道内口，向前下方穿过尿生殖膈，终于阴道前庭的尿道外口。尿道内、外口分别有尿道内括约肌和尿道阴道括约肌环绕。尿道前方有耻骨联合，后方有阴道相邻（见图 6-7）。

> **临床问题 7-3：尿道逆行感染、尿瘘**
>
> 女性尿道粗、短、直，尿道检查比男性容易，外伤少见，但容易发生逆行感染，因此，女性膀胱炎比男性多见。尿道后面为阴道，两者的壁紧贴在一起；分娩若胎头在阴道内滞留时间过长，胎头嵌压在耻骨联合下，软产道组织可发生缺血性坏死，产后可形成尿瘘，尿液自阴道流出。

（三）女性尿生殖区层次结构

女性尿生殖区的层次结构基本与男性相似，有会阴浅筋膜、尿生殖膈上筋膜、尿生殖膈下筋膜，浅层会阴肌、深层会阴肌，并形成浅、深两个间隙。女性的两个间隙因尿道和阴道通过，被不完全分隔开，故没有如男性尿外渗的临床意义。前庭球和球海绵体肌也被尿道和阴道不完全分开，但前庭大腺位于会阴浅隙内。

女性尿生殖区内血管、神经的来源、走行和分布，也基本与男性一致，仅阴茎和阴囊的血管、神经变为阴蒂和阴唇的血管、神经。

（四）会阴中心腱

会阴中心腱（perineal central tendon）又称**会阴体**（perineal body）。男性位于肛门与阴囊根之间，女性位于肛门与阴道前庭后端之间。在矢状位上，呈楔形，尖朝上、底朝下，深 3~4cm。附着于此处的肌有：肛门外括约肌、球海绵体肌、会阴浅横肌、会阴深横肌、尿道阴道括约肌（男性为尿道括约肌）和肛提肌。会阴中心腱具有加固盆底承托盆内脏器的作用，分娩时此处受到很大的张力而易于破裂，所以要注意保护。

> **临床问题 7-4：会阴体破裂、会阴切开术**
>
> **会阴体破裂**：女性会阴体是一个特别重要的结构，因为它是盆腔脏器的主要支持结构。分娩时，常出现撕破会阴肌附着点的情况，使得阴道后壁的下部失去支持，引起阴道从阴道口脱出。外伤、炎症和感染也会引起会阴体破裂，进一步可能会形成一个与阴道前庭相通的瘘管（异常通道）。会阴体薄弱和肛提肌的耻骨直肠部和耻骨尾骨部的分离，是直肠突出的主要解剖原因，直肠突出指的是直肠向阴道壁形成疝状突出。
>
> **会阴切开术**：在阴道手术和分娩时，常行会阴切开术，即在会阴体和阴道后壁的下端做一个外科切口，目的是扩大阴道口而防止会阴肌的撕裂。会阴体是分娩时会阴正中切开术切开的主要结构。尽管常规预防性的切口仍存在争议，但产科医生认为，会阴切开术降低了会阴体过度松弛和盆膈及会阴肌外伤的发生率。

（周启良）

第三节 肛 区

肛区又称**肛三角**，位于两侧坐骨结节和尾骨尖之间，内有肛管和坐骨肛门窝等。肛门周围的皮肤形成放射状皱襞，富有汗腺和皮脂腺，男性长有肛毛。浅筋膜内含有较多的脂肪，尤其在坐骨肛门窝。

一、肛管和肛门括约肌

（一）肛管

肛管（anal canal）长 3~4cm，上端在盆膈处接直肠，下端终于肛门。肛管内面有 6~10 条纵行的黏膜皱襞，称**肛柱**（anal column），相邻肛柱下端之间的半月形黏膜皱襞称**肛瓣**（anal valve）。肛瓣与相邻肛柱之间围成开口向上的**肛窦**（anal sinus），窦内常存积粪屑，容易感染，引起肛窦炎，甚至导致肛瘘或坐骨肛门窝脓肿。肛柱下端和肛瓣下缘形成环形的**齿状线**（dentate line）。由于胚胎来源等因素，齿状线上、下的上皮、血管分布、淋巴引流和神经分布是不同的（表 7-2）。

表 7-2 齿状线上、下结构的比较

项目	齿状线以上	齿状线以下
上皮	单层立方上皮（黏膜）	复层扁平上皮（皮肤）
动脉	直肠下动脉	肛动脉
静脉	直肠上静脉（肝门静脉系）	肛静脉（下腔静脉系）
淋巴引流	髂内淋巴结	腹股沟浅淋巴结
神经分布	内脏神经（痛觉不敏感）	躯体神经（痛觉敏感）

齿状线稍下方有一环形光滑区，称**肛梳**（anal pecten）。肛梳稍隆起，宽约 1cm。由于深面有静脉丛，活体上呈浅蓝色。肛梳下缘处有一环形线，称**白线**（white line）。肛诊时，在白

线处可触及环形浅沟,为肛门内括约肌、肛门外括约肌的分界处。肛裂是齿状线下方肛管皮肤裂伤后形成的小溃疡,呈梭形或椭圆形,方向与肛管纵轴平行;肛裂可导致肛周脓肿。

临床问题 7-5:痔

肛管黏膜下层和皮下组织内含有丰富的静脉丛;如果静脉血液淤积,可发生静脉曲张,形成痔,突向肛腔或体外。内痔位于齿状线以上,外痔位于齿状线以下,跨越齿状线的痔为混合痔。内痔被覆黏膜,受自主神经支配,一般无疼痛,可有坠胀感;外痔被覆皮肤,受躯体神经支配,对疼痛的刺激非常敏感。

(二)肛门括约肌

位于肛管周围,包括肛门内括约肌和肛门外括约肌(图 7-10)。

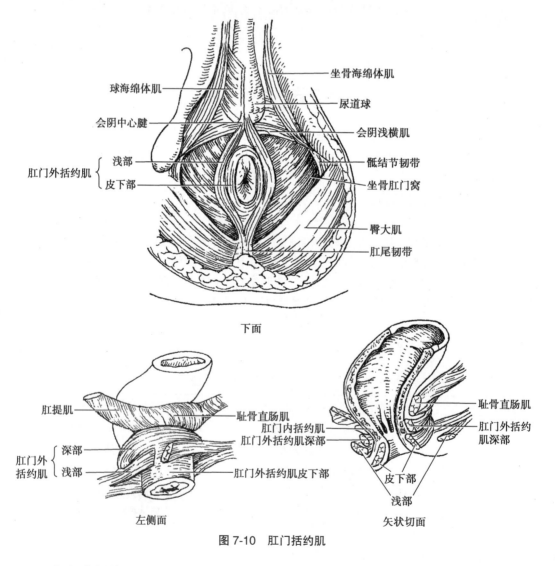

图 7-10 肛门括约肌

1. **肛门内括约肌**(sphincter ani internus) 为肛管壁内环行肌层明显增厚形成,属不随意肌,有协助排便的作用,但无括约肛门的作用。

2. **肛门外括约肌**(external anal sphincter) 为环绕肛门内括约肌周围的横纹肌。按位置,肛门外括约肌分为皮下部、浅部和深部。浅部和深部具有较强的括约肛门的作用。

(1) **皮下部**(subcutaneous part):位于肛管下端皮下,肛门内括约肌的下缘和肛门外括约肌的下方。肌束呈环形,前方附着于会阴中心腱,后方附着于肛尾韧带。直肠纵行肌和肛提肌及其筋膜的部分组织经肛门内括约肌与肛门外括约肌的皮下部之间,至白线处的皮下。如果手术时切断皮下部肌束,不会引起大便失禁。

(2) **浅部**(superficial part):位于皮下部之上,肌束呈椭圆形围绕肛门内括约肌下部,前方附着于会阴中心腱,后方附着于尾骨下部和肛尾韧带,与肛管结合不紧密。

(3) **深部**(deep part):位于浅部上方,肌束呈厚的环形带围绕肛门内括约肌上部,前方许多肌纤维与会阴浅横肌交织,特别是女性;后方部分肌纤维附着于肛尾韧带,上部肌纤维与耻骨直肠肌交织。

肛门外括约肌的浅部和深部、耻骨直肠肌、肛门内括约肌和直肠纵行肌在直肠与肛管移行处构成**肛管直肠环**(anorectal ring)。肛管直肠环在后方和两侧较发达。手术中不慎切断该肌环时,可引起大便失禁。

二、坐骨肛门窝
(一) 境界

坐骨肛门窝(ischioanal fossa)位于肛管两侧,为尖朝上的楔形腔隙,容积约为60~90ml(图7-11)。坐骨肛门窝由一尖、一底和四壁构成:尖由盆膈下筋膜与闭孔筋膜汇合而成,底为浅筋膜和皮肤,前壁为尿生殖膈,后壁为骶结节韧带和臀大肌,内侧壁为肛门外括约肌、肛提肌、尾骨肌及盆膈下筋膜,外侧壁为坐骨结节和闭孔内肌及其筋膜。坐骨肛门窝向前、后伸展形成前隐窝和后隐窝,前隐窝位于肛提肌与尿生殖膈之间,后隐窝位于臀大肌、骶结节韧带与尾骨肌之间。

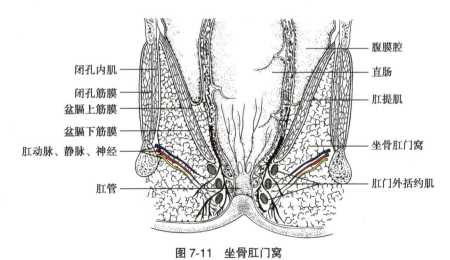

图7-11 坐骨肛门窝

坐骨肛门窝经坐骨小孔与臀肌间隙相通。左、右坐骨肛门窝经**肛尾间隙**(anococcygeal space)相通。肛尾间隙位于肛管和尾骨之间,上界为肛提肌,下界为肛尾韧带。坐骨肛门窝为脓肿的好发部位。

（二）内容

坐骨肛门窝内有血管、神经和大量脂肪组织等。

1. **阴部内动脉**（internal pudendal artery） 起自髂内动脉，经梨状肌下孔出盆腔，绕坐骨棘后面，继而穿坐骨小孔至坐骨肛门窝。主干经坐骨肛门窝外侧壁的**阴部管**（pudendal canal）前行，阴部内动脉在阴部管内发出 2~3 支肛动脉，向内侧穿过坐骨肛门窝脂肪，分布于肛门周围的肌和皮肤；至阴部管前端时，分为会阴动脉和阴茎动脉（女性为阴蒂动脉）进入尿生殖区（图 7-12）。

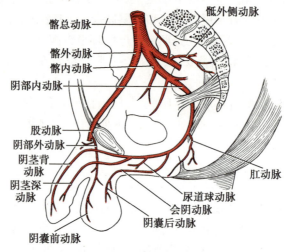

图 7-12 阴部内动脉分支

2. **阴部内静脉**（internal pudendal vein） 齿状线以下的直肠静脉丛汇集成肛静脉，注入阴部内静脉。阴部内静脉与同名动脉伴行，注入髂内静脉。

3. **阴部神经**（pudendal nerve） 自骶丛发出，与阴部内血管伴行，在阴部管内发出肛神经，该神经分布于肛门外括约肌、肛管下部和肛门周围的皮肤。阴部神经至阴部管前端分为会阴神经和阴茎背神经（女性为阴蒂背神经）进入尿生殖区（图 7-13）。经皮刺向坐骨棘的下方，进行阴部神经阻滞麻醉（图 7-14）。

> **临床问题 7-6：阴部神经阻滞麻醉，坐骨肛门窝积脓、瘘管**
>
> **阴部神经阻滞麻醉**：阴部管位于坐骨肛门窝侧壁上，为阴部内血管和阴部神经穿经闭孔筋膜的裂隙，又称 Alcock 管。由于阴部神经在走行中绕坐骨棘，故会阴手术时，常在坐骨结节与肛门连线的中点进针行阴部神经阻滞麻醉（图 7-14）。
>
> **坐骨肛门窝积脓、瘘管**：坐骨肛门窝内脂肪血供较差，并与肛管紧密相邻，很容易发生感染。感染常从黏膜侧方开始，穿过肛门外括约肌进入坐骨肛门窝，形成脓肿可从肛管后面扩散到对侧坐骨肛门窝，但很少向上溃破肛提肌。另外，肛周毛囊或汗腺感染也可引起坐骨肛门窝脓肿。肛瘘是因为脓肿加重或治疗不当所致；脓肿向周围皮肤溃破即形成肛瘘，其中一个瘘口在肛管或直肠下部，另一个瘘口在邻近肛门的皮肤表面。

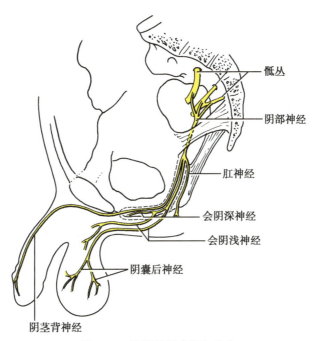

图 7-13 阴部神经走行和分支

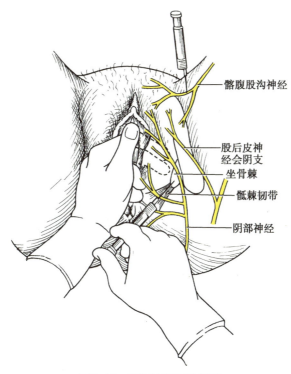

图 7-14 阴部神经阻滞麻醉

(刘华龙)

第四节 会阴的解剖操作

一、标本体位与切口

(一)标本体位

仰卧,屈髋、屈膝,悬吊下肢使之分向两边;也可利用已经解剖完下肢和臀部的标本,取俯卧位,垫高耻骨联合部,进行会阴部解剖和观察。

(二)皮肤切口

(1) 自尾骨尖沿会阴缝,环行绕过肛门和阴囊(小阴唇)至耻骨联合下缘,用解剖刀做中央纵行切口。

(2) 再自尾骨尖经左、右坐骨结节折向耻骨联合前缘,做"〈"形切口。

(3) 将会阴皮肤翻向耻骨联合前面。

二、解剖尿生殖区(尿生殖三角)

(一)解剖阴茎

1. **皮肤切口** 从耻骨前方沿正中线向阴茎背做纵行切口至包皮;阴茎皮肤薄,切口不宜过深。

2. **解剖浅筋膜和阴茎背浅静脉** 向两侧剥离皮片,观察阴茎浅筋膜包裹阴茎,并向上与腹壁浅筋膜Scarpa筋膜相延续。游离出浅筋膜内的阴茎背浅静脉,追踪至其注入股部浅静脉。

3. **解剖深筋膜** 沿皮肤切口切开浅筋膜并翻向两侧,观察阴茎深筋膜包裹阴茎的三条海绵体,并向上连于阴茎悬韧带。

4. **解剖阴茎深静脉、阴经背动脉和神经** 同样沿皮肤切口切开深筋膜翻向两侧,寻找阴茎背面正中线上的阴茎背深静脉,以及两侧的阴茎背动脉和神经。追踪阴茎背深静脉到其通过耻骨弓状韧带与会阴横韧带之间的间隙进入盆腔。同时证实血管、神经的深面为包括海绵体的白膜。

5. **横断阴茎体** 在阴茎体的中份,横行切断阴茎的三条海绵体,留尿道面的皮肤连接两端阴茎。在横断面上观察白膜、海绵样结构和尿道。将近侧端的尿道海绵体从阴茎海绵体上分离,证实两阴茎海绵体中隔紧密连接,不能分离。

(二)解剖阴囊

用解剖刀从阴囊缝纵行切开阴囊皮肤,观察深层的肉膜。探查会阴浅隙,沿阴囊根部向坐骨结节方向切开会阴浅筋膜,将肉膜和会阴浅筋膜翻向外侧。用手指伸入会阴浅隙,摸清会阴浅筋膜和阴囊肉膜向后越过会阴浅横肌与尿生殖膈下筋膜后缘的相连状态,以及在两侧附着于耻骨弓的情况。用刀柄向腹前外侧壁的方向探查,可顺利地越过耻骨联合前面,伸到Scarpa筋膜的深面,故会阴浅隙向前开放,通向腹前外侧壁、阴茎和阴囊。

(三)解剖会阴浅隙

用镊子和解剖刀剥去Colles筋膜,暴露会阴浅隙。

1. **解剖阴部神经的分支** 在坐骨结节内侧的前方,找出阴部神经分出的会阴神经皮支(阴囊或阴唇后神经),以及与其伴行的会阴动脉的分支。

2. **解剖会阴浅隙内的肌** 解剖会阴浅隙内的3对小肌包括:①会阴浅横肌,位于尿生殖区后缘处,其肌束由坐骨结节行向会阴中心腱(会阴体)。②球海绵体肌,肌纤维呈羽毛状,包绕尿道球和尿道海绵体后部,其最前份的纤维终止于阴茎背面;在女性,该肌围绕阴道前庭两侧,并覆盖在前庭球和前庭大腺表面,又称阴道括约肌。③坐骨海绵体肌,位于尿生殖区的两侧,附着于耻骨下支和坐骨支,并覆盖在阴茎(蒂)脚。追踪会阴神经发出至上述3肌的肌支。

3. **解剖尿道球或前庭球** 用解剖刀从中线切开球海绵体肌和坐骨海绵体肌,翻向外侧,显露其深面的尿道球(或前庭球)和尿道海绵体以及阴茎(蒂)脚。在女性,由前庭球的后端,解剖显露前庭大腺,腺管开口于小阴唇和处女膜间的浅沟内。

4. **用解剖刀切断尿道膜部** 将尿道球(在女性可移除前庭球和前庭大腺)与尿生殖膈下筋膜分离,显露会阴膜。先观察会阴膜的形态、质地和附着,后追踪阴茎(蒂)背神经和动脉穿此筋膜前缘处,至阴茎(蒂)背部。用手将阴茎(蒂)脚从耻骨弓下剥离,显示阴茎(蒂)深动脉在阴茎(蒂)脚深面进入阴茎(蒂)海绵体内。

(四)**解剖会阴深隙**

用解剖刀沿两侧缘和后缘切开尿生殖膈下筋膜,将其翻向前,暴露会阴深隙。用解剖镊精细剖查会阴深隙结构。会阴深横肌位于会阴浅横肌的深面,它们之间有尿生殖膈下筋膜隔开,并有支配阴茎(蒂)的动脉和神经通过。在男性,找出围绕尿道膜部周围的尿道外括约肌和阴部内动脉至阴茎的动脉。找到尿道球动脉,沿此动脉找出埋藏于深横肌内的尿道球腺。该腺约豌豆大小,被尿道括约肌覆盖,常难以辨认。清理与阴茎背神经伴行的阴茎背动脉,并在其外侧辨认穿尿生殖膈下筋膜而来的阴茎(蒂)深动脉。在女性,会阴深隙内有会阴深横肌和尿道阴道括约肌等结构,男性和女性相似。

三、**解剖肛区**(肛三角)

此区在臀部解剖完毕后进行,首先清除此区残留的皮肤,以及附着于骶结节韧带上的臀大肌,证实肛区的周界。

1. **解剖观察坐骨肛门窝** 用剪刀和镊子钝性分离清除坐骨结节内侧(即坐骨肛门窝内)的脂肪组织,注意不要伤及横过此窝的肛血管和肛神经。

2. **解剖肛门外括约肌** 用剪刀和镊子钝性分离肛管外周脂肪组织,暴露肛门外括约肌,辨认肛门外括约肌的皮下部、浅部和深部。肛门外括约肌的皮下部与皮肤紧密相连。

3. **解剖阴部内血管和阴部神经**

(1)显露阴部内血管、神经:在坐骨结节内侧3~4cm处、坐骨肛门窝的外侧壁,由前向后用解剖刀纵行切开阴部管,显露其中的阴部内血管和阴部神经。

(2)解剖坐骨小孔:切断骶结节韧带下端,向上翻起,用解剖镊修洁,追踪阴部内血管和阴部神经至坐骨小孔处,观察它们经坐骨小孔进入坐骨肛门窝的情况。解剖暴露其主要分支:肛血管、肛神经、会阴神经和会阴血管。

4. **显露坐骨肛门窝各壁** 用剪刀和镊子钝性修洁坐骨肛门窝内、外侧壁,注意观察覆盖于肛提肌和闭孔内肌的筋膜,注意保留窝前界会阴浅横肌及会阴深横肌后面的筋膜。再检查坐骨肛门窝的形态;用刀柄探查其前隐窝伸向尿生殖膈上方,后隐窝伸向臀大肌的深面,直至骶结节韧带。

(刘华龙)

第七章 会 阴

1. 产科会阴正中切开时,切开的主要结构是什么?为什么切开是有益的?

2. 患者,男性,31岁,建筑工人。沿钢梁行走时,不慎摔下,骑跨在横梁上。由于睾丸和会阴受到外伤,患者感到剧痛;随后,便发现阴囊肿胀变色,排尿时,仅见几滴血尿,遂去医院就诊。经查诊断为:尿道海绵体部近端破裂合并尿外渗。

问题:

(1) 当患者排尿时,无尿液排出,尿液可能流向何处?

(2) 尿液为什么不能流向后方、侧方或进入小骨盆?

3. 患者,男性,48岁。常排带血粪便,当用力排便时,能感到肛门内有突出物,医生查体后诊断为内痔。

问题:

(1) 何为内痔?

(2) 分析患者患病的解剖学基础。

4. 产妇28岁,初孕足月待产。产前B超检查胎儿显示为臀位。分娩持续15h后,从阴道口始见到胎儿臀部露出,为避免会阴撕裂,医生决定实施阴道侧切,以防止会阴撕裂,并扩大产道下口。

问题:

(1) 如果会阴撕裂,可能伤及哪些结构?并可留下哪些后遗症?

(2) 为什么选择会阴侧切而不是正前或正后方切?

(3) 会阴由哪些神经支配?侧切前注射麻药行局部神经阻滞麻醉,应在什么部位注射?

第八章

上 肢

部位	重要知识点	临床联系	学习形式
表面解剖	"鼻烟窝"、上肢重要对比关系、提携角、重要血管和神经的体表投影	锁骨骨折、上肢骨常见的变异与畸形	线上微课,标本观察
腋区	腋窝的构成,腋鞘的构成,腋动脉分段,臂丛与腋动脉的关系;臂丛在腋窝的分支、胸长神经、胸背神经的走行。腋窝淋巴结分群及流注关系	臂丛损伤及臂丛神经阻滞麻醉的操作要点;腋窝淋巴结清扫与神经损伤	线上微课和微解剖学习、实地解剖、讨论
三角肌区与肩胛区	肌腱袖的构成及意义、肩胛动脉网、三边孔和四边孔的构成、穿行结构及意义	肌腱袖损伤、肩峰下滑囊炎的临床表现、腋动脉慢性阻塞与肩胛动脉网的侧支代偿	线上微课、实地解剖、讨论
臂部	臂部的筋膜、肌间隔及筋膜鞘、肱骨肌管的位置及内容、重要血管和神经的走行及分支	缺血性骨筋膜隔室综合征,肱骨不同位置骨折与血管和神经的损伤	线上微课、实地解剖、讨论
肘部	肘窝的构成及其内容、肘后三角、肘外侧三角及临床意义	肘关节滑囊炎、肘管综合征	线上微课、实地解剖、讨论
前臂部	前臂神经和血管干的位置、前臂的筋膜、肌间隔和筋膜鞘、前臂屈肌后间隙的位置和交通	骨筋膜隔室综合征	线上微课学习、实地解剖、讨论
手部	腕管的构成及内容、手掌筋膜、掌中区的结构及排列	腕管综合征、腱鞘囊肿、手部肌腱损伤修复、断指再植	线上微课、实地解剖、讨论

上肢位于胸廓外上部,为适应运动灵活的需要,骨骼轻巧,各关节活动度大,关节囊薄而松弛,无坚韧的侧副韧带,肌肉细长且数目多。在其远端有能抓握的重要器官——手,是人类进化的产物,是创造世界文明的特殊劳动工具。手有丰富的神经末梢,因此又被称为第二双"眼睛"。

上肢通过肩部与颈、胸和背部相连。与颈部的界线在前面为锁骨上缘的外 1/3 段,在后面为肩峰至第 7 颈椎棘突连线的外 1/3 段;与胸部的界线在前面为三角肌前缘的上端与腋前襞下缘中点的连线,在后面为三角肌后缘的上端与腋后襞下缘中点的连线。上肢可分为肩、臂、肘、前臂、腕和手。进而,肩再分为腋区、三角肌区和肩胛区;手再分为手掌、手背和手指三区;其余各部再分为前、后两区。

第一节 表面解剖

一、体表标志

(一) 肩部

1. **肩峰**(acromion) 位于肩关节的外上方,与锁骨外侧端相接,是肩部的最高点,为测量上肢长及肩宽的骨性标志。沿肩峰向后内,可摸到**肩胛冈**(spine of scapula),相当于第3胸椎平面;沿肩峰向前内可触及**锁骨**(clavicle)全长。在锁骨中、外1/3交界处下方为**锁骨下窝**,其深部可扣及**喙突**(coracoid process)。可于肩峰的前下外侧摸到**肱骨大结节**(greater tuberosity of humerus)。

2. **三角肌**(deltoid) 从前、外、后包裹肩关节和肱骨上端,形成肩部圆隆的外形。

3. **腋前襞、腋后襞** 腋前襞主要由胸大肌下缘构成,形成腋窝底的前界;腋后襞的深部主要是大圆肌和背阔肌的下缘,构成腋窝底的后界。

> **临床问题 8-1:锁骨骨折**
>
> 常见于摔伤时肩部猛烈撞击着地,或手外伸着地时力量沿前臂和臂部的骨,传导至骨质薄弱的中、外1/3连接部,引起的锁骨骨折。受上肢重量的牵引,斜方肌不能支撑外侧断端,致使肩下垂;外侧断端受臂收肌群(如胸大肌)的牵引,向内、向前移位;内侧断端由胸锁乳突肌牵引斜向上。成人的锁骨相对粗壮不易发生骨折,婴幼儿的锁骨则较细,而易发生骨折。

(二) 臂部

1. **肱二头肌**(biceps brachii) 在屈肘时臂前区由肌腹形成的纵行隆起;两侧为肱二头肌内侧沟、肱二头肌外侧沟,向下直至肘窝。

2. **三角肌粗隆**(deltoid tuberosity) 是三角肌止点,位于臂中部外侧,桡神经在此平面进入桡神经沟;肱骨滋养动脉穿入骨内;喙肱肌在此平面附于肱骨内侧面。

(三) 肘部

1. **肱骨内上髁、肱骨外上髁** 是肘部两侧最突出的骨性隆起,肘关节半屈位时易触及。

2. **肘后窝**(posterior cubital fossa) 为肘关节伸直时位于肱骨外上髁下方和鹰嘴外侧的凹陷,其深面有肱桡关节。当前臂作旋前和旋后运动时,在此处可扣及**桡骨头**(head of radius)。肘后区最显著的隆起为**尺骨鹰嘴**(olecranon process of ulna)。

3. **肱二头肌腱**(tendon of bicepsbrachii) 屈肘时,在肘关节前方,可见明显的肘前横纹,在横纹中点可触及**肱二头肌腱**,其内侧是肱动脉。肘后内侧沟位于肱骨内上髁和尺骨鹰嘴之间,其深面为肱骨的尺神经沟,尺神经走行其中。

(四) 腕部

1. **皮纹** 在腕前区表面有三条皮肤横纹。**腕近侧纹**约平尺骨头;**腕中纹**对应桡腕关节线但不恒定;**腕远侧纹**通过腕关节的最高点,平对屈肌支持带近侧缘。

2. **骨性标志** 在腕部桡侧可触及**桡骨茎突**(styloid process of radius)。在腕背面中点的外侧可触及向后突出的**桡骨背侧结节**(dorsal tubercle of radius),即Lister结节,拇长伸肌腱绕过该结节的外侧。当桡骨下端骨折需做髓内针固定时,此结节可作为进针标志。**尺骨头**(head of ulna)位于腕部尺侧的偏后方,其内后方的突起为**尺骨茎突**(styloid process of ulna)。

3. **肌性标志** 用力握拳时,腕前区有三条纵行的肌腱隆起,正中线上为**掌长肌腱**(tendon of palmaris longus),其深面有正中神经通过;桡侧为**桡侧腕屈肌腱**(tendon of flexor carpi radialis),与桡骨茎突之间有桡动脉经过,是常用的检查脉搏和脉诊的部位;尺侧为**尺侧腕屈肌腱**(tendon of flexor carpi ulnaris)。

4. **解剖学"鼻烟窝(壶)"**(nasopharyngeal fossa) 是腕背面外侧的三角形浅凹,在拇指充分外展和后伸时明显。其桡侧界为**拇长展肌腱**(tendon of abductor pollicis longus)和**拇短伸肌腱**(extensor pollicis brevis tendon),尺侧界为**拇长伸肌腱**(tendon of extensor pollicis longus),近侧界为**桡骨茎突**。窝底为手舟骨和大多角骨。窝内有桡动脉通过,可触及其搏动(图8-1)。

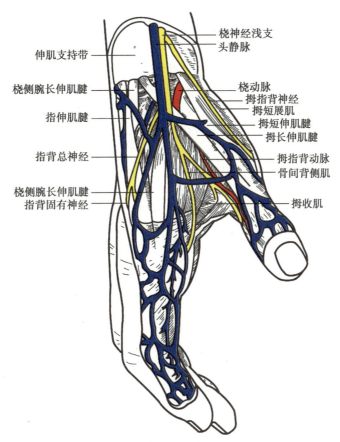

图8-1 鼻烟窝(壶)的结构

(五)手部

1. **皮纹** 手掌有三条掌横纹。**鱼际纹**斜行于鱼际尺侧,近侧与腕远侧纹中点相交,深面有正中神经通过;**掌中纹**形式不一,略斜行于掌中部,桡侧端与鱼际纹重叠;**掌远纹**为横行纹,对第3~5掌指关节的连线,其桡侧端稍弯向第2指蹼处。

2. **骨性标志** 在手部可触及全部掌骨和指骨。

3. **肌性标志** **鱼际**(thenar)位于手掌桡侧,**小鱼际**(hypothenar)位于手掌尺侧。掌心是指手掌中部尖端向上的三角形凹陷。

> **临床问题 8-2：指纹和指甲**
>
> 指纹为指端掌面的指腹皮纹，呈弧形或漩涡状。指纹的形状终身不变，个体差异明显，故常作为个体鉴定的标志。
>
> 指甲为指端背面的皮肤衍生物。指甲深面的真皮称甲床。甲根部的表皮基底层是指甲的生长点，手术时应注意保护。围绕甲根和甲体两侧的皮肤皱襞称甲襞（甲廓），常因损伤后感染而引起甲沟炎。

二、重要的表面解剖

1. **肘后三角**（posterior cubital triangle） 肘关节屈成直角时，肱骨内上髁、肱骨外上髁和尺骨鹰嘴形成的尖向下的等腰三角形称肘后三角。肘关节伸直时，三者位于同一条直线上（图 8-2）。肘关节脱位时，三者的位置关系发生改变，检查时应与健侧进行比较。

2. **肘外侧三角**（lateral cubital triangle） 屈肘成直角时，肱骨外上髁、桡骨头和尺骨鹰嘴形成的尖向前的三角形（图 8-2）。该三角的中心可作为肘关节穿刺的进针点。

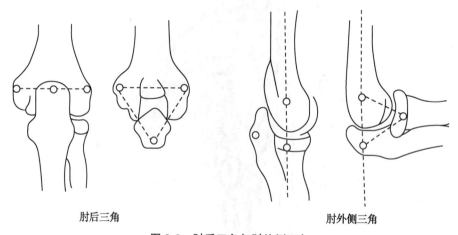

肘后三角　　　　　　　　肘外侧三角

图 8-2　肘后三角与肘外侧三角

3. **上肢的轴线与提携角** 上肢的轴线是自肱骨头的中心起始，经肱骨小头至尺骨头中心的连线。经过肱骨长轴的线称**臂轴**，经过尺骨长轴的线称**前臂轴**。正常情况下前臂伸直时，臂轴与前臂轴不在一条直线上。如使两线相交则构成一个向外开放的角，该角约为165°~170°，其补角为10°~15°，该补角称**提携角**（carrying angle）。前臂旋后时提携角更为明显。提携角在 0°~10° 之间为直肘，<0° 为**肘内翻**，>2° 为**肘外翻**（图 8-3）。上述三种情况均属于肘畸形。外伤后，如骨折对位不良或儿童骨骺损伤，提携角可减小或增大，出现肘内翻或肘外翻。

三、体表投影

临床上进行某些检查或技术操作时，需要了解主要动脉干和神经干在体表的投影位置。一般采取上肢呈外展 90°，肘关节伸直位，掌心向上的姿势（图 8-4）。

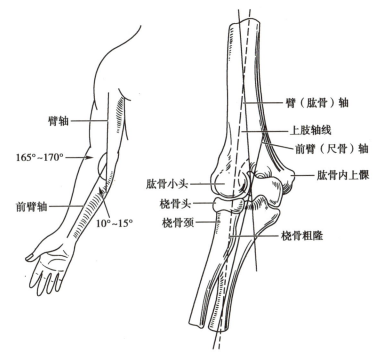

图 8-3 上肢的轴线与提携角

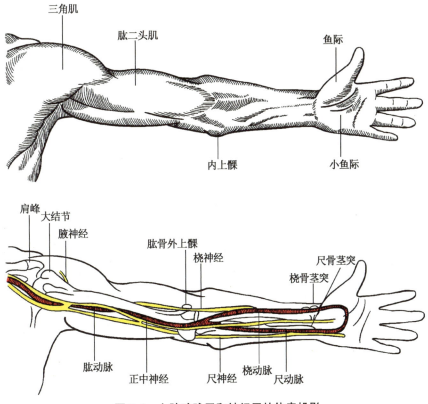

图 8-4 上肢动脉干和神经干的体表投影

（一）动脉干的投影

1. **腋动脉和肱动脉** 自锁骨中点至肘前横纹中点远侧2cm处的连线为两动脉的投影，大圆肌下缘为其分界线。

2. **桡动脉和尺动脉** 从肘前横纹中点远侧2cm处至桡骨茎突的连线为桡动脉的投影，至豌豆骨桡侧的连线为尺动脉的投影。

3. **掌浅弓和掌深弓** 掌中纹与掌中线的交点相当于掌浅弓的顶点，掌深弓位于掌浅弓近侧约1~2cm处。

（二）神经干的投影

1. **正中神经** 在臂部与肱动脉的体表投影一致，在前臂位于从肱骨内上髁与肱二头肌连线的中点向下至腕远侧纹中点稍外侧的连线。在手掌相当于鱼际纹的深面。

2. **尺神经** 在臂部位于从腋窝顶至肘后内侧沟的连线上，在前臂位于从肘后内侧沟至豌豆骨桡侧的连线上。

3. **桡神经** 在臂部位于自腋后襞下缘的外侧端至臂外侧中、下1/3交点处，向下再至肱骨外上髁的斜行连线上。在前臂桡神经浅支位于自肱骨外上髁至桡骨茎突的连线上，桡神经深支位于肱骨外上髁至前臂背面中线的中、下1/3交点处的连线上。

（蒙艳斌）

第二节 腋 区

腋区（axillary region）位于肩关节的下方，臂上部与胸前外侧壁上部之间的区域。当上肢外展时，腋区呈现向上的穹隆状皮肤凹陷，皮肤深面为四棱锥形的腔隙，称**腋窝**（axillary fossa）。腋窝的皮肤较薄，其内含有大量的皮脂腺和大汗腺。若大汗腺分泌过盛而致气味过浓时即"腋臭"。

一、腋窝的构成

腋窝向深部形成一锥体形的腔，由一顶、一底和四壁构成。

窝顶即腋窝的上口，由锁骨中1/3部、第1肋外缘和肩胛骨上缘围成。向上内通颈根部，内有臂丛和血管通过，锁骨下血管于第1肋外缘移行为腋血管（图8-5，图8-6）。

窝底朝向外下方，由皮肤、浅筋膜和腋筋膜构成。**腋筋膜**（axillary fascia）为腋窝底的深筋膜，其与胸肌筋膜和臂部的深筋膜等相连续。皮肤借纤维隔与腋筋膜相连，腋筋膜中央部较薄，有皮神经、浅血管和浅淋巴管穿过而呈筛状，故又称**筛状筋膜**。

前壁由胸大肌（pectoralis major）、胸小肌（pectoralis minor）、锁骨下肌（subclavius）和**锁胸筋膜**（clavipectoral fascia）构成。**锁胸筋膜**是位于喙突、锁骨下肌和胸小肌上缘之间的胸部深筋膜，有**头静脉**（cephalic vein）、**胸肩峰血管**（thoracoacromial vessel）、**胸外侧神经**（lateral pectoral nerve）和淋巴管穿过（图8-7）。臂外展时锁胸筋膜紧张。由于锁胸筋膜与腋鞘紧密相连，结扎腋动脉时宜将臂部贴于胸侧壁，使锁胸筋膜松弛。在锁胸筋膜与胸廓之间有一层疏松结缔组织，在锁骨下窝处特别明显，其向上沿腋鞘与颈根部的疏松结缔组织相续（图8-8）。因此，肩胛舌骨肌锁骨三角的感染或血肿可扩散至腋窝。胸小肌下缘以下的深筋膜与腋筋膜相连，称为腋悬韧带。

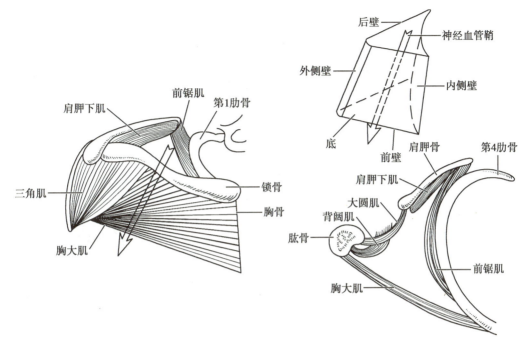

图 8-5 右腋窝的构成

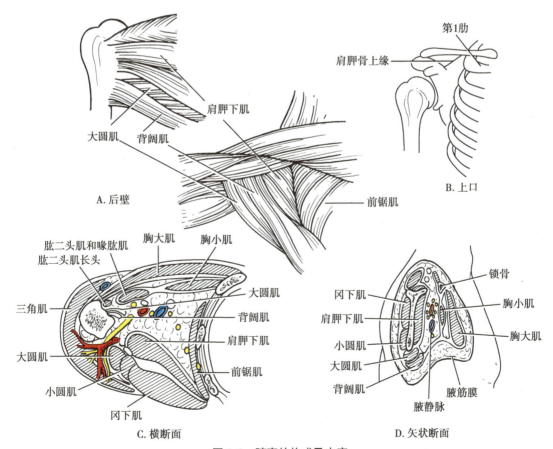

图 8-6 腋窝的构成及内容

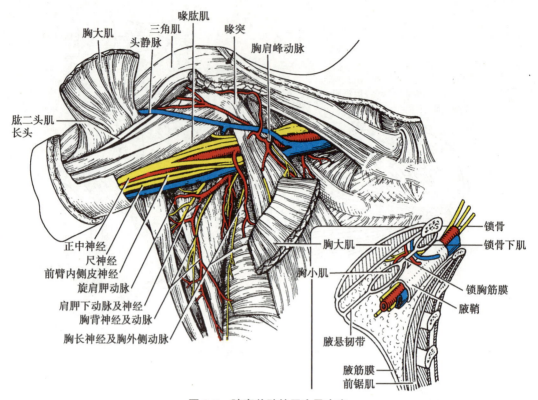

图 8-7 腋窝前壁的层次及内容

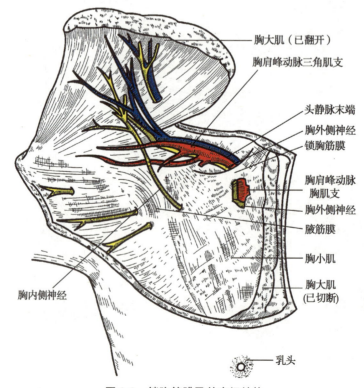

图 8-8 锁胸筋膜及其穿经结构

后壁由**背阔肌**（latissimus dorsi）、**大圆肌**（teres major）、**肩胛下肌**（subscapularis）和**肩胛骨**（scapula）构成。后壁肌肉之间围成两个孔，内侧为**三边孔**（trilateral foramen），外侧为**四边孔**（quadrilateral foramen）。**肱三头肌长头**（long head of triceps brachii）在大圆肌后方及**小圆肌**（teres minor）前方之间穿过，其间形成两个肌间隙（图8-9）。

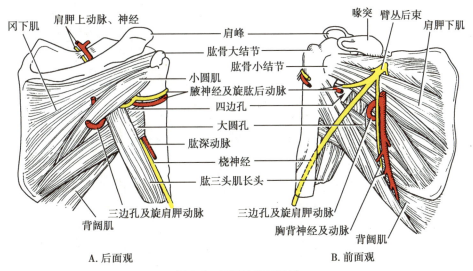

图8-9 三边孔和四边孔

三边孔：上界为小圆肌、肩胛下肌和肩胛骨外侧缘和肩关节囊，下界为大圆肌，外侧界为肱三头肌长头，内有**旋肩胛血管**（circumflex scapular vessel）通过。**四边孔**：上、下界同三边孔，内侧界为肱三头肌长头，外侧界为**肱骨外科颈**（surgical neck of humerus），孔内有**旋肱后血管**（posterior humeral circumflex vessel）和**腋神经**（axillary nerve）通过。

内侧壁由**前锯肌**（serratus anterior）、上4位肋骨及肋间肌构成。来自臂丛锁骨上段的胸长神经行经内侧壁，支配前锯肌。清扫内侧群淋巴结时，易损伤该神经导致前锯肌瘫痪；当患者臂上举时，肩胛骨的内侧缘和下角向外侧移动且向后远离胸后壁，使肩胛骨呈翼状，称为"**翼状肩**"。

外侧壁由喙肱肌、肱二头肌长头、肱二头肌短头和肱骨结节间沟构成。腋血管和臂丛及其分支沿该壁走行，因此喙肱肌可作为辨认腋腔内大血管、神经的标志。

二、腋窝的内容

腋窝内除有大量疏松结缔组织外，主要有臂丛的锁骨下部及其分支、腋动脉及其分支、腋静脉及其属支、腋淋巴结群等（图8-10）。腋窝内神经、血管干被延续的椎前筋膜包裹称**腋鞘**（axillary sheath），临床行腋窝内臂丛锁骨下部神经阻滞麻醉时，需将麻醉药物注入鞘内且不能伤及血管。

（一）腋动脉

腋动脉（axillary artery）自第1肋外侧缘续接锁骨下动脉，至大圆肌和背阔肌下缘延续为肱动脉。腋动脉前方有胸小肌覆盖，故以胸小肌为标志将其分为三段，共发出6个分支（图8-11）。

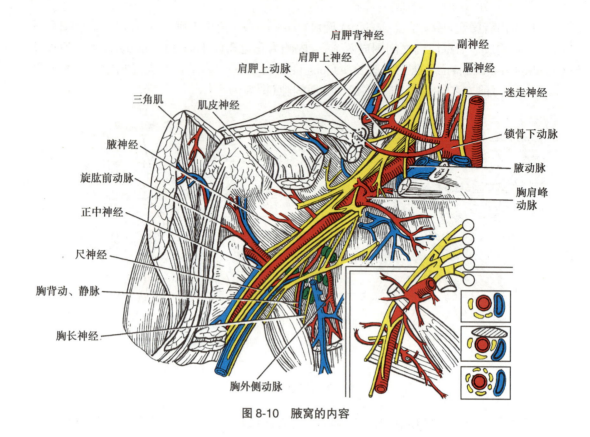

图 8-10 腋窝的内容

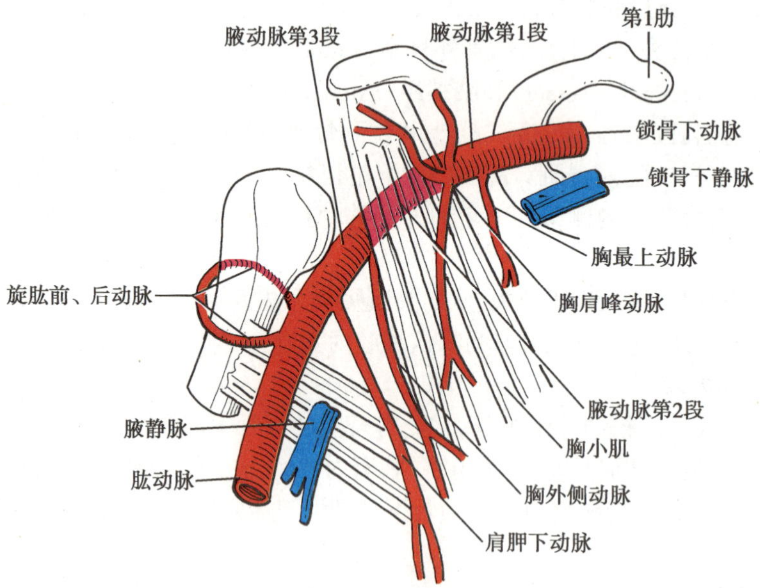

图 8-11 腋动脉的分段与分支

1. 第 1 段　位于第 1 肋外缘与胸小肌上缘之间。前方邻胸大肌及其筋膜、锁骨下肌、锁胸筋膜及穿过该筋膜的血管和神经;后方邻臂丛内侧束、胸长神经、前锯肌和第 1 肋间隙等;外侧邻臂丛后束和外侧束;内侧有腋静脉、胸上动脉及其伴行静脉和腋淋巴结尖群。

主要分支：**胸上动脉**（superior thoracic artery）：细小，出现率约为94％，少数与其他分支共干或起于第2段，该分支分布于第1、2肋间隙前部。

2. **第2段** 位于胸小肌后方，被胸小肌覆盖。前有胸大肌、胸小肌及其筋膜；后邻臂丛后束和肩胛下肌；外侧为臂丛外侧束；内侧为臂丛内侧束和腋静脉。

主要分支：①**胸肩峰动脉**（thoracoacromial artery）：为一短干，穿锁胸筋膜后，立即分为数支，分别营养胸大肌、胸小肌、三角肌和肩峰等。②**胸外侧动脉**（lateral thoracic artery）：于腋中线稍前方，沿前锯肌表面下行，分布于前锯肌、胸大肌和胸小肌。在女性有分支分布至乳房。

3. **第3段** 位于胸小肌下缘至大圆肌下缘之间。前方有胸大肌，且与正中神经内侧根及旋肱前血管紧密相邻；后邻桡神经、腋神经、肩胛下肌、大圆肌腱、背阔肌和旋肱后血管等；外侧有正中神经外侧根、肌皮神经、肱二头肌短头和喙肱肌；内侧为尺神经、前臂内侧皮神经和腋静脉及其周围淋巴结。

主要分支：①**肩胛下动脉**（subscapular artery）：为一短粗的干，沿肩胛下肌下缘向后下方走行，分为**旋肩胛动脉和胸背动脉**。前者穿三边孔至冈下窝，分布于肩肌并参与肩胛动脉网；后者与胸背神经伴行进入背阔肌。②**旋肱后动脉**（posterior humeral circumflex artery）：与腋神经伴行穿四边孔向后，分支分布于三角肌，经肱骨外科颈后方，有分支与旋肱前动脉吻合。③**旋肱前动脉**（anterior humeral circumflex artery）较细，绕过肱骨外科颈前方，与旋肱后动脉吻合。

暴露腋动脉时，宜使患者臂外展，肩部向后上，沿喙突内侧至胸锁关节做弧形切口，然后紧贴喙突切开锁胸筋膜。注意勿损伤胸肩峰动脉和胸外侧神经。腋动脉的第3段位置最表浅，仅被以皮肤、浅筋膜和深筋膜，是容易显露的部位。

（二）腋静脉

腋静脉（axillary vein）位于腋动脉的内侧，两者之间有臂丛内侧束、胸内侧神经、尺神经和前臂内侧皮神经；其内侧有臂内侧皮神经。腋静脉远侧端和近侧端的周围分别有腋淋巴结的外侧群和尖群。当上肢外展时，腋静脉位于腋动脉前面。

腋静脉的属支与腋动脉的分支同名并伴行，头静脉穿过锁胸筋膜注入腋静脉的近端。其管壁愈着于腋鞘和锁胸筋膜，使其管腔保持扩张状态，故一旦损伤易发生空气栓塞。

（三）臂丛

臂丛（brachial plexus）位于腋窝内的部分为臂丛的锁骨下部，围绕在腋动脉的周围，由三个束构成。内侧束是下干前股的延续；外侧束由上、中干的前股合成；后束由三个干的后股合成（图8-12）。在腋动脉第1段，臂丛的内侧、外侧和后束均位于腋动脉的后外侧；在腋动脉第2段，臂丛的三束从内侧、外侧和后方包绕腋动脉；在腋动脉第3段，臂丛各束在腋

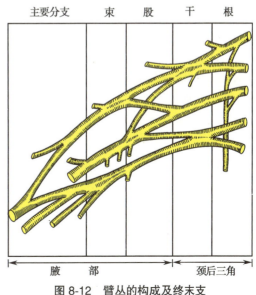

图8-12 臂丛的构成及终末支

动脉周围发出分支。

1. 外侧束

（1）**胸外侧神经**：伴胸肩峰动脉于胸小肌上缘穿锁胸筋膜进入胸大肌深面并分布于该肌。

（2）**肌皮神经**（musculocutaneous nerve）：行向外下方，穿喙肱肌分布于臂前群肌。

（3）**正中神经外侧根**：与斜过腋动脉前方的正中神经内侧根在腋动脉外侧合成**正中神经**（median nerve）。

2. 内侧束

（1）**胸内侧神经**（medial pectoral nerve）：在腋动、静脉之间穿出，经胸小肌深面分布于该肌，并有分支至胸大肌。

（2）**前臂内侧皮神经**（medial antebrachial cutaneous nerve）：于腋动脉、腋静脉之间的前方下行，分布于前臂内侧的皮肤。

（3）**臂内侧皮神经**（medial brachial cutaneous nerve）：较细小，从内侧束的较高部位发出，行于腋静脉的内侧，至臂内侧皮肤。

（4）**尺神经**（ulnar nerve）：在腋动脉、腋静脉之间，前臂内侧皮神经深面下行。

（5）**正中神经内侧根**：与正中神经外侧根合成正中神经。

3. 后束

（1）**桡神经**（radial nerve）：在腋动脉的后方下行，在背阔肌和大圆肌前方进入臂部。

（2）**腋神经**（axillary nerve）：在腋动脉的后方行向外下方，伴旋肱后动脉穿四边孔进入三角肌区。

（3）**肩胛下神经**（subscapular nerve）：通常有 2~3 支，贴肩胛下肌前面下行，分布于肩胛下肌和大圆肌。

（4）**胸背神经**（thoracodorsal nerve）：伴肩胛下血管和胸背血管下行于背阔肌内侧面并支配该肌。

此外，还有起自锁骨上部的**胸长神经**，在臂丛各束的后方下行入腋窝，伴胸外侧动脉在前锯肌表面沿腋中线偏后下降，并支配该肌（见图 8-10）。胸长神经的体表投影相当于背阔肌外侧缘。

临床问题 8-3：臂丛神经阻滞麻醉

做臂丛神经阻滞麻醉时，先在腋窝顶部、胸大肌和背阔肌的止端之间摸到动脉搏动，然后将针尖贴近腋动脉刺入，注意避免产生血肿和神经损伤。当针穿过腋筋膜后，将针缓慢刺入腋鞘，穿腋鞘时有落空感。穿刺位置正确时，患者可能有上肢异感，针体可随动脉的搏动而摆动。固定穿刺针，回吸无血液后，才可注入麻醉药物。在腋动脉上方注射药物可阻滞肌皮神经和正中神经；腋动脉下方注射药物可阻滞桡神经、尺神经和前臂内侧皮神经。

临床问题 8-4：臂丛损伤

臂丛损伤的直接外伤见于刺伤、挫伤、锁骨和第 1 肋骨骨折，间接外伤见于强力牵拉上肢、头颈过度弯向对侧或强力将肩部下压，如重物打击或产伤等。根据损伤发生的部位可分为：

1. **臂丛根损伤** 单一神经根损伤，可不出现临床症状和体征，因为臂丛的每一神经都非独立组成上肢的神经，因此只有在相邻两个神经根同时损伤时，才出现临床症状与体征，将这种现象称单根代偿现象与双根组合现象。臂丛根损伤包括：①上臂丛根损伤，腋神经、肌皮神经、肩胛下神经以及肩胛背神经发生麻痹；临床上主要表现为肩关节不能外展与上举，肘关节不能屈而能伸，上肢外侧感觉大部分丧失。②下臂丛根损伤，尺神经、前臂及臂内侧皮神经及正中神经内侧根出现麻痹；临床的主要表现为手的功能丧失或发生严重障碍，而肩、肘腕关节活动尚好，患侧出现霍纳综合征。

2. **臂丛干损伤** 包括：①臂丛上干损伤，损伤腋神经、肌皮神经与肩胛上神经出现麻痹，桡神经与正中神经出现部分麻痹，其临床症状与体征与上臂丛损伤相似；②臂丛中干损伤，单独损伤极少见，除短暂（2 周左右）出现尺神经支配肌的肌力受影响外，无明显临床症状与体征；③臂丛下干损伤，临床症状与体征与下臂丛损伤雷同，手的功能（屈伸与内收、外展）全部丧失，不能持捏任何物品。

3. **臂丛束损伤** 体征十分典型，根据臂丛外侧束、内侧束和后束分出的神经所支配部位的损伤表现，即可明确诊断。

4. **全臂丛损伤** 损伤早期，整个上肢呈迟缓性麻痹，各关节不能主动运动。由于斜方肌功能存在，耸肩运动依然存在。上肢感觉除肋间臂神经支配的臂内侧上部区域外，其余全部丧失。上肢腱反射均消失，肢体远端肿胀，并出现霍纳综合征。在晚期，上肢肌显著萎缩，关节挛缩，尤以肩关节与指间关节严重。此类损伤治疗非常困难。

（四）腋淋巴结

腋淋巴结（axillary lymph node）数量较多，位于腋静脉及其属支周围的疏松结缔组织中，可分 5 群，每群包括数个淋巴结，淋巴结之间由淋巴管相连（图 8-13）。

1. **胸肌淋巴结**（pectoral lymph node） 又称**前群**，位于胸小肌下缘，沿胸外侧血管排列，收纳胸前外侧壁、脐以上腹壁、乳房外侧部和中央部的淋巴管。其输出淋巴管注入中央淋巴结或尖淋巴结。

2. **肩胛下淋巴结**（subscapular lymph node） 又称**后群**，位于腋窝后壁，沿肩胛下血管排列，收纳肩胛区、胸后壁和背部的淋巴管。其输出淋巴管注入中央淋巴结和尖淋巴结。

3. **外侧淋巴结**（lateral lymph node） 又称**外侧群**，沿腋静脉远侧端排列，收纳上肢的浅、深淋巴管。其输出淋巴管注入中央淋巴结和尖淋巴结，少数也可注入锁骨上淋巴结。

4. **中央淋巴结**（central lymph node） 又称**中央群**，是最大的一群腋淋巴结，位于腋窝底的脂肪组织中，收纳上述 3 群淋巴结的输出淋巴管。其输出淋巴管注入尖淋巴结。

5. **尖淋巴结**（apical lymph node） 又称**内侧群**，位置最高，沿腋静脉近侧端排列，位于胸小肌与锁骨之间、锁胸筋膜的深面，收纳上述腋窝各群淋巴结的输出淋巴管及乳房上部的淋

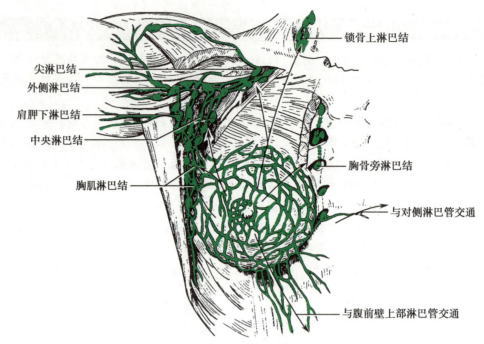

图 8-13 腋淋巴结和乳房淋巴引流

巴管。其输出淋巴管的大多数汇合形成锁骨下干,左锁骨下干注入胸导管,右锁骨下干注入右淋巴导管。少数也可直接注入锁骨上淋巴结。

临床问题 8-5：腋淋巴结检查

腋淋巴结检查一直是乳腺临床检查的重要部分。患者或站或坐,被检查一侧的手置于臀部,并向内侧用力;肩关节产生内收动作可使胸大肌收缩,硬如一块板。检查者按以下顺序触诊腋淋巴结:①前(胸肌)群：在腋前壁将淋巴结向前按压到胸大肌的表面可能会被触及;②后群：在腋后壁按向肩胛下肌前面可被触及;③外侧群：在腋静脉内侧可触及,检查者向外按向锁骨下静脉和腋动脉搏动处;④中央群：可在腋中央胸大肌(前壁)和肩胛下肌(后壁)间触及;⑤尖群：患者放松肩关节肌肉,上肢自然垂于身旁,检查者轻柔地将指尖置于第1肋外缘上,可感觉到肿大的淋巴结。

临床问题 8-6：腋窝淋巴结清扫术

施行腋窝淋巴结清扫术时,应注意发生变异的细小腋静脉,勿当作属支而结扎。不要解剖臂丛神经,保留腋静脉鞘。小心分辨并保留位于胸大肌深面的胸肩峰动脉的胸肌支和胸外侧神经,以免切断后造成胸大肌萎缩。术者先在肋间臂神经后方和胸廓外侧面找到胸长神经,再由上向下、由内向外分离该神经周围的疏松结缔组织。在沿胸背血管神经束向下分离结缔组织时,须切断结扎2~3支肩胛下血管的上行支,方可游离病理组织。如果肩胛下血管进入背阔肌处破裂出血,应予缝扎。胸背神经切断后,可引起背阔肌瘫痪,导致上肢的内收和内旋功能减弱,但由于其他肌肉的代偿，背阔肌瘫痪所造成的功能障碍并不明显。肋间臂神经在腋静脉内侧约2~3cm处和腋静脉平行向下外，穿过腋窝底。切断肋间臂神经将造成臂内侧皮肤的感觉障碍。

(五) 腋窝蜂窝组织

位于腋鞘周围，尤其是其内侧的疏松结缔组织，随腋鞘及血管、神经可达邻近各区。腋窝内的感染向上可扩散至颈根部，向下能达臂前、后区，经三边孔和四边孔可到肩胛区和三角肌区，向前可扩散至胸大肌、胸小肌之间的胸肌间隙。颈部椎前间隙感染，可扩散到腋鞘内。

（蒙艳斌　贾　蕾）

第三节　三角肌区与肩胛区

一、三角肌区

三角肌区相当于三角肌所覆盖的区域，肩关节在其深面。

(一) 浅层结构

皮肤较厚，浅筋膜较致密且少有脂肪，两者紧密相连移动度较小。在浅筋膜内，三角肌后缘处有腋神经的皮支，即臂外侧上皮神经浅出，分布于三角肌表面的皮肤。三角肌区的浅淋巴管分别经腋前襞、腋后襞注入腋淋巴结。

(二) 深层结构

三角肌区的深筋膜称为**三角肌筋膜**，不发达，但与肌膜紧密交织在一起，向下移行为臂筋膜，较臂前区厚。深面由**三角肌**（deltoid）从前方、外侧和后方包绕肩关节，使肩部呈圆隆形。**腋神经**（axillary nerve）由臂丛后束发出，与旋肱后血管一起于三角肌后缘的中点穿四边孔，后位于三角肌深面从其后缘向前横行分为前、后两支，前支的肌支支配三角肌的前中部，后支的肌支支配三角肌后部和小圆肌。其皮支分布于三角肌表面的皮肤。**旋肱后动脉**绕肱骨外科颈与**旋肱前动脉**吻合，并发出分支与腋神经一起分布于三角肌、肩关节和肱骨等。肱骨外科颈骨折、肩关节脱位或使用"腋杖"不当时，可压迫腋神经和旋肱前动脉、旋肱后动脉，致三角肌瘫痪，肩不能外展，肌萎缩出现"**方肩**"畸形（图8-14）。

二、肩胛区

肩胛区（scapular region）是指肩胛骨后面的区域。

(一) 浅层结构

皮肤较厚，与皮下组织连接紧密，浅筋膜致密、厚实，内有颈丛的**锁骨上神经**（supraclavicular nerve）分布。肩胛区浅淋巴管大部分注入肩胛下淋巴结。

(二) 深层结构

肩胛区深筋膜发达，在冈下部呈腱膜状，被浅层的斜方肌所覆盖。深筋膜的深面有冈上肌、冈下肌、小圆肌和大圆肌，在肩胛骨的表面形成一坚固的肌纤维层，对肩胛骨有保护作用。各肌的起止点、作用和神经支配见表8-1。由于肩胛骨与躯干骨之间不构成任何关节，使得肩胛骨活动度较大，另外受胸廓的弹性包裹，极少发生骨折。

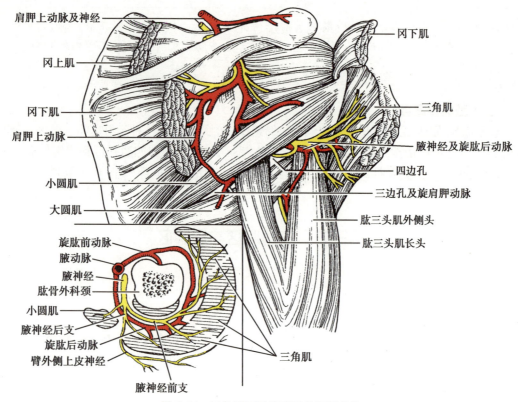

图 8-14 三角肌区及肩胛区的深层结构

表 8-1 肩关节肌的配布及功能和神经支配

肌群	肌名	起点	止点	作用	神经支配
浅层	三角肌	锁骨外侧 1/3、肩峰、肩胛冈	肱骨三角肌粗隆	肩关节外展、前部肌束助肩关节前屈和旋内、后部肌束助肩关节后伸和旋外	腋神经（C_5，C_6）
深层	冈上肌	肩胛骨冈上窝	肱骨大结节上份	肩关节外展	肩胛上神经（C_5，C_6）
	冈下肌	肩胛骨冈下窝	肱骨大结节中份	肩关节旋外	肩胛上神经（C_5，C_6）
	小圆肌	肩胛骨外侧缘背面	肱骨大结节下份	肩关节旋外	腋神经（C_5，C_6）
	大圆肌	肩胛骨下角背面	肱骨小结节嵴	肩关节后伸、内收及旋内	肩胛下神经（C_5，C_6）
	肩胛下肌	肩胛下窝	肱骨小结节	肩关节内收及旋内	肩胛下神经（C_5，C_6）

1. 动脉和神经　肩胛骨上缘有肩胛切迹，在切迹上方有**肩胛上横韧带**（superior transverse scapular ligament）附着，**肩胛上动脉**（suprascapular artery）经该韧带上方进入肩胛区，分布于冈上肌、冈下肌。**肩胛上神经**（suprascapular nerve）经肩胛上横韧带与肩胛切迹形成的孔进入肩胛区，支配冈上肌、冈下肌。**旋肩胛动脉**（circumflex scapular artery）经三边孔穿出后，多分为升支、降支和横支，供应肩胛区的皮肤、皮下组织和肌等结构（图 8-14）。临床上常将旋肩胛动脉主干及其皮支一起截取制成皮瓣，用于修补周围组织缺损。

肩胛动脉网（scapular arterial network）为位于肩胛骨的周围,锁骨下动脉与腋动脉分支间的吻合形成。参与构成动脉网的主要动脉有**肩胛上动脉**、**肩胛背动脉**以及**旋肩胛动脉**等的分支,是肩部血液的重要侧支循环途径。当腋动脉血流受阻时,通过该动脉网仍可维持上肢的血供（图 8-15）。①**肩胛上动脉**是锁骨下动脉的分支,经肩胛上横韧带的上方进入冈上窝,分布于冈上肌、冈下肌;②**旋肩胛动脉**是肩胛下动脉的分支,经三边孔至冈下窝,与肩胛上动脉吻合;③**肩胛背动脉**为颈横动脉的深支,发自锁骨下动脉的甲状颈干,沿肩胛骨内侧缘下行,分支至冈下窝。

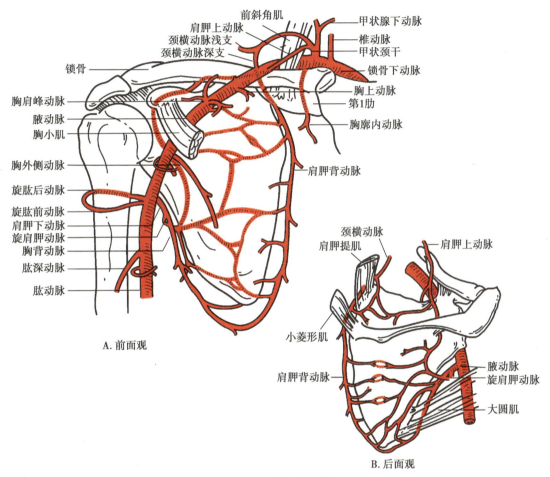

图 8-15　肩胛动脉网

2. **肌腱袖**[又称**肩袖**（rotator cuff）]　由肩带肌的冈上肌、冈下肌、小圆肌和肩胛下肌的肌腱联合,包绕肩关节的前、上、后三方,并与肩关节囊愈合,互相连接形成一近似环形的腱板围绕肩关节,构成了肩关节的动态稳定装置。肩关节脱位或扭伤,常导致肌腱袖破裂,影响肩关节的稳定性（图 8-16）。

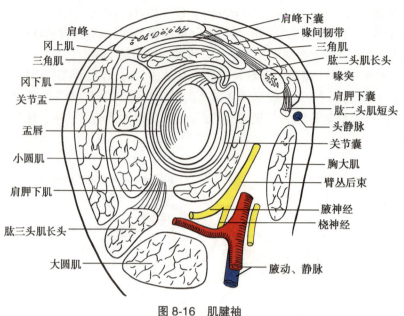

图 8-16 肌腱袖

临床问题 8-7：肌腱袖损伤

外伤、变性或肩关节脱位可导致肌腱袖损伤，出现肩关节不稳定和肩部痛。年轻人用力掷球和投物时，老年人因慢性磨损而受侵蚀时，都可能损伤肌腱袖。肌腱袖的变性肌腱炎较多见。冈上肌腱是最常见的肌腱袖撕裂部，可能是因其血液供应相对较差。检查方法：患者缓慢而平稳地降低充分外展的上肢，如果肌腱袖病变或冈上肌部位撕裂，上肢将以非控制的方式从大约 90°的外展位置突然跌落。

临床问题 8-8：肩峰下滑囊炎

在三角肌、肩峰下方和喙突肩峰韧带与冈上肌腱之间有较大的肩峰下滑液囊，因为此囊的充填，可平滑地完成臂外展。当此囊发炎或炎性粘连，可致肩关节外展障碍，并产生剧痛（疼痛弧综合征）。此疼痛可放散至远端的手部，肩峰外侧也会有剧烈的疼痛。

第四节 臂 部

上续肩部，下连肘部，以肱骨和臂部屈肌、伸肌之间形成的臂内侧肌间隔、外侧肌间隔分为**臂前区**（anterior brachial region）和**臂后区**（posterior brachial region）。

一、臂前区

（一）浅层结构

1. 皮肤与浅筋膜 臂前区的皮肤薄且移动度大、富有弹性，浅筋膜薄而松弛。尤其是内侧皮纹细、无毛、皮下脂肪少，故多在臂内侧取皮瓣，用于颌面部皮肤的修复。

2. 浅静脉

（1）**头静脉**（cephalic vein）：起自手背静脉网的桡侧，经前臂外侧至臂前区，行于肱二头肌外侧沟内上行，经三角肌、胸大肌间沟，穿锁胸筋膜注入腋静脉或锁骨下静脉，末端有时借吻合支连于颈外静脉。

（2）**贵要静脉**（basilic vein）：起自手背静脉网的尺侧，与前臂内侧皮神经伴行，上至肱二头肌内侧沟的下半部，穿臂筋膜注入肱静脉或腋静脉（图8-17）。

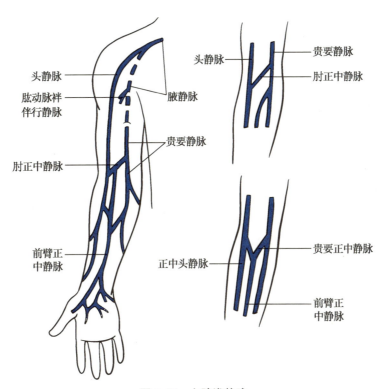

图8-17 上肢浅静脉

临床问题 8-9：贵要静脉导管插入术

因为头静脉在臂部上升过程中，管径没有增粗，在三角肌、胸大肌间沟内常常分成几条小分支，这些分支的一条或数条上升至锁骨前并汇入颈外静脉，最终头静脉以近似90°角汇入腋静脉。因此，通过这个角度插入导管有一定困难。而贵要静脉从肘窝直至腋静脉，管径逐渐增大，而且与腋静脉在同一条直线上，因此贵要静脉可作为中心静脉导管插入的选择静脉。肩关节外展可避免腋静脉瓣对导管插入的阻碍作用。

3. 皮神经（图8-18）

（1）**肋间臂神经**（intercostobrachial nerve）：为第2肋间神经的外侧皮支，穿经腋窝底，分布于臂内侧上部的皮肤。

（2）**臂内侧皮神经**：短小，有时缺如，被肋间臂神经代替，在臂内侧上1/3穿出深筋膜，分布于臂内侧皮肤。

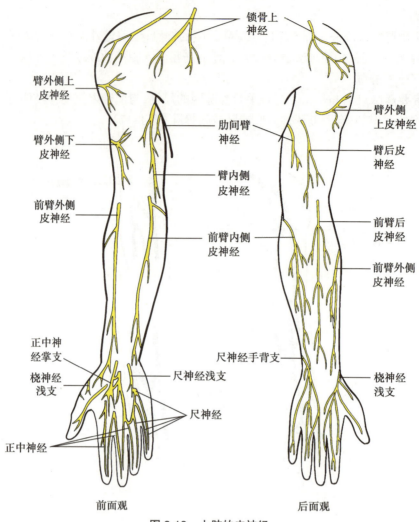

图8-18 上肢的皮神经

（3）**臂外侧下皮神经**：起自桡神经发出的前臂后皮神经，分布于臂外侧下部的皮肤。

（二）深层结构

1. 深筋膜及骨筋膜鞘

（1）**臂筋膜**：臂部深筋膜称**臂筋膜**（brachial fascia）。其前部较薄，向上移行于三角肌筋膜、胸肌筋膜和腋筋膜，向下覆盖肘前区续为前臂筋膜（图8-19）。

（2）**肌间隔**：臂筋膜在臂肌前群、后群之间向深面发出两个肌间隔附着骨面上。**臂内侧肌间隔**（medial brachial intermuscular septum）较发达，是臂筋膜伸入肱肌和肱三头肌内侧头之间形成的纵行间隔，位于臂的全长，其中点处有尺神经和血管穿过；**臂外侧肌间隔**（lateral brachial intermuscular septum）由臂外侧远部的臂筋膜伸入肱肌与肱三头肌外侧头之间形成，其中部有桡神经穿过。臂筋膜前部和内侧肌间隔、外侧肌间隔以及肱骨围成**臂前骨筋膜鞘**（anterior osseofascial compartment of arm），内有肱二头肌、喙肱肌、肱骨、肱血管、肌皮神经、正中神经，以及尺神经和桡神经的一段等。

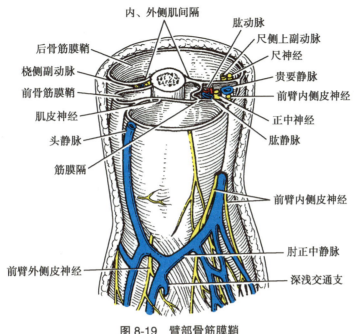

图 8-19 臂部骨筋膜鞘

2. **臂肌** 有浅层的喙肱肌、肱二头肌和深层的肱肌。各肌的起止点、作用及神经支配见表 8-2。

表 8-2 臂肌及功能和神经支配

肌群	肌名	起点	止点	作用	神经支配
前群	肱二头肌	长头:肩胛骨盂上结节;短头:肩胛骨喙突	桡骨粗隆	肘关节前屈,臂旋后	肌皮神经(C_5~C_7)
	喙肱肌	肩胛骨喙突	肱骨体中部内侧	肩关节前屈,关节内收	
	肱肌	肱骨下半前面	尺骨粗隆	屈肘关节	
后群	肱三头肌	长头:肩胛骨盂下结节;内侧头:桡神经沟内下方骨面;外侧头:桡神经沟外上方骨面	尺骨鹰嘴	伸肘关节长头助肩关节后伸及内收	桡神经(C_5~T_1)

3. **血管**

(1) **肱动脉**(brachial artery):在大圆肌下缘续接腋动脉,与正中神经伴行,沿肱二头肌内侧沟下行至肘窝,其表面仅有皮肤、浅筋膜和深筋膜覆盖,在桡骨颈平面分为桡动脉和尺动脉。肱动脉的后方自上而下依次邻喙肱肌、桡神经、肱三头肌和肱肌。肱动脉在臂上部居肱骨内侧;中部居前内方;下部居前方。当压迫止血时,在臂上部、中部和下部应分别压向外侧、后外侧和后方。肱动脉的分支有:①**肱深动脉**(deep brachial artery),在大圆肌腱稍下方,起自肱动脉后内侧壁,与桡神经伴行,向下外进入肱骨肌管,分支营养肱三头肌和肱肌;②**尺侧上副动脉**(superior ulnar collateral artery),在臂中份稍上方,肱深动脉起点的稍下方,发自肱动脉,伴随尺神经向后穿臂内侧肌间隔,至臂后区分支参与构成肘关节动脉网;③**尺侧下副动脉**(inferior ulnar collateral artery),约在肱骨内上髁上方5cm处起自肱动脉,经肱肌前面行向内侧,而后分为前、后两支,参与肘关节动脉网的构成(图8-20)。

> **临床问题 8-10:缺血性骨筋膜隔室综合征(Volkmann 挛缩、缺血性肌挛缩)**
>
> 虽然侧副循环可防止临时的和部分阻塞,但突发性肱动脉完全阻塞或撕裂引起数小时内的缺血可导致肌肉瘫痪,需要外科急救。肢体肌肉和神经能够耐受缺血6h,在此之后,纤维性瘢痕组织会代替坏死的组织且引起所涉及肌肉永久性缩短,产生屈曲畸形。前臂屈肌不可逆的坏死会影响指、腕的收缩,致使手部力量丧失。

(2)**肱静脉**(brachial vein):两条并行肱静脉间有交通支相连,伴行于肱动脉的两侧。贵要静脉在臂中点稍下方,穿经臂筋膜,注入单条的肱静脉,或沿肱动脉上行至大圆肌下缘处,注入肱静脉续接腋静脉处。

4. 神经

(1)**正中神经**(median nerve):由臂丛的内、外侧二根汇成,在臂部无分支,伴肱动脉行于肱二头肌内侧沟。在臂上部,行于肱动脉外侧;在臂中部,越过肱动脉前方,继而沿其内侧下行至肘窝。

(2)**尺神经**(ulnar nerve):发自臂丛内侧束,在臂部无分支。在臂上部位于肱动脉的内侧;在臂中部,尺神经与尺侧上副动脉伴行,穿臂内侧肌间隔,经肱骨内上髁后方的尺神经沟至臂后区。

(3)**桡神经**(radial nerve):发自臂丛后束,在臂上部位于肱动脉的后方,继而与肱深动脉

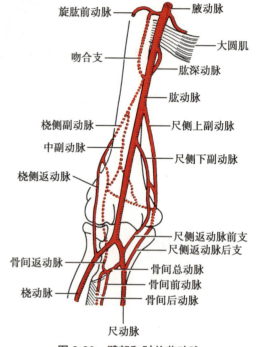

图 8-20　臂部和肘关节动脉

伴行,进入肱骨肌管至臂后区。分支支配肱三头肌,终末支为臂外侧下皮神经。

(4)**肌皮神经**(musculocutaneous nerve):发自臂丛外侧束,穿过喙肱肌至肱二头肌与肱肌之间行向外下,发出肌支支配喙肱肌、肱肌和肱二头肌。终末支在肘窝外上方、肱二头肌外侧沟下部浅出,称为前臂外侧皮神经,分布至前臂的皮肤(图8-21,图8-22)。

二、臂后区

(一)浅层结构

臂后区皮肤较臂前区厚,浅筋膜致密。浅静脉不发达且较小,从臂内侧或外侧转向前,注入贵要静脉或头静脉。

皮神经主要有:①**臂外侧上皮神经**,是腋神经的皮支,从三角肌后缘中份穿出深筋膜,分布于三角肌区和臂外上部皮肤;②**臂外侧下皮神经**,是桡神经的皮支,平肱骨三角肌粗隆处,穿出筋膜分布于臂外下部的皮肤;③**臂后皮神经**,为桡神经在腋腔发出的分支,在进入肱骨

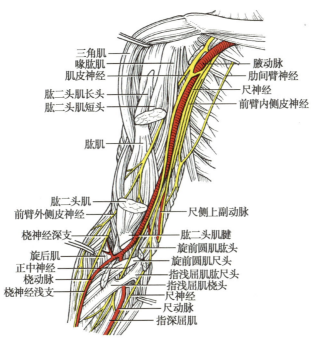

图 8-21 臂前区深层结构

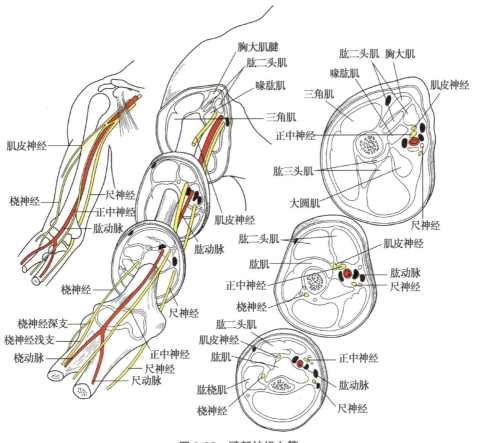

图 8-22 臂部神经血管

肌管前发出,约在臂后区中份穿出深筋膜,分布于臂后区中部皮肤;④**臂内侧皮神经**,分布于臂后区内侧上、下部的皮肤;⑤**前臂后皮神经**,一般约在肘关节外上方或臂中、下1/3交界处由桡神经分出,穿外侧肌间隔分为上、下两支,上支至肘关节前外侧面与头静脉相邻,下支沿臂外侧下降,在肱骨外上髁后方转至前臂后区及腕背侧皮肤。各皮神经的分布相互间略有重叠(见图8-18)。

(二)深层结构

1. **深筋膜及骨筋膜鞘** 臂后区深筋膜较厚,向上续于三角肌筋膜,向下移行为前臂筋膜。由深筋膜、内侧肌间隔、外侧肌间隔和肱骨共同围成臂后骨筋膜鞘,鞘内有肱三头肌、桡神经、肱深血管和尺神经的一段等。

2. **臂肌** 只有一块肱三头肌。

3. **肱骨肌管**(humeromuscular tunnel) 又称**桡神经管**,是由肱三头肌与肱骨的桡神经沟形成的一个由内上向外下围绕肱骨中份后面的螺旋形管道,管内有桡神经和伴行的肱深血管通过。该管有上、下两口:上口位于肱骨上、中1/3交界处的内侧,在大圆肌、背阔肌腱的下方,由肱三头肌的内侧头、外侧头和肱骨围成;下口位于肱骨中、下1/3交界处的外侧,在肱肌和肱桡肌所构成沟的深处(图8-23)。

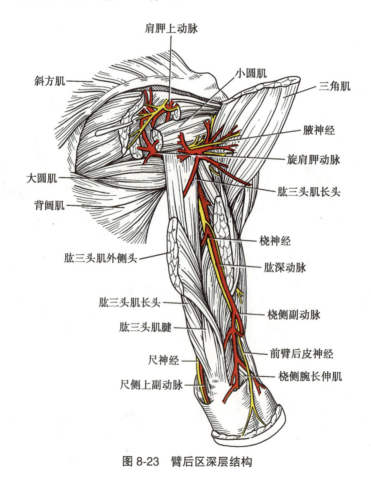

图8-23 臂后区深层结构

4. **桡神经血管束** 桡神经是臂丛后束最大的分支,行于肱动脉后方,在大圆肌止点处前下缘和肱骨交角处斜向下外,于肱骨干后方伴肱深动脉及其两条伴行静脉组成桡神经血管束,从上内向下外方通过**肱骨肌管**,至肱骨外侧在臂中、下 1/3 交界处;与肱深动脉前支,即桡侧副动脉共同穿外侧肌间隔,进入肱肌和肱桡肌之间。桡神经在肱骨肌管内、外均发出肌支支配肱三头肌及肘肌。桡侧副动脉和桡侧返动脉吻合。肱深动脉后支即中副动脉,在臂后区下行,与骨间返动脉吻合(见图 8-20)。

5. **尺神经** 由臂丛内侧束发出,与尺侧上副动脉伴行,在臂中份以下沿臂内侧肌间隔后方、肱三头肌内侧头前面,下行至肘后区,走行于尺神经沟内。

(贾 蕾)

第五节 肘 部

肘部位于臂与前臂之间,相当于肘关节前、后区域,该部上、下界为通过肱骨内上髁、肱骨外上髁连线上、下两横指的环行线范围。沿肱骨内上髁、肱骨外上髁之间做一肘关节的冠状切面,将肘部划分为**肘前区**(anterior cubital region)和**肘后区**(posterior cubital region)。

一、肘前区

此区为肱骨内上髁、肱骨外上髁的冠状面以前的部分,主要包括臂肌前群的远侧段、前臂肌前群的近侧段、血管和神经等结构。

(一)浅层结构

肘前区皮肤薄而细软,浅筋膜疏松,浅静脉和皮神经位于皮下。

1. 浅静脉

(1)**头静脉**(cephalic vein):位于肱二头肌的外侧,前臂外侧皮神经的前方。

(2)**贵要静脉**(basilic vein):位于肱二头肌内侧,与前臂内侧皮神经伴行。

(3)**肘正中静脉**(median cubital vein):通常在肘窝处连接头静脉和贵要静脉,并与深静脉之间有恒定的交通支相连。因此该静脉位置比较固定容易显露,临床上常经此静脉穿刺取血。有时肘正中静脉很粗大,可将头静脉的全部或大部分血液分流至贵要静脉,致使头静脉上段变小甚至缺如。

(4)**前臂正中静脉**(median antebrachial vein):有数支,且粗细不等,行于前臂前面的正中,注入肘正中静脉;也可分叉呈"Y"形汇入头静脉和贵要静脉,分别称为头正中静脉和贵要正中静脉。肘前区的浅静脉,特别是肘正中静脉是临床静脉取血的常用静脉。

2. 皮神经

(1)**前臂内侧皮神经**:与贵要静脉伴行,至肘前内侧分为前支和后支。前支行于贵要静脉的外侧,分布于前臂内侧皮肤;后支行于贵要静脉的内侧,分布于前臂后内侧皮肤。

(2)**前臂外侧皮神经**:在肘上约 2.5cm 处从肱二头肌外侧穿出深筋膜浅出,行于头静脉的后内侧,沿前臂外侧下行,分布于前臂外侧皮肤。

3. **肘浅淋巴结**(superficial cubital lymph node) 位于肱骨内上髁上方、贵要静脉附近,又称滑车上淋巴结,引流手和前臂尺侧半的浅淋巴管,其输出淋巴管伴行肱静脉,注入腋淋巴结。

(二)深层结构

1. **深筋膜** 肘前区深筋膜上接臂筋膜,下连前臂筋膜。肱二头肌腱的部分纤维向内下呈扇形发散，融入肘前区和前臂内侧的深筋膜，形成**肱二头肌腱膜**(bicipital aponeurosis)，具有使前臂自动旋后的功能。腱膜的深面有肱血管和正中神经通过。该腱膜与肱二头肌腱交界处的上缘，是触摸肱动脉搏动和测量血压的听诊部位。

2. **肘窝**(cubital fossa)　为肘前区的三角形凹陷，其尖指向远侧，底边位于近侧。

（1）境界：上界为肱骨内上髁、肱骨外上髁的连线，下外侧界为肱桡肌，下内侧界为旋前圆肌，顶由浅入深依次为皮肤、浅筋膜、深筋膜和**肱二头肌腱膜**，底为**肱肌**、**旋后肌**和肘关节囊。

（2）内容：由内向外依次为**正中神经**、**肱动脉**及其伴行静脉、**肱二头肌腱**和**桡神经**及其分支、淋巴结等（图8-24）。①**正中神经**：在肘窝上部位于肱动脉内侧，经尺动脉前方穿过旋前圆肌浅头、深头之间，进入前臂指浅屈肌深面，在此处有时可发出骨间前神经。②**肱动脉**：位于肱二头肌腱的内侧，在平桡骨颈高度，分为桡动脉和尺动脉两个终末支。桡动脉在起始段的1cm内发出桡侧返动脉，越过肱二头肌腱表面斜向外下，沿肱桡肌内侧继续下行至前臂；尺动脉比桡动脉稍粗大，在距起始约2cm处发出尺侧返动脉，经旋前圆肌尺头深面，进入尺侧腕屈肌深方下行。③两条**肱静脉**、肱动脉伴行，在肘窝内由桡静脉和尺静脉汇合而成。④**桡神经**：位于肘窝外侧缘的肱肌与肱桡肌之间，在肱骨外上髁前方或稍下，分为浅、深两支。浅支经肱桡肌深面，沿桡动脉的外侧下行至前臂；深支又称骨间后神经，紧靠肱桡关节，绕过桡骨头，穿旋后肌至前臂后区，与骨间后动脉伴行。⑤**肘深淋巴结**(deep cubital lymph node)：位于肱动脉末端附近，收纳前臂深层的淋巴，其输出管注入腋淋巴结。

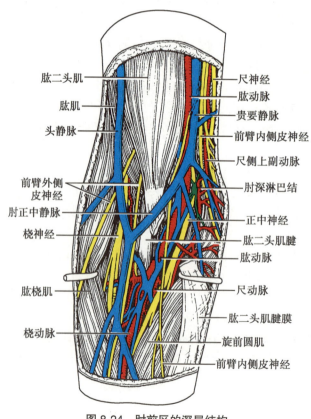

图8-24　肘前区的深层结构

二、肘后区

此区为肱骨内上髁、肱骨外上髁的冠状面以后的部分,主要包括肱三头肌腱、血管和神经等结构。

(一) 浅层结构

肘后区皮肤厚而松弛,移动度大,浅筋膜不发达。在皮肤与鹰嘴之间有滑液囊,称**鹰嘴皮下囊**(subcutaneous bursa of olecranon),与关节腔不相通,以适应肘关节运动(图 8-25)。有炎症或出血时滑液囊可肿大。

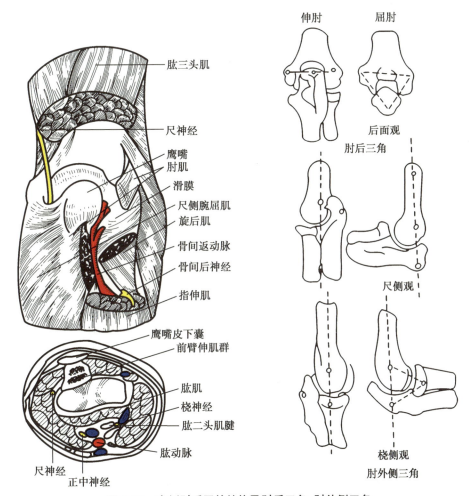

图 8-25 右侧肘后区的结构及肘后三角、肘外侧三角

临床问题 8-11:肘关节滑囊炎

鹰嘴皮下囊在肘部着地跌倒受伤时,会暴露于体外,当覆盖鹰嘴的皮肤擦伤时,会发生炎症。反复地摩擦和过度地压迫(比如在摔跤时),可能造成滑液囊发炎,引起皮下鹰嘴滑囊炎(如"学生肘")。这种类型的滑囊炎也被称为"投标枪者肘"和"矿工肘"。有时滑液囊发生感染,甚至导致整个滑液囊区域也发生炎症。鹰嘴腱下滑囊炎

很少见，由于鹰嘴与肱三头肌之间过多的摩擦引起，如特定的装配工作中反复地屈伸前臂。在屈曲前臂时疼痛最为剧烈，这是由于鹰嘴腱下滑囊炎时，受肱三头肌腱压迫的影响所致。肱二头肌桡侧滑囊炎（肱二头肌滑囊炎）在前臂旋前时会导致疼痛，因为旋前时肱二头肌桡侧囊受压接触到桡骨粗隆的前部。

（二）深层结构

肘后区的深筋膜中间部分覆盖肱三头肌腱，两侧与肱骨下端及尺骨上端的骨膜紧密结合。

1. **肱三头肌腱** 由肱三头肌的三个头汇合后形成，宽扁而坚韧，下端附着于尺骨鹰嘴，其与鹰嘴之间有**鹰嘴腱下囊**（subtendinea bursa of olecranon），肌腱的外侧有起于外上髁的前臂伸肌群。

2. **肘肌** 位于肘关节后外侧的三角形小肌，起自肱骨外上髁和桡侧副韧带，止于尺骨上端背面和肘关节囊。肘肌收缩时可协助伸肘。

3. **尺神经** 走行于肱骨内上髁后下方的尺神经沟内，临床上将此处称为肘管。肘管的前壁为尺侧副韧带，后壁为连接尺侧腕屈肌两头的三角韧带，外侧紧邻鹰嘴，内侧壁为肱骨内上髁。尺神经在肘管内与尺侧返动脉的后支伴行。临床上可在肘后内侧沟做尺神经阻滞麻醉。尺神经与皮肤之间仅隔以薄层结缔组织，故在肘部的疾患中，尺神经在此处极易受损。肘关节前脱位、肱骨内上髁骨折、肱骨髁上骨折伴有向前或向外移位时，可发生尺神经麻痹。

临床问题 8-12：肘管综合征

肘后区病变引起软组织增厚或骨质增生时，可导致肘管容积变小，发生肘管综合征。肘外翻是其最常见的原因。幼时肱骨外上髁骨骺损伤可发生肘外翻畸形。尺神经被推向内侧，引起张力增高，肘关节屈曲时张力更高，如此在肘管内反复摩擦即可产生尺神经慢性创伤性炎症或变性。尺神经半脱位是因先天性尺神经沟较浅或肘管顶部的筋膜、韧带松弛，屈肘时尺神经易滑出尺神经沟外，这种反复滑移使尺神经受到摩擦和碰撞而损伤。此外，肘关节是创伤性骨化性肌炎最易发生之处，如肘外伤后这种异位骨化发生在尺神经沟附近，可导致尺神经受压迫。肘管综合征表现为进行性手肌萎缩无力和手尺侧麻木等。尺神经前置术是最基本的治疗方法。如术中发现该段尺神经较硬，应切除神经外膜并行束间松解术。

三、肘关节动脉网

肘关节动脉网（cubital articular arterial rete）由肱动脉、桡动脉和尺动脉的9条分支相互吻合而成（见图8-20）。

肘关节动脉网的主要吻合有4处：①桡侧副动脉与桡侧返动脉在肘关节的外侧吻合；②中副动脉与骨间返动脉在肘关节后方的吻合；③尺侧上副动脉、尺侧下副动脉后支与尺侧返动脉后支在内上髁与鹰嘴之间的吻合；④尺侧下副动脉的前支与尺侧返动脉的前支在内上髁前方的吻合。肘关节动脉网构成了上肢动脉在肘关节周围的丰富的侧支循环。因此，在肱动脉发出的主要分支以下结扎肱动脉或其分支时,可发挥侧支循环的作用,不会造成上肢的缺血坏死。

（刘华武）

第六节 前 臂 部

前臂部介于肘部与手部之间,分为前臂前区和前臂后区。

一、前臂前区

前臂前区指位于尺骨、桡骨和前臂骨间膜以前的部分,主要包括前臂肌前群和血管、神经等结构。

（一）浅层结构

前臂前区皮肤较薄,移动度大。浅筋膜中有较多的浅静脉和皮神经。透过皮肤可见浅静脉,呈微青色。

1. **头静脉**（cephalic vein） 位于前臂桡侧,起自手背静脉网桡侧,沿前臂桡侧前面上行至肘窝,再沿肱二头肌外侧沟上行,经三角肌、胸大肌间沟,穿深筋膜入腋静脉。头静脉在上行途中汇集上肢外侧和后部的皮肤浅筋膜层的静脉。

2. **贵要静脉**（basilic vein） 位于前臂尺侧,起自手背静脉网尺侧,沿前臂前面尺侧上行至肘窝,再继续沿臂前肱二头肌内侧上行,汇集肘正中静脉和手前臂内侧和后侧部皮肤浅筋膜层的静脉,在臂部与肱动脉的伴行静脉汇合形成腋静脉。

3. **前臂正中静脉**（median forearm vein） 行于前臂前面,其管径和支数不定,常注入肘正中静脉或贵要静脉,常被用作静脉滴注。

4. **前臂外侧皮神经**（lateral cutaneous nerve of forearm） 经肘正中静脉和头静脉的后方,沿前臂外侧下行,并分布于前臂外侧皮肤。

5. **前臂内侧皮神经**（medial cutaneous nerve of forearm） 在前臂分成前、后两支。前支分布于前臂前内侧部皮肤,后支分布于前臂后内侧部皮肤。

（二）深层结构

1. **深筋膜** 较厚,环绕整个前臂,在前臂的上部与起自肱骨内上髁的肌肉紧密相连,近腕部增厚形成**腕掌侧韧带**。前臂筋膜发出前臂内侧肌间隔和前臂外侧肌间隔,分别从前臂的尺侧缘、桡侧缘伸入前臂肌的前、后群之间并附着于尺骨、桡骨。前臂前区的深筋膜,内侧肌间隔、外侧肌间隔,尺骨、桡骨及前臂的骨间膜围成前骨筋膜鞘。鞘内有前臂肌前群、桡侧血管神经束、尺侧血管神经束、骨间前血管神经束和正中神经等（图8-26）。

> **临床问题 8-13：骨筋膜隔室综合征**
>
> 骨筋膜隔室综合征即由骨、骨间膜、肌间隔和深筋膜形成的骨筋膜隔室内肌肉和神经因急性缺血、缺氧而产生的一系列早期的症状和体征。好发于：①外伤或手术后敷料包扎过紧。②严重的局部压迫。症状：可有"5P"体征,即苍白（pallor）、感觉异常（paresthesias）、无脉（pulseless）、瘫痪（paralysis）以及拉伸骨筋膜隔室时产生疼痛（pain）。骨筋膜隔室综合征一经确诊,应立即切开筋膜减压。早期彻底切开筋膜减压是防止

肌肉和神经发生缺血性坏死的唯一有效方法。切不可等到出现"5P"体征后，才行切开减压术，从而导致不可逆的缺血性肌挛缩。

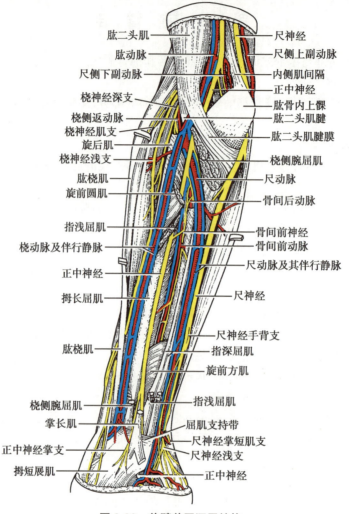

图 8-26　前臂前区深层结构

2. 前群肌　共分 4 层。第一层 5 块，从桡侧向尺侧依次为肱桡肌、旋前圆肌、桡侧腕屈肌、掌长肌和尺侧腕屈肌；第二层 1 块，即指浅屈肌；第三层 2 块，为桡侧的拇长屈肌和尺侧的指深屈肌；第四层 1 块，即旋前方肌。前臂前群肌除肱桡肌和旋前方肌外，大多起自肱骨内上髁和前臂深筋膜，深层的拇长屈肌和指深屈肌起自尺骨、桡骨及其骨间膜的前面，止点则以其功能的不同而不同。

（1）**旋前圆肌**(pronator teres muscle)：有两个头，浅头为肱头，起自肱骨内上髁；深头为尺头，起自尺骨冠突。两头之间有正中神经穿过。尺头深面有尺动脉通过。其肌纤维止于桡骨中段外侧。桡骨骨折时，骨折线在此肌止点上方或下方，骨折端移位的方向不同。

（2）**掌长肌**(palmaris longus muscle)：肌腹短小，肌腱细长，辅助屈腕的功能，其肌腱可作为肌腱移植材料。

3. **血管神经束**　前臂前区有 4 个血管神经束（见图 8-26）。

（1）桡侧血管神经束：由桡动脉及其伴行静脉和桡神经浅支组成。走行于前臂桡侧肌的间隙内。

1）**桡动脉**（radial artery）和**桡静脉**（radial vein）：桡动脉行于肱桡肌与桡侧腕屈肌之间。肱桡肌的尺侧缘是显露桡动脉的标志。桡动脉在前臂远侧段位于肱桡肌腱尺侧，位置表浅，在此处可摸到桡动脉的搏动。桡动脉外侧的肌受桡神经支配，内侧的肌受正中神经支配，故无运动神经越过该动脉。桡动脉除上端发出桡侧返动脉外，还发出许多肌支。2 条桡静脉与 1 条桡动脉伴行。

2）**桡神经浅支**：为桡神经发出的皮支，在肱桡肌深面沿桡动脉外侧下行。在前臂近侧 1/3 段，该神经与桡动脉相距较远，中 1/3 段，两者紧密相伴，继而两者分离，桡神经浅支经肱桡肌腱深面转至前臂后区，下行至背桡侧半和外侧两个半手指背部的皮肤。

（2）尺侧血管神经束：由尺动脉、尺静脉及尺神经组成。

1）**尺动脉**（ulnar artery）和**尺静脉**（ulnar vein）：尺动脉经旋前圆肌深面进入前臂前区。在前臂上 1/3 段行于指浅屈肌深面，在下 2/3 段位于尺侧腕屈肌与指浅屈肌之间。尺动脉在上端发出骨间总动脉，该动脉粗而短，又分为骨间前动脉和骨间后动脉。此外，尺动脉在前臂还发出多条肌支。2 条尺静脉与 1 条尺动脉伴行。

2）**尺神经**（ulnar nerve）：经尺神经沟向下穿尺侧腕屈肌两头之间进入前臂前区，在前臂上半部位于尺侧腕屈肌与指深屈肌之间，与尺动脉、尺静脉相距较远。在前臂下半部位于尺侧腕屈肌桡侧，伴行于尺动脉、尺静脉尺侧。尺神经在臂部无分支，在前臂部发出分支支配尺侧腕屈肌和指深屈肌的尺侧半。

（3）正中血管神经束：由正中神经及其伴行血管组成。

1）**正中神经**（median nerve）：从旋前圆肌的两头之间穿过，进入指浅屈肌深面。神经穿行肌处的肌腱膜形成腱弓，对正中神经有保护作用。在前臂中 1/3 段，正中神经位于指浅、深屈肌之间；至前臂下 1/3 段，位置表浅，位于桡侧腕屈肌腱和掌长肌腱之间，表面仅覆盖皮肤和浅、深筋膜。在前臂，正中神经发肌支支配旋前圆肌、桡侧腕屈肌、掌长肌、指浅屈肌。故在正中神经桡侧进行手术较为安全。

2）**正中动脉**（median artery）：细小，常缺如，发自骨间前动脉与同名静脉伴行，随正中神经下降。

（4）骨间前血管神经束：由骨间前血管和神经组成。

1）**骨间前神经**（anterior interosseous nerve）：在前臂上部正中神经穿旋前圆肌的两头之间处，从神经干背侧发出，沿前臂骨间膜前面、拇长屈肌和指深屈肌之间下行，至旋前方肌深面进入该肌。骨间前神经除支配旋前方肌，还支配拇长屈肌和指深屈肌的桡侧半。

前臂前面的血管和神经干及其分支较多，分布复杂，故手术时很少采用前侧入路。

2）**骨间前动脉**（anterior interosseous artery）：自骨间总动脉分出，有两条同名静脉伴行，在拇长屈肌和指深屈肌之间，沿骨间膜前面下行，走行中与骨间前神经伴行。

4. **前臂屈肌后间隙**（posterior flexor space of forearm）　位于前臂远侧 1/4 段，在指深屈肌和拇长屈肌腱的深面、旋前方肌的浅面，内侧界为尺侧腕屈肌和前臂筋膜，外侧界为桡侧腕屈肌和前臂筋膜。向远侧经腕管与掌中间隙相通。前臂远段或手掌间隙感染时，炎症可经此间隙互相蔓延(见图 8-26)。

二、前臂后区

指尺骨、桡骨和前臂骨间膜以后的部分,主要包括前臂肌后群、血管和神经等结构。

(一) 浅层结构

前臂后区皮肤较前区稍厚,移动度小。浅静脉可见头静脉和贵要静脉的远侧段及其属支。有三条皮神经:①前臂后皮神经:分布于前臂后区中间部皮肤;②前臂内侧皮神经;③前臂外侧皮神经:后两条皮神经共同分布于前臂后区外侧皮肤。各皮神经的分布区域有边缘重合。

(二) 深层结构

1. **深筋膜** 前臂后区深筋膜厚而坚韧,近侧部因肱三头肌腱膜的纤维参与,尤为强韧;远侧部在腕背侧增厚,形成**桡腕背侧韧带**,又称伸肌支持带,与腕掌侧韧带相续,环绕前臂下端与腕部。前臂后骨筋膜鞘内有前臂肌后群和骨间后血管神经束等(图 8-27,图 8-28)。

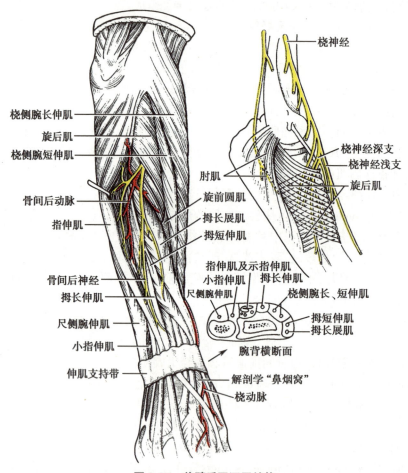

图 8-27 前臂后区深层结构

2. **前臂肌后群** 共 11 块,分两层,每层各 5 块(除肘肌),多起自肱骨外上髁。

(1) 浅层:自外向内依次为桡侧腕长伸肌、桡侧腕短伸肌、指伸肌、小指伸肌和尺侧腕伸肌。

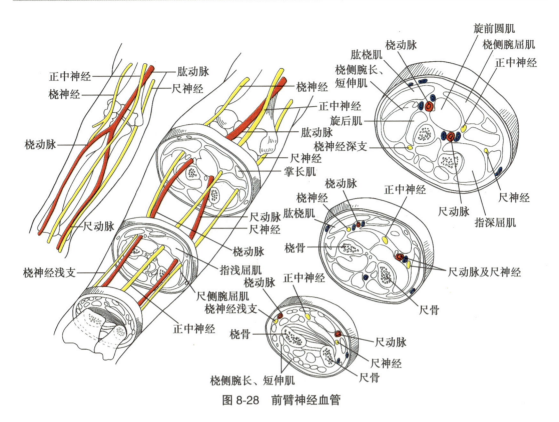

图 8-28 前臂神经血管

(2) 深层：**旋后肌**(supinator)位于上外部，其余 4 肌从桡侧向尺侧依次为拇长展肌(abductor pollicis longus)、拇短伸肌(extensor pollicis brevis)、拇长伸肌(extensor pollicis longus)和指伸肌(extensor digitorum)。

拇长展肌、拇短伸肌、拇长伸肌从深层浅出，越过桡侧腕长伸肌腱、桡侧腕短伸肌腱的表面至拇指，从而将浅层肌隔为两组：外侧组包括桡侧腕长伸肌(extensor carpi radialis longus)、桡侧腕短伸肌(extensor carpi radialis brevis)，由桡神经主干末端的分支或桡神经的两个终支（深支和浅支）起始部的分支支配；内侧组包括指伸肌、小指伸肌和尺侧腕伸肌，连同深层数肌由骨间后神经支配。两组肌之间无神经，是前臂后区手术的安全入路。

3. 骨间后血管神经束　由骨间后血管和神经组成，通常较细小。位于前臂后肌群（内侧组）的浅层和深层之间。

(1) 桡神经深支(deep branch of radial nerve)：又称骨间后神经(posterior interosseous nerve)，桡神经在穿过臂外侧肌间隔后，先发肌支支配肱桡肌和桡侧腕长伸肌。随后在肘窝外缘，肱骨外上髁前方分为深支和浅支两个终支。浅支已在前臂前区中叙述。深支先发肌支至桡侧腕短伸肌和旋后肌，然后穿入旋后肌，并在桡骨头下方 5~7cm 处穿出该肌，改称为骨间后神经，下行于前臂后群（内侧组）的浅层和深层之间，分支至前臂肌后群除浅层外侧组（两块）以外诸肌。

(2) 骨间后动脉(posterior interosseous artery)：自骨间总动脉分出后，随即经骨间膜上缘进入前臂后区，在浅、深两层肌之间下行，分支营养邻近诸肌，并发支参与构成肘关节动脉网。骨间后动脉与同名静脉伴行（图 8-29）。

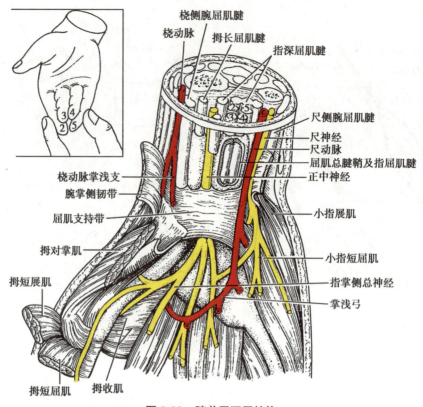

图 8-29 腕前区深层结构

（贾 蕾）

第七节 腕 和 手

腕（wrist）介于前臂和手之间，上界为尺骨、桡骨茎突近侧基部的环线，下界相当于屈肌支持带的下缘水平，即拇指掌骨底平面。手（hand）位于腕的远端，是整个上肢的末端结构。分为手掌、手背和手指。

一、腕

腕是前臂的肌腱和血管、神经进入手的通路，分为**腕前区**与**腕后区**。

（一）腕前区

1. **浅层结构** 皮肤薄而松弛，因腕的经常性屈伸，形成三条皮肤横纹。近侧纹约平尺骨头，腕中纹不恒定，远侧纹平对屈肌支持带上缘。浅筋膜疏松，内有前臂内侧皮神经、前臂外侧皮神经的分支，有数条浅静脉和浅淋巴管上行进入前臂。

2. **深层结构**

（1）**腕掌侧韧带**（carpometacarpal ligament）：前臂的深筋膜向下延续，在腕前区增厚形成腕掌侧韧带，对前臂的屈肌腱有固定、保护和支持作用。正中神经在屈肌支持带的稍上方发出掌支，该神经沿屈肌支持带的前面下降，分布于手掌中部和鱼际的皮肤。

（2）**屈肌支持带**（flexor retinaculum）：是厚而坚韧的结缔组织束，位于腕掌侧韧带深面,尺侧端附着于豌豆骨和钩骨钩,桡侧端附着于手舟骨和大多角骨结节,将腕骨沟封闭成腕管。

(3) **腕尺侧管**(ulnar carpal canal):位于腕管前面,腕掌侧韧带与屈肌支持带之间,内有尺动脉、尺静脉和尺神经通过。腕尺侧管狭窄时,尺神经受压,可导致尺管综合征,出现尺神经麻痹的症状(图 8-30)。

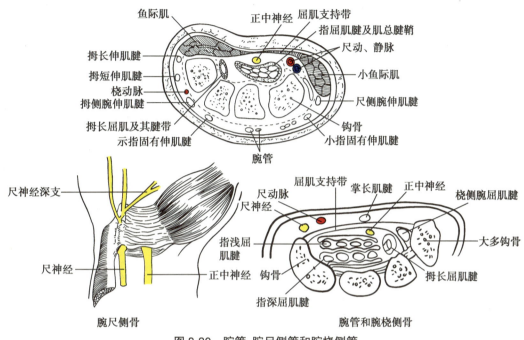

图 8-30 腕管、腕尺侧管和腕桡侧管

(4) **腕管**(carpal tunnel):由屈肌支持带和腕骨沟围成,内有指浅屈肌腱、指深屈肌腱及屈肌总腱鞘、拇长屈肌腱及其腱鞘和正中神经通过。腕管内正常压力为 20~30mmHg。腕骨骨折、腱鞘炎或类风湿关节炎等引起腕横韧带增厚时,可压迫肌腱与正中神经,导致腕管综合征。此时,主要表现为正中神经麻痹的症状。桡侧 3 个手指麻木、疼痛是最早和最常见的症状,少数可累及所有手指。拇指、示指、中指远端刺痛减退。鱼际肌萎缩,但多数较轻而无对掌障碍。

正中神经在腕部较表浅,易被锐器伤及。肱骨髁上骨折与月骨脱位常合并正中神经损伤,多为挫伤或挤压伤。继发于肩关节脱位者为牵拉伤。腕部正中神经完全断裂时,鱼际肌中的拇对掌肌、拇短展肌和拇短屈肌的浅头瘫痪,拇指不能对掌,不能与手掌平面形成 90°,不能用拇指的指腹接触其他指尖。鱼际肌萎缩可形成猿手畸形。肘部正中神经损伤时,除上述改变外,尚有旋前圆肌、旋前方肌、桡侧腕屈肌、指浅屈肌、指深屈肌桡侧半、拇长屈肌及掌长肌瘫痪,拇指和示指不能屈曲,握拳时拇指和示指仍伸直。有的中指能部分屈曲(见图 8-29)。

(5) **腕桡侧管**(radial carpal canal):屈肌支持带桡侧端分两层附着于舟骨结节和大多角骨结节,其间的间隙称为腕桡侧管,内有桡侧腕屈肌腱及其腱鞘通过(见图 8-29、图 8-30)。

(6) **桡动脉及桡静脉**:在屈肌支持带的上方,位于肱桡肌与桡侧腕屈肌腱之间。桡动脉在平桡骨茎突水平发出掌浅支,经屈肌支持带浅面进入手掌,与尺动脉吻合形成掌浅弓。桡动脉本干绕过桡骨茎突的下方,经拇长展肌腱和拇短伸肌腱深方到达鼻烟窝,再经第1、2掌骨间隙之间进入手掌,与尺动脉的掌深支吻合形成**掌深弓**。

（7）**掌长肌腱**:细而表浅,在腕上部贴正中神经表面下行,至屈肌支持带上缘处,正中神经进入腕管,而掌长肌腱经屈肌支持带浅面进入手掌,并展开形成**掌腱膜**。

> **临床问题 8-14：腕管综合征**
>
> 　　腕管综合征为神经卡压综合征中最为常见的一种,中年人好发,是腕管内压力增高导致的正中神经受卡压而引起的一系列症状和体征。患者初发症状表现为桡侧三个手指端麻木或疼痛,持物无力,以中指为甚;夜间或清晨症状最重,适当抖动手腕可以减轻;有时疼痛可牵涉到前臂。

（二）腕后区

1. 浅层结构　皮肤比腕前区厚,浅筋膜薄,内有浅静脉及皮神经。头静脉和贵要静脉分别位于桡侧和尺侧。桡神经浅支与头静脉伴行,越过腕背侧韧带后面,进入手背。尺神经的手背支在腕关节,上方由尺神经分出,经尺侧腕屈肌腱和尺骨之间转入腕后区,向下至手背。在腕后区正中部有前臂后皮神经的终末支分布。

2. 深层结构

（1）**伸肌支持带**(extensor retinaculum):由腕后区深筋膜增厚而成,又名腕背侧韧带。其内侧附于尺骨茎突和三角骨,外侧附于桡骨远端外侧缘。伸肌支持带向深方发出5个纤维隔,附于尺骨、桡骨的背面,形成6个骨纤维性管道,9块前臂后群肌的肌腱及腱鞘在管内通过。

（2）**腕伸肌腱及腱鞘**:从外向内,通过诸骨纤维管的肌腱及腱鞘为:①拇长展肌和拇短伸肌腱及腱鞘;②桡侧腕长伸肌腱与腕短伸肌腱及腱鞘;③拇长伸肌腱及腱鞘;④指伸肌腱与示指伸肌腱及腱鞘;⑤小指伸肌腱及腱鞘;⑥尺侧腕伸肌腱及腱鞘。(图 8-31)

> **临床问题 8-15：腱鞘囊肿**
>
> 　　腱鞘囊肿是发生于关节处腱鞘内的囊性肿物,内含有无色透明或橙色、淡黄色的浓稠黏液,多发于腕背和足背。好发部位是指伸肌腱桡侧的腕关节背侧关节囊处,其次是桡侧腕屈肌腱和拇长展肌腱之间。多为青壮年,女性多见。可由受伤、过分劳损、骨关节炎、一些免疫系统疾病,甚至感染引起。长期重复劳损关节的职业,如货物搬运或电脑操作等,会引发或加重此病。腱鞘囊肿生长缓慢,圆形,一般直径不超过2cm。部分病例除局部肿物外,无自觉不适,有时有轻度压痛。多数病例有局部酸胀或不适,影响活动。检查时,囊肿多数张力较大,肿块坚韧,有囊性感。囊肿的根基固定,几乎没有活动。B超检查可帮助确诊。其他方法治疗无效时,可手术切除。

二、手掌

手掌(palm)是腕和手指的过渡区,略呈四边形,中央微凹。手掌对应手背,因第2~4指根部由指蹼相连,面积略大于手背。

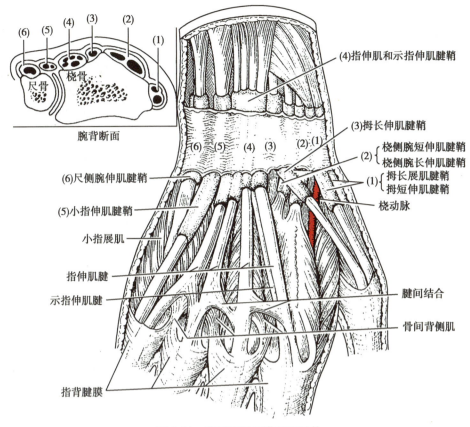

图 8-31 腕后区及手背深层结构

（一）浅层结构

皮肤厚而坚韧，弹性低，无毛与毛囊、无皮脂腺，但有丰富的汗腺。手掌皮肤可见三条明显的掌横纹。浅筋膜在鱼际处较疏松，在掌心部非常致密，有许多纤维将皮肤与深面的掌腱膜紧密连接，并将浅筋膜分隔成无数小格。浅血管、淋巴管及皮神经行于其内。

1. **尺神经掌支**（palmar branch of ulnar nerve） 沿尺动脉前方下降至手掌，穿深筋膜浅出，分布于小鱼际皮肤。

2. **正中神经掌支**（palmar branch of median nerve） 发自正中神经的细小皮支，在腕掌侧韧带上缘穿出深筋膜，经掌腱膜表面进入手掌，分布手掌中部及鱼际的皮肤。

3. **桡神经浅支**（superficial branch of radial nerve） 向下跨过伸肌支持带后，分为4或5条指背神经，拇指的指背神经支配鱼际外侧皮肤。

4. **掌短肌**（palmaris brevis） 属于退化的皮肌，多为薄弱的肌束，但个别的可较发达，形成小型片状肌。位于小鱼际近侧部的浅筋膜内，收缩时对浅筋膜有固定作用，并可保护其深面的尺神经和尺血管。

（二）深层结构

1. **深筋膜** 分为浅、深两层。

（1）浅层：较致密，覆盖于掌心处指浅屈肌腱、鱼际肌和小鱼际肌的表面，分为掌腱膜、鱼际筋膜和小鱼际筋膜。掌腱膜呈一尖向近侧的三角形，由浅面的纵行纤维和深面的横行纤维构成(图 8-32)。近侧在屈肌支持带前面与掌长肌腱相续,远侧分成4束,至第2~5指,续于手指腱纤维鞘。掌腱膜损伤后可形成瘢痕,引起增厚和短缩,导致手部畸形,临床上称为掌腱膜挛缩症。

指蹼间隙为掌腱膜远侧端的横行纤维与纵行纤维束在掌骨头处围成3个纤维间隙,其内有从手掌到手指的血管和神经通过,并含有脂肪组织,是手掌、手背和手指互相交通的途径。

(2) 深层:手掌深筋膜的深层包括骨间掌侧筋膜和拇收肌筋膜,较浅层薄弱。前者位于诸指深屈肌腱深面,覆盖于骨间掌侧肌和掌骨的表面;后者覆盖在拇收肌的表面。

2. **骨筋膜鞘** 掌腱膜的外侧缘发出一纤维隔,经鱼际肌和示指屈肌腱之间向深层伸入,附于第1掌骨,称为掌外侧肌间隔。同样,从掌腱膜内侧缘发出掌内侧肌间隔,经小鱼际和小指屈肌腱之间伸入,附于第5掌骨。

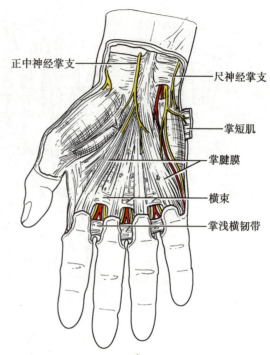

图 8-32 掌腱膜及指蹼间隙

这样,在手掌形成了3个骨筋膜鞘,即外侧骨筋膜鞘、中间骨筋膜鞘和内侧骨筋膜鞘。

(1) **外侧骨筋膜鞘**(lateral osteofascial sheath):又名**鱼际鞘**,由**鱼际筋膜**、**掌外侧肌间隔**和**第1掌骨**围成;内有除拇收肌以外的鱼际肌、拇长屈肌腱及腱鞘,以及至拇指的血管和神经等。

(2) **中间骨筋膜鞘**(fascial sheath of intermediate bone):又称**掌中间鞘**(interphalangeal sheath),由掌腱膜、掌内侧肌间隔、掌外侧肌间隔和骨间掌侧筋膜围成,内有指浅屈肌和指深屈肌的肌腱及屈肌总腱鞘、蚓状肌、掌浅弓及其分支、神经等。在中间鞘中,由拇收肌筋膜、骨间掌侧筋膜、第1掌骨和第3掌骨围成的拇收肌鞘,内容拇收肌。拇收肌与骨间掌侧筋膜之间有潜在的腔隙,称**拇收肌后间隙**(图 8-33)。

(3) **内侧骨筋膜鞘**(medial osteofascial sheath):又名**小鱼际鞘**,由小鱼际筋膜、掌内侧肌间隔和第5掌骨围成。其内有小指展肌、小指短屈肌、小指对掌肌和至小指的血管、神经等。

3. **筋膜间隙** 位于中间鞘内,包括外侧的**鱼际间隙**和内侧的**掌中间隙**,两间隙被掌中隔分开(图 8-33、图 8-34)。掌中隔起自**掌外侧肌间隔**,斜向尺侧,经示指屈肌腱和第1蚓状肌之间,附着于第3掌骨前缘。

临床问题 8-16:手部肌腱损伤修复

肌腱是关节活动的传动装置,其损伤将严重影响手功能,因此均应一期修复。肌腱愈合的特点使其在术后极可能产生粘连,故在缝合方式和材料方面有其特殊性。伸肌的肌腱具有腱周组织而无腱鞘,术后粘连较轻。屈肌的肌腱特别是从中节指骨中部至掌横纹,即指浅屈肌中节指骨的止点到掌指关节平面的腱鞘起点(亦称"无人区"),此区有屈指深肌腱、屈指浅肌腱,且被覆腱鞘,肌腱损伤修复术后容易粘连,过去多主张切除指浅屈肌腱,随着对肌腱愈合机制的研究,现主张对"无人区"深屈肌、浅屈肌的肌腱进行修复,腱鞘也一并修复。有很多的肌腱缝合方式,其中包括双"十"字缝合法、Kessler缝合法、改良Kessler缝合法。近年来多主张采用显微外科缝合法,其目的是尽量减少对肌腱血供的影响,有利于肌腱愈合。

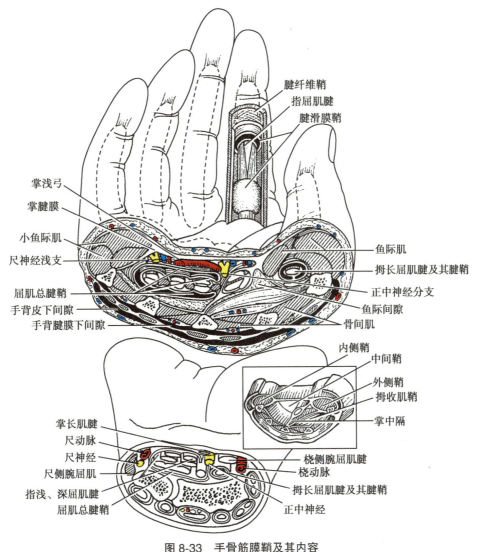

图 8-33 手骨筋膜鞘及其内容

(1) **掌中间隙**:位于掌中间鞘尺侧半的深方。前界自桡侧起,依次为3~5指屈肌腱、第2~4蚓状肌;后界为掌中隔后部,第3、4掌骨,骨间肌及其前面的骨间掌侧筋膜;内侧界为内侧肌间隔;外侧界为掌中隔。掌中间隙向远侧沿第2~4蚓状肌管与2~4指蹼间隙相通,进而可通向手背。掌中间隙的近侧达屈肌总腱鞘的深面,可经腕管与前臂屈肌后间隙相交通。

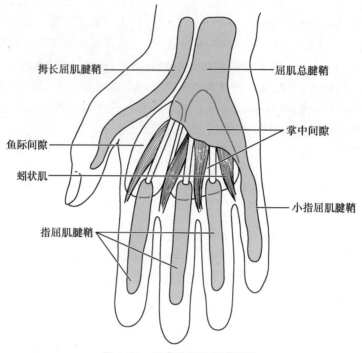

图 8-34 手掌腱鞘及筋膜间隙

此间隙感染时,可经上述渠道蔓延。

(2) **鱼际间隙**:位于掌中间鞘桡侧半深方。前界为掌中隔前部、示指屈肌腱、第 1 蚓状肌;后界为拇收肌筋膜;外侧界为外侧肌间隔;内侧界为掌中隔。该间隙向远端经第 1 蚓状肌管通向示指背侧,其近端为盲端。

4. **手肌** 有 3 群,外侧群包括拇短展肌、拇短屈肌、拇对掌肌和拇收肌。中间群包括蚓状肌、骨间掌侧肌和骨间背侧肌。内侧群包括小指展肌、小指短屈肌和小指对掌肌。

5. **血管** 手的血液供应来自桡动脉和尺动脉及其分支,各动脉彼此吻合成掌浅弓和掌深弓。

(1) **掌浅弓**:由尺动脉的终支和桡动脉的掌浅支吻合而成。该弓位于掌腱膜和掌短肌的深面,指屈肌腱及其总腱鞘、蚓状肌以及正中神经和尺神经分支的前方。掌浅弓凸向远侧,发出指掌侧总动脉和小指尺侧动脉。

1) 指掌侧总动脉:共 3 条,由掌浅弓凸侧缘发出,分别沿第 2~4 蚓状肌浅面行向指蹼间隙,各分为两个指掌侧固有动脉,分布于相邻两指的相对缘。指掌侧总动脉在掌指关节附近接受来自掌深弓的掌心动脉和来自掌背动脉的穿支(图 8-35)。

2) 小指尺侧动脉:发自掌浅弓凸侧的尺侧缘,沿小鱼际肌表面下降,分布于小指尺侧缘(图 8-35)。

(2) **掌深弓**:约 95% 以上由桡动脉终支和尺动脉的掌深支吻合而成。掌深弓位于骨间掌侧肌与骨间掌侧筋膜之间,居掌浅弓平面以上 1~2cm,弓的凸侧发出 3 条掌心动脉,沿骨间掌侧肌前面下行,在掌指关节处与各自对应的指掌侧总动脉吻合(图 8-36)。掌深弓及其分支与其同名静脉伴行。桡动脉从手背间隙穿第一掌骨间隙进入手掌后,先发出拇主要动脉,拇主要动脉分成 3 支,分布于拇指两侧缘和示指桡侧缘(图 8-37)。

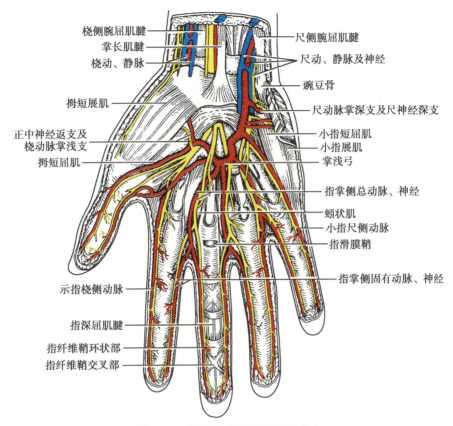

图 8-35 掌浅弓、正中神经及其分支

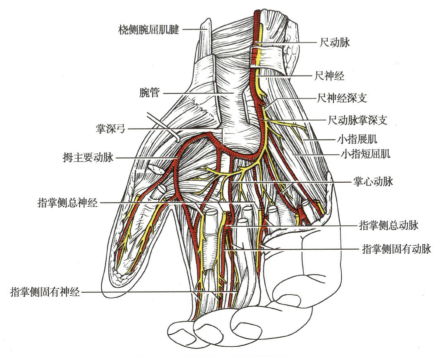

图 8-36 掌深弓、尺神经及其分支

第八章 上 肢

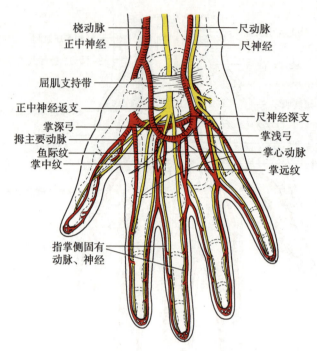

图 8-37 手部的血管、神经投影

手是劳动器官,由于抓握功能从而使手掌极易受到压迫。指掌侧总动脉不仅接受掌浅弓的供血,而且还接受掌深弓的分支,故手掌受压时手掌和手指的血液供应仍可以得到保证。

6. **神经** 手掌有尺神经、正中神经及其分支分布。

(1) **尺神经**:经屈肌支持带的浅面、腕掌侧韧带的深面、尺动脉的内侧进入手掌,至豌豆骨的下方分为浅、深 2 支。

1) **尺神经浅支**(superficial branch of ulnar nerve):较深支为粗,主要含尺神经的感觉纤维。行于尺动脉内侧,发小支支配掌短肌后,分成一个指掌侧固有神经,分布于小指掌面尺侧缘;一个指掌侧总神经,在指蹼间隙处,又分为两条指掌侧固有神经,分布于小指与环指相对缘的皮肤(图 8-35)。

2) **尺神经深支**(deep branch of ulnar nerve):较浅支细小,含运动纤维。与尺动脉掌深支伴行,穿小鱼际各肌后,再与掌深弓伴行,发出分支支配小鱼际诸肌,7 块骨间肌,第 3、4 蚓状肌和拇收肌。深支位于豌豆骨与钩骨之间的一段,位置表浅易受损伤。损伤后,拇收肌、骨间肌和小指展肌瘫痪,使各手指不能内收和外展,手指不能并拢、掌指关节过伸,呈"爪形手"(图 8-36、图 8-37)。

(2) **正中神经**:经腕管进入手掌分为 2 支,与掌浅弓处于同一平面,居掌腱膜与屈肌腱之间。

1) **外侧支**:较内侧支为小。在屈肌支持带下缘,外侧支的起始部发出一支,称正中神经返支,进入鱼际肌,继而分成 3 支指掌侧固有神经,分别分布于拇指两侧、示指桡侧掌面皮肤。正中神经返支勾绕拇短屈肌后,进入拇短展肌深面,分支支配拇短屈肌、拇短展肌和拇对掌肌。返支位置表浅,易受损伤而导致拇指功能障碍。

一般认为鱼际肌除拇收肌外,全部由正中神经返支支配,但研究观察到尺神经有时也有分支支配鱼际肌;这种情况下,正中神经损伤时,鱼际肌不会完全瘫痪,临床诊断时需注意分析。

2)内侧支:较外侧支粗大,分为2条指掌侧总神经。指掌侧总神经与同名血管伴行,至指蹼间隙处,分为两支指掌侧固有神经,分布于第2~4指相对缘皮肤。

3)至蚓状肌的神经:共两条,由第2掌骨两侧的两条指掌侧总神经发出,支配第1、2蚓状肌(图8-35)。

三、手背

(一)浅层结构

手背(dorsum of hand)的皮肤薄而柔软,富有弹性。手背皮肤只有横行的张力线而没有螺纹,故握拳时皮肤紧张,伸指时也不太松弛。此处皮肤手术切口应按张力线方向切开。浅筋膜内有丰富的静脉和皮神经。由于皮肤和浅筋膜较薄,伸指肌腱可使皮肤形成明显的隆起。拇指内收时,第1骨间背侧肌隆起,其近端为桡动脉的入掌处,故在此处可触及桡动脉的搏动。手背的浅筋膜薄而疏,浅筋膜内含手背静脉网、浅淋巴管和皮神经。

1. **手背静脉网**(dorsal venous rete of hand) 由浅静脉互相吻合形成。静脉网桡侧半与拇指的静脉汇集形成头静脉;尺侧半与小指的静脉汇合形成贵要静脉。手的静脉回流一般由掌侧流向背侧,从深层流向浅层。手背静脉网是临床静脉输液常用的静脉。

2. **浅淋巴管** 手背的淋巴回流方向与静脉相似,淋巴管也参与形成丰富的淋巴管网。手掌远端的浅淋巴管网在指蹼间隙处流向手背淋巴管网,故当手部有感染时,手背较手掌肿胀明显。

3. **桡神经浅支**(superficial branch of radial nerve) 由前臂下部桡侧转至腕部,再进入手背分布于手背桡侧半皮肤,继而分为5条指背神经,分布于拇指、示指和中指近节桡侧缘的皮肤。

4. **尺神经手背支** 分布于手背尺侧半的皮肤,并发出5支指背神经分布于小指、环指、中指尺侧半背面的皮肤(图8-38)。

(二)深层结构

1. **深筋膜** 称手背筋膜,分浅、深两层,浅层为伸肌支持带的向下延续,深层为骨间背侧筋膜。在指蹼处,手背筋膜的两层相结合。

(1)手背腱膜:由指伸肌腱与手背筋膜的浅层结合而成,两侧分别附着于第2掌骨和第5掌骨(图8-39)。

(2)骨间背侧筋膜:覆盖在第2~5掌骨和第2~4骨间背侧肌表面。在掌骨近端,骨间背侧筋膜借纤维隔与手背腱膜相连接。

2. **筋膜间隙** 由于手背的筋膜在掌骨的近、远端彼此结合,在浅筋膜、手背腱膜和骨间背侧筋膜之间形成2个筋膜间隙:①**手背皮下间隙**,位于浅筋膜与手背腱膜之间(见图8-33);②**腱膜下间隙**,位于手背腱膜与骨间背侧筋膜之间。二者常有交通,感染时炎症可互相扩散,引起整个手背肿胀。

3. **掌背动脉** 桡动脉经拇长伸肌腱至手背,在穿第1骨间背侧肌之前发出第一掌背动脉,该动脉分为3支,向下分布于拇指背侧的两侧缘和示指背侧的桡侧缘。第2~4掌背动脉发自腕背侧动脉网,沿第2~4骨间背侧肌表面下行,至掌指关节处分别发出2支指背动脉。

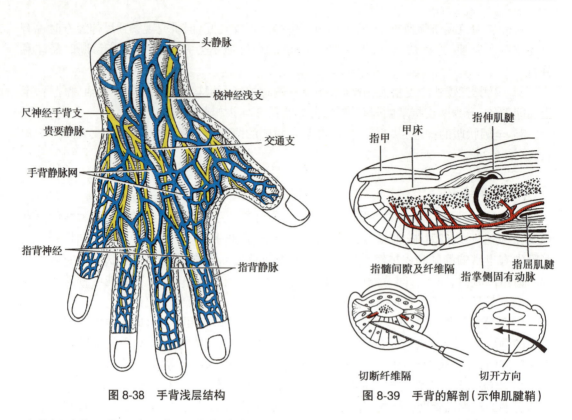

图 8-38 手背浅层结构　　　　图 8-39 手背的解剖（示伸肌腱鞘）

腕背侧动脉网位于腕骨背面，由桡动脉、尺动脉的腕背支和骨间前动脉、骨间后动脉的终末支吻合形成。

4. 指伸肌腱　有 4 条，分别走行第 2~5 指，并在近节指骨底处移行为指背腱膜。指伸肌腱扁而薄，在接近掌骨头处，各腱之间借 3 束斜行的腱纤维束连接，称为腱间结合（图 8-39）。由于腱间结合的存在，伸指时各腱彼此牵拉，协同动作。

四、手指

手指（finger）以掌指关节与手掌相连，运动灵活。手指分掌侧和背侧，因指蹼的存在，手指的长度看上去背侧长于掌侧。拇指腕掌关节为鞍状关节，能完成拇指的对掌运动，活动范围较大，在手的握、持、捏、拿各功能活动中，拇指的作用几乎是其余 4 指的总和。第 2~5 指的掌指关节可做屈伸和收展运动。

（一）浅层结构

1. **皮肤**　手指掌侧的皮肤厚于背侧，富有汗腺。

2. **浅筋膜**　手指掌面的浅筋膜较厚，有大量纤维束将皮肤与指屈肌腱纤维鞘相连，纤维束之间的脂肪组织常聚积成球状。手指感染时，常导致腱鞘炎。

3. **指髓间隙**　又称指髓，是指位于远节指骨的骨膜与皮肤之间的密闭间隙，约占远节指骨远侧的 4/5 部。在指的远侧横纹处，有纤维隔连于指深屈肌腱的末端和皮下，形成指髓的近侧边界。指髓间隙内有许多纤维隔连于皮肤与骨膜之间，将指腹的脂肪分成许多小叶，其内有神经末梢和血管。感染肿胀时，指髓间隙内压力升高，压迫神经末梢和血管，可引起剧烈疼痛和末节指骨坏死。这时应及时从指端侧方切开减压，同时须切断纤维隔直达骨膜，才能保证引流通畅（图 8-40）。

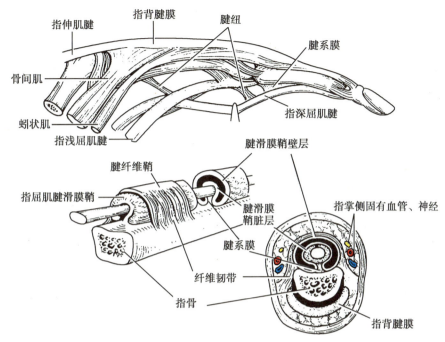

图 8-40 指端结构和切开引流术

4. 血管和神经 各手指均有 2 条指掌侧固有动脉和两条指背动脉,分别与同名神经伴行于指掌侧面与背侧面交界线的前后方。手指的浅静脉主要位于指背皮下。浅淋巴管与指腱鞘、指骨骨膜的淋巴管交通,感染时可相互蔓延。

(二)深层结构

1. **指浅、指深屈肌腱** 第 2~4 指各有浅、深两条肌腱,行于指腱鞘内,拇指则只有一条屈肌腱。在近节指骨处,指浅屈肌腱位于指深屈肌腱的掌侧,逐渐从两侧包绕指深屈肌腱,继而向远侧分成两股,附于中节指骨的两侧缘,其间形成腱裂孔,容指深屈肌腱通过。指深屈肌腱穿出腱裂孔后,止于远节指骨底的前面。指浅屈肌主要屈近侧指间关节,而指深屈肌主要屈远、近侧指间关节(图 8-41)。两腱既可独立活动,又互相协同形成合力增强肌力。

2. **指腱鞘** 为包绕指浅、指深屈肌腱的鞘管,由腱纤维鞘和腱滑膜鞘两部分构成(图 8-41)。

(1)腱纤维鞘:由深筋膜增厚形成,附着于指骨及关节囊的两侧,形成一骨纤维性管道,对肌腱起约束、支持和滑车的作用,并可增强肌的拉力。

(2)腱滑膜鞘:为滑膜所形成的囊管,位于腱纤维鞘内,分为脏、壁两层。脏层包绕肌腱表面,壁层贴附于腱纤维鞘的内面和骨面。脏、壁两部分滑膜,在骨面与肌腱之间相互移行,形成双层滑膜的过渡部,称为腱系膜,内有出入肌腱的血管和神经。由于肌腱经常活动,腱系膜大部分消失,仅保留了血管出入处,称腱纽。腱滑膜鞘的近、远两端封闭。拇指与小指的腱滑膜鞘分别与手掌的桡侧囊和尺侧囊相通,第 2~4 指的腱滑膜鞘从掌指关节处延伸至远节指骨底(图 8-41)。

3. **指伸肌腱** 越过掌骨头后向两侧扩展,包绕掌骨头和近节指骨的背面,形成指背腱膜(腱帽)(图 8-42)。指背腱膜向远侧分成 3 束,中间束止于中节指骨底,两个侧束在中节指

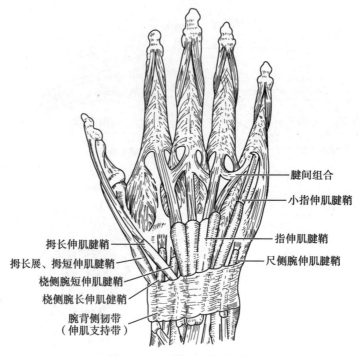

图 8-41　手指屈肌腱及腱鞘

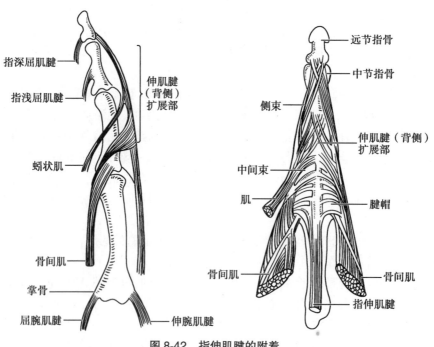

图 8-42　指伸肌腱的附着

骨的背面合并后,止于远节指骨底。中间束与指间关节囊的背面融合,蚓状肌腱和骨间肌腱参与侧束的构成。指伸肌腱的走行较长,跨越多个关节。根据指伸肌腱的位置和毗邻,临床上将其分为 5 区。指伸肌腱伸掌指关节和指间关节,与蚓状肌和骨间肌协同作用可屈掌指关节,同时伸指间关节。指伸肌腱断裂时,各关节呈屈曲状态,中间束断裂后可引起近侧指间关节不能伸直,侧束断裂后可引起远侧指间关节不能伸直。

> **临床问题 8-17:断指再植**
>
> 　　1963年,上海第六人民医院陈中伟完成世界首例断肢再植;1986年,世界首例十指离断再植全部成活手术又在第四军医大学西京医院顺利完成。标志着我国显微外科已经发展到了新的高度,处于国际领先地位。
> 　　手术过程中,缝合肌(肉)腱骨支架重建后,吻合血管前,在适当张力下缝合肌(肉)腱;缝合的肌(肉)腱以满足手的功能为标准,不必将所有的肌腱缝合。如前臂远端应缝合拇长屈肌、指深屈肌、腕屈肌、拇长伸肌、拇长展肌、指总伸肌、腕伸肌,其他肌腱可不予缝合。断指再植缝合指深屈肌腱和指伸肌腱。在重建血液循环时,无张力下吻合,若有血管缺损,应行血管移位或移植。吻合主要血管,如尺动脉、桡动脉和手指的双侧指固有动脉。吻合血管应尽可能多,动脉、静脉比例以1:2为宜。一般先吻合静脉,后吻合动脉。缝合神经应尽可能一期修复。无张力状态下,缝合神经外膜,若有缺损,应行神经移植。

(刘华武)

第八节　上肢与胸前部浅层的解剖操作

一、皮肤切口

取仰卧位,**摸认体表标志**:颈静脉切迹、胸骨角、剑突、肋、肋间隙、肋弓、胸骨下角、剑肋角。

(1)胸前正中切口:沿胸部前正中线,自胸骨柄上缘向下做纵切口至剑突。

(2)胸上界切口:自纵切口上端向外沿锁骨至肩峰。

(3)胸下界切口:自纵切口下端向外沿肋弓下缘切至腋后线稍后方。

(4)胸部斜切口:自纵切口下端,斜向上外切至乳头并环切乳晕周围,再继续切至腋前襞。

(5)臂部切口:自胸部斜切口的上端向下,沿上臂内侧面向下做纵行切口至臂部中上1/3交界处,再转折向外做环行切口至臂外侧缘。

二、解剖胸壁结构

1. **解剖肋间神经前皮支和外侧皮支**　平胸骨体下端水平向外切开浅筋膜。沿锁骨中线垂直切开浅筋膜,分别向外侧和内侧翻起浅筋膜。向外侧翻起的过程中,在腋中线以前可找到肋间神经的外侧皮支在筋膜片的深面出现。以同样的方法在第2肋间隙找出第2肋间神经的外侧皮支及其分支——肋间臂神经。

2. **摘除女性乳房**　平第2肋做一水平切口划开浅筋膜,将浅筋膜自深筋膜翻起向上直达锁骨,此时可见颈丛的皮支——锁骨上神经的分支,跨过锁骨浅面到达胸上部。在胸肌筋膜浅面分离并摘除乳房。

3. 解剖胸大肌

（1）除去胸前壁的浅筋膜后，露出胸大肌表面的深筋膜。这里的深筋膜相当薄，它向外与腋窝较厚的深筋膜相续。与此同时，除去三角肌前部的浅筋膜露出锁骨下窝。锁骨下窝是胸大肌与三角肌之间的间隙，是一条窄沟，内有头静脉行向上，穿锁胸筋膜汇入腋静脉，向下追踪该静脉至上臂。除去腋底的浅筋膜，修洁胸大肌的前面。

（2）沿胸大肌起点锁骨内2/3的下缘、胸骨外侧缘2~3cm处及腹直肌鞘上方，呈"C"形切断胸大肌。

（3）将胸大肌翻向止点。翻起时可见胸外侧神经和胸肩峰血管一起自胸小肌上缘的锁胸筋膜穿出并进入胸大肌。将胸大肌进一步外翻，还可见胸内侧神经穿出胸小肌至胸大肌，修洁以上神经、血管，并在靠近胸大肌处将其切断，使胸大肌得以充分外翻至止点处。

4. 解剖锁胸筋膜 观察锁胸筋膜的附着点，并细心剥离此筋膜，可见胸肩峰血管、胸外侧神经及头静脉出入，细心修洁并保留诸结构，去除该筋膜。

5. 观察并修洁胸小肌 于该肌起始处稍外侧切断该肌，将胸小肌翻向止点，注意观察并保留穿行于胸小肌的胸内侧神经。细心剥离腋窝底部的腋筋膜和疏松结缔组织。注意保留由此处经过的肋间臂神经。

6. 修洁前锯肌 前锯肌起自第1~9肋外面，肌束斜向后上内，经肩胛骨前方，止于肩胛骨脊柱缘。修洁、观察该肌并在表面找出胸长神经和胸外侧动脉。

7. 解剖上肢浅静脉 修洁头静脉和贵要静脉，向下追至其分别起自手背静脉网。在前臂正中寻找肘正中静脉，并追踪至肘窝，观察它与头静脉和贵要静脉连接的形式。肘正中静脉有分支与深静脉交通。

三、解剖上肢浅层结构

在上臂中点的肱二头肌内侧沟里，寻找穿深筋膜的前臂内侧皮神经和贵要静脉。在肘上约2.5cm处，肱二头肌外侧缘寻找前臂外侧皮神经。在距尺骨茎突上方约2.5cm以上寻找尺神经的手背支，其跨过腕内侧到达手背，并分支供给内侧两个半指背的皮肤。在桡骨茎突上方寻找桡神经浅支发至手背的支。该支除分支与尺神经交通外，发出指背支分布于外侧两个半指的皮肤。

四、上肢与胸前部深层的解剖操作

（一）腋窝

将上肢尽量外展，使观察腋部能得到较好的视野。腋部含有大量脂肪，里面有淋巴结，必须仔细移除才能显露其他结构。

1. 解剖胸长神经和胸外侧动脉 在胸壁的前锯肌浅面寻找分布于该肌的胸长神经，该神经发自臂丛根，大约在腋前襞与后襞的中间下降到肌浅面。沿胸小肌的下外侧缘寻找胸外侧动脉并修洁。除去前锯肌表面的筋膜。

2. 修洁腋外侧壁 从肩胛骨喙突向上臂追踪喙肱肌和肱二头肌短头。喙肱肌位于上臂的内侧，附着于肱骨体上半的内侧。肌皮神经穿过喙肱肌，将喙肱肌推向外侧就可看到肌皮神经穿入喙肱肌，并发支分布于该肌。

3. 解剖腋血管 从最内侧的腋静脉开始操作，注意许多不规则的小支应予除去。

追踪腋静脉向下直到腋后襞下缘的平面。注意，不要向下损伤上臂的结构。

追踪腋静脉向上，其在第一肋外侧缘移行为锁骨下静脉。腋静脉的属支伴行腋动脉的大分支。

将腋静脉拉向一侧,露出腋动脉;腋动脉被臂丛围绕。在肩胛下肌下缘附近寻找肩胛下动脉,它是腋动脉的最大分支。先向起源端追踪,后向远端追踪至其分为两大分支:一支是旋肩胛动脉,它旋绕肩胛骨腋窝缘,穿过三边孔达冈下窝,在该处与锁骨下动脉的分支形成吻合;另一支是胸背动脉,它沿肩胛下肌下缘行向下后,分布于背阔肌和前锯肌。注意不要损伤横过胸背动脉前方的胸背神经。

旋肱前动脉和旋肱后动脉是腋动脉发出肩胛下动脉以后,发出的两支较细的分支。旋肱后动脉起于肩胛下动脉以下不远处,行向后,与腋神经同穿四边孔,绕过肱骨外科颈的内侧,到达三角肌的后份。

4. **解剖腋部的神经** 本阶段解剖只能显示臂丛在锁骨以下的部分;该丛组成的根、干、股等部分,则必须在颈部才能看到。臂丛围绕动脉形成三个神经束,即后束、内侧束和外侧束。

追踪外侧束向下至其分为肌皮神经和正中神经外侧根。正中神经外侧根与正中神经内侧根合成正中神经。正中神经常居动脉的外侧。

追踪内侧束向下,可见其分支自外侧至内侧依次为正中神经内侧根、尺神经、前臂内侧皮神经和臂内侧皮神经。内侧束的分支,除正中神经内侧根跨过动脉至其外侧以外,其余3支都在动脉的内侧。

后束居腋动脉的后方,在相当高的平面就分为桡神经和腋神经2支,桡神经在动脉的后方继续下行至上臂。腋神经转向后行,与旋肱后动脉同穿四边孔,到达三角肌的深面,并分布于该肌和小圆肌。当腋神经行向后时,它紧邻肱骨外科颈的内侧,恰在肩关节囊下方。当肱骨外科颈骨折或肱骨头向下脱位时,可能损伤腋神经。

5. **解剖腋窝的后壁** 现在只能看到形成腋窝后壁各肌的肱骨附着点,它们从上至下是肩胛下肌、背阔肌、大圆肌。修洁肩胛下肌表面的筋膜,此时如果胸小肌妨碍解剖,可将它在喙突下切断翻起。将背阔肌自大圆肌分开。修洁背阔肌后方的大圆肌。在大圆肌与肩胛下肌间隙深处寻找肱三头肌长头,见其行向上至肩胛骨的盂下结节。

(二) 臂前部和肘前部

1. **除去浅筋膜** 除去上臂和肘前面的浅筋膜直至肘下约8cm处,显露深筋膜。在肘前寻找肱二头肌,但暂勿损伤它的肌腱。注意肱二头肌腱有一片腱膜行向内下,与前臂内侧的深筋膜融合。在上臂前面正中,纵行切开深筋膜向下直达肘前,沿肱骨内上髁与外上髁间连线横切筋膜,将切开的两片深筋膜分别向内、外两侧翻起,可见深筋膜从上臂内侧和外侧伸入臂深面,分别称为内侧肌间隔和外侧肌间隔。

2. **分离肌肉** 在肱二头肌腱膜上、下缘切透深筋膜,尽量靠尺侧横断肱二头肌腱膜。该腱膜覆被肱动脉和正中神经,翻起腱膜观察肱二头肌腱、肱动脉、正中神经三者彼此的位置关系。正中神经的分支是从内侧发出的,从它的外侧去修洁就能避免损伤它的分支,追踪主干至深处。

沿肱二头肌外侧缘将肱二头肌腱自深面的肱肌分离,并观察肱桡肌。在肘下寻找肱桡肌与肱二头肌腱及肱肌间的间隙。在间隙深处找出桡神经,从神经的内侧着手解剖(因它的分支都向外侧)。

3. **除去其余的肘部深筋膜** 观察贵要静脉穿入深筋膜。向近侧追踪前臂内侧皮神经直至其起于内侧束。尺神经在腋部起于臂丛内侧束,位于腋静脉之后,追踪该神经向下,直至其潜入内侧肌间隔后方。在内上髁与鹰嘴间做一小切口,垂直割开深筋膜,找出尺神经,从此向上追尺神经至内侧肌间隔。

4. **修洁肱动脉** 及其分支在大圆肌下缘不远处剖露肱深动脉,它与桡神经伴行至上臂后区,进入桡神经沟内,暂勿追入上臂后区。

在喙肱肌止端平面寻找尺侧上副动脉。它与尺神经伴行,可追至穿过内侧肌间隔处。在肱骨内上髁上方寻找尺侧下副动脉。肱动脉除发上述分支外,还发出很多肌支分布于肌肉。

在肘窝中修洁肱动脉的远侧段和桡动脉、尺动脉的近侧段。寻找桡动脉发出的桡侧返动脉,观察其行向上。解剖出尺动脉发出的尺侧返动脉,观察其行向上分为前后两支。

（三）**前臂前部**

1. **显示深筋膜** 深筋膜在腕前部增厚,形成屈肌支持带（腕横韧带）。在腕部皮肤切口之上除去一段约 4cm 宽的深筋膜。从外侧至内侧修洁桡动脉、桡侧腕屈肌、正中神经、掌长肌腱（有时缺如）、指浅屈肌腱、尺动脉和尺神经、尺侧腕屈肌腱。认清上述结构后,继续除去前臂的深筋膜。

2. **解剖深层结构**

（1）在肱桡肌内侧沟找出桡神经浅支,继续沿桡侧腕长伸肌前缘追踪该神经,直至桡骨茎突之上不远处出现于肱桡肌腱的后缘,前已证明其行向下后分布于手背。

（2）追桡动脉至腕,注意其毗邻,特别是沿途跨过的肱二头肌腱、旋前圆肌、指浅屈肌、指深屈肌、旋前方肌、桡骨下端前面。

（3）追踪正中神经至潜入旋前圆肌,旋前圆肌将其与深面的尺动脉隔开。分离并确定旋前圆肌、桡侧腕屈肌、掌长肌、尺侧腕屈肌的界限。追旋前圆肌至桡骨外侧面中部的止端。从腕部沿着它们的肌腱向上分离其他三肌,同时将它们从深面的指浅屈肌分开。

（4）追踪尺神经在手的背侧皮支至其起源。查看尺侧腕屈肌腱遮盖下的尺神经和尺动脉。尺神经从尺神经沟进入前臂时,它经过尺侧腕屈肌向肱骨头和尺骨头之间走行,到达内上髁下方,发分支至尺侧腕屈肌和指深屈肌的内侧半,由下向上追踪尺神经以确定其走行。

（5）指浅屈肌相对地居于上述四个浅肌的深面。修洁指浅屈肌,如果需要,可以割断旋前圆肌。从腕部将指浅屈肌自其深面的结构分离,但要注意将紧贴该肌深面的正中神经分离。将指浅屈肌挑起,解剖出正中神经以及其指浅屈肌支和骨间前神经。

（6）将前臂旋后,在肘窝分开指浅屈肌与肱桡肌,可完全显露肘窝底。桡神经发支至肱桡肌、桡侧腕长伸肌、桡侧腕短伸肌和旋后肌。浅支跨过旋后肌浅面下降,深支穿入旋后肌。

（7）屈腕使指浅屈肌松弛,然后把指浅屈肌从其深面翻起放在内侧,显露指深屈肌和拇长屈肌;于中间分开两肌,露出骨间膜和骨间膜前面由上向下走行的骨间前血管和神经。

旋前方肌以横行的肌纤维占据桡、尺二骨的下 1/4 份。指深屈肌腱都从其前面越过。修洁骨间前神经与血管,它们的分支供给前臂深层的三个肌以后,潜入旋前方肌的深面。追踪骨间前动脉向上至其起源于骨间总动脉处。

（四）**上肢后部的解剖操作**

1. **解剖肩胛部的肌、血管、神经**

（1）**腋神经、旋肱后动脉**：观察三角肌的起止点和纤维方向,用解剖刀从其中份横行切断该肌,将三角肌向上下两端翻起,查看进入三角肌的腋神经和旋肱后动脉。

(2) **肩胛上动脉和肩胛上神经**:沿肩胛冈切断斜方肌的附着点,并向前翻起,再切开坚固的冈上筋膜和冈下筋膜,清理出冈上肌、冈下肌、大圆肌、小圆肌、背阔肌及肱三头肌长头。切断冈上肌、冈下肌的中段,将外侧份向外翻起,需注意位于该肌深处的血管、神经。

肩胛上动脉于肩胛横韧带上方跨入冈上窝,而肩胛上神经往往从韧带下方进入。血管和神经由冈上窝绕肩胛颈进入冈下肌深面的冈下窝。

(3) **旋肩胛动脉**:从三边孔内重新找出旋肩胛动脉。

2. **解剖桡神经、肱深动脉** 清理肱三头肌及其筋膜,找出桡神经和肱深动脉进入肌肉之孔,由此孔沿桡神经沟方向插入镊子作为引导,即进入肱骨肌管,保护好管内的神经、血管,沿管的方向切断肱三头肌外侧头。清理管内的桡神经(及其分支)及肱深动脉。追踪桡神经到上臂中点以下处,直至看到它穿过外侧肌间隔为止。肱深动脉的终末支(桡侧副动脉)伴同桡神经,穿到前臂前区,参与肘关节动脉网。

3. **解剖肘后区和前臂后区的浅层结构**

(1) **前臂背侧皮神经、桡神经浅支和尺神经的手背支**:在肘关节的上方、外侧肌间隔处,去掉脂肪,解剖出从桡神经分出的前臂背侧皮神经。在前臂的远侧端、腕关节上方的桡侧,可解剖出桡神经的浅支。在尺骨头的内侧可寻出尺神经分出的手背支。

(2) **尺神经及其伴行的尺侧上副动脉**:在肱骨内上髁的后上方,清理出自上臂前区穿出至后区的尺神经及与它伴行的动脉。追踪尺神经到肱骨尺神经沟,其在此处又转至前臂的前面。

4. **解剖前臂背侧深筋膜及桡腕背侧韧带** 清理并切开前臂后面的深筋膜,上 1/3 深筋膜有肌肉起始,不宜强行剥离。保留桡腕背侧韧带,观察该处的筋膜,既厚又坚韧,紧紧地与前臂肌肉连在一起。浅层肌肉不但起自肱骨外上髁,而且大部分的肌束起自深筋膜。由于筋膜的坚韧性,深部蓄脓时在长时间内不会在前臂后区形成明显的肿胀。

5. **解剖前臂背侧深层结构**

(1) **清理前臂背侧肌并切断指伸肌**:分离前臂背侧各肌,并结合系统解剖的知识,复习辨认各肌。

(2) **旋后肌、骨间后神经和骨间后动脉**:认清旋后肌并观察肌纤维,以理解其功能。在该肌浅深两份之间找出骨间后神经(即桡神经的深支);其在拇长展肌的表面与血管伴行向下,到拇长伸肌外侧缘走向拇长伸肌深面,而与前面穿过来的骨间前动脉伴行。

(刘华武)

思 考 题

1. 试述臂前骨筋膜鞘的构成及内容。
2. 上肢哪些区域可取带蒂皮瓣?
3. 腋窝淋巴结清扫术需要重点保护哪些结构?为什么?
4. 野外作业时发生断指,如何急救?如何保存好断指?
5. 手的功能位在临床上有何意义?
6. 李某,男性,30 岁。在骑摩托车回家的路上,未躲避正前方的障碍物,跳车逃生的过程中被甩下,右肩部猛烈撞在地面上,肩部和头部向相反方向分离,造成右臂运动障碍、不能抬起,同侧肩部、颈部疼痛。检查见患者右上肢无力下垂;肩关节不能屈、展和旋外运动;前臂呈旋前状;肘关节不能屈;上肢外侧皮肤感觉消失。

问题:

(1) 根据受伤情况,初步判断是什么结构损伤。
(2) 用已知的解剖学知识解释其原因。
(3) 依据患者出现的运动和感觉障碍部位,分析损伤的部位。

7. 患者,女性,48岁。因患乳腺癌接受了右侧腋窝淋巴结清扫手术并进行分期治疗。回家数周后,在牵张训练中,当用双手推墙时,出现右侧肩胛骨内侧缘异常突出,呈"翼状肩";当梳头时,右臂难以举过头顶。

问题:

(1) 引起患者出现相应症状的原因是什么?
(2) 什么样的骨折可能导致该神经受损?
(3) 在清扫腋窝淋巴结时,还有哪些神经易于受损并出现什么症状?

8. 患者,女性,49岁。右肩部疼痛半年之久并近期逐渐加重,疼痛向上臂和颈部放射,有时肩部有弹响。上举手臂完成动作时,疼痛加重。经检查发现,肩锁关节区轻度压痛,肌肉萎缩不明显,肩峰下有摩擦音,与对侧有明显不同,外展、内旋时出现疼痛。双臂放于体侧,肘关节屈曲90°;双上肢外旋力量不平衡,患侧轻、中度减低;但上臂过头活动不受限制。影像学检查提示肌腱袖断裂。

问题:

(1) 什么是肌腱袖?
(2) 引起肌腱袖损伤的常见原因有哪些?肌腱袖的哪部分结构最易撕裂?
(3) 为什么在肌腱袖损伤时,会出现肩关节功能障碍?

9. 患者,男性,68岁。因不慎摔倒,左侧肘部撞到石板路面,左肘部肿胀疼痛急诊入院。检查所见患者左肘部肿胀明显,大面积瘀斑、压痛,肘关节呈半屈位畸形,活动受限,肘后三角存在,有骨擦音。桡动脉搏动消失,手部皮肤苍白发凉,左手内侧缘和小指麻木,痛觉消失。X线片示左肱骨髁上粉碎性骨折。诊断为左肱骨髁上粉碎性骨折并桡动脉和尺神经损伤。

问题:

(1) 根据所学知识解释患者左手内侧和小指麻木、痛觉丧失的原因。
(2) 患者桡动脉搏动消失,手部皮肤苍白,说明损伤了什么结构?

10. 患者,男性,46岁。因左手掌外侧及外侧三个半手指麻木疼痛半年入院。患者半年前无明显诱因出现左手掌外侧麻木、疼痛,继而左手拇指、示指、中指掌面及环指外侧出现刺痛和烧灼痛,症状逐渐加重,以夜间疼痛为重,影响睡眠。患者近期感到左拇指无力,运动不如以前灵活。检查左手鱼际变平,鱼际肌萎缩,拇指对掌功能受限,左手掌外侧拇指、示指、中指掌面及环指外侧触觉及痛觉减退。轻叩腕掌侧,有向手掌的过电感,压迫腕部(屈肌支持带)处放电感加重。X线片未见明显的骨质异常。诊断为左侧腕管综合征。

问题:

(1) 腕管是如何构成的?通过哪些结构?
(2) 腕管综合征为什么会引起上述区域的感觉异常?

11. 患者,男性,29岁,木工。6天前工作时不慎被木刺伤右侧手掌部,当时拔出木刺,未进一步诊治;3天前出现发热伴头痛乏力,手掌肿胀,中指、环指和小指不能主动活动。检查右侧手掌及手背肿胀,掌心凹陷消失,压痛明显。中指、环指和小指呈半屈曲状态,主动及被动活动均受限并且引起疼痛。体温38.5℃。血常规示白细胞21.0×10^9/L,中性粒细胞比例89.5%,X线片未见明显的手部骨质异常。诊断为右侧掌中间隙感染。

问题:

(1) 请简述诊断依据。

(2) 阐述掌中间隙的位置与境界。

(3) 如果掌中间隙感染得不到控制,会蔓延到何处?

第九章

下　肢

内容导航

章节	重要知识点	临床联系	学习形式
表面解剖	坐骨神经出盆和神经干、股动脉、腘动脉、足背动脉投影	压疮的好发部位；先天性髋内翻的症状和治疗	PPT，临床联系讨论
臀部	臀上皮神经行径和分布；梨状肌上孔、梨状肌下孔的边界和穿经结构；坐骨小孔的边界和穿经结构；坐骨神经与梨状肌的关系；髋关节动脉网	臀部皮瓣应用；感染在臀肌深面蔓延的路径；臀上神经损伤的解剖学分析；梨状肌综合征的病因和表现；臀部肌内注射的注意事项；股骨头坏死；股骨颈骨折分型；髋关节脱位及先天性髋关节脱位	线上微课，PPT，讨论和实地解剖
股部	大隐静脉在股前内侧区的行径、在隐静脉裂孔注入股静脉；肌腔隙和血管腔隙的边界、内容、临床意义；股鞘的内容；股管的边界；股环的上口；股疝的解剖学基础；收肌管的内容、临床意义；坐骨神经行径	下肢静脉曲张；股疝的表现和股疝修补术解剖要点；坐骨神经痛；股骨干骨折	线上微课，PPT，讨论和实地解剖
膝部	腘窝边界；腘窝内胫神经、腓总神经、腘动脉、腘静脉毗邻关系；腘动脉在腘窝内的5条关节支；膝关节网；膝关节的韧带	腘窝手术解剖要点；髌骨骨折及髌股关节不稳的症状和治疗；半月板损伤表现和治疗；关节镜检查与临床诊断	线上解剖学习，PPT，讨论和实地解剖
小腿部	小隐静脉行径；腓肠神经分布；小腿后区皮瓣；后骨筋膜鞘的血管、神经；胫、腓骨的连结	骨筋膜鞘综合征；腓肠神经移植	线上微课学习，PPT，讨论和实地解剖
踝部和足部	大隐静脉在踝前区的位置，深面穿行结构的延续关系；足背动脉的行径、分支、临床应用；踝管的位置、组成、其内结构的毗邻关系、临床应用；踝关节的韧带。足底筋膜分层，足底内侧动脉和足底外侧动脉分支、分部、行径；足弓的临床意义	踝关节扭伤；婴儿足的特点；平足症	线上微课学习，解剖学习，PPT，讨论和实地解剖

第一节 表面解剖

下肢（lower limb）除行走和运动之外，还可使身体直立和支持体重。因此，下肢骨骼比上肢粗大，骨连结较上肢复杂，其稳固性大于灵活性，下肢肌也比上肢肌发达。

一、境界与分区

下肢与躯干相连，前方以腹股沟与腹部分界，后方以髂嵴与腰、骶部分界，上端内侧为会阴。下肢可分为臀部、股部、膝部、小腿部、踝部和足部，除臀部外，其余各部又分若干区。

二、表面解剖

（一）体表标志

（1）臀部和股部的表面标志：在臀部上界可扪及**髂嵴**（iliac crest）全长及其前端的**髂前上棘**（anterior superior iliac spine）和后端的**髂后上棘**（posterior superior iliac spine）。在髂前上棘后上方约5cm处，可扪及**髂结节**（tubercle of iliac crest），其下方约10cm处能触及股骨大转子。两侧髂嵴最高点连线平第4腰椎棘突，可用于腰椎手术定位。屈髋时，臀下部内侧可摸及**坐骨结节**（ischial tuberosity）。在腹股沟内侧端内上方可扪及**耻骨结节**（pubic tubercle），向内为**耻骨嵴**（pubic crest）。两侧耻骨嵴连线中点稍下方为**耻骨联合**（pubic symphysis）上缘。髂前上棘与耻骨结节连线深面有腹股沟韧带（inguinal ligament）。

（2）膝部的表面标志：可扪及**髌骨**（patella）及其下方的**髌韧带**（patellar ligament），其下端处可触及**胫骨粗隆**（tibial tuberosity）。髌骨两侧可分别触及上方的**股骨内侧髁**（medial condyle of femur）、**股骨外侧髁**（lateral condyle of femur）和下方的**胫骨内侧髁**（medial condyle of tibia）、**胫骨外侧髁**（lateral condyle of tibia）。股骨内侧髁、股骨外侧髁的突出部为股骨内上髁和股骨外上髁。屈膝时，在膝部后方可摸到外侧的股二头肌腱和内侧的半腱肌腱、半膜肌腱。

（3）小腿部前面的表面标志：有纵行的**胫骨前缘**。在胫骨粗隆后外方，可触及**腓骨头**（fibular head）及下方的**腓骨颈**（neck of fibula）。在小腿下1/3外侧可触及腓骨下1/3段。

（4）踝和足部的表面标志：可扪及**内踝**（medial malleolus）和**外踝**（lateral malleolus），后方可扪及**跟腱**（tendo calcaneus），其下方为**跟骨结节**（calcaneal tuberosity）。足内侧缘中部稍后方有**舟骨粗隆**（tuberosity of navicular bone），外侧缘中部可触及**第五跖骨粗隆**（tuberosity of fifth metatarsal bone）。

（二）对比关系

下肢骨折或关节脱位时，骨性标志间的正常位置关系可能发生变化，这些变化对于疾病的诊断和治疗有重要的意义。

（1）Nelaton线：侧卧、髋关节屈曲90°~120°时，自坐骨结节至髂前上棘的连线称Nelaton线。正常时，该线恰好通过股骨大转子尖。当髋关节脱位或股骨颈骨折时，大转子尖可向此线上方移位（图9-1）。

（2）Kaplan点：仰卧，两下肢并拢伸直，两髂前上棘处于同一水平面时，由两侧大转子尖过同侧髂前上棘作延长线。正常时两侧延长线相交于脐或脐以上，相交点称Kaplan点。髋关节脱位或股骨颈骨折时，此点偏移至脐下并偏向健侧（图9-2）。

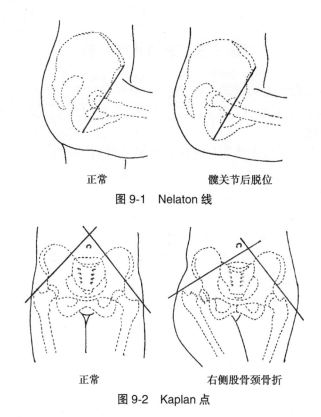

正常　　　　　　髋关节后脱位

图 9-1　Nelaton 线

正常　　　　　　右侧股骨颈骨折

图 9-2　Kaplan 点

临床问题 9-1：压疮（褥疮）

长期卧床患者或感觉、运动功能丧失者，因无力变换体位，或护理不当，致体表骨隆突皮肤组织，甚至肌肉，因持续受压、局部缺氧、血管栓塞、组织坏死腐脱而形成溃疡，称为压疮。好发部位为骶骨、坐骨结节和股骨大转子等处，其次为跟骨、枕骨、髂前上棘、内踝、外踝等部位。

（三）颈干角和膝外翻角

（1）颈干角：股骨颈与股骨体长轴之间向内的夹角称颈干角。颈干角可以增加下肢的活动范围，并有利于躯干的力量下传至股骨干。此角在幼儿约为 160°，成人平均为 127°（范围为 110°~140°）。颈干角 >140° 为髋外翻，股骨颈较正常长，大转子位置较正常低；颈干角 <110° 为髋内翻，股骨颈较正常短，大转子位置较正常高（图 9-3）。在髋部矫形手术时，应根据股骨力线方向维持正常颈干角，恢复负重功能。

临床问题 9-2：先天性髋内翻

先天性髋内翻是一种少见的先天性畸形，原因不明。患儿随年龄增长，股骨头内翻，股骨颈变短，大转子上移，颈干角逐渐减小。对先天性髋内翻患儿须尽早做矫形手术，如 8 岁后做矫形手术，功能恢复较差。手术方法采取股骨粗隆下外展截骨术矫正髋内翻，促进股骨颈内侧发育不良的骨组织骨化，增加患肢长度。

(2) 膝外翻角:股骨体长轴线与胫骨长轴线在膝关节处相交并呈向外的夹角,正常时约170°,其补角称膝外翻角,男性略小于女性。若外侧夹角<170°为膝外翻,站立时两膝能并拢而两踝不能互相接触,呈"X"形腿。若外侧夹角>170°为膝内翻,站立时两踝能并拢而两膝不能互相接触,呈"O"形腿或弓形腿。膝内翻和膝外翻是较常见的下肢畸形。膝内翻主要由于胫骨变形,有时亦累及股骨。3岁以下婴幼儿膝内翻相当常见,一般不需要手术。膝内翻矫正手术原则上在靠近畸形显著部位做楔形切除、横断或"Y"形截骨。矫正内翻的同时,注意矫正前弓和内旋,将腓骨斜行截断。膝外翻多发生在股骨下部,可累及一侧或两侧下肢。膝外翻矫正手术原则上在股骨远端或胫骨近端进行,多数情况宜做股骨髁上截骨,矫正膝外翻的同时,注意矫正外旋畸形。

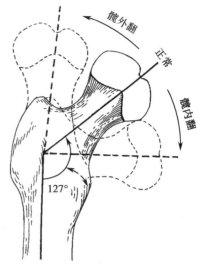

图9-3 股骨颈干角

(四)体表投影

(1) 臀上动脉、静脉与神经通过梨状肌上孔的投影点:髂后上棘与股骨大转子尖连线的中、内1/3交点。

(2) 臀下动脉、静脉与神经出入盆腔的投影点:在髂后上棘至坐骨结节连线的中点。

(3) 坐骨神经出盆腔投影点:在髂后上棘至坐骨结节连线中点外侧2~3cm处。

(4) 坐骨神经干的投影位置:为股骨大转子与坐骨结节连线的中、内1/3交点至股骨内侧髁、外侧髁之间中点(或腘窝上角)的连线。

(5) 股动脉投影位置:大腿微屈并外展、外旋时,由髂前上棘至耻骨联合连线的中点至收肌结节连线的上2/3段。

(6) 腘动脉投影位置:股部后面中、下1/3交界线与股部后正中线交点的内侧约2.5cm处至腘窝中点连线,为腘动脉斜行段投影,腘窝中点至腘窝下角连线为垂直段投影。

(7) 胫前动脉投影位置:腓骨头和胫骨粗隆连线的中点与内、外踝前面连线中点的连线。

(8) 胫后动脉投影位置:腘窝下角至内踝与跟腱内侧缘之间中点的连线。

(9) 足背动脉投影位置:内、外踝经足背的连线中点至第1、2跖骨底之间的连线。

(黄 飞)

第二节 臀 部

臀部(gluteal region)的上界为**髂嵴**,下界为**臀沟**,内侧界为**骶骨**、**尾骨**外侧缘,外侧界为**髂前上棘**和**大转子**的连线。

一、浅层结构

臀区皮肤较厚,富含皮脂腺和汗腺。浅筋膜发达,个体差异较大。近髂嵴和臀下部形成厚的脂肪垫,中部较薄,内侧的骶骨后面及髂后上棘附近很薄。浅筋膜内的皮神经分3组:①**臀上皮神经**(superior clunial cutaneous nerves),由第1~3腰神经后支的外侧支组成,有时第12胸神经后支的外侧支加入,在第3、4腰椎棘突平面穿出竖脊肌外侧缘,穿经竖脊肌与髂嵴交点处的骨纤维管至臀部皮下。臀上皮神经一般有3支,以中支最长,可达臀沟甚至腘窝上方。腰部急性扭伤或受慢性牵拉时,可引起脊神经后支综合征。在横突根部上缘和上关节突外侧处的脊神经后支主干部可有压痛,该神经分布区出现疼痛,并常伴有臀肌痉挛。②**臀中皮神经**(medial clunial nerves),为第1~3骶神经后支,较细小,在髂后上棘至尾骨尖连线的中段穿出,分布于骶骨后面和臀内侧的皮肤。③**臀下皮神经**(inferior clunial nerves),发自股后皮神经,绕臀大肌下缘至臀下部皮肤。此外,臀外侧皮肤有髂腹下神经的外侧皮支分布。

临床问题9-3:臀部皮瓣

臀部是人体坐姿的承重区,皮肤较厚,皮下脂肪丰富。臀部皮瓣适用于修复皮肤较厚和缺损范围较大的部位,但因皮肤血管的管径较小,分支较分散,一般不宜选作游离皮瓣移植,往往用于邻近骶骨、尾骨、坐骨结节、股骨大转子等处压迫性压疮,利用轴型血管走行规律,设计带蒂移位或推进式皮瓣。可利用臀大肌的肌皮动脉穿支设计皮瓣移植术式。

二、深层结构

(一)深筋膜

臀部深筋膜又称**臀筋膜**(gluteal fascia)。上部与髂嵴愈着,在臀大肌上缘分两层包绕臀大肌,并向臀大肌发出许多纤维小隔分隔肌束。内侧部愈着于骶骨背面,外侧移行为阔筋膜,并参与构成**髂胫束**。臀筋膜损伤是腰、腿痛的病因之一。

(二)臀肌

臀肌为髋肌后群,分3层。①浅层:为**臀大肌**(gluteus maximus)和**阔筋膜张肌**(tensor fasciae latae)。臀大肌略呈方形,可维持人体直立和后伸髋关节。在臀大肌和坐骨结节间有**臀大肌坐骨囊**(sciatic bursa of gluteus maximus)。臀大肌外下方的腱膜与大转子间有**臀大肌转子囊**(trochanteric bursa of gluteus maximus)。②中层:自上而下为**臀中肌**(gluteus medius)、**梨状肌**(piriformis)、**上孖肌**(gemellus superior)、**闭孔内肌腱**(tendon of obturator internus)、**下孖肌**(gemellus inferior)和**股方肌**(quadratus femoris)。③深层:有**臀小肌**(gluteus minimus)和**闭孔外肌**(obturator externus)。各肌的起止点、作用和神经支配见表9-1。

表9-1 臀部肌

名称	起点	止点	作用	神经支配
臀大肌	髂骨翼外面、骶骨背面、骶结节韧带	臀肌粗隆及髂胫束	后伸、外旋髋关节	臀下神经及坐骨神经(L_4,L_5)
阔筋膜张肌	髂前上棘、髂嵴	经髂胫束至胫骨外侧髁	紧张阔筋膜、屈和外展髋关节	臀上神经(L_4~S_1)
臀中肌	髂骨翼外面	股骨大转子	前部内旋髋关节、后部外旋髋关节	臀上神经(L_4~S_1)
梨状肌	第2~4骶椎的骶前孔外侧	股骨大转子	外展、外旋髋关节	梨状肌神经(S_1,S_2)
上孖肌	坐骨小切迹附近	股骨转子窝	外旋髋关节	臀上神经(L_4~S_2)
闭孔内肌	闭孔膜内面、周围骨面	股骨转子窝	外旋髋关节	闭孔内肌神经(L_5~S_2)

续表

名称	起点	止点	作用	神经支配
下孖肌	坐骨小切迹附近	股骨转子窝	外旋髋关节	骶丛分支(L_4~S_2)
股方肌	坐骨结节	转子间嵴	外旋髋关节	骶丛分支(L_4~S_2)
臀小肌	髂骨翼外面	股骨大转子	与臀中肌相同	臀上神经(L_4~S_1)
闭孔外肌	闭孔膜外面、周围骨面	股骨转子窝	外旋髋关节	闭孔神经及骶丛分支(L_2~S_5)
髂肌	髂窝	股骨小转子	前屈、外旋髋关节	腰丛分支(L_1~L_4)
腰大肌	腰椎椎体侧面和横突	股骨小转子	前屈、外旋髋关节	腰丛分支(L_1~L_4)

临床问题 9-4：臀肌间隙脓肿

臀肌间隙有血管和神经穿行，并有疏松结缔组织，这些间隙沿血管、神经互相连通，是感染蔓延的通道。其中臀大肌深面的间隙可经梨状肌上孔、下孔通盆腔，借坐骨小孔通坐骨肛门窝，沿坐骨神经通至大腿后区。由于臀大肌很厚，臀大肌下脓肿开始常不易发现，待脓液积存较多时外表逐显膨隆，脓液可向下至臀大肌下缘处，并沿坐骨神经至腘窝。

（三）坐骨大孔及穿经结构

坐骨大孔（greater sciatic foramen）由骶结节韧带、骶棘韧带与坐骨大切迹围成。梨状肌起于盆腔后壁、第 2~4 骶前孔外侧，经坐骨大孔出盆腔，紧贴髋关节囊的后上部，向外止于股骨大转子。梨状肌腱与髋关节囊之间可有滑膜囊，炎症刺激梨状肌时，可引起梨状肌挛缩，导致坐骨神经痛。梨状肌与坐骨大孔上、下缘之间各有间隙，分别称梨状肌上孔和梨状肌下孔，内有血管和神经穿过（图 9-4）。

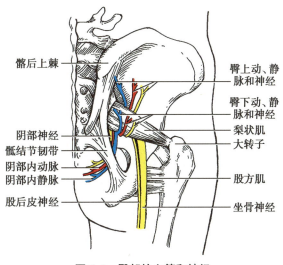

图 9-4 臀部的血管和神经

1. **梨状肌上孔**（suprapiriformi foramen） 穿经的结构自外侧向内侧依次为**臀上神经**（superior gluteal nerve）、**臀上动脉**（superior gluteal artery）和**臀上静脉**（superior gluteal vein）。臀上神经与臀上动脉深支伴行，走在臀中肌和臀小肌之间，分上、下两支，支配臀中肌、臀小肌和阔筋膜张肌后部。臀上动脉分为浅、深两支，分别走行在臀中肌的浅面和深面，浅支主要营养臀大肌，深支营养臀中、臀小肌及髋关节。臀上动脉主干很短，手术时应注意保护，避免切断，否则血管回缩，使得结扎困难，导致严重出血。

> **临床问题 9-5：臀上神经损伤**
>
> 臀上神经损伤可导致臀中肌外展功能减弱、跛行和偏臀步态以及臀肌肌力减弱侧身体代偿性抬高。正常时，一条腿站立时，臀中肌收缩以防止无支持侧的骨盆倾斜。臀上神经损伤的患者在一条腿站立时，无支持侧的骨盆会下降，提示支持侧的臀中肌力量减弱或功能丧失，特伦德伦堡试验（Trendelenburg test）阳性。臀中肌瘫痪时，为代偿肢体向支持侧倾斜，患者会抬高骨盆以提供更多空间，使足向前迈进，导致典型的蹒跚步态；另一种代偿方式是向前迈进时足抬得更高，导致跨阈步态，即与腓总神经麻痹所致足下垂的步态类似。

2. **梨状肌下孔**（infrapiriform foramen） 穿经的结构自外侧向内侧依次为**坐骨神经**（sciatic nerve）、**股后皮神经**（posterior femoral cutaneous nerve）、**臀下神经**（inferior gluteal nerve）、**臀下动脉**（inferior gluteal artery）、**臀下静脉**（inferior gluteal vein）、**阴部内静脉**（internal pudendal vein）、**阴部内动脉**（internal pudendal artery）和**阴部神经**（pudendal nerve）。股后皮神经伴坐骨神经下行至股后区，并发臀下皮神经至臀下部皮肤。臀下神经支配臀大肌，臀下动脉主要供应臀大肌，并与臀上动脉吻合，还发分支供应髋关节。阴部内动脉自梨状肌下孔穿出后，随即越过骶棘韧带穿入坐骨肛门窝，供应会阴部结构。阴部神经伴阴部内动脉、静脉进入坐骨肛门窝。

3. **坐骨神经与梨状肌的关系** 坐骨神经出梨状肌下孔者占 66.3%；坐骨神经在盆内分为两支，胫神经从梨状肌下孔穿出，腓总神经穿梨状肌，占 27.3%；其他类型占 6.4%（图 9-5）。

在梨状肌前面与骨面或其他肌之间，常见臀上动脉的分支斜向下外，连至坐骨神经周围血管网，这些小血管容易受周围结构的挤压，而致坐骨神经鞘周围发生血供障碍和水肿，引起坐骨神经痛。另外，病变的梨状肌腱可直接压迫坐骨神经及其周围营养血管，从而引起坐骨神经痛。

> **临床问题 9-6：梨状肌综合征**
>
> 因梨状肌损伤或穿过梨状肌的坐骨神经受卡压而产生的一系列症状，在下肢神经慢性损伤中最为多见。外伤或突然的姿势改变（如跨越动作、下蹲位突然站立等）是导致梨状肌综合征的主要原因；其他原因包括臀部外伤，注射药物使梨状肌变性、挛缩，髋臼后上方骨折移位、骨痂过大，使坐骨神经在梨状肌处受压。少数患者因坐骨神经穿经梨状肌受压，髋关节外旋时梨状肌强力收缩，可使坐骨神经受到过大压力，

滑冰、骑车和登山等臀肌使用过度的运动，更易导致梨状肌综合征。梨状肌综合征以坐骨神经痛为主，疼痛从臀部经大腿后方向小腿和足部放射，可伴有小腿外侧麻木等症状，需注意与腰椎间盘突出相鉴别。

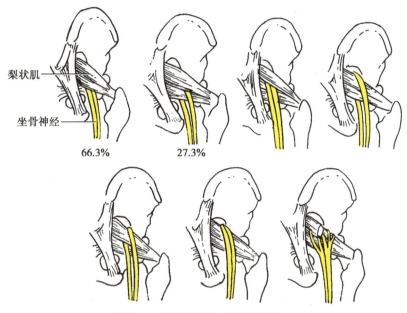

图 9-5　坐骨神经与梨状肌的关系

临床问题 9-7：臀部肌内注射

臀部肌肉丰厚，为肌内注射的常用部位。由于血管、神经主要位于臀部的内侧及下方，进行臀外上部注射才是安全的。可简单地在臀部画"十"字，分为 4 个象限，外上象限内无重要结构，为臀部肌内注射的安全部位。反复注射刺激性较强的药物或注射针的机械性损伤，可导致臀肌组织发生病理改变而形成臀肌挛缩症。因此，尽量少用刺激性较大的药物，并减少注射次数。

（四）坐骨小孔及穿经结构

坐骨小孔（lesser sciatic foramen）由**骶棘韧带**、**骶结节韧带**和**坐骨小切迹**围成，通过的结构由外侧向内侧依次为阴部内动脉、阴部内静脉和阴部神经。这些结构穿坐骨小孔进入坐骨肛门窝，分布于会阴部结构。

（五）髋关节

髋关节（hip joint）为一典型的球窝关节，稳固而灵活，连接骨盆与下肢，由**髋臼**和**股骨头**构成。髋关节的结构与人体直立时的负重及行走相适应，特点是构成髋关节的骨大而坚韧，髋臼较深，关节周围有韧带和肌肉加强，故较肩关节稳固而不易脱位。髋关节可做屈、伸、收、展和旋转等活动。髋关节结构的稳定是负重的基本条件，灵活是行走的需要，所以保持负重的稳定性是髋关节各种矫形手术的基本原则。

1. 骨性构成

（1）**髋臼**(acetabulum)：由**耻骨**、**坐骨**和**髂骨**融合而成，位于髂前上棘与坐骨结节连线的中点处。髋臼开口朝向外前下方，其中心线与身体矢状面成45°角，与冠状面成20°角。髋臼边缘的骨性唇状隆起可对抗人体直立时产生的压力和屈髋产生的应变力。髋臼的前、上、后3部分均较坚韧，而且较深。髋臼下份则较浅，且有髋臼切迹，为关节的薄弱部分。髋臼边缘是坚韧的纤维软骨构成的**髋臼唇**(acetabular labrum)，其加深、加宽髋臼，增加关节的稳固性，髋臼唇的外上部有一定的可活动度。先天性髋关节脱位过程中，如可动性的髋臼唇转入关节腔内，会妨碍股骨头的纳入。髋臼上部骨质坚固，为一有力的支持部，但中心部的窝底骨质较薄，如暴力作用于股骨大转子外侧，使股骨头撞击髋臼，有可能引起髋臼骨折而形成髋关节的中心脱位。在行髋关节脱位切开复位时，注意不要切除髋臼唇和髋臼横韧带，以免影响关节的稳固性。

（2）**股骨上端**：包括**股骨头**、**股骨颈**和**股骨大转子**、**股骨小转子**。股骨头呈半球形，其顶端近关节面中心处有**股骨头凹**(fovea of femoral head)，为**股骨头韧带**(ligament of head of femur)附着处。除股骨头凹外，股骨头有透明软骨覆盖，软骨在中心部较厚，向周围渐薄。**大转子**(greater trochanter)和**小转子**(lesser trochanter)是股骨颈基底部的骨性突起。大转子位于上外侧，呈长方形，是臀中肌、臀小肌的附着处，大转子尖正对髋关节的中心。大转子内侧有一凹陷称**转子窝**(trochanteric fossa)，施行股骨髓内针固定术时可从该处打入髓内针。小转子比大转子低，位于后内侧，是髂腰肌的附着处。

临床问题9-8：股骨头坏死

股骨头坏死是指股骨头血供中断或受损，引起骨细胞及骨髓造血细胞死亡，继而导致股骨头结构改变、股骨头塌陷和髋关节功能障碍的疾病。可分为创伤性和非创伤性两类，前者的病因包括股骨颈骨折、髋关节脱位、髋关节扭挫伤等，后者与长期应用激素、酒精中毒、高血脂等有关。股骨头坏死的症状可多样，最常见的是疼痛，部位为髋关节或大腿近侧，可向膝关节放射，早期多数疼痛不重，但逐渐发展为持续痛、静息痛或痛性和缩短性跛行。辅助检查可选择X射线、CT、MRI及放射性核素骨扫描。治疗关键是减轻病变进展，减少负重、行走，配合以药物；而对于濒临塌陷、已塌陷或长久疼痛功能障碍者可行人工髋关节置换术。

临床问题9-9：股骨颈骨折

股骨颈骨折按部位可分为：①头下型，老年多见，整个股骨颈位于骨折远端，股骨头可在髋臼和关节囊内自由转动。由于血运影响严重，骨折难以愈合，股骨头缺血坏死发生率高。②头颈型，为股骨颈斜行骨折。对股骨头血供的影响仅次于头下型；承受剪应力大，不稳定，难以复位，复位后稳定性差。③经颈（颈中）型，骨折面均通过股骨颈，较少见。④基底型，位于股骨颈基底处。骨折端血运良好，容易愈合，复位后易保持稳定。前3型骨折为囊内骨折，基底型骨折为囊外骨折。

2. **关节囊和韧带** 关节囊的近端附着于髋臼唇和髋臼横韧带,其远端在前面止于转子间线,在后面止于转子间嵴上内侧约 1.25cm 处,相当于股骨颈后部外、中 1/3 交界处。因此,股骨颈的前部位于囊内,后部仅有中、内 2/3 位于囊内。在关节囊附着处,滑膜层随外面的纤维层增厚形成上、下支持带,血管通过支持带到达股骨头边缘并进入股骨头。髋关节囊后壁较为薄弱,在受到较大外力时,股骨头可经此处脱出。髋关节后脱位或骨折合并脱位,可以牵拉和压迫坐骨神经,导致坐骨神经支配的肌瘫痪。

髋关节囊内有髋臼横韧带、股骨头韧带和轮匝带。关节囊外的韧带有前外侧的髂股韧带、上内侧的耻股韧带及后上侧的坐股韧带,其中髂股韧带最为坚韧。

3. **血供和神经支配** 髋关节的血供主要来自**旋股内侧动脉、旋股外侧动脉、闭孔动脉和股骨滋养动脉**。此外,髂内动脉发出的营养支和臀上动脉的深支分布于髋臼和关节囊上部,臀下动脉的关节支分布于髋臼的后下部及其邻近的关节囊。

股骨上端主要由股骨滋养动脉、支持带动脉和股骨头韧带动脉供血。支持带动脉分为前、后上和后下 3 组,是供应股骨头的主要动脉。旋股内侧动脉的升支绕股骨颈后方,沿转子间嵴上行,旋股外侧动脉的升支绕股骨颈前方,两升支发出分支于大转子处形成吻合,并有分支经股骨颈基底部穿关节囊至股骨颈,分布至股骨颈和部分的股骨头,其中旋股内侧动脉的终支较重要。闭孔动脉出闭膜管后行于闭孔外肌深面,发出髋臼支进入髋臼,再分为两支,一支分布于髋臼内软组织,另一支经股骨头韧带分布于股骨头,称股骨头韧带动脉(小凹动脉;图 9-6),此支有时缺如,故股骨头的血供较股骨颈少。成人股骨头一部分血供来源于股骨滋养动脉和股骨头韧带动脉,但很大程度上由旋股内侧动脉的骨骺外侧动脉供血,骨骺外侧动脉沿股骨颈穿关节囊边缘进入股骨头,损伤时可引起股骨头缺血坏死。股骨颈骨折的部位越高,近端缺血越严重,因而极易引起不愈合,股骨头坏死。此外,在切开关节囊施行髋关节手术时,应注意保护关节囊在股骨颈上的附着部,不宜剥离过多,以免影响股骨头的血供。

髋关节由后方的坐骨神经的股方肌支和臀上神经、前方的股神经和内侧的闭孔神经的分支分布。因股神经和闭孔神经也有分支至膝关节,故当髋关节发生病变时,常致膝关节反射痛。

临床问题 9-10:髋关节脱位

髋关节脱位可分为:①前脱位,较少见。诊断依据为脱位后的股骨头位于 Nelaton 线(髂前上棘与坐骨结节的连线)前方。下肢强力外展、外旋时,大转子抵于髋臼缘上,形成杠杆的支点,暴力可使股骨头向前突破关节,进入髂骨与耻骨之间的前侧关节囊,发生前脱位,应早期在麻醉下手法复位。②后脱位,最多见,占 85%~90%,股骨头位于 Nelaton 线后方。常发生于髋关节屈曲,暴力使大腿急剧内收、内旋时,迫使股骨颈前缘抵于髋臼前缘做支点,因杠杆作用,股骨头冲破后关节囊,滑向髋臼后方形成后脱位。多并发髋臼后壁骨折,若合并骨折者应早期切开复位和对骨折进行内固定。③中心脱位,是髋关节的骨折脱位。股骨头向髋臼中心撞击后,髋臼发生骨折,股骨头相对于髋臼发生内移,严重者股骨头可穿破髋臼而突入盆腔,需切开复位内固定,严重者可考虑行人工髋关节置换术。

> 先天性髋关节脱位:发育性髋关节脱位/发育性髋关节发育不良(DDH),发病率占存活新生儿的 0.1%,左侧髋关节多于右侧髋关节,双侧较少。先天性髋关节脱位可分为:①单纯型,较常见,包括髋臼发育不良、髋关节半脱位和髋关节脱位。髋关节发育不良是由于先天性或发育性因素导致的髋关节结构性异常,进而导致髋关节不稳定和髋关节继发性骨关节炎的一种疾病,表现为不同程度的髋臼和股骨头发育异常,髋关节不同程度的半脱位和脱位,女性的发病率高于男性。②畸形型,为双侧髋关节脱位。婴儿主要是髋关节复位,使用支具或连衣袜套治疗,幼儿采用手法复位、支具或石膏外固定治疗,3 岁以上儿童一般采用手术切开复位和骨盆截骨术。

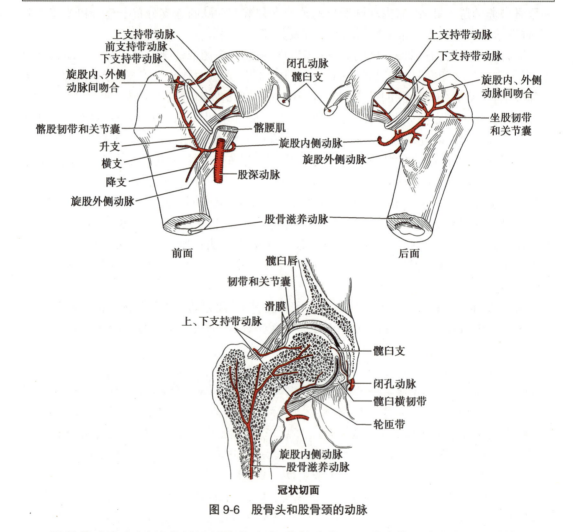

图 9-6 股骨头和股骨颈的动脉

髋关节动脉网:髋关节周围的髂内动脉、髂外动脉及股动脉等的分支在臀大肌深面,股方肌与大转子附近形成臀部"十"字吻合。"十"字吻合由两侧的旋股内侧动脉和旋股外侧动脉、上方的臀上动脉和臀下动脉、下方的第 1 穿动脉构成。另外,在近髋关节的盆侧壁处,还有旋髂深动脉、髂腰动脉、骶外侧动脉、骶正中动脉等及其间的吻合支。盆内脏器两侧之间的动脉吻合也较丰富。因此,结扎一侧髂内动脉时,可借髋关节周围动脉网建立侧支循环,以代偿髂内动脉分布区的血液供应(图9-7)。

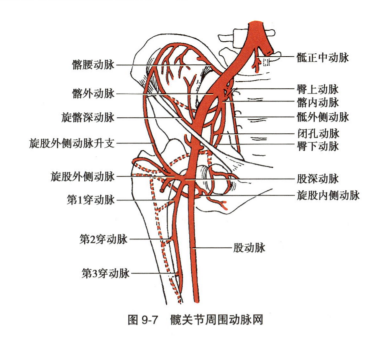

图9-7 髋关节周围动脉网

(于振海 赵冬梅)

第三节 股 部

股部(femoral region)前上方以腹股沟与腹部分界,后上方以臀沟与臀部分界,上端内侧邻会阴部,向下以髌骨上方2横指处的环行线与膝部分界。股部以通过股骨内侧髁、股骨外侧髁的冠状面分为股前内侧区和股后区。

一、股前内侧区
(一)浅层结构

股前内侧区(anteromedial femoral region)的皮肤薄厚不均,内侧皮肤较薄而柔软,皮脂腺较多。浅筋膜近腹股沟处分为脂肪层和膜性层,分别与腹前壁下部的 Camper 筋膜和 Scarpa 筋膜相续。膜性层在腹股沟韧带下方约1cm处与股部深筋膜相融合。浅筋膜中有浅动脉、浅静脉、浅淋巴结及皮神经等。

1. 动脉、静脉

(1) 旋髂浅动脉(superficial iliac circumflex artery):多由股动脉和股深动脉发出,沿腹股沟韧带行向髂前上棘,分布于腹前壁下外侧部。

(2) 腹壁浅动脉(superficial epigastric artery):单独或与旋髂浅动脉、阴部外动脉共干起于股动脉。于腹股沟韧带内侧半下方约1cm处穿深筋膜,分布于腹前壁下部。

(3) 阴部外动脉(external pudendal artery):起于股动脉,分布于外生殖器。阴部外动脉通过大隐静脉末段与股静脉之间,临床上常用该动脉作为寻找大隐静脉根部的标志。

临床问题 9-11：股上部的皮瓣

股上部的皮瓣移植术应根据浅动脉的起始、走行和口径设计皮瓣。股部皮瓣皮肤质量较好,供皮区较隐蔽,可以截取的面积较大。应用较为广泛的是股前外侧皮瓣,血管蒂为旋股外侧血管降支。股前内侧皮瓣有从缝匠肌内缘和外缘穿出的皮血管供血。股后部隐蔽,皮肤较厚,血管蒂较深,操作体位不佳,临床应用较少。股后外侧皮瓣主要以行于股外侧肌间隔上半部的第1穿动脉肌间隔皮血管为蒂。

(4) **大隐静脉**(great saphenous vein):经股骨内侧髁后方约2cm处进入大腿内侧部。与股神经内侧皮支伴行,在耻骨结节外下方穿隐静脉裂孔注入股静脉。大隐静脉多数经股静脉内侧壁注入,亦可经前壁和前内侧壁注入。大隐静脉注入股静脉前接收5条属支,即**旋髂浅静脉**、**腹壁浅静脉**、**阴部外静脉**、**股内侧浅静脉**和**股外侧浅静脉**,这些属支汇入大隐静脉的形式多样(图9-8)。

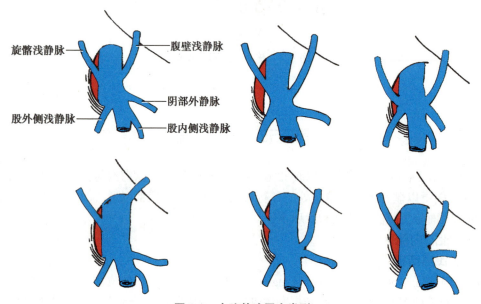

图9-8 大隐静脉属支类型

大隐静脉有9~10对静脉瓣,可保证血液向心回流。大隐静脉是自体移植的合适材料,常用于替代缺损的动脉,如用于冠状动脉旁路移植术。术中将大隐静脉远侧端与损伤动脉近侧端吻合,以免血流被静脉瓣阻断。大隐静脉在股部的穿支出现率为59.4%,多位于大腿中1/3段。穿静脉瓣膜功能不全时,大隐静脉及其属支常发生曲张,致静脉管腔扩大,静脉瓣不能闭合。重力对不间断血流的吸引作用导致管腔内压力增高,加重静脉曲张。

临床问题 9-12：下肢静脉曲张

下肢静脉曲张主要表现为下肢浅静脉的迂曲、扩张,严重者可见如蚯蚓状外观,尤其是足背、踝部、小腿下段。早期可仅有外观上的改变或久站后小腿酸胀感,晚期出现各种并发症,如小腿水肿、皮肤色素沉着、硬皮病、淤积性皮炎、慢性湿疹、慢性溃疡经久不愈,甚至静脉曲张破裂出血。在下肢静脉曲张中,大隐静脉曲张占90%以上。长期站立工作,特别是重体力劳动,是该病的诱因。轻微者可采用物理疗法,严重者需手术治疗。传统手术是大隐静脉高位结扎后将其分段剥离,而微创手术是结扎大隐静脉上端后将其分段结扎,让其机化吸收。须分别结扎切断上端的各属支,以防复发。

2. **腹股沟浅淋巴结**

腹股沟浅淋巴结(superficial inguinal lymph node)分为上、下两群,易于触摸到。上群有2~6个淋巴结,斜行排列于腹股沟韧带下方,主要引流腹前外侧壁下部、会阴、外生殖器、臀部、肛管和子宫的淋巴;下群有2~7个淋巴结,沿大隐静脉末段纵行排列,主要引流下肢、会阴和外生殖器的浅层结构淋巴。腹股沟浅淋巴结的输出淋巴管注入腹股沟深淋巴结或髂外淋巴结(图9-9)。当下肢患有炎症、恶性肿瘤,或腹前壁下部与外阴的感染,均可导致腹股沟浅淋巴结肿大。

3. **皮神经**

(1) **股外侧皮神经**(lateral femoral cutaneous nerve):发自腰丛,分前、后两支,在髂前上棘下方5~10cm处穿出深筋膜,前支较长,分布于大腿外侧面皮肤,后支分布于臀部外侧皮肤。

(2) **股神经前皮支**(anterior cutaneous branch of femoral nerve):起自股神经,在大腿前面中部穿过缝匠肌和深筋膜,分布于大腿前面中、下部的皮肤。

(3) **股神经内侧皮支**(medial cutaneous branch of femoral nerve):起自股神经,于大腿下1/3穿缝匠肌内侧缘和深筋膜,分布于大腿中、下部内侧皮肤。

(4) **闭孔神经皮支**(cutaneous branch of obturator nerve):多数穿股薄肌或长收肌,分布于股内侧中、上部的皮肤。

(5) **生殖股神经的生殖支、股支以及髂腹股沟神经的分支**:分布于股前区上部前、内侧皮肤(图9-10)。

(二) **深层结构**

1. **阔筋膜**(fascia lata) 坚韧致密,为全身最厚的深筋膜,上方附着于腹股沟韧带及髂嵴,与臀筋膜和会阴筋膜相续;下方与腘筋膜和小腿筋膜相续。在大腿外侧增厚,形成扁带状的髂胫束。

(1) **髂胫束**(iliotibial tract):起自髂嵴前份,上部分为两层,包裹阔筋膜张肌,两者紧密结合不易分离。其后缘与臀大肌腱相续,下端附着于胫骨外侧髁、腓骨头和膝关节囊下部。常用髂胫束作为体壁缺损、薄弱部位或膝关节交叉韧带修补重建的材料。

(2) **隐静脉裂孔**(saphenous hiatus):又称**卵圆窝**,为腹股沟韧带中、内1/3交点下方约一横指处阔筋膜的卵圆形薄弱区。表面覆盖一层疏松结缔组织称**筛筋膜**(cribriform fascia),有大隐静脉穿入。隐静脉裂孔外缘锐利,呈镰状,上端止于耻骨结节,并与腹股沟韧带和腔隙韧带相续,下角向内延伸与耻骨肌筋膜相续。

2. **股前侧、股内侧骨筋膜鞘** 阔筋膜自股内侧、股外侧和股后向深部发出3个肌间隔,伸入肌群间,附着于股骨粗线,分别称股内侧肌间隔、股外侧肌间隔和股后肌间隔,其中以股

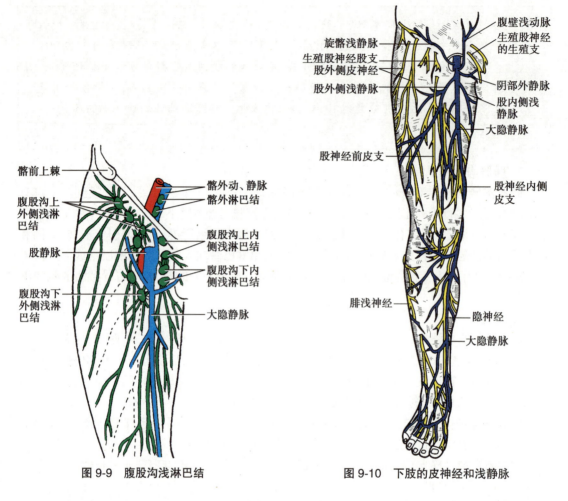

图 9-9 腹股沟浅淋巴结

图 9-10 下肢的皮神经和浅静脉

内侧肌间隔最为发达。肌间隔与骨膜及阔筋膜共同形成 3 个骨筋膜鞘,容纳相应的肌群、血管和神经(图 9-11)。

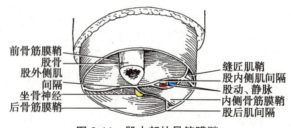

图 9-11 股中部的骨筋膜鞘

前侧骨筋膜鞘包绕股前群肌、股动脉、股静脉、股神经和腹股沟深淋巴结等。股前群肌包括**缝匠肌**(sartorius)和**股四头肌**(quadriceps femoris)。内侧骨筋膜鞘包绕股内侧群肌、闭孔动脉、闭孔静脉和闭孔神经等。股内侧群肌列为 3 层,浅层由外上向内下依次为**耻骨肌**(pectineus)、**长收肌**(adductor longus)和**股薄肌**(gracilis);中层位于耻骨肌和长收肌的深面,为**短收肌**(adductor brevis);深层位于长收肌和短收肌的深面,为**大收肌**(adductor magnus)。

股前群肌和内侧群肌的起止点、作用和神经支配见表 9-2。

表 9-2 大腿肌

肌群	名称	起点	止点	作用	神经
前群	缝匠肌	髂前上棘	胫骨上端的内侧面	屈髋关节、屈并内旋膝关节	股神经
	股四头肌			伸膝关节 股直肌还可屈髋关节	股神经
	股直肌	髂前上棘、髋臼上缘	四个头向下形成一个腱,包绕髌骨的前面及两侧,向下延为髌韧带,止于胫骨粗隆		
	股中间肌	股骨体前面上 3/4 部			
	股外侧肌	股骨粗线外侧唇			
	股内侧肌	股骨粗线内侧唇			
内侧群	耻骨肌	耻骨梳附近	股骨体的耻骨肌线	内收、外旋、微屈髋关节	股神经、闭孔神经
	长收肌	耻骨支前面、耻骨结节下方	股骨粗线内侧唇中 1/3 部	内收、外旋、微屈髋关节	闭孔神经
	短收肌	耻骨体、耻骨支	股骨粗线内侧唇上 1/3 部	内收、外旋、微屈髋关节	闭孔神经
	大收肌	闭孔前下缘,坐骨结节	股骨粗线内侧唇上 2/3 部、收肌结节	内收、微屈髋关节	闭孔神经
	股薄肌	耻骨体、耻骨支	胫骨上端内侧面	内收、外旋髋关节	闭孔神经
后群	股二头肌	长头:坐骨结节;短头:股骨粗线	腓骨头	屈膝关节、伸髋关节,并使小腿微外旋	坐骨神经
	半腱肌	坐骨结节	胫骨粗隆内侧	屈膝关节、伸髋关节,并使小腿微内旋	坐骨神经
	半膜肌	坐骨结节	胫骨内侧髁下缘	屈膝关节、伸髋关节,并使小腿微内旋	坐骨神经

股薄肌体积小,扁窄而长,特别适合于重建运动或功能性移植。另外,股薄肌是内收肌群中的次要肌,切除后对小腿功能无明显影响。因此,股薄肌是良好的肌移植供体。

3. **肌腔隙和血管腔隙** 腹股沟韧带与髋骨之间被髂耻弓分隔成外侧的肌腔隙和内侧的血管腔隙。二者是腹腔、盆腔与股前内侧区之间的重要通道(图 9-12)。

(1) **肌腔隙**(lacuna musculorum):前界为腹股沟韧带外侧部,后外界为髂骨,内侧界为髂耻弓。内有髂腰肌、股神经和股外侧皮神经通过。患腰椎结核时,脓液可沿腰大肌及其筋膜向下经此腔隙扩散至大腿根部,并可刺激股神经。

(2) **血管腔隙**(lacuna vasorum):前界为腹股沟韧带内侧部,后内侧界为耻骨肌筋膜及耻骨梳韧带,内侧界为腔隙韧带,后外侧界为髂耻弓。腔隙内有股鞘、股动脉、股静脉、生殖股神经的股支和淋巴管通过。这些结构由股鞘包绕。

4. **股三角**(femoral triangle) 位于股前内侧区上 1/3 部,上经肌腔隙和血管腔隙与腹腔相通,下续收肌管。

第九章 下肢

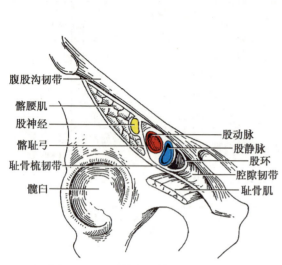

图 9-12 肌腔隙和血管腔隙内的结构

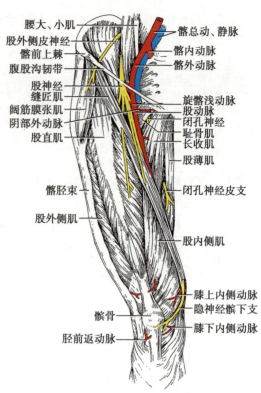

图 9-13 股前内侧区的浅层肌和血管、神经

（1）境界：上界为腹股沟韧带，外下界为缝匠肌内侧缘，内下界为长收肌内侧缘，前壁为阔筋膜，后壁凹陷，自外侧向内侧为髂腰肌、耻骨肌和长收肌及其筋膜。

（2）内容：股三角内的结构由外侧向内侧依次为股神经、**股鞘**（femoral sheath）及其包绕的股动脉、股静脉、**股管**（femoral canal）、股深淋巴结和脂肪等。股动脉居中，于腹股沟韧带中点深面由髂外动脉向下延续而成，外侧为股神经，内侧为股静脉。了解这些毗邻关系有利于股动脉压迫止血、股动脉和股静脉穿刺以及股神经阻滞麻醉时的定位（图 9-13）。

5. **股鞘** 为腹横筋膜和髂筋膜向下延续包绕股动脉、股静脉上段的筋膜鞘。呈漏斗形，长约 3~4cm，向下与股血管外膜相续。鞘内两条纵行的纤维隔将鞘分为 3 部分，外侧部容纳股动脉，中间部容纳股静脉，内侧部为股管（图 9-14）。

6. **股管** 为股鞘内侧份一漏斗状筋膜管，长 1.0~1.5cm。前壁为腹股沟韧带、隐静脉裂孔镰状缘的上端和筛筋膜，后壁为耻骨梳韧带、耻骨肌及其筋膜，内侧壁为股鞘内侧壁和腔隙韧带，外侧壁为股静脉内侧的纤维隔。股管下端为盲端，上口称**股环**（femoral ring），呈卵圆形，前界为腹股沟韧带，后界为耻骨梳韧带，内侧界为腔隙韧带，外界为股静脉内侧的纤维隔。股环被薄层疏松结缔组织覆盖，称股

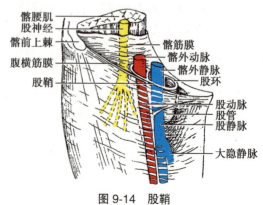

图 9-14 股鞘

环隔(femoral septum)，隔的上面衬有腹膜。从腹膜腔面观察，此处有**股凹**(femoral fossa)，位置高于股环约 1cm。股管内有 1~2 个腹股沟深淋巴结。股管隔股环隔、腹膜外组织和腹膜与腹膜腔相邻(图 9-14)。

> **临床问题 9-13：股疝**
>
> 腹压增高时，腹腔的大网膜或小肠可被推向股凹，继而经股环至股管，甚至由隐静脉裂孔处突出，形成股疝。股疝位于腹股沟韧带下方和耻骨结节外下方，而腹股沟斜疝位于腹股沟韧带上方并可进入阴囊。股疝多见于女性，腹股沟疝多见于男性。由于股环的前、后和内侧 3 边均为韧带，锐利坚韧，不易延伸，尤其是腔隙韧带，股疝易发生绞窄(图 9-15)。股环上方常有腹壁下动脉的闭孔支或变异的闭孔动脉经过腔隙韧带附近，故行股疝修补术时应特别注意避免损伤此动脉。股疝手术宜从腹部入路，直视下可以避免损伤该动脉。另外要注意疝与血管的关系，股疝囊外侧有股静脉，手术中慎防损伤。

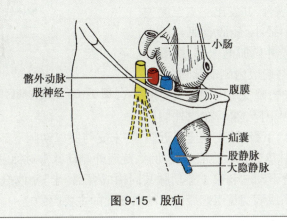

图 9-15 · 股疝

7. 股动脉　是髂外动脉自腹股沟韧带中点后面向下的延续，在股三角内行向股三角尖，继而经收肌管下行，穿收肌腱裂孔至腘窝，移行为腘动脉。股动脉紧贴髂腰肌，显露髋关节时可在髂腰肌深面剥离，以免损伤股动脉。股动脉穿刺和插管的应用较为广泛，行股动脉穿刺或插管的操作时，穿刺点应选股动脉搏动最明显处。

(1) 股动脉起始处的发支：发出腹壁浅动脉、旋髂浅动脉和阴部外动脉，这些分支与同名静脉伴行。在腹股沟韧带下方 2~5cm 处，自股动脉后外侧壁发出**股深动脉**(图 9-16)。

(2) **股深动脉**(deep femoral artery)：是股动脉的最大分支，发出点在腹股沟韧带下方，距腹股沟韧带约为 3.7cm。有时高于腹股沟韧带平面。股深动脉起自股动脉后壁为 39%，后外侧壁为 42%，其他为 19%。股深动脉向后、向内下走在髂腰肌和耻骨肌的前面，经过股动脉和股静脉的后方，到达短收肌前面，邻近股骨。股深动脉再向下即离开股三角，跨过长收肌处侧缘而进入其深面，位于大收肌前面，邻近股骨粗线，与股动脉、股静脉间借长收肌分隔。股深动脉末支成为第 4 穿动脉，在收肌腱裂孔上方不远处穿过大收肌至腘窝。股深动脉沿途发出旋股内侧动脉、旋股外侧动脉、3 条穿动脉和肌支，参与构成髋周围动脉网和膝关节网(图 9-16)。①**旋股内侧动脉**(medial femoral circumflex artery)：起自股深动脉上端的内侧壁或后壁(71.7%)；其起点至股深动脉起点的距离，左侧为 1.9cm，右侧为 1.5cm；至腹股沟韧带中点的距离为 3cm。该动脉经耻骨肌与髂腰肌之间向后行,通过闭孔外肌与短收肌之间,绕过股骨干。在股方肌的前面分为浅、深两支,浅支参与构成臀部"十"字吻合,深支越过股方肌上缘到达臀部。浅支分布于股内收肌群的上部,在股骨颈下方常发出一支至髋关节。②**旋股外侧动脉**(lateral femoral circumflex artery):多起自股深动脉上端的外侧壁(79.9%),该动脉向外跨过髂腰肌,穿过股神经的分支之间至股三角的外侧缘处,进入缝匠肌与股直肌之间。在此处分为 3 支:升支经股直肌与阔筋膜张肌之间向上外至臀部前份,走在阔筋膜张肌与臀中肌、臀小肌之间,分支供应邻近肌,与臀上动脉和旋髂深动脉吻合,并发出一支至髋关节前面;横支在 3 支中最小,经股直肌与股中间肌之间向外,穿过股外侧肌的上部,绕股骨干到达大转子后外面与旋股内侧动脉吻合,参与形成臀部"十"字吻合;降支有时单独发自股动脉,先在股直肌后面下降,然后在股外侧肌

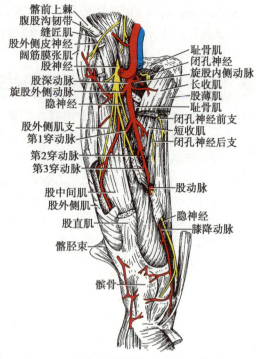

图 9-16 股前内侧区的深肌层和血管、神经

与股中间肌之间的沟内下行,分支供应邻近肌,终末支与股深动脉下部的穿支、膝上外侧动脉的上支和膝最上动脉等吻合。旋股内侧动脉、旋股外侧动脉常对称发出,其升支在股骨颈根部形成动脉环,与臀下动脉和第 1 穿动脉共同构成臀部"十"字吻合,营养股骨头的远侧部。旋股内侧动脉损伤或病变是引起股骨头缺血坏死的主要因素之一。由于旋股内侧动脉、旋股外侧动脉的升支是股骨头血供的主要来源,试图经股深动脉插管向股骨头、股骨颈注射药物进行介入治疗时,应先在股动脉相应高度的后壁和后外侧壁寻找其开口,如不成功再在后内侧壁及外侧壁寻找。外伤等情况下,有时需结扎股动脉,在股深动脉分出点近侧结扎时,仍可借髂内动脉、髂外动脉的吻合(臀部"十"字吻合)得以维持血供;在股深动脉分出点以下结扎,股深动脉的分支可与膝关节网的分支相交通。③**穿动脉**(perforating artery):股深动脉在下行途中发出 3 条穿动脉,末支为第 4 穿动脉。穿动脉穿过大收肌至股后部,自臀部至腘窝形成一系列的吻合。第 1 穿动脉先穿过短收肌,再穿过大收肌至股后部,分为升、降两支,升支向上跨过股方肌后面至大转子内侧,与旋股内侧动脉、旋股外侧动脉和臀下动脉构成"十"字吻合;降支向下与第 2 穿动脉吻合。第 2 穿动脉也穿过短收肌和大收肌至股后部,分为升、降两支,分别与第 1、3 穿动脉吻合。第 3 穿动脉发自短收肌下方,向后穿过大收肌,分支与第 2、4 穿动脉吻合。第 4 穿动脉穿过大收肌的下部,分支与第 3 穿动脉和腘动脉上段的肌支吻合。股骨的滋养动脉常由第 2 穿动脉发出,但如有两条时,则可由任何一条穿动脉发出。

8. **股静脉**　为腘静脉的延续,起自收肌腱裂孔,向上与股动脉伴行。开始位于股动脉后方,逐渐转至内侧,继而穿血管腔隙移行为髂外静脉。股静脉除收集股部的深静脉外,主要收纳大隐静脉的血液。股静脉穿刺术适用于外周浅静脉穿刺困难,但需采血标本或需静

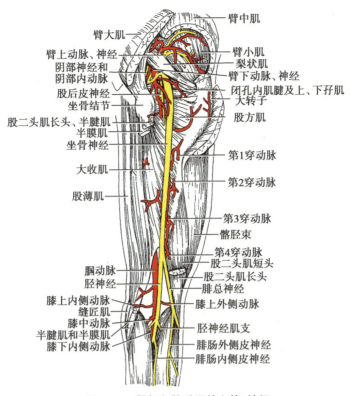

图 9-17 臀部和股后区的血管、神经

脉输液用药的患者;髂静脉、肾静脉、腰静脉、肝静脉、腔静脉、肺动脉、头臂静脉、甲状腺静脉等,或脏器的造影及介入治疗。

9. 腹股沟深淋巴结　位于股静脉上部附近和股管内,约3~4个,引流大腿深部结构和会阴的淋巴,并收纳腘深淋巴结和腹股沟浅淋巴结的输出淋巴管,其输出淋巴管注入髂外淋巴结。

10. 股神经　起于腰丛,沿髂筋膜深面下行,经肌腔隙内侧部进入股三角。在股三角内,股神经位于股动脉外侧为60%;与动脉紧邻为25%;与动脉重叠为15%。股神经在腹股沟韧带稍下方发出肌支、皮支和关节支,肌支分布于股四头肌、缝匠肌和耻骨肌;皮支有股神经前皮支、内侧皮支和隐神经,前两者分布至股前内侧区皮肤;关节支至髋、膝关节。**隐神经**(saphenous nerve)在股三角内位于股动脉外侧,伴该动脉经收肌管下行,在收肌管下端穿大收肌腱板,行于缝匠肌和股薄肌之间。在膝关节内侧穿深筋膜,伴大隐静脉下行,分布于髌骨下方、小腿内侧和足内侧缘皮肤。

股神经损伤常与闭孔神经损伤同时发生。脊髓、马尾或腰丛的病变都可影响到股神经,骨盆内肿瘤、腰肌脓肿、股骨或骨盆的骨折都可压迫损伤股神经。如在髂腰肌支发出部的上方损伤股神经,髂腰肌和股四头肌发生瘫痪,表现为大腿不能屈曲,小腿不能伸直,膝反射消失,不能登阶梯或跳跃,股四头肌萎缩,步行困难。若在髂腰肌支发出部的下方损伤股神经,屈大腿的功能仍存在,股前内侧及小腿内侧的皮肤出现感觉障碍。股神经不全损伤时,膝部疼痛比较明显。

11. 收肌管(adductor canal)　又称 Hunter 管,长15~17cm;位于股中1/3段前内侧,缝匠

肌深面，大收肌和股内侧肌之间。横断面上呈三角形。前壁为张于股内侧肌与大收肌间的收肌腱板及其浅面的缝匠肌，外侧壁为股内侧肌，后壁为长收肌和大收肌。上口与股三角尖相通，下口为**收肌腱裂孔**（adductor tendinous opening），通腘窝上角。股三角或腘窝的炎症可借此互相蔓延。在收肌管内，前为股神经的股内侧肌支和隐神经，中为股动脉，后为股静脉。另外，内有淋巴管和疏松结缔组织。

股动脉在收肌管下段发出**膝降动脉**（desceding genicular artery）（又称膝最上动脉），该动脉分为浅支和关节支，浅支又称隐动脉，离开收肌管的下端，与隐神经一同经过缝匠肌与股薄肌之间，穿出阔筋膜至皮下，终于小腿内侧面的上部，与膝关节网吻合；关节支沿股骨下降，分支供应膝关节，并与膝上内侧、膝上外侧和胫前返动脉等吻合，参与构成膝关节网。偶见隐动脉特别粗大，供应小腿深部结构（图9-17）。

12. **股内侧区的血供和神经支配** 有闭孔动脉、闭孔静脉和闭孔神经。**闭孔动脉**（obturator artery）起于髂内动脉，穿闭膜管出骨盆至股内侧，分前、后两支，分别位于短收肌前、后面，营养股内收肌群、髋关节和股方肌，并与旋股内侧动脉吻合。**闭孔静脉**（obturator vein）与同名动脉伴行，注入髂内静脉。**闭孔神经**（obturator nerve）起自腰丛，伴闭孔血管出闭膜管后分为前、后两支；前支下行于闭孔外肌和短收肌的前面，耻骨肌和长收肌的后面，支配耻骨肌、长收肌、短收肌和股薄肌；后支穿闭孔外肌，位于短收肌与大收肌之间，支配闭孔外肌和大收肌。后支尚发支分布于髋关节、膝关节，故有时髋关节结核患者同时伴有膝关节疼痛。闭孔神经在闭膜管内分为前支和后支。

二、股后区

（一）浅层结构

股后区（posterior region of thigh）的皮肤较薄，浅筋膜较厚，股后皮神经位于阔筋膜与股二头肌之间，沿后正中线下行至腘窝上角。沿途分支分布于股后区、腘窝和小腿后区上部的皮肤。

（二）深层结构

后骨筋膜鞘内有股后群肌、坐骨神经和来自股深动脉的穿动脉等（图9-17）。鞘内的结缔组织间隙上通臀部，下通腘窝，二者的炎症可沿间隙内的血管神经束互相蔓延。股后群肌包括位于外侧的**股二头肌**（biceps femoris）和内侧的**半腱肌**（semitendinosus）、**半膜肌**（semimembranosus）（见表9-2）。切除股后群肌中一块肌，由于协同肌的代偿作用，对功能影响不大。半腱肌有较长的肌腱，而半膜肌有较长的腱膜，均可用于制作肌瓣。

坐骨神经（sciatic nerve）是全身最粗大、最长的神经，起于骶丛，多以单干形式出梨状肌下孔；在臀大肌深面、坐骨结节与大转子之间进入股后区，于大收肌和股二头肌长头之间下降，至腘窝上角分为胫神经和腓总神经（图9-17）。

在股后部，坐骨神经主要在内侧发支支配股二头肌长头、半腱肌、半膜肌和大收肌。股二头肌短头由腓总神经的分支支配。因此，手术分离坐骨神经时，在外侧分离较为安全，不易损伤其分支。坐骨神经血供非常丰富，臀下动脉、阴部内动脉、股动脉的穿动脉和腘动脉均发支供给，并相互吻合成链状。坐骨神经偶有一较粗的异常伴行动脉，该动脉多发自臀下动脉，做股部截肢时，需先结扎该动脉，然后切断坐骨神经。

在臀大肌下缘和股二头肌长头外侧缘夹角处，坐骨神经位置表浅，是检查坐骨神经压痛点的常用部位。坐骨神经可在股骨大转子与坐骨结节之间或股后群肌与大收肌之间受到卡压,在行髋关节后外侧入路手术时,应分离保护坐骨神经。逆行打股骨髓内钉时,应使大腿屈曲和内收,以防损伤坐骨神经。

> **临床问题 9-14:坐骨神经痛**
>
> 坐骨神经痛是以坐骨神经径路及分布区域疼痛为主的综合征。坐骨神经痛多继发于坐骨神经局部及周围结构的病变对坐骨神经的刺激和压迫,原发性坐骨神经炎少见。坐骨神经痛常是骨科疾患的伴发症状。直腿抬高试验阳性,即因坐骨神经受到牵引而使疼痛加剧。疼痛常发生于臀部,放射至大腿后面、小腿外面及后面,足外缘及足背的一部分或全部。
>
> 开放性损伤、骨盆骨折、股骨骨折及髋关节脱位以及骨盆肿瘤压迫等均可致坐骨神经损伤。一般腓总神经麻痹的症状最先出现,足趾不能背屈,呈马蹄内翻畸形,行走时欲使足趾离地,常须过度屈曲髋关节。小腿外侧面和后面、足背和足趾常伴有感觉障碍,小腿下 2/3 及足的大部皮肤的感觉消失。如果胫神经同时受累,患者足趾不能跖屈,不能用足趾站立。坐骨神经损伤时跖反射和跟腱反射消失,而膝反射正常。在神经麻痹较久的患者,肌肉萎缩,皮肤营养障碍,有时伴有灼性神经痛。

> **临床问题 9-15:股骨干骨折**
>
> 股骨干骨折多发于青壮年,系由于强大暴力所致。股骨干骨折按位置可分为:①上 1/3 骨折,近端受髂腰肌、臀中肌、臀小肌及其他外旋肌的牵引发生屈曲、外旋、外展移位,远端因受内收肌群牵拉而向上、内移位,致成角、短缩畸形;②中 1/3 骨折,常随暴力作用方向而变化;③下 1/3 骨折,因远端受腓肠肌牵拉而向后倾斜,可压迫或刺激腘窝内的神经、血管。搬运过程中及术中,需注意避免损伤腘窝内的神经、血管。由于股四头肌对膝关节功能的影响很大,在股骨下 1/3 骨折及髁部骨折的手术中勿加重对股四头肌的损伤,以免加重关节周围软组织粘连。术后应早期练习股四头肌收缩及关节活动。

(赵冬梅 于振海)

第四节 膝 部

膝部的上界平髌骨上缘上方两横指处,下界平胫骨粗隆高度,可分为膝前区和膝后区。

一、膝前区

膝前区(anterior region of knee)的主要结构包括皮肤、筋膜、滑膜囊和肌腱等。髌韧带两侧隆起的深面填以髌下脂肪垫。屈膝时该处呈浅凹,是关节腔穿刺的常用部位。在髌韧带两侧的凹陷处,向后可扪及膝关节间隙,此处相当于半月板的前端。

(一)浅层结构

皮肤薄而松弛,皮下脂肪少,移动性大。皮肤与髌韧带之间有**髌前皮下囊**(subcutaneous prepatellar bursa),慢性劳损时可发生炎症。在膝内侧,隐神经自深筋膜穿出,并发出髌下支。

外上方和内上方有股外侧皮神经、股神经前皮支和内侧皮支分布,外下方有腓肠外侧皮神经分布。膝内侧部皮瓣的轴心血管为膝降血管。

(二) 深层结构

膝前区的深筋膜是阔筋膜的延续,并与其深面的肌腱相融合。膝外侧部的髂胫束止于胫骨外侧髁前面,其后是胫腓关节。膝内侧部有缝匠肌腱、股薄肌腱和半腱肌腱共同形成的"鹅足"状扁腱,止于胫骨上端内侧面,其深面有一较大的滑膜囊称**鹅足囊**。中间部为股四头肌腱,附着于髌骨底及两侧缘,继而延续为**髌韧带**(patellar ligament),止于胫骨粗隆。在髌骨两侧,股四头肌腱和阔筋膜构成**髌支持带**,该韧带附着于髌骨、髌韧带和胫骨内侧髁、胫骨外侧髁。

二、膝后区

膝后区(posterior region of knee)主要为**腘窝**(popliteal fossa)。伸膝时此区深筋膜紧张,屈膝时松弛,腘窝边界清晰可见。

(一) 浅层结构

皮肤薄,移动性较大。浅筋膜中有小隐静脉的末端穿入深筋膜,其周围有 1~3 个**腘浅淋巴结**(superficial popliteal lymph node)。此区皮神经有股后皮神经末支、隐神经和腓肠外侧皮神经的分支。

(二) 深层结构

1. **腘窝的境界** 腘窝为膝后区一菱形凹陷,外上界为股二头肌腱,内上界为半腱肌和半膜肌,下内、下外界分别为腓肠肌内侧头、外侧头。腘窝顶为**腘筋膜**(popliteal fascia),腘筋膜与阔筋膜相延续,向下移行为小腿深筋膜。该筋膜由纵、横交织的纤维构成,致密而坚韧。患腘窝囊肿或腘动脉瘤时,因受腘筋膜的限制而胀痛明显。腘窝底自上而下为股骨腘面、膝关节囊后壁、腘斜韧带和腘肌及其筋膜。腘窝内患有大的腘窝囊肿时,可在坐骨神经分为胫神经和腓总神经处压迫坐骨神经。

2. **腘窝的内容** 由浅入深依次为胫神经、腘静脉、腘动脉以及外上方的腓总神经。血管周围有腘深淋巴结和大量的疏松结缔组织(见图9-17、图9-18)。

(1) **胫神经**(tibial nerve):由坐骨神经分出,沿腘窝中线下行,至腘肌下缘处穿比目鱼肌腱弓进入小腿后区。在腘窝内,胫神经发出肌支和关节支至附近肌和膝关节,并发出**腓肠内侧皮神经**(medial sural cutaneous nerve),该神经伴小隐静脉下行至小腿后面,加入腓肠神经。

股骨髁上骨折和膝关节脱位时易损伤胫神经,常与腘动脉、腘静脉损伤同时发生。由于足底肌瘫痪,足不能跖屈、屈趾和内翻,同时因受小腿前群肌和外侧肌的牵拉,足呈背屈外翻状态,即仰趾足。患者小腿后1/3、足背外1/3及足底的皮肤感觉显著减弱或消失。

(2) **腓总神经**(common peroneal nerve):沿股二头肌腱内侧缘行向外下方,越腓肠肌外侧头表面,绕腓骨颈外侧向前,穿腓骨长肌分为腓浅神经和腓深神经。腓总神经在腘窝发关节支和**腓肠外侧皮神经**(lateral sural cutaneous nerve)。

腓总神经在腓骨颈处紧贴骨面,位置表浅,表面无肌组织覆盖,是下肢最易受损的神经。腓骨颈骨折,膝关节外伤或脱位时,均可导致腓总神经损伤。腓总神经损伤可引起小腿前群肌、外侧群肌瘫,踝关节背屈、伸趾和足外翻的功能丧失,出现足下垂,呈马蹄内翻畸形。小腿前外侧、足背和第1趾蹼的感觉障碍。

(3) **腘动脉**(popliteal artery):在收肌腱裂孔处续接股动脉,在腘窝深部下行,至腘肌下

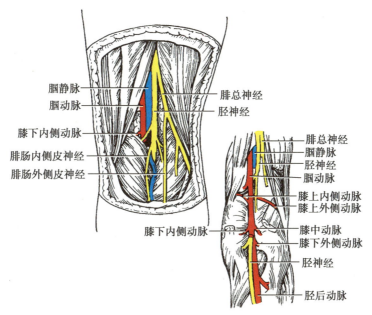

图 9-18 腘窝及其内容

缘处分为胫前动脉和胫后动脉。腘动脉上部位于胫神经内侧,中部位于胫神经深面,下部转至胫神经外侧。在腘窝内,腘动脉分支分布于膝关节和邻近肌,并参与构成膝关节网,其分支有:①**膝上内侧动脉**(medial superior genicular artery),在股骨内上髁上方贴骨面行向内侧,经半腱肌、半膜肌和大收肌腱与股骨之间至膝关节前面。②**膝上外侧动脉**(lateral superior genicular artery),在股骨外上髁上方行向外侧,经股二头肌腱与股骨之间至膝关节前面。③**膝中动脉**(middle genicular artery),穿腘斜韧带和膝关节囊,分布于交叉韧带、半月板和滑膜皱襞等。④**膝下内侧动脉**(medial inferior genicular artery),行向内下方,经胫侧副韧带与胫骨内侧髁之间至膝关节前面。⑤**膝下外侧动脉**(lateral inferior genicular artery),行向外侧,经腓侧副韧带与胫骨外侧髁之间至膝关节前面。

股骨下端和胫骨上端骨折常合并血管损伤,股动脉在收肌管内被大收肌腱板固定于股骨干上,腘动脉紧贴股骨腘面、胫骨上端后缘的唇状突起,与腘静脉共同包绕在一个结缔组织鞘内,较为固定,胫前动脉通过骨间膜上的孔道,而胫后动脉被比目鱼肌腱弓固定,当骨折断端作用于以上血管,或直接暴力使血管发生痉挛,或肌肉撕裂均可使血管发生损伤。当骨折合并血管损伤时,如血液循环持续受阻,均可引起肢体坏死。

(4)**腘静脉**(popliteal vein):由胫前静脉、胫后静脉在腘窝下角处汇合而成,有小隐静脉注入。在腘窝内伴胫神经和腘动脉上行,并与腘动脉包于筋膜鞘内。

(5)**腘深淋巴结**(deep popliteal lymph node):位于腘血管周围,约4~5个,收纳足和小腿的深淋巴管,并接受腘浅淋巴结的输出淋巴管,其输出淋巴管注入腹股沟深淋巴结。

腘窝内结构复杂且重要,手术入路应选择髌骨内、外侧,避开腘窝。膝关节置换术中,截骨时应小心操作,摆锯插入不要过深,以免损伤腘窝内结构。由于腘窝内富含疏松结缔组织,且膝关节囊与腓肠肌、半膜肌腱滑囊相通,有时膝关节退变或由于发育异常,滑囊形成囊肿进入腘窝内,严重时压迫腘静脉并阻碍屈膝,应手术切除。

三、膝关节

膝关节(knee joint)是连接股部和小腿的滑车关节,为人体最大、最复杂的关节。膝关节由股骨下端、胫骨上端和髌骨组成,主要功能为负重和运动,膝关节主要做屈、伸运动,屈膝时可做少许旋转。

(一)骨性构成

(1) **股骨下端**:向两侧和后方膨大,形成**股骨内侧髁**(medial condyle of femur)和**股骨外侧髁**(lateral condyle of femur)。两髁的下面有髁关节面。股骨下端前面中间部稍凹陷,为髌面(图9-20)。

(2) **胫骨上端**:胫骨上端膨大,两侧突出形成**胫骨内侧髁**(medial condyle of tibia)和**胫骨外侧髁**(lateral condyle of tibia),其上面平坦,称为胫骨平台。髁的上面各有一微凹的关节面,并被覆于其上面的半月板而加深。胫骨内侧髁、外侧髁的关节面与股骨内侧髁、外侧髁的关节面相对应。在胫骨**髁间隆起**(intercondylar eminence)的前、后方的平坦小区域,分别为前交叉韧带、后交叉韧带的附着处。

(3) **髌骨**(patella):为人体最大的籽骨,略呈三角形,前后扁平。髌骨后面的中间部有纵行的骨嵴,将其分为内、外两部,与股骨的髌面相对应。髌骨作为股四头肌腱的支点,加强股四头肌的伸膝力量,尤其是伸膝至150°~180°时更为明显。在膝关节屈伸运动中起到延长杠杆力臂、降低关节面应力的作用。

(二)韧带、半月板、滑膜囊及脂肪垫

1. **韧带** 膝关节的韧带分为囊外韧带和囊内韧带,囊外韧带包括胫侧副韧带、腓侧副韧带、髌韧带、髌支持带和腘斜韧带等(图9-19),囊内韧带主要有膝交叉韧带(图9-20,图9-21)。

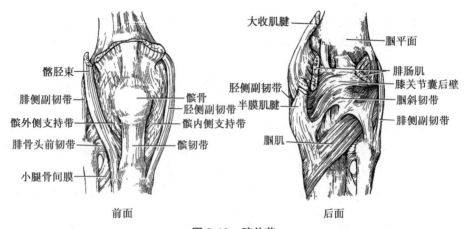

图9-19 膝关节

(1) **胫侧副韧带**(tibial collateral ligament):扁宽呈带状,起自股骨内上髁,止于胫骨内侧髁和胫骨体内侧面。该韧带前部纤维较垂直,并与关节囊壁分离,其间有疏松结缔组织和滑液囊,半膜肌腱在该韧带与胫骨之间扩展,膝中、下血管在此扩展部与韧带间穿行;后部纤维向下、后方斜行,至内侧半月板水平斜向前方,止于胫骨。因此,韧带后部的中份宽阔,与关节囊和内侧半月板紧密相连。胫侧副韧带的前部在膝关节任何位置均处于紧张状态,而后

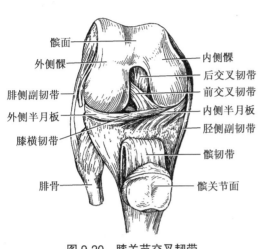

图 9-20 膝关节交叉韧带

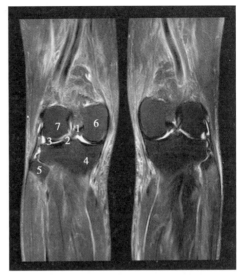

图 9-21 膝关节 MRI 扫描图像
1. 前交叉韧带；2. 后交叉韧带；3. 外侧半月板；
4. 胫骨；5. 腓骨；6. 股骨内侧髁；7. 股骨外侧髁。

部在屈膝时松弛。

（2）**腓侧副韧带**（fibular collateral ligament）：呈圆索状，起自股骨外上髁，止于腓骨头外侧面的中部。该韧带与其浅面的股二头肌腱和髂胫束有加强和保护膝关节外侧部的作用。腓侧副韧带不与关节囊相连，膝下外侧血管从其深面穿过。腓侧副韧带在屈膝时松弛，伸膝时紧张。

胫侧副韧带、腓侧副韧带可发生损伤乃至断裂，尤其以胫侧副韧带常见。由于胫侧副韧带与内侧半月板连接，膝关节处于半屈状态并受到旋转力量作用时，易发生胫侧副韧带损伤，应注意可能伴有半月板破裂。

腓侧副韧带一般不易损伤，一旦发生，则常伴有腓总神经的牵拉或断裂，应予注意。胫侧副韧带、腓侧副韧带对人工全膝关节置换的稳定性意义重大，韧带严重受损时，应避免进行表面型的全膝关节置换而选择铰链式假体置换。胫侧副韧带、腓侧副韧带不平衡时，将导致全膝关节置换术后内、外侧间隙不平衡，故对于术前膝内翻、膝外翻的患者，术中应进行胫侧副韧带、腓侧副韧带松解，以调节内、外侧间隙。对于胫侧副韧带、腓侧副韧带与截骨平面的关系也应仔细考量，否则将导致术后屈伸间隙不平衡。

（3）**膝交叉韧带**（cruciate ligament of knee）：为膝关节重要的稳定结构，呈铰链式连于股骨髁间窝和胫骨的髁间隆起之间，可防止胫骨沿股骨前、后移位（图 9-20，图 9-21）。①**前交叉韧带**（anterior cruciate ligament）：是膝关节最重要的稳定结构，起自股骨外侧髁的内侧面，斜向前下方，止于胫骨髁间隆起的前部和内、外侧半月板的前角。②**后交叉韧带**（posterior cruciate ligament）：起自股骨内侧髁的外侧面，斜向后下方，止于胫骨髁间隆起的后部和外侧半月板后角。当膝关节活动时，前交叉韧带、后交叉韧带都有一部分纤维处于紧张状态。因此，除前交叉韧带防止胫骨向前移位、后交叉韧带防止胫骨向后移位外，还可限制膝关节的过伸、过屈及旋转活动。

第九章 下 肢

> **临床问题 9-16：髌骨骨折与髌股关节不稳**
>
> 1. **髌骨骨折** 一般有外伤史，膝关节局部疼痛、肿胀、皮下瘀斑，膝关节活动障碍，甚至可直接触到髌骨骨折缝。治疗原则是尽可能复位，恢复关节面的平整，牢固；内固定，防止创伤性关节炎。对于无移位的髌骨骨折，可抽出关节腔积血，然后进行包扎和固定。对于有移位的骨折，采取改良的张力带克氏针内固定、髌骨部分切除或髌骨全切除进行治疗。但是，不可轻易将其切除。
>
> 2. **髌股关节（膝关节的髌股部分）** 不稳病因包括软组织异常或骨结构异常导致的髌骨对线不良、髌骨形态异常、高位髌骨。主要表现为髌骨周围钝痛，当做增加髌股关节应力的动作时，疼痛加剧，患者可诉膝关节不稳，例如"打软腿"等，髌骨轨道试验阳性，即膝关节用力伸直过程中髌骨向外滑动，也可通过髌骨被动倾斜试验和髌骨内外侧滑动试验诊断。常伴随股四头肌萎缩。正、侧位及髌骨轴位X线片可帮助诊断高位髌骨，轴位X线片可显示髌股关节不稳和脱位。非手术治疗多不理想。常用术式包括：①调节髌骨近端力线，膝外侧松解及内侧支持带紧缩术、股内侧肌止点移位术；②调节髌骨远端力线，肌腱转位术、髌腱手术、胫骨结节移位术；③髌骨切除股四头肌成形术，适用于不适合以上术式，复发性脱位、髌股关节炎者。

膝交叉韧带损伤多见于青壮年。由于膝交叉韧带居关节深处，并在关节周围韧带的保护下，常不易损伤。虽然膝交叉韧带强度高，但由于膝关节活动度大而负重，故在半屈位时旋转膝关节，容易撕裂前交叉韧带，一旦损伤，常与胫侧副韧带或内侧半月板损伤同时发生。单纯后交叉韧带损伤较少见。膝交叉韧带完全断裂后，膝关节稳定性明显降低，患者会因关节无力、不稳等就医。特征性检查是抽屉试验阳性，MRI可确定诊断及损伤程度。对于前叉韧带损伤Ⅰ度、Ⅱ度者，可考虑应用长腿石膏托固定屈膝30° 4~6周。韧带止点撕脱者、合并内侧半月板破裂的膝关节持续绞索者、膝关节脱位合并后交叉韧带和外侧副韧带断裂者应尽早手术治疗。陈旧性交叉韧带断裂、年轻而不合并膝关节退变者应采取关节镜手术重建。对于膝交叉韧带完全断裂的患者，应手术重建韧带，否则膝关节长时间不稳会导致关节软骨退变。同时，加强股四头肌和股后群肌的锻炼，增强膝关节的稳定性，利于膝关节功能的恢复。

2. **半月板**（meniscus） 为纤维软骨板，内、外侧各一，呈半月形，位于胫骨平台和股骨内、外侧髁之间。半月板有内、外侧两缘和前、后两角。外侧缘较厚，内侧缘较薄。①**内侧半月板**（medial meniscus）：较大，前、后角距离较远，呈"C"形，前角窄而薄，后角宽而稍厚。前角和后角分别位于髁间隆起的前、后方非关节面部分。内侧缘与胫侧副韧带后部紧密相连，故胫侧副韧带的损伤常合并内侧半月板撕裂。②**外侧半月板**（lateral meniscus）：较小，前、后角距离较近，略呈"O"形。前角附着于髁间隆起前方，后角附着于内侧半月板后角与髁间隆起之间。外侧半月板的外侧缘有一斜沟，腘肌腱在此通过，故其外侧缘不与腓侧副韧带相连。外侧半月板活动度比内侧半月板大，故通常不易受损，手术摘除比内侧半月板容易（图9-20、图9-22、图9-23）。

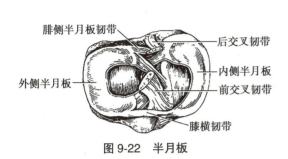

图 9-22 半月板

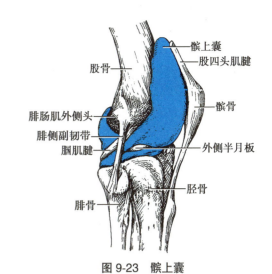

图 9-23 髌上囊

半月板的上面凹陷,下面平坦,近似楔状,嵌于关节间隙内,是稳定膝关节的复杂结构中不可缺少的部分。半月板具有弹性,在关节运动时,可减少震荡。当膝关节伸、屈时,半月板凹面与股骨髁之间发生移动。在膝关节旋转时,半月板下面与胫骨平台之间发生移动。

半月板本身不容易发生损伤,但由于半月板与周围韧带相连,当外伤时部分暴力可通过韧带传导至半月板,引起半月板撕裂。半月板损伤多见于青壮年、运动员和矿工。撕裂的半月板可能卡在关节面之间,产生弹响、绞索等特征性症状,伴股四头肌萎缩和行走活动无力感。McMurray 试验和 Apley 试验可以帮助诊断,MRI 可确定诊断及分型。

盘状半月板指不明原因半月板异常增厚,常见于外侧半月板。由于失去了正常的上面凹陷,盘状半月板无法与股骨髁形态贴合,也难以分散关节应力,故易损伤破裂,可手术切除半月板中心区域,保留边缘,重建凹陷。

临床问题 9-17:半月板撕裂

半月板撕裂后长时间不处理将严重影响膝关节生物力学,导致关节软骨退变和骨性关节炎,故应及时恰当处理。对于急性期半月板撕裂、边缘部撕裂者可考虑非手术治疗。症状反复并影响生活和工作,或严重、反复发作绞索,或持续绞索状态者,需考虑行关节镜探查后修复和切除,开放性手术治疗半月板损伤基本不推荐。对于桶柄形撕裂、横行撕裂、放射形撕裂者,应切除撕裂的中央部碎片,平滑修正裂口和切口;对于边缘性撕裂者,应缝合修补以期待其愈合;对于半月板严重损伤不能愈合,而破碎的半月板又造成膝关节功能紊乱,其他治疗无效者,可行半月板全切除。由于半月板血供差(外缘有血供,内侧部几乎无血供),故半月板内侧部撕裂可以进行部分切除,半月板外侧部撕裂应尽量缝合以期愈合。手术切除半月板后并不明显影响关节功能。

3. **滑膜囊及脂肪垫** 滑膜衬于关节囊内面,几乎覆盖关节内全部结构,部分滑膜突向关节腔外,形成与关节腔相通的滑膜囊,其中以**髌上囊**(suprapatellar bursa)最大,位于股四头肌腱与股骨之间(图 9-23)。当膝关节腔积液时,可出现浮髌感,此时可在髌骨两侧缘中点行关节腔穿刺抽液检查。部分滑膜向关节腔内隆起形成皱襞,按其位置可分3组:①**髌上滑膜襞**,位于髌上囊与关节腔之间,出现率达94%;②**髌内侧滑膜襞**,为关节囊内侧的带状突起,出现率仅为39%;③**髌下滑膜襞**,位于前交叉韧带前方,出现率为100%。髌上滑膜襞容易嵌于髌关节面后方,故多引起膝关节内干扰症状,临床上称为膝关节滑膜皱襞综合征。

膝关节内的脂肪垫为滑膜与关节囊的纤维层之间的一层脂肪组织,充填与关节面不相适应的空间,并向两侧延伸。其中以**髌下脂体**(infrapatellar fat pad)为主要部分,它位于髌骨和股骨髁下方之间以及胫骨髁上方与髌韧带之间,并在髌骨两侧向上伸展形成对称。髌下脂体内的血管较多,施行半月板手术时应注意保护。髌下脂体因外伤而被钳挟、压迫时,可引起关节内干扰症状。

(三)膝关节动脉网

膝关节的血供十分丰富,由股动脉、腘动脉、胫前动脉和股深动脉的分支在膝关节周围吻合形成动脉网。主要有旋股外侧动脉降支、膝降动脉、膝上内侧动脉、膝上外侧动脉、膝中动脉、膝下内侧动脉、膝下外侧动脉、胫前返动脉和股深动脉的第3、4穿动脉参与构成(图9-24)。当胫动脉损伤或栓塞时,膝关节网可成为侧支循环的重要途径,保证肢体远端的血供。

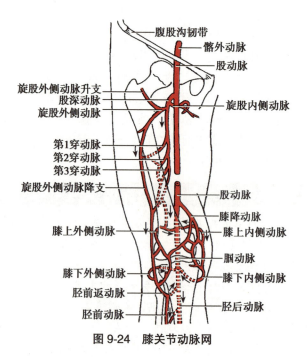

图9-24 膝关节动脉网

(四)膝关节损伤

膝关节既运动又承重,故损伤多见,特别在踢足球和打排球跑动时,需要扭转处于屈位膝关节。除膝部骨折、结核需要手术外,膝部恶性肿瘤、类风湿关节炎或骨性关节炎常需做全膝关节置换术。半月板损伤、侧副韧带损伤、先天性盘状软骨等膝内紊乱等,需做膝关节探查。膝关节的前外侧壁和外侧壁接近表面,附近无重要结构,多在此处做切口。后壁位置较深,附近有较多的重要结构,故除必要外一般不做后侧切口。前侧切口一般围绕髌骨进行,可在其外侧或内侧,但以后者较常用。切口自大腿前侧下部沿股四头肌腱内侧缘开始,至膝上 7~8cm 处,然后向内绕髌骨弯行,至其下缘,纵行至胫骨粗隆稍下。也可在膝关节前侧做正中切口,在小腿上内侧找到隐神经的髌下支并牵开,游离切口两侧皮瓣,充分显露股四头肌腱、髌韧带、关节囊前壁和胫侧副韧带、腓侧副韧带。

> **临床问题 9-18:膝关节镜**
>
> 关节镜检查用于临床诊断、施行膝关节内手术和术后检查。通过关节镜在关节腔内观察膝关节的结构,并可连接内镜照相机进行摄影记录,可用活检钳取组织标本,也可借助关节镜施行治疗性手术。使用关节镜时,根据具体要求确定穿刺点,按照一定顺序检查,以免遗漏某些部位。可用直视镜和前斜视镜交替检查髌上囊滑膜和髌骨软骨面,股骨内侧髁关节面,内侧膝关节间隙,内侧半月板,外侧半月板后部。最后,检查膝交叉韧带、膝关节前下腔及滑膜皱襞等。

(于振海 赵冬梅)

第五节 小 腿 部

小腿部含连接膝关节和踝关节的胫骨和腓骨。胫骨是承重骨,腓骨的承重作用较小。腓骨上端不参与膝关节构成,下端参与踝关节构成。腓骨为若干肌提供附着点,对踝关节起加固作用,也是自体骨移植的供体。

小腿上界为平胫骨粗隆的环形线,下界为内、外踝根部的环形线,小腿分为小腿前外侧区和小腿后区。

一、小腿前外侧区
(一)浅层结构

小腿前外侧区的皮肤较厚而紧,移动性小,毛发较多。由于血供较差,损伤后愈合较慢。浅筋膜疏松,脂肪少。下肢水肿时,胫骨前指压时可出现凹陷。浅静脉为大隐静脉及其属支。大隐静脉在足内侧缘起自足背静脉弓,经内踝前方上行达小腿前内侧。大隐静脉及其属支与小隐静脉和深静脉有广泛的吻合。皮神经主要有两条:①**隐神经**,伴大隐静脉行至足内侧缘。在小腿上部,隐神经居静脉后方,在小腿下部绕至静脉前方。②**腓浅神经**(superficial peroneal nerve),于小腿外侧中、下 1/3 交界处穿出深筋膜至皮下。分为**足背内侧皮神经**(medial dorsal cutaneous nerve of foot)和**足背中间皮神经**(intermediate dorsal cutaneous nerve of foot);下行至足背,分布于小腿外侧及除第 1、2 趾相对面以外的足背皮肤。

小腿前部皮瓣的皮肤质量较好,血管蒂外径也很粗,但血管蒂的位置较深,操作不方便,又因供区部位处于体表暴露位置,所以此处只是备用的供皮区。

小腿外侧部皮瓣的轴心血管为腓动脉的肌间隔皮支和肌皮动脉穿支。小腿下外侧部皮瓣(外踝上皮瓣)的轴心血管是从小腿骨间膜下端穿出的腓动脉终末穿支的上行支。该动脉上行供应外踝上部皮区,并与小腿前外侧和足背外侧皮区的血管吻合。一般不宜作为吻合血管移植供区,常以腓动脉终末穿支的上行支为轴心血管设计为逆行岛状皮瓣。

(二)深层结构

深筋膜较致密,在胫侧与胫骨体内侧面的骨膜紧密融合,在腓侧发出小腿前肌间隔和小腿后肌间隔,止于腓骨。深筋膜、前肌间隔、后肌间隔和胫骨、腓骨及其骨间膜共同围成前骨筋膜鞘、外侧骨筋膜鞘和后骨筋膜鞘,容纳相应肌群、血管和神经(图9-25)。

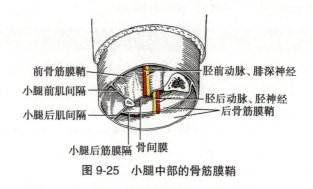

图 9-25　小腿中部的骨筋膜鞘

临床问题 9-19:小腿骨筋膜隔室综合征

构成小腿各骨筋膜鞘的深筋膜非常致密,骨筋膜鞘内因骨骼肌创伤可能会引起出血、水肿和炎症。动脉出血会使骨筋膜鞘内压力升高,压迫鞘内的结构。受压区域的远端结构会因缺血受到持续损伤,远端动脉搏动消失,温度降低,此称为小腿骨筋膜隔室综合征。为降低骨筋膜鞘室内的压力,宜早期行筋膜切开术减压。

1. **前骨筋膜鞘**　容纳小腿前群肌、腓深神经和胫前血管等(图9-25、图9-26)。小腿前群肌包括内侧的**胫骨前肌**(tibialis anterior)、外侧的**趾长伸肌**(extensor digitorum longus)和两者之间的**𧿹长伸肌**(extensor hallucis longus)(表9-3)。

表 9-3　小腿肌

肌群		名称	起点	止点	作用	神经
后群	浅层	腓肠肌	内侧头:股骨内上髁及附近骨面 外侧头:股骨外上髁	跟骨结节	屈踝关节、膝关节(比目鱼肌除外)	胫神经(L_4~S_3)
		比目鱼肌	腓骨上端、胫骨比目鱼肌线、胫骨内侧缘中1/3			
		跖肌	腘面外下部、膝关节囊后壁			
	深层	腘肌	股骨外侧髁外侧面上缘	胫骨比目鱼肌线以上骨面	屈和内旋膝关节	
		趾长屈肌	胫骨后面中1/3	第2~5趾远节趾骨底	屈踝关节、屈第2~5趾足内翻	
		𧿹长屈肌	腓骨后面下2/3	𧿹趾远节趾骨底	屈踝关节、屈𧿹趾	
		胫骨后肌	胫骨、腓骨及小腿骨间膜后面	舟骨粗隆、第1~3楔骨跖面	屈踝关节、足内翻	

续表

肌群	名称	起点	止点	作用	神经
前群	胫骨前肌	胫骨上半外侧面	内侧楔骨、第1跖骨跖面	伸踝关节、足内翻	腓深神经(L_4~S_2)
	趾长伸肌	腓骨前面、小腿骨间膜	第2~5趾中、远节趾骨底	伸踝关节、伸第2~5趾	
	蹚长伸肌	腓骨中部内侧面、小腿骨间膜	蹚远节趾骨底	伸踝关节、伸蹚趾	
	第3腓骨肌	腓骨下1/3前面、小腿骨间膜	第4、5跖骨底背面	协助伸踝、趾间关节及足外翻	
外侧群	腓骨长肌	腓骨上2/3外侧面	内侧楔骨第1跖骨底	屈踝关节足外翻	腓浅神经(L_5~S_1)
	腓骨短肌	腓骨下1/3外侧面	第5跖骨粗隆		

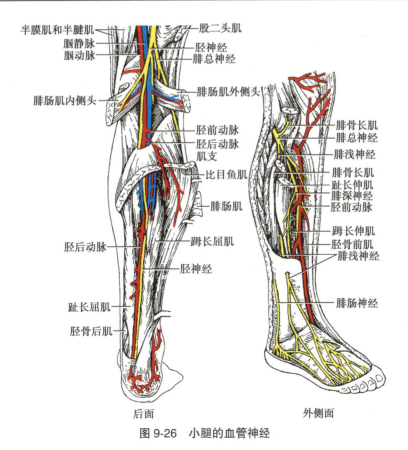

图9-26 小腿的血管神经

胫骨前肌劳损主要是因该肌反复轻微创伤或覆盖胫骨体的骨膜轻微撕裂伤所致。长期坐姿办公的人长距离行走时,易引起胫骨前肌劳损,运动员于运动前未充分热身或运动后没有放松也会发生。胫骨前肌劳损其实是前骨筋膜鞘综合征较轻的形式,肿胀肌肉可引起疼痛,并有明显压痛。

(1) **胫前动脉**(anterior tibial artery):起于腘动脉约占99%,起于腓动脉约占1%。胫前动脉于腘肌下缘由腘动脉分出后,向前穿骨间膜进入小腿前骨筋膜鞘,紧贴骨间膜前面伴腓深神经下行。上1/3段位于胫骨前肌和趾长伸肌之间,下2/3段位于胫骨前肌和𧿹长伸肌之间。主干下行至伸肌上支持带下缘处移行为足背动脉。胫前动脉起始部发出胫前返动脉入膝关节网,中部发出肌支营养前群肌和胫骨、腓骨,下部在踝关节附近发出**内踝前动脉**(medial anterior malleolar artery)和**外踝前动脉**(lateral anterior malleolar artery),与跗内侧动脉、外侧动脉吻合,参与构成踝关节动脉网(见图9-26)。

(2) **胫前静脉**(anterior tibial vein):两条,与同名动脉伴行。

(3) **腓深神经**(deep peroneal nerve):于腓骨颈水平起自腓总神经,穿腓骨长肌起始部及前肌间隔进入前骨筋膜鞘,与胫前血管伴行。肌支支配小腿前群肌和足背肌。皮支仅分布于第1、2趾相对面的背侧皮肤。腓深神经损伤常由前骨筋膜隔室综合征时肿胀肌肉压迫或穿过紧的鞋而引起,可致足下垂和不能伸趾(见图9-26)。

2. **外侧骨筋膜鞘** 内有小腿外侧群肌、腓血管和腓浅神经等(见图9-25、图9-26)。小腿外侧群肌包括**腓骨长肌**(peroneus longus)和**腓骨短肌**(peroneu sbrevis)(见表9-3)。

(1) **腓动脉**(peroneal artery):起于胫后动脉。

(2) **腓浅神经**:于腓骨颈高度由腓总神经分出,下行于腓骨长、短肌之间,支配此二肌。于小腿外侧中、下1/3交界处穿出深筋膜至皮下。腓浅神经损伤常导致足不能外翻。

二、小腿后区

(一) 浅层结构

小腿后区的皮肤柔软,富有弹性,血供丰富,是临床上常用的带血管蒂皮瓣的供皮区。浅筋膜较薄,内有小隐静脉及其属支、腓肠内侧皮神经、腓肠外侧皮神经和腓肠神经。

1. **小隐静脉**(small saphenous vein) 起于足背静脉弓,伴腓肠神经绕外踝后方,沿小腿后区正中线上行,至腘窝下角处穿腘筋膜入腘窝。小隐静脉内有7~8个静脉瓣,并有交通支与大隐静脉和深静脉相吻合。静脉瓣发育不良或深静脉回流受阻可导致小隐静脉和大隐静脉淤血或曲张。

2. **腓肠神经**(sural nerve) 多由腓肠内侧皮神经和腓肠外侧皮神经交通支于小腿后区下部吻合而成,穿出深筋膜后,经外踝后方达足背外侧,分布于小腿后区下部和足背外侧缘的皮肤。

小腿后区皮瓣的血供主要来自腘窝,属肌间隙血管皮瓣,供血动脉有腘窝外侧皮动脉、腘窝中间皮动脉和腘窝内侧皮动脉。该皮瓣优点是部位隐蔽,皮肤质量较好,供血面积较大,有知名静脉和皮神经;主要缺点是轴型动脉不理想,没有纵贯小腿的皮动脉,只有较为分散的仅分布至小腿上部的皮动脉。

小腿内侧中、下部皮瓣是以胫后动脉皮支为血供的皮瓣。小腿内侧部位较隐蔽,皮肤致密,皮下脂肪少。较大皮瓣可以胫后动脉、胫后静脉为蒂,另带几个节段性肌间隙皮血管。小型皮瓣可以较粗大的肌间隙皮血管为蒂。皮瓣供区有大隐静脉和隐神经可供吻接。

> **临床问题 9-20：腓肠神经移植**
>
> 　　腓肠神经移植是治疗周围神经缺损及恢复器官功能的主要措施之一。腓肠神经的血供主要来源于小腿后部的皮动脉，其中与该神经伴行的腘窝中间皮动脉较重要。此动脉的浅支分布于小腿上部皮肤，深支多与腓肠内侧神经伴行，于小腿中、上 1/3 穿出深筋膜，分布于小腿后部皮肤。腓肠神经与营养血管、小隐静脉的伴行关系为：外侧为腓肠神经，中间为营养血管，内侧为小隐静脉。

（二）深层结构

　　深筋膜较致密，与小腿后肌间隔和胫骨、腓骨及其骨间膜围成后骨筋膜鞘，容纳小腿后群肌、血管和神经等（见图 9-25、图 9-26）。后骨筋膜鞘分为浅、深两部，浅部容纳**小腿三头肌**（triceps surae），向下逐渐缩窄，仅包绕跟腱及其周围脂肪；深部容纳深层肌，在小腿上部，深层肌由外侧向内侧依次为**拇长屈肌**（flexor hallucis longus）、**胫骨后肌**（tibialis posterior）和**趾长屈肌**（flexor digitorum longus）；在内踝后上方，趾长屈肌腱越胫骨后肌腱浅面至外侧，相互交叉（见表 9-3）。

> **临床问题 9-21：跟腱断裂**
>
> 　　跟腱断裂在足部肌腱断裂中最为常见，好发于中年运动员。一般断裂的部位多发生在跟腱附着点上方 3~4cm 处，此处跟腱最窄；其次为与肌腹连接处和跟骨附着处。跟腱断裂常发生于跖屈状态下足突然背屈，小腿突然感觉疼痛。跟腱完全断裂时，不能使用患肢，小腿肿胀，可触及断端。跟腱内纤维的微小撕裂伤可导致跟腱炎，行走或穿硬底鞋时引起疼痛。过度活动，尤其是长期不活动后再跑步的人更易患跟腱炎。

　　胫后动脉（posterior tibial artery）起于腘动脉约占 98.4%，起于腓动脉约占 1.6%。胫后动脉在小腿后区浅、深肌层之间下行，经内踝后方进入足底，沿途分支营养邻近肌。胫后动脉在起始处发出**腓动脉**（peroneal artery），越胫骨后肌表面斜向外下，在拇长屈肌与腓骨之间下降至外踝后方，终于外踝支，并参与构成踝关节动脉网。腓动脉主要营养邻近肌和腓骨。**胫后静脉**（posterior tibial vein）2 支，与胫后动脉伴行。**胫神经**（tibial nerve）伴胫后血管行于小腿后群浅、深肌之间，经内踝后方进入足底。胫神经发肌支支配小腿后群肌，皮支为腓肠内侧皮神经，伴小隐静脉，分布于小腿后面的皮肤。

三、小腿骨间的连接

　　小腿骨间的连接包括胫腓关节、小腿骨间膜和胫腓连接。

（一）胫腓关节

　　胫腓关节（tibiofibular joint）由胫骨外侧髁的腓关节面与腓骨头关节面构成，属平面关节，其运动范围小。关节囊周围有**腓骨头前韧带**（anterior ligament of fibular head）和**腓骨头后韧带**（posterior ligament of fibular head）加强。关节腔有时通过腘肌囊与膝关节相通。

（二）小腿骨间膜

　　小腿骨间膜（crural interosseous membrane）为连接于胫骨、腓骨的骨间缘之间的坚韧纤维膜，大部分纤维斜向外下方，小部分纤维斜向外上方。骨间膜上端宽而薄，有一卵圆形孔，有胫前动脉通过；下端窄而厚，也有一小孔，有腓动脉的穿支通过。除连接胫、腓骨外，骨间膜有传导重力的作用。

(三) 胫腓连接

胫骨的腓切迹与腓骨下端的内侧面之间借韧带连成胫腓连接，其活动度小。韧带包括**骨间韧带**（interosseous ligament）、**胫腓前韧带**（anterior tibiofibular ligament）和**胫腓后韧带**（posterior tibiofibular ligament）。

胫骨是承重的主要骨骼，腓骨承重仅为 1/6。胫骨、腓骨中、下 1/3 交界处由于骨形态转变，易发生骨折。胫骨、腓骨骨干骨折约占全身骨折的 13.7%，10 岁以下儿童多见。胫骨、腓骨双骨折最多，胫骨次之，腓骨最少。

（赵冬梅　于振海）

第六节　踝部和足部

踝部（ankle region）上界为内、外踝跟部的环行线，下界为过内、外踝尖的环行线。踝部以通过内、外踝的冠状面分为踝前区和踝后区。**足部**分为足背和足底。

一、踝前区与足背

(一) 浅层结构

踝前区（anterior region of ankle）和**足背**（dorsum of foot）的皮肤较薄。浅筋膜疏松，缺少脂肪。足背静脉弓在足内、外侧缘分别与足背其他静脉汇合成大隐静脉和小隐静脉。皮神经包括足内侧缘的隐神经、外侧缘的腓肠神经延续的足背外侧皮神经以及足背的腓浅神经发出的足背内侧皮神经和足背中间皮神经。第 1、2 趾相对面有腓深神经的终支。

大隐静脉在内踝前方的位置表浅而恒定，在紧急静脉输液或输血而上肢静脉穿刺有困难者，常作为静脉穿刺或切开部位，插入导管以长时间补充液体或输血。切开时注意不要损伤与其伴行的隐神经。一般在两侧踝部切开失败、踝部静脉已阻塞以及大面积烧伤患者的表浅静脉均已烧损时，才做股部大隐静脉切开术。

足背供皮区的皮肤较薄，色泽较好，皮下脂肪少，韧性大，弹性好；血管蒂较长，血管管径较粗，有可供缝接的皮神经。可以同时切取伸肌肌腱做成复合组织瓣。但供皮区面积小，皮肤的伸张性小；供皮区不能拉拢缝合，必须植皮，创面覆盖要求高。如处理不当，会影响足的功能和穿鞋。皮瓣的动脉血供主要来自足背动脉及其分支。足外侧皮瓣位于足背外侧，是以跟外侧动脉为轴心血管的供区，常做带蒂移位；血管、神经恒定，属小皮瓣供区。

(二) 深层结构

1. **深筋膜**　踝前区的深筋膜为小腿深筋膜的向下延续，在此增厚形成两个伸肌支持带，并向深部的骨面发出纤维隔，形成骨纤维管，这些骨纤维管具有约束肌腱和保护血管、神经的作用。

(1) **伸肌上支持带**（superior extensor retinaculum）：又称**小腿横韧带**，呈宽带状，位于踝关节上方，附着于胫骨、腓骨前缘。深面有两个间隙，内侧者通过胫骨前肌腱、胫前血管和腓深神经，外侧者通过姆长伸肌腱、趾长伸肌腱和第 3 腓骨肌。

(2) **伸肌下支持带**（inferior extensor retinaculum）：又称**小腿十字韧带**，位于踝关节前面、伸肌上支持带远侧，多呈横"Y"形，外侧端附着于跟骨外侧面，内侧端分叉附着于内踝和足内侧缘。伸肌下支持带向深面发出两个纤维隔,参与构成3个骨纤维管,内侧者通过胫骨前肌腱,中间者通过𝆏长伸肌腱、足背动脉和腓深神经,外侧者通过趾长伸肌腱和第3腓骨肌腱,肌腱表面均有腱鞘包绕(图9-27)。

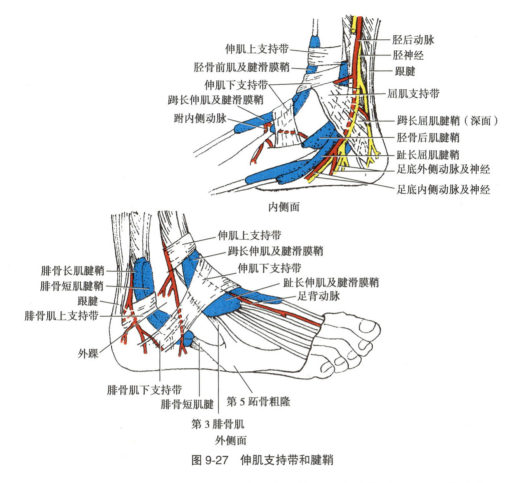

图9-27 伸肌支持带和腱鞘

2. **足背动脉**(dorsal artery of foot) 足背动脉于伸肌上支持带下缘续于**胫前动脉**。在踝关节前方行于𝆏长伸肌腱和趾长伸肌腱之间,位置表浅,足轻微背屈时可触及搏动。由于在有的个体足背动脉被粗大的腓动脉穿支替代,触摸不到足背动脉,且此情况往往发生在双侧下肢。足背动脉触诊有助于外周动脉阻塞性疾病的诊断。足背动脉发出分支如下:①**跗外侧动脉**(lateral tarsal artery),行向足背外侧;②**跗内侧动脉**(medial tarsal artery),1~3支,行向足背内侧及足底;③**弓状动脉**(arcuate artery),呈弓状向足背外侧弯行,与跗外侧动脉吻合,并发出3支**跖背动脉**(dorsal metatarsal artery);④**足底深支**(deep plantar artery),穿第1跖骨间隙至足底,与足底外侧动脉吻合成足底弓;⑤**第1跖背动脉**,为足背动脉主干的终末,分布于𝆏趾和第2趾的内侧面。第1跖背动脉和第2~4跖背动脉分别由足背动脉和弓状动脉发出,沿跖骨间隙前行,至跖趾关节附近各分为2支**趾背动脉**(dorsal digital artery),分布于趾的相对缘(图9-28)。

3. **腓深神经**(deep peroneal nerve) 多行于足背动脉的内侧,分成两终支,分布于足背肌、足关节及第1、2趾相对缘皮肤(图9-28)。

4. **足背间隙** 足背深筋膜分为浅、深两层,浅层为伸肌下支持带的延续,附着于足内、外侧缘;深层紧贴骨间背侧肌和跖骨骨膜,又称**骨间背侧筋膜**。两层筋膜之间的间隙称为**足背间隙**(dorsal space of foot),容纳趾长伸肌腱及腱鞘、趾短伸肌、足背动脉及分支、足背静脉及属支、腓深神经、踇长伸肌腱及腱鞘。

二、踝后区

踝后区(posterior region of ankle)的上界为内、外踝根部后面的连线,下界为足跟下缘。中线深面有跟腱附着于跟骨结节。跟腱与内、外踝之间各有一浅沟,内侧沟深面有小腿屈肌腱和小腿后区血管神经穿入足底,外侧沟深面有腓骨长肌腱、腓骨短肌腱和小隐静脉、腓肠神经穿过。

(一) 浅层结构

踝后区的皮肤上部移动性较大,足跟的皮肤角化层较厚。浅筋膜疏松,跟腱两侧有较多脂肪。跟腱与皮肤之间有跟皮下囊,跟腱止端与跟骨骨面之间有跟腱囊。

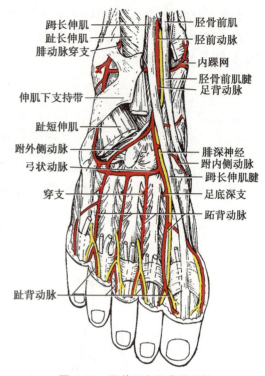

图 9-28 踝前区和足背的结构

(二) 深层结构

1. **踝管**(malleolar canal) 深筋膜在内踝和跟骨内侧面之间的部分增厚,形成**屈肌支持带**(flexor retinaculum)(分裂韧带)。此韧带与跟骨内侧面和内踝之间围成踝管。屈肌支持带向深面发出 3 个纤维隔,将踝管分成 4 个骨纤维性管,由前向后依次通过:①胫骨后肌腱;②趾长屈肌腱;③胫后动脉、胫后静脉和胫神经;④踇长屈肌腱(图 9-29)。在内踝后方与跟腱之间可触及胫后动脉搏动,触摸时需使足内翻,以便让屈肌支持带放松。胫后动脉触诊常用于检查外周动脉阻塞性疾病。踝管是小腿后区与足底间的一个重要通道,感染可借踝管蔓延。踝管变狭窄时,可能压迫其内容物,形成踝管综合征,可引起胫神经受压。

2. **腓骨肌上、下支持带** 由外踝后下方的深筋膜增厚形成。**腓骨肌上支持带**(superior peroneal retinaculum)附着于外踝后缘与跟骨外侧面上部之间,固定腓骨长、短肌腱于外踝后下方。**腓骨肌下支持带**(inferior peroneal retinaculum)前端续于伸肌下支持带,后端附着于跟骨外侧面前部,固定腓骨长肌腱、腓骨短肌腱于跟骨外侧面。在腓骨上、下支持带深面,腓骨长肌腱、腓骨短肌腱上部有总腱鞘包绕,在下部腱鞘分别包绕腓骨长肌腱和腓骨短肌腱。

三、踝关节

(一) 骨性结构

踝关节(ankle joint)又称**距小腿关节**,由胫骨、腓骨下端与距骨滑车构成,属于屈戌关节,主要功能是负重。运动功能亦相当重要,日常生活中上下楼梯、登山和跳跃等都有踝关节屈伸运动的参与。距骨体的上侧、内侧、外侧面皆嵌入胫骨与腓骨下端共同构成的踝关节窝内(图 9-30)。由于内踝、外踝经距骨两侧向下凸出,分别与距骨的内、外侧面构成关节,主要允

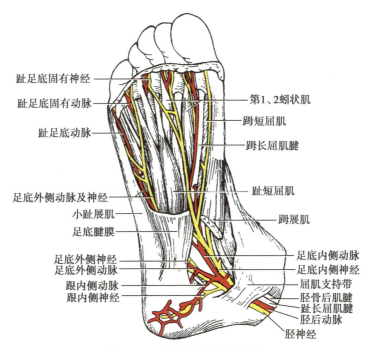

图 9-29 踝后区和足底的结构

许关节做前后方向的运动,侧向运动的程度很轻微,关节的稳固性得以增强。外踝较内踝长,距骨与外踝接触的关节面较大,与内踝接触的关节面较小。距骨上面前宽后窄,相对的胫骨、腓骨所形成的踝穴也前宽后窄,故不易发生距骨向后脱位。在足跖屈时,距骨上面较窄的后份转对上方关节槽的较宽部分,故关节的侧向运动角度大于背屈,此时踝关节最不稳定。绝大多数踝关节损伤都发生在足跖屈时,常因足突然内翻引起,如下山、下坡和下楼梯等。

踝关节与距跟关节的功能互补,两个关节可视为一个关节复合体。踝关节同时背屈与外展,或跖屈与内收联合;而距跟关节同时背屈、外展及外翻,或跖屈、内收及内翻。这两个关节中一个关节运动时,很少不伴有另一个关节的运动,这种互补作用是很明显的。临床上如对距跟关节施行融合,踝关节运动增加,必然引起关节炎性改变,而踝关节融合后。距跟关节和跗横关节承受应力必然增加。

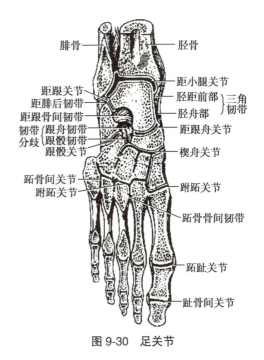

图 9-30 足关节

跟骨骨刺多位于跟骨结节跖侧面前份的内、外侧突,其基底与跟骨体跖面形成一横沟,尖端埋于足底腱膜和趾短屈肌的起点内。足底腱膜炎患者 X 线片显示,跟骨骨刺的出现率为 59%。足底外侧神经在内踝尖端下方发出小趾展肌神经,后者紧贴跟骨表面的横沟。足底外侧神经也发出细支分布于跟骨跖面骨膜和足底长韧带。跟骨骨刺引起的足跟痛可能与刺激此神经有关。

（二）关节囊及韧带

1. **关节囊** 前、后壁较为薄弱，但两侧有强健的侧副韧带加强。关节囊在近侧附着于胫骨、腓骨的关节面边缘，远侧附着于距骨上关节面的边缘，向前伸展至距骨颈，因而关节腔内积液时，关节囊易向前凸。关节滑膜向上伸展至胫骨、腓骨之间约 0.6cm。滑膜的前、后部较为松弛。踝关节前方的穿刺伤或浅部伤口，可进入关节腔。

2. **韧带** 关节囊各壁有韧带增强（图9-31）。前面的韧带为一薄片，由横行纤维构成，上方附着于内、外踝前面和胫骨下端，下方附着于距骨颈。后面的韧带最为薄弱，有时不明显，常仅为几条韧带性纤维束，由胫骨下端后缘伸展至距骨后面。关节囊前、后部的韧带薄，便于跖屈、背伸动作。

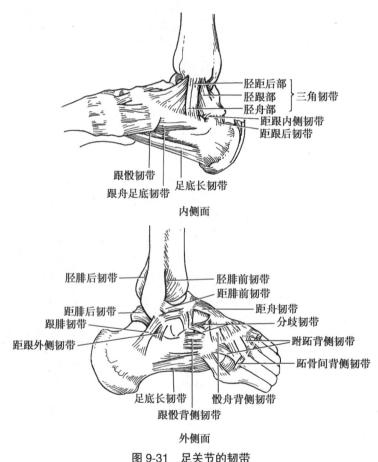

图 9-31 足关节的韧带

关节囊内侧的韧带较坚韧，呈三角形，称**三角韧带**（deltoid ligament）。该韧带向上附着于内踝，向下扩展，附着于距骨、跟骨和舟骨，形成**胫距前韧带**（anterior tibiotalar ligament）、**胫距后韧带**（posterior tibiotalar ligament）、**胫跟韧带**（tibiocal canean ligament）和**胫舟韧带**（tibionavicular ligament）。三角韧带是踝关节内侧的唯一韧带，是踝关节韧带中最坚韧的韧带，对防止踝关节外翻起着重要作用。足强力外翻时，常使三角韧带由内踝的附着处撕脱，但韧带本身一般保持完整。韧带完全断裂时常伴有全部或部分内踝尖的骨折。

关节囊外侧的韧带较为薄弱且不完整,起自外踝,向下分为3束:①**距腓前韧带**(anterior talofibular ligament),由外踝前面向前内伸展至距骨颈外侧,较为薄弱,单纯损伤很少见,多伴有骨折;②**跟腓韧带**(calcaneofibular ligament),自外踝尖向下后伸展至跟骨外面上部,最长,较坚韧。腓骨长肌腱、腓骨短肌腱从外侧越过。跟腓韧带最容易受损。内翻暴力时跟腓韧带首先断裂,关节囊也可撕裂。施加于外踝的压力使胫腓前韧带扭伤,并发胫骨、腓骨下端分离倾向,故跟腓韧带与胫腓前韧带扭伤常同时存在。跟腓韧带伴有距腓前韧带断裂时,引起踝关节不稳、习惯性扭伤和关节过度活动;③**距腓后韧带**(posterior talofibular ligament),由外踝后面向后略偏下伸展至距骨后突,该束最坚韧,很少单独发生撕裂。

胫跟韧带和跟腓韧带自内、外踝尖向下后越过距骨,止于跟骨两侧面,胫距后韧带和距腓后韧带自内、外踝向后止于距骨后突的结节,这4条韧带的方向均向后,并且后2条韧带更为坚韧,起着防止小腿骨下端向前脱位的重要作用。胫距前韧带和距腓前韧带很薄,对踝关节的稳定作用较弱。

3. **增强关节的肌腱** 踝关节囊前面有胫骨前肌腱、踇长伸肌腱和趾长伸肌腱增强,后面有踇长屈肌腱增强,内侧面有胫骨后肌腱和趾长屈肌腱增强,外侧面有腓骨长肌腱、腓骨短肌腱增强。

(三)血管和神经

1. **血管** 踝关节的血液供应来自胫前动脉和腓动脉的踝部分支。
2. **神经** 来自胫神经和腓深神经。胫神经在分为足底内侧神经、足底外侧神经以前发出1或2支,下行至踝关节后面。跟内侧神经后支发出1支至关节囊后外侧壁。腓深神经在分为内侧支、外侧支前后,发出几支至关节囊前壁。

> **临床问题 9-22:踝关节扭伤**
>
> 踝关节是全身最易损伤的关节,其中踝关节扭伤(韧带撕裂)最为常见,大部分属于内翻损伤。站在不平地面时,足被迫内翻导致负重足扭转而造成内翻损伤。外侧韧带扭伤常发生在跑、跳等动作的运动中,特别是篮球运动。在踝关节扭伤中,距腓前韧带可部分或全部撕裂,跟腓韧带也可发生撕裂,严重的损伤还可合并外踝骨折。日常生活中踝关节扭伤的原因如下:①负重大,在行走、跳跃时,身体全部力量落在踝关节上。②外踝长,内踝短。③外侧韧带较内侧韧带薄弱,较易引起撕裂。④足跖屈时,距骨体较宽的部分脱出,较窄的部分进入关节内,关节变得不稳定。⑤胫腓骨下端构成的踝关节的关节窝,其稳固性较差。⑥第3腓骨肌不如胫骨前肌坚韧,所以使足外翻的力小于足内翻的力。

四、足底

(一)浅层结构

足底(sole of foot)的皮肤厚,致密而坚实,移动性差,尤其是足跟、足外侧缘和趾基底部;这些部位是身体重力的支持点,可因摩擦增厚形成胼胝。足跟部的浅筋膜肥厚,称跟垫,是负重的重要结构。其他部分皮肤较薄,汗腺丰富。浅筋膜内的致密纤维束将皮肤与足底深筋膜紧密相连。

足底常用作移位修复负重区的皮肤缺损,但一般不宜选为吻合血管的游离移植。足底皮瓣的供皮区有两条轴心动脉,即足底内侧动脉和足底外侧动脉。因此,可设计足底内侧皮瓣和足底外侧皮瓣;选用足底内侧皮瓣为佳。

(二) 深层结构

1. 深筋膜 分为浅、深两层,浅层覆于足底肌表面,两侧较薄,中间部增厚形成足底腱膜;深层覆于骨间肌的跖侧,称**骨间跖侧筋膜**(plantar interosseous fascia)。**足底腱膜**(plantar aponeurosis)又称**跖腱膜**,与掌腱膜相似,前方宽薄,后方窄厚,含有较多的纵行纤维,附着于跟骨结节前缘内侧部。足底腱膜是维持足弓的重要结构,并有保护足关节、维持足底肌和肌腱正常活动的作用。

足底筋膜炎(又称跖腱膜炎)是导致足跟痛最主要的病因,发病率约为10%,肥胖人群、长时间站立的人群或踝部弹性不足的人群较易患病。当过度运动或长时间站立时,由于趾背屈及足纵弓拉伸的作用,导致足底腱膜的张力增大,长时间的张力载荷即可导致足底腱膜的急性或慢性损伤。足底腱膜炎时,常出现足跟下面和足内侧面的疼痛,通常在坐下后或早晨开始走路时最严重。在足底腱膜近端附着点和跟骨内侧面有压痛,趾被动背屈时可加重疼痛。如果足底腱膜缩短,足弓弧度增大,可形成弓形足。矫正时可切断足底腱膜。手术方式主要有开放性足底腱膜切开术、内镜下足底腱膜松解术和双极电凝腱膜松解术。

足底腱膜的两侧缘向深部发出肌间隔,附着于第1、5跖骨,形成3个骨筋膜鞘:①**内侧骨筋膜鞘**,容纳**𝗺展肌**(abductor hallucis)、**𝗺短屈肌**(flexor hallucis brevis)、𝗺长屈肌腱以及血管、神经;②**中间骨筋膜鞘**,容纳**趾短屈肌**(flexor digitorum brevis)、**足底方肌**(quadratus plantae)、**𝗺收肌**(adductor hallucis)、**蚓状肌**(lumbrical)、趾长屈肌腱、足底动脉弓及其分支、足底外侧神经及其分支等;③**外侧骨筋膜鞘**,容纳**小趾展肌**(abductor digiti minimi)、**小趾短屈肌**(flexor digiti minimi brevis)以及血管、神经。

2. 血管和神经 胫后动脉和胫神经穿踝管至足底,分为足底内侧动脉、足底外侧动脉和足底内侧神经、足底外侧神经。**足底内侧动脉**(medial plantar artery)较细小,伴同名静脉和神经沿足底内侧缘前行,分布于邻近组织,末端与第1跖背动脉吻合。**足底外侧动脉**(lateral plantar artery)较粗,伴同名静脉、神经斜向前外,穿趾短屈肌深面至足底外侧缘,分布于邻近组织,终支向内侧弯行至第1趾骨间隙处,与足背动脉的足底深支吻合成**足底弓**(plantar arch)。由足底弓发出4支**跖足底总动脉**(common plantar metatarsal artery),于跖骨间隙内前行,分布于骨间足底肌,至跖趾关节附近各分成2支**趾足底固有动脉**(proper plantar digital artery),分布于第1~5趾的相对缘(图9-32)。**足底内侧神经**(medial plantar nerve)支配足底内侧部肌,分布于关节、足底内侧半及内侧3个半趾足底面的皮肤。**足底外侧神经**(lateral plantar nerve)支配足底外侧部肌,分布于关节、足底外侧半及外侧1个半趾足底面的皮肤(图9-33)。

五、足部关节

足骨间形成许多关节,有运动和减轻震荡的作用。足的骨和关节经常作为一个整体发挥作用。一个或多个关节发生病变时,除影响足的运动,还可影响身体的平衡。足的连接包括跗骨、跖骨和趾骨之间的连接,即跗骨间关节、跗跖关节、跖骨间关节、跖趾关节和趾骨间关节。其中跗骨间关节数目较多,足的内翻和外翻是其主要运动形式。足的其他关节相对较小,彼此之间由韧带紧密相连,只可允许轻微运动。

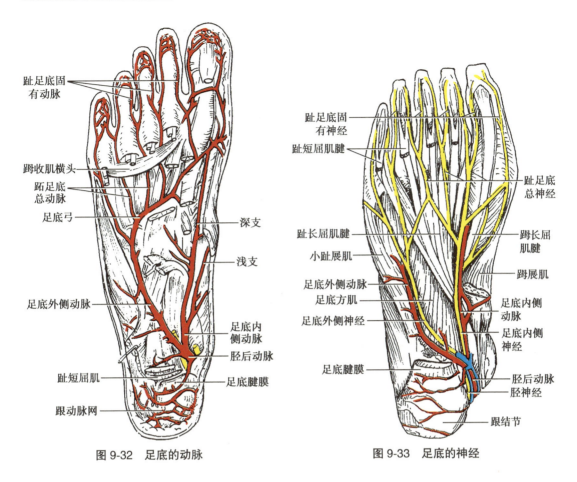

图 9-32　足底的动脉　　　　　　图 9-33　足底的神经

（一）跗骨间关节

1. **距跟关节**（talocalcaneal joint）　又称**距下关节**，由距骨体下面和跟骨上面构成，与距跟舟关节在功能上是联合关节。足的大部分内翻和外翻运动都发生在距跟关节，跟骨和足舟骨连同其他的足骨对距骨做内翻和外翻运动，足的内侧缘提起使足底转向内侧称内翻，足的外侧缘提起使足底转向外侧称外翻。内翻和外翻通常与踝关节协同运动，即内翻伴有足的跖屈，外翻伴有足的背屈。

2. **距跟舟关节**（talocalcaneonavicular joint）　由距骨头的前凸面和跖面、舟骨后面和跟骨载距突上面及载距突前外方的跟骨上面构成。此关节属于杵臼型，仅在后面和背面有真正的关节囊。关节囊后部较薄弱，与两骨间的骨间韧带相续。关节囊背侧部有**距舟韧带**（talonavicular ligament）加强。临床上所称的距下关节包括距跟关节与距跟舟关节的距跟部分及距跟两骨间的骨间韧带。

3. **跟骰关节**（calcaneocuboid joint）　由跟骨前端和骰骨后面构成，位于足外侧纵弓的最高点。跟骰关节在足的内、外翻运动中只起辅助作用。足部畸形时，为了改善足功能，常将距跟关节、距跟舟关节和跟骰关节行骨性融合，即三关节融合术。

距跟舟关节与跟骰关节合称为**跗横关节**（transverse tarsal joint）（又称 Chopart 关节）。关节线呈横置的"S"形，内侧部凸向前，外侧部凸向后。临床上常沿此关节线施行足离断术。两个关节腔互不相通，只是功能类似。足前半部通过此关节可做轻度跖屈、背屈、内翻和外翻运动。另外，跗横关节可通过纵轴做内、外旋，使足的中部适应不同地面情况。

4. **楔舟关节**（cuneonavicular joint） 由舟骨前面和3块楔骨的后面构成。关节腔常与楔跖关节腔和相对的跗骨间关节腔相通。如果舟骨与骰骨构成关节，其关节腔即为楔舟关节腔的延续部分。楔舟关节囊的背侧和内侧有**楔舟背侧韧带**（dorsal cuneonavicular ligament）增强，跖侧有**楔舟足底韧带**（plantar cuneonavicular ligament）增强，后者较坚韧。

5. **楔骰关节**（cuneocuboid joint） 由外侧楔骨和骰骨构成，关节腔较小，后方与楔舟关节腔不一定相通。关节囊的背侧有**楔骰背侧韧带**（dorsal cuneocuboid ligament）增强，跖侧有**楔骰足底韧带**（plantar cuneocuboid ligament）增强。两骨之间有**楔骰骨间韧带**（interosseous cuneocuboid ligament）连接。

（二）楔骨间关节

由相邻的楔骨构成，关节的背侧有横行的**楔间背侧韧带**（dorsal intercuneiform ligament）增强，跖侧有较坚韧的**楔间足底韧带**（plantar intercuneiform ligament）增强，并与连接相邻楔骨的骨间韧带相续。骨间韧带将楔骨间关节腔分隔为前、后两部，前部与跗跖关节相连，后部与楔舟关节相连。连接第1、2楔骨的骨间韧带在背侧常不完整，使楔舟关节腔与跗跖关节腔相通。

除上述韧带外，跗骨间关节周围有许多较长的韧带。足底的韧带强韧有力，重要的有：①**跟舟足底韧带**（plantar calcaneonavicular ligament），位于距跟舟关节下方，连接于跟骨与足舟骨之间，对维持足内侧纵弓起重要作用。因其弹性较强，又称弹簧韧带（跳跃韧带）。②**足底长韧带**（long plantar ligament）（跖长韧带），是足底最长的韧带，自跟骨下面向前连至骰骨和第2~4跖骨底，对维持足外侧纵弓起重要作用。③**跟骰足底韧带**（plantar calcaneocuboid ligament）（跖短韧带），位于跖长韧带深面，连接跟骨与骰骨的足底面，宽短、坚韧，位置深，对维持足外侧纵弓起重要作用。足背的韧带薄弱，重要的有**分歧韧带**（bifurcated ligament），位于跗横关节背侧，由跟骨背面向前分别附着于足舟骨和骰骨。

跗骨间关节的血液供应来自足背动脉、足底内侧动脉、足底外侧动脉和足底动脉弓。背面的神经来自腓深神经，内侧面来自隐神经，跖面来自足底内侧神经、足底外侧神经。

（三）跗跖关节

跗跖关节（tarsometatarsal joint）由3块楔骨、骰骨与5个跖骨底连接而成。属于平面关节，活动甚微（见图9-30、图9-31）。

（四）跖骨间关节

跖骨间关节（intermetatarsal joint）是由2~5跖骨底相邻面之间构成的关节。韧带连接紧密，活动甚微（见图9-30、图9-31）。

（五）跖趾关节

跖趾关节（metatarsophalangeal joint）由跖骨头与近节趾骨底构成。属于椭圆关节，可做轻微屈、伸、收、展运动（见图9-30、图9-31）。

踇外翻是常见的足病，指第1跖骨内翻（第1与第2跖骨夹角>10°）、趾过度斜向外侧（外翻角>15°）畸形。常伴有进行性第1跖趾关节半脱位。足楔骨间和跖骨间有坚韧的韧带联系，但第1楔骨、跖骨与其他楔骨、跖骨的联系较弱。若站立过久、行走过多、经常穿高跟或尖头鞋时，第1楔骨和跖骨受非生理性压力的影响而向内移位，引起足纵弓和横弓塌陷。踇长伸肌腱、踇长屈肌腱和踇短屈肌腱外侧头呈弓弦样紧张，增加踇趾外翻的力量。趾近节趾骨底将第1跖骨头推向内侧,第1、第2跖骨夹角加大。在第1跖骨头内侧可形成骨赘和滑囊炎。畸形严重者的第2趾有时被挤到足趾背侧形成锤状趾,第1跖趾关节足底侧出现胼胝。如畸形和疼痛较重,保守治疗无效,可采取软组织手术、骨性手术、软组织联合骨性手术和跖趾关节人工关节置换术。手术目的是切除增生的骨赘和滑囊,矫正踇趾畸形。

(六)趾骨间关节

趾骨间关节(interphalangeal joints of foot)由各趾相邻的两节趾骨底与滑车构成,属于滑车关节,仅可做屈、伸运动(见图9-30、图9-31)。

先天性马蹄内翻足(图9-34)是一种常见的先天畸形,发病率为1%,男孩和女孩为2∶1,单侧稍多于双侧,可伴有其他畸形,如多指、并指等。先天性马蹄内翻足的因素包括跗骨间关节内收、踝关节跖屈、足内翻,年龄较大时可有胫骨内旋和胫骨后肌挛缩。足处于此位置时,对矫正有弹性抗力,还可合并继发的跟腱和跖腱膜挛缩;足背和足外侧的软组织因持续牵扯而延伸。小儿开始行走后,逐渐发生骨骼畸形;先出现跗骨排列异常,以后发展为跗骨发育障碍和变形、足舟骨内移、跟骨跖屈和内翻、距骨头半脱位等。严重者常伴有胫骨内旋畸形。这些骨骼畸形属于适应性改变,取决于软组织挛缩的严重程度和负重行走的影响。在未经治疗的成人,某些关节可自发融合或继发于挛缩而产生退行性改变。非手术疗法多采用手法板正、双侧夹板固定和手法矫正石膏固定。对于非手术疗法效果不满意或畸形复发者,可采用跟腱延长术和足内侧挛缩组织松解术治疗。

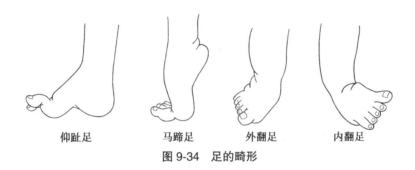

仰趾足　　马蹄足　　外翻足　　内翻足

图9-34　足的畸形

六、足弓

(一)足弓的构成

足弓(arch of foot)由跗骨和跖骨借韧带和关节连接而成,分为内侧、外侧纵弓和横弓(图9-35)。

1. 内侧纵弓　由跟骨、距骨、足舟骨、第1~3楔骨和第1~3跖骨连接构成。曲度大,弹性强,适应动态跳跃。主要由胫骨后肌腱、趾长屈肌腱、踇长屈肌腱、足底方肌、足底腱膜和跟舟足底韧带等维持。

2. 外侧纵弓　由跟骨、骰骨和第4、5跖骨连接构成。曲度小,弹性弱,适应负重直立的静态功能。主要由腓骨长肌腱、足底长韧带和跟骰足底韧带等维持。

3. 横弓　由骰骨、第1~3楔骨、第1~5跖骨连接构成,主要由腓骨长肌腱、胫骨前肌腱和踇收肌横头等维持。

4. 维持足弓的韧带　①跟舟跖侧韧带:从跟骨载距突至足舟骨内下面,是内侧最强的韧带。②跖侧长韧带、跖侧短韧带:连接跟骨和骰骨的跖面。③跖腱膜:从跟骨结节起,向前

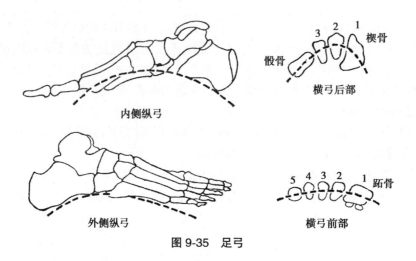

图 9-35 足弓

分成 5 个腱束，止于屈肌腱鞘和跖骨头横韧带，维持足弓犹如弓弦。④三角韧带：在踝关节内侧呈扇形分布，连接内踝和跟骨，防止足外翻。⑤背侧、跖侧骨间韧带和距骨头横韧带维持足弓和连接各跖骨。

足弓的维持除诸骨间连接的韧带外，足底短肌和小腿长肌腱的牵引也起着重要作用。足部肌特别是小腿各下行肌腱，协助足的外展和内收，以及足趾的屈、伸；是维持足弓最主要的结构。小腿的下行肌腱包括：①胫骨后肌腱，从足内侧进入足底，附着于除第 1、5 跖骨及距骨以外的跗骨、跖骨，主要止于足舟骨。加强跟舟跖侧韧带，防止距骨头下陷内倾，并使足的前部内收。②腓骨长肌腱，止于第 1 楔骨和第 1 跖骨底的内侧和跖侧，腓骨长肌与胫骨后肌绕过足底，将足弓向上提起。③胫骨前肌腱，止于第 1 楔骨和第 1 跖骨的内侧，可提起足弓的内侧。④趾长屈肌腱和拇长屈肌腱，也有提升足弓的作用。肌肉是维持足弓的一个重要因素。例如：农民虽然足弓较低，但因经常行走于高低不平的泥土上，很少发生平足症，这主要是因为勤于肌肉锻炼，并能维持一定平衡的缘故。鞋跟过高或平底鞋对于肌肉都是不利的，可使肌肉过于紧张或过于松弛，均能引起肌肉作用的不平衡及韧带慢性劳损，从而导致足弓结构和功能异常。

（二）足弓的发育

婴儿无足弓，开始学走路时才出现；主要是因为足部肌肉尚不发达，缺乏锻炼的缘故。足弓是人类直立、行走和负重时的重要装置，以足底的跟骨结节、第 1 跖骨头和第 5 跖骨头 3 点着地，可维持站立时足底的稳定性，并保护足底的血管、神经免受压迫。足弓提供了足够的弹性，行走、跑跳和负重等活动中，可减少地面对人体的反冲力，保护内脏器官和脑。如果维持足弓的软组织（尤其是韧带）发育不良或受损，可引起足弓塌陷，导致平足症。

（三）平足症

平足症俗称扁平足，是最常见的足病之一，是指内侧足弓低平或消失，并伴有足跟外翻、距下关节轻度半脱位和跟腱短缩等畸形。患足失去弹性，站立和行走时足弓塌陷，出现疲乏或疼痛。平足症可分为：①姿态性（易变性）平足症，比较常见，软组织虽然松弛，但仍然保持一定弹性，负重时足扁平，除去承重力后足可立即恢复正常。②僵硬性（痉挛性）平足症，多数由于骨联合（包括软骨性及纤维性联合）所致，跗关节向距面突出，足弓消失，常表现为跟骨外翻，双侧跟腱呈"八"字形；距骨头内移，呈半脱位，距骨内侧突出；有时合并腓骨长肌、腓骨短肌及第三腓骨肌痉挛。严重先天性平足症,距骨极度下垂,其纵轴几乎与胫骨纵轴平行,足舟骨位于距骨头上,足前部背屈,跟骰关节外侧皮肤松弛,形成的皱褶悬挂足外侧。轻型平足症病例可采用非手术疗法,对于僵硬性平足症的治疗,可选择截骨术、三关节融合术、肌力平衡重建术或副足舟骨摘除术等(图9-36)。

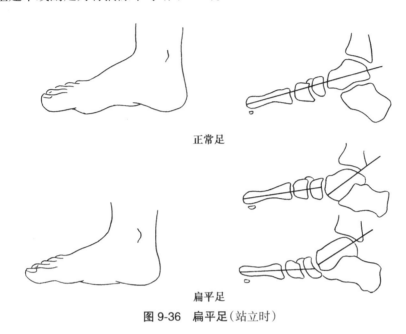

图9-36　扁平足(站立时)

(于振海　赵冬梅)

第七节　下肢的解剖操作

一、解剖股前内侧区

(一)切开皮肤

尸体仰卧位,腿稍外展、外旋。切口如图9-37所示:①自髂前上棘至耻骨结节做一斜行切口;②平胫骨粗隆做一横行切口;③自切口"①"的中点向下做一纵行切口至切口"②"。将皮肤向两侧翻起。

(二)层次解剖

1. 解剖浅筋膜内结构

(1)解剖大隐静脉及属支和伴行的浅动脉:在股骨内侧髁后缘脂肪组织内寻找大隐静脉及伴行的隐神经。向上追踪大隐静脉至耻骨结节外下方3~4cm处,可见其穿过深筋膜注入股静脉。用解剖镊将大隐静脉近侧端稍提起,用刀柄将隐静脉裂孔下外侧缘的轮廓划清,清楚地显示隐静脉裂孔的边缘,观察其形状、大小和位置。解剖和观察大隐静脉的5条属支。先找出腹壁浅静脉、旋髂浅静脉、阴部外浅静脉及伴行的3条同名动脉。动脉很细小,可单独起自股动脉,亦可共干起于股动脉。随后,寻找股内侧浅静脉和股外侧浅静脉。观察大隐静脉属支注入类型以及大隐静脉与深静脉的交通支。纵行剖开一段大隐静脉,观察静脉瓣。

(2)解剖腹股沟浅淋巴结:在腹股沟韧带下方及大隐静脉近端两旁的脂肪中寻找和观

察腹股沟浅淋巴结。观察排列和分组后可除去。

（3）解剖皮神经：在浅筋膜内寻找下列皮神经：股外侧皮神经在髂前上棘下方5~10cm处穿出阔筋膜；股神经前皮支和内侧皮支于大腿中、下部经缝匠肌前面穿出阔筋膜；闭孔神经皮支于大腿上部内侧穿出阔筋膜，大约在缝匠肌中点内侧3横指处可找到该神经。上述皮神经均尽量追踪至远端，并保留。

2. **解剖深筋膜** 保留浅血管和皮神经，去除浅筋膜，仔细观察阔筋膜，可见外侧与内侧厚薄不一。股外侧面阔筋膜增厚的部分为髂胫束，起自髂嵴，止于胫骨外侧髁。阔筋膜张肌包于髂胫束上份两层之间。在腹股沟韧带中点稍下方向下纵行切开阔筋膜，用刀柄将其与深层组织分离，翻向两侧，将皮神经抽向深面。阔筋膜翻至髂胫束前缘处，保留髂胫束。在髂嵴稍下方，纵行切开阔筋膜张肌浅面的筋膜，观察阔筋膜张肌及其与髂胫束的关系。

3. **解剖股前群肌** 修洁缝匠肌和股四头肌，观察股四头肌的位置和纤维方向。检查股四头肌腱附着于髌骨，并形成髌韧带止于胫骨粗隆。拉开股直肌，查认深面的股中间肌。

4. **解剖股三角及其内容**

（1）观察股三角的位置和境界：股三角由腹股沟韧带、缝匠肌内侧缘与长收肌内侧缘围成。

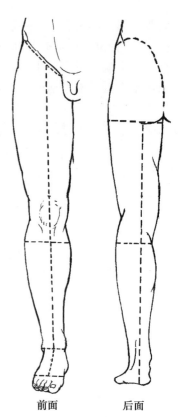

图9-37 下肢皮肤切口

（2）解剖股鞘：在腹股沟韧带中部下方由筋膜形成。纵行切开股鞘前壁，可见由两个纵行纤维隔将鞘腔分为三部，由外侧向内侧分别包含股动脉、股静脉及股管。

（3）解剖股动脉及其分支：在髂前上棘至耻骨结节的中点和腹股沟韧带的下方，寻找股动脉，并追踪至股三角的尖。在腹股沟韧带下方3~5cm处，于股动脉后外侧，解剖出股深动脉。股深动脉在股三角内发出旋股内侧动脉、旋股外侧动脉，旋股外侧动脉一般从股深动脉外侧壁发出，行于缝匠肌和股直肌深面。切断缝匠肌上端和股直肌中部，并翻起缝匠肌和股直肌，可见旋股外侧动脉分为升、横、降3支。在股深动脉内侧解剖出旋股内侧动脉，可见该动脉从髂腰肌和耻骨肌之间穿向深面。有的旋股外侧动脉和旋股内侧动脉直接发自股动脉。沿股深动脉向下追踪沿途发出的3~4支穿动脉，观察它们穿过短收肌和大收肌至大腿后部。

（4）解剖股静脉，观察腹股沟深淋巴结：在股动脉内侧解剖出股静脉，注意其先位于股动脉内侧，至股三角尖走向股动脉后方。清理股深静脉时，应注意保护股深动脉的分支。寻找沿股静脉近段排列的腹股沟深淋巴结，观察后除去。

（5）探查股管：股静脉内侧的筋膜间隙为股管，内有腹股沟深淋巴结和脂肪。剪开股管前壁，用解剖镊取出淋巴结和脂肪，然后用小指探查股管和股环，体会股环的毗邻关系：外侧为股静脉，内侧为腔隙韧带，前方为腹股沟韧带，后方为耻骨梳韧带。探查时不要破坏股环隔及其上面的腹膜。待解剖腹部时观察股凹与股管的位置关系。

（6）解剖股神经：在腹股沟韧带下方和股动脉的外侧，切开覆盖于髂腰肌表面的髂腰筋膜，暴露股神经及髂腰肌。解剖追踪分布于耻骨肌、缝匠肌和股四头肌的股神经分支。清理隐神经,注意观察隐神经与股动脉伴行进入收肌管。

5. **解剖收肌管及其内容** 将已切断的缝匠肌向内下翻起,如有皮神经穿过此肌,可切断。观察缝匠肌下段深面的股内侧肌、长收肌和大收肌腱板。缝匠肌和大收肌腱板构成收肌管前壁。辨认股内侧肌与长收肌和大收肌之间的股内侧肌间隔。纵行切开大收肌腱板,暴露收肌管内结构,主要是股三角内结构的向下延续,如股神经的股内侧肌支、隐神经、股动脉和股静脉等。用镊子分离血管、神经,观察毗邻关系。隐神经从外侧跨过股动脉前方至内侧。在收肌管内寻找隐神经发出的髌下支和股动脉发出的膝降动脉,观察两者伴行从股薄肌与缝匠肌腱之间穿出,分布于膝内侧。注意股动脉在收肌管内逐渐跨向股静脉的前内侧,两者通过收肌腱裂孔至腘窝。

6. **解剖股内侧群肌和闭孔神经** 先分离修洁内侧的股薄肌,再清理长收肌和耻骨肌。在长收肌起点下约3cm处切断该肌,向上、下翻起,暴露深面的短收肌。清理短收肌及其表面的闭孔神经前支和位于该肌深面的闭孔神经后支。清理短收肌后下方的大收肌,观察大收肌腱与股骨围成的收肌腱裂孔。股动脉、股静脉由此进入腘窝。闭孔动脉和静脉伴闭孔神经穿出闭膜管后,分为前、后两支,分布于股内侧群肌。

二、解剖小腿前外侧区、踝前区和足背

(一)切开皮肤

做下列切口:①平内、外踝做一过踝关节前方的横切口;②沿足趾根部和趾蹼背侧做一横切口达足背内、外侧缘;③延长大腿前面的纵切口直达切口"①";④循切口"①"和"②"的中点,纵切足背皮肤,直达第3趾尖。将皮肤翻向两侧。注意踝部、足背部的皮肤切口要浅,以免破坏浅筋膜内的浅静脉和皮神经(见图9-37)。

(二)层次解剖

1. **解剖浅筋膜内结构**

(1)解剖小腿前外侧区和踝前区的浅筋膜内结构

1)解剖大隐静脉和隐神经:沿股前内侧区解剖出的大隐静脉向下追踪并修洁至足背,注意观察大隐静脉与内踝的位置关系。同时找出与其伴行的隐神经。沿足背静脉弓外侧端找出小隐静脉,向上追踪至其通过外踝的后下方。随后,找出与小隐静脉伴行的腓肠神经。

2)解剖腓浅神经:在小腿外侧中、下1/3交界处,仔细找出腓浅神经的皮支。

(2)解剖足背浅筋膜内结构:修洁足背静脉弓,沿其内侧端清理出大隐静脉起始段及伴行的隐神经,从外侧端清理出小隐静脉及伴行的腓肠神经终支足背外侧皮神经。在足背正中部位修洁腓浅神经的两终支足背内侧、中间皮神经,观察其分布。在第1、2趾蹼处切开浅筋膜,寻找腓深神经的终末支。

2. **解剖深筋膜** 清除浅筋膜,暴露小腿前外侧区、踝前区和足背的深筋膜,观察筋膜各部不同的厚度。从胫骨外侧髁前方向下纵行切开深筋膜,可见小腿上部的深筋膜较厚,其深面有肌附着,不易分离。小腿中部的深筋膜较薄,肌较易分离。在小腿下部、踝关节上方,深筋膜横行纤维增厚,即为伸肌上支持带。在踝关节前下方近足背处,深筋膜增厚,呈横位的"Y"形,即为伸肌下支持带。观察伸肌上支持带、伸肌下支持带的附着部位。随后,清除深筋膜,仅保留伸肌上支持带、伸肌下支持带。

3. **解剖深层结构**

(1)解剖小腿前、外侧群肌:于小腿下1/3处从内侧向外侧依次修洁胫骨前肌、跛长伸

肌、趾长伸肌和第3腓骨肌。在小腿外侧,修洁腓骨长肌、腓骨短肌。辨认腓骨长肌、腓骨短肌与趾长伸肌之间的小腿前肌间隔、与小腿三头肌之间的小腿后肌间隔。注意观察在伸肌上支持带及腓骨肌支持带深面经过的肌腱皆包以腱鞘。

(2) 解剖胫前动脉、胫前静脉:分离胫骨前肌和趾长伸肌的上段,在两肌之间和小腿骨间膜前面剖出胫前动脉和伴行静脉。清理动脉时注意保护附近的神经。向上尽量将胫骨前肌和趾长伸肌分开,在胫骨粗隆水平处横行切断胫骨前肌,然后切除胫骨前肌上份。沿胫前动脉向上找出向内上行于胫骨前肌深面、紧贴胫骨外侧髁的胫前返动脉。该动脉与胫前返神经伴行,分布于膝关节。在腓骨内侧纵切伸肌上支持带,于第3腓骨肌外侧找出腓动脉的穿支,该支有时粗大,可代替足背动脉。

(3) 解剖腓浅神经、腓深神经:在腓骨颈外侧找出腓总神经,观察其绕过腓骨颈穿入腓骨长肌。将尖头镊沿腓总神经向前插入腓骨长肌,按腓总神经的走向切断其浅面的肌纤维,分离和观察腓总神经、胫前返神经、腓浅神经和腓深神经。胫前返神经与胫前返动脉伴行。腓浅神经在腓骨长肌、腓骨短肌之间下行,观察其支配两肌的肌支以及在小腿前外侧中、下1/3交界处穿出深筋膜,分为内、外两支。沿胫前动脉寻找和修洁伴行的腓深神经达足背。

4. **解剖足背深层结构** 清理踇长伸肌腱和趾长伸肌腱,找出其深面的踇短伸肌和趾短伸肌,观察骨间背侧肌。在足趾跟部切断踇长伸肌、踇短伸肌腱和趾长伸肌、趾短伸肌腱,翻向近侧。于踝关节前方找出腓深神经。然后,找出与腓深神经伴行的足背动脉和足背静脉,追踪至第1跖骨间隙近侧端,寻找该动脉发出的第1跖背动脉和足底深支。清理和观察弓状动脉、跖背动脉和趾背动脉。

三、解剖臀区和股后区

(一) 切开皮肤

尸体俯卧位,做切口(见图9-37):①从髂前上棘沿髂嵴切至髂后上棘,再向内侧切至骶部正中。②由切口"①"内侧端沿骶部,正中垂直向下切至尾骨尖。③自尾骨尖沿臀沟至臀区外侧做一弧形切口。④平胫骨粗隆做一横切口。⑤由切口"③"的中点向下沿股后正中线纵切至切口"④"。将臀区皮肤翻向外侧,股后区皮肤翻向两侧。

(二) 层次解剖

1. **解剖浅层结构** 于髂嵴稍上方和竖脊肌外缘的浅筋膜内寻找由第1~3腰神经发出的臀上皮神经,并向下追踪至臀上部。在髂后上棘与尾骨尖连线的中1/3段剖查1~3支臀中皮神经。在臀大肌下缘中点附近寻找从下向上分布的2~3支臀下皮神经。然后,剥除浅筋膜。

2. **解剖深层结构**

(1) 观察臀筋膜:臀区深筋膜非常发达,发出纤维束深入到臀大肌肌束内,故不易清理。追查臀筋膜的延续,可见其向上附着于髂嵴,向下和向外侧移行于阔筋膜。阔筋膜向外侧续于髂胫束。保留臀筋膜。

(2) 解剖臀大肌和股后皮神经:沿后正中线剪开股后区的深筋膜,向两侧翻开。在深筋膜的深面,寻找股后皮神经。在臀大肌上缘处剪开臀筋膜,钝性分离该肌上缘。将手指深入臀大肌与臀中肌之间,观察臀肌下间隙的位置。在靠近臀大肌起点约2cm处弧形切开臀大肌。尽可能地分离连于臀大肌的神经、血管,边分离边切断该肌。在近臀大肌侧,剪断相连的血管和神经。将臀大肌翻向外下方,清理进入臀大肌上部的臀上动脉、臀上静脉的浅支以及进入臀大肌下部的臀下动脉、臀下静脉和臀下神经。有时可见臀大肌与股骨大转子之间的臀大肌转子囊,以及臀大肌与坐骨结节之间的臀大肌坐骨囊,剪开滑膜囊后有黏液流出。观察臀大肌下部肌腱止于髂胫束。

（3）解剖出入梨状肌上孔的血管和神经:辨认并修洁梨状肌。弧形切断臀中肌中份,将此肌翻开,观察深面的臀小肌。在梨状肌的内上方寻找和修洁由梨状肌上孔穿出的臀上动脉、臀上静脉和臀上神经。臀上动脉分浅、深两支,浅支分布于臀大肌,深支伴臀上神经分布于臀中肌、臀小肌。

（4）解剖出入梨状肌下孔的血管和神经:在梨状肌稍下方自外侧向内侧分离坐骨神经、股后皮神经、臀下血管和臀下神经。在梨状肌下孔最内侧细心剖出阴部内动脉、阴部内静脉和阴部神经,这些血管、神经行径隐蔽,出梨状肌下孔后,立即穿坐骨小孔进入坐骨肛门窝。

（5）观察坐骨神经的行径及其深面的肌:清理坐骨神经周围结缔组织,可见该神经自梨状肌下孔穿出（有时在梨状肌上孔或梨状肌中穿出）,在坐骨结节与大转子连线中点偏内侧处下行。在臀大肌下缘与股二头肌长头之间坐骨神经位置表浅。提起坐骨神经,在其深面由上而下清理上孖肌、闭孔内肌腱、下孖肌和股方肌。垂直切断股方肌并翻开,可见其深面的闭孔外肌腱。

（6）观察股后区的神经和血管:修洁半腱肌、半膜肌和股二头肌,辨认半膜肌与大收肌之间的股后肌间隔、股二头肌与股外侧肌之间的股外侧肌间隔。在股二头肌深面追踪坐骨神经及其支配股后群肌和部分大收肌的肌支。在坐骨神经深面寻找股深动脉发出的穿动脉,观察其穿过短收肌和大收肌。

（7）解剖髋关节:在臀中肌、臀小肌的上端切断两肌,翻向下方,显露髋关节。切开髋关节囊后壁,观察关节内结构。在整体和剖开髋关节示教标本,观察韧带、关节囊、髋臼唇、髋臼窝和股骨头等结构,注意观察关节囊在股骨颈的附着位置。

四、解剖腘窝和小腿后区
（一）切开皮肤
做切口（图9-37）:①平内、外踝水平过踝关节后方做一横切口;②沿小腿后区正中做一纵切口,与平胫骨粗隆的切口和切口"①"相连;③经切口"①"的中点做一垂直切口,直达足跟。将小腿皮肤翻向两侧。注意踝部的横切口不宜过深。

（二）层次解剖
1. **解剖浅层结构** 在外踝后下方的浅筋膜中解剖出小隐静脉及伴行的腓肠神经,向上追踪小隐静脉至穿入深筋膜处,可见1~3个腘浅淋巴结。清除小腿后面和腘窝的浅筋膜,注意小隐静脉穿入深筋膜的位置。在小腿后面中、下份,观察小隐静脉的穿支以及大、小隐静脉之间的吻合支。沿腓肠神经向上解剖,于小腿中部后正中线处找到发自胫神经的腓肠内侧皮神经,在腓骨头后方约5cm处找到由腓总神经发出的腓肠外侧皮神经,观察腓肠内侧皮神经、腓肠外侧皮神经合并形成的腓肠神经。

2. **解剖深层结构**
（1）解剖深筋膜:切开厚而坚韧的腘筋膜,显露参与构成腘窝边界的肌与肌腱,同时除去小腿后区的深筋膜。
（2）观察腘窝的境界:清理和观察腘窝上内侧界的半膜肌和半腱肌,上外侧界的股二头肌以及下内、外侧界的腓肠肌内侧头、腓肠肌外侧头。

(3) 解剖腘窝中的血管和神经：清理股二头肌内侧缘，找出腓总神经，追踪至腘窝外侧角，可见其在腓骨头下方绕腓骨颈向前穿入腓骨长肌。分离腓总神经发出的腓肠外侧皮神经。在腘窝中线清理胫神经，可见其发分支到腓肠肌，发出的腓肠内侧皮神经与小隐静脉伴行。另外还有若干关节支。

抬起小腿，使小腿后群肌放松，先清理腓肠肌的内侧头、外侧头，以刀柄插入内、外两头的深面，使腓肠肌与跖肌、比目鱼肌及腘肌分离。在腓肠肌起点下约5cm处（胫神经分支穿入点以下），将该肌的内侧头、外侧头切断，翻向下方。清理脂肪组织，显露腘血管筋膜鞘。在腘血管周围可见腘深淋巴结。观察收肌腱裂孔。小心切开包裹腘动脉、腘静脉的筋膜鞘，暴露腘静脉，并拉向一侧，其深面为腘动脉。进一步清理脂肪组织，剖出腘动脉发出的膝上内侧动脉、膝上外侧动脉、膝中动脉、膝下外侧动脉和膝下内侧动脉。膝上内侧、膝下内侧与膝中血管与胫神经的关节支伴行，膝上外侧、膝下外侧血管与腓总神经的关节支伴行。

(4) 解剖小腿后群肌和血管、神经：修洁比目鱼肌，仔细解剖穿经比目鱼肌腱弓深面的胫神经和胫后血管。沿腱弓切断比目鱼肌内侧份，翻向外侧。可见该肌深面有后筋膜隔，分隔浅、深两层肌，观察后将此筋膜隔清除，显露深层肌。清理辨认胫骨后肌、趾长屈肌和𝓂长屈肌，并观察深层肌在内踝上、下方的排列位置变化。观察腘动脉在腘肌下缘分为胫前动脉、胫后动脉，分离胫前动脉及伴行静脉至穿小腿骨间膜处。在胫骨后肌表面清理胫后动脉、胫后静脉及胫神经，追踪至屈肌支持带深面。在胫后动脉起点稍下方寻找腓动脉及伴行静脉，沿腓骨内侧缘向下追踪至腓骨肌支持带深面。观察胫神经在小腿后区的分支，向下追踪至屈肌支持带深面。

(5) 解剖膝关节：切开膝关节囊后壁或前壁，观察关节内结构。在整体和剖开膝关节示教标本上，观察关节囊、囊外韧带、囊内韧带和半月板等结构，探查髌上囊。通过使膝关节屈伸，理解内、外侧半月板和前交叉韧带、后交叉韧带的作用。

(6) 解剖踝管及其内容：沿肌腱和血管神经束纵行切开屈肌支持带，观察支持带向深面发出的纤维隔和4个骨纤维管。解剖踝管内结构，从前向后依次为胫骨后肌腱及其腱鞘、趾长屈肌腱及其腱鞘、胫后血管和胫神经、𝓂长屈肌腱及其腱鞘。

(7) 解剖腓骨长肌、腓骨短肌腱：在外踝后下方，切开腓骨肌上支持带、腓骨肌下支持带，观察深面的腓骨长肌腱、腓骨短肌腱及其腱鞘。

(8) 解剖踝关节：切开关节囊后壁，观察踝关节的构成，并在踝关节示教标本上观察关节面、关节囊和韧带。

五、解剖足底

(一) 切开皮肤

在踝前垫一木枕，使足底朝上。做切口（见图9-37）：①从足跟沿足底正中线纵切至中趾末端；②沿趾根从足外侧缘横切至足内侧缘。剥去足底皮肤，可见皮肤很厚，特别是足跟、趾根和足底外侧缘的皮肤。

(二) 层次解剖

1. **解剖浅、深筋膜** 剥除浅筋膜，其内纤维束较坚韧，趾蹼处的横行纤维发达。清理深筋膜，可见内侧部最薄，中间部最厚，为足底腱膜。修去内、外侧部，保留足底腱膜，观察足底腱膜向前分为5束，分别终于5趾；两侧向深部发出内、外侧肌间隔，分别附着于第1、5跖骨。于趾蹼处沿趾间隙纵行切开足底腱膜，清除脂肪组织，寻找行向趾部的神经和血管。

2. **解剖浅层肌、血管和神经** 在跟骨前方5cm处横断足底腱膜，并切断内、外侧肌间隔，将足底腱膜向远侧翻起，注意勿破坏深面的结构。从内向外修洁踇展肌、趾短屈肌和小趾展肌，清理肌间的足底内、外侧神经及血管。

3. **解剖中层肌、血管和神经** 在趾短屈肌中部切断该肌，翻向远侧，暴露踇长屈肌腱和趾长屈肌腱，观察两肌腱在足底内侧相互交叉。随后，查看足底方肌和4个蚓状肌。观察行于足底方肌浅面的足底外侧神经、血管及其分支，并观察行于踇展肌与趾短屈肌之间的足底内侧神经、血管及其分支。

4. **解剖深层肌、血管和神经** 在跟骨结节前方切断足底方肌、趾长屈肌腱和踇长屈肌腱，翻向远侧，暴露踇短屈肌、踇收肌和小趾短屈肌。在足底内侧切断踇展肌起端，翻向远侧，露出胫骨后肌腱。在足底外侧切断小趾展肌止端，翻向近侧，露出腓骨长肌腱。检查两肌腱的止点。切断踇收肌斜头和横头起端，翻向远侧，露出足底动脉弓、足底外侧神经深支以及3个骨间足底肌和4个骨间背侧肌。

5. **观察足关节** 在整体示教标本上，观察足关节的韧带和足弓。在剖开足关节示教标本上，观察各关节的构成和关节腔的范围。

（于振海）

1. 从解剖学角度分析为何下肢易于发生静脉曲张，静脉曲张术前需注意哪些问题，术后患者有哪些注意事项？

2. 若股三角尖端部位发生刀刺伤，患者可能出现哪些症状，哪种损伤最紧急，原因是什么？

3. 若股骨腘面处骨折，分析可导致哪些结构损伤？

4. 结合足筋膜间隙知识，分析足底不同部位感染，其蔓延路径是什么？

5. 根据临床皮瓣设计原理，设计一个小腿外侧区的皮瓣。

6. 下肢各关节之间结构、功能关系密切，查阅资料，试分析足弓塌陷对踝关节、膝关节以及髋关节结构和功能的影响。

7. 患者，女性，56岁。晨练时感左大腿根部胀痛，越来越重，弯腰也不缓解，遂就医。医生查左腹股沟内侧有一小包块，质软，有轻压痛，平卧时也不变小。决定为其急症手术，术中明确为股疝。

问题：

（1）股疝发生的解剖学结构基础是什么？

（2）股疝和腹股沟斜疝的解剖学区别是什么？

（3）腹股沟区肿块可能的原因有哪些？

8. 患者，男性，壮年，泥工。施工时，被一钢管砸到左膝盖下方，当时站立不了，急送入院。查伤处破皮，肿胀，压痛，左下肢活动障碍，膝关节、踝关节被动活动时疼痛加剧，各趾可活动，足底内侧缘麻木，足背感觉尚好。X线检查显示左胫骨近端粉碎性骨折，合并右腓骨颈骨折。诊断为胫腓骨近端骨折，合并外周神经损伤。

问题：

（1）可能伤及的神经是哪一条？

(2) 腘窝有哪些内容,胫骨近端骨折可能伤及腘窝哪些结构?

(3) 发生此类骨折时,何种情况对膝关节功能影响最大?

9. 患儿,女,7岁。因"发现步态异常6年"入院。患儿1岁2个月时学会走路,不稳,因年龄较小家属未在意,随着年龄的增大,发现跛行步态明显,左腿不能单足站立。入院查体:胸廓对称,脊柱轻微侧凸,四肢活动正常,右下肢较左下肢长约2cm,左侧臀部宽大,左侧髋关节轻度外展受限,内收肌稍紧张,行走时呈跛行步态。下肢全长正位片检查示,左侧髋关节发育不良伴骨关节病,并左侧髋关节脱位。诊断为左侧发育性髋关节脱位(左侧DDH)。

问题:

(1) 根据髋关节周围骨骼肌配布,分析此患儿间歇跛行和左下肢不能单足站立的原因是什么?为何患儿还有轻度脊柱侧凸?请分析一下最可能凸向哪一侧?

(2) 若行手术治疗则如何选择切口?切口层次有哪些?术中应注意髋关节周围哪些解剖要点?

10. 患者,男性,22岁。5天前在跑步约半小时后小腿前外侧出现疼痛,后每天跑步时疼痛持续,且随着跑步时间和距离增加,疼痛感明显,每次停止跑步休息约1h后,症状会减轻或消失。查体可见左小腿外形正常,胫前区肿胀,皮温略高,局部皮肤张力增高,压痛(+),左踝关节背屈时小腿疼痛加重,左踝部跖屈力量减弱,左足背皮肤感觉减退,左下肢足背动脉搏动正常,末梢血运稍弱。X线检查左侧胫、腓骨骨质未见明显异常。双下肢血管彩超示双下肢动、静脉未见明显异常。后诊断为左小腿慢性劳累性骨筋膜鞘综合征。

问题:

(1) 请结合所学小腿骨筋膜鞘知识及查体,分析此患者最可能是哪个骨筋膜鞘的病变?用所学解剖学知识分析哪种体位更有利于恢复?

(2) 分析患者左足背皮肤感觉减退,胫前区肿胀的原因是什么?

11. 患者,男性,49岁。7个月前"踢毽子"时不慎扭伤左膝关节,当时听到膝关节内"砰"的钝响后出现疼痛,无法屈伸活动,因无明显肿胀,故未予诊治,在家休息一段时间后逐步恢复活动,后无明显不适,偶有感觉膝关节不稳。2个月前诉在双膝跪地做一平移的健身动作后,左膝疼痛不适,关节卡住不能活动,休息后缓解。后患者述膝关节疼痛及绞索症状反复出现,医院MRI检查显示左膝前交叉韧带损伤,内侧半月板撕裂。诊断为:前交叉韧带断裂合并半月板撕裂。

问题:

(1) 根据所学解剖学知识和症状分析:患者第一次最可能的损伤是哪里?第二次为何有关节卡住不能活动的症状?

(2) 请结合所学知识分析:此患者后期需要的一些膝关节康复锻炼有哪些?哪些运动可稳固膝关节?

12. 患者,男性,50岁,半小时前车祸伤致全身多处肿痛,至医院就诊。患者入院时昏迷,处于休克状态,经急诊科医师积极抢救后苏醒。生命体征平稳后查体:全身多处皮肤擦伤,皮下瘀斑,右肩部、右髋部、右小腿肿痛明显。X线片显示:右肱骨上段骨折,右胫、腓骨多段骨折,左侧耻骨上、下支骨折。

问题:

(1) 从解剖学角度分析肱骨上段不同部位的骨折,骨折处移位的区别是什么?患者右侧胫、腓骨多段骨折,试分析不同部位骨折对下肢感觉、运动、踝关节功能的影响是什么?

(2) 请结合所学知识分析:若患者需耻骨骨折手术,术中需要注意哪些与解剖学相关的知识?

13. 患者,女,12岁,学生。因"左踝关节走路疼痛1年入院"。患者8年前发现左高弓足畸形,行走时左足内翻,足外侧着地,足跟部不能着地,曾就诊于当地医院,诊断为左侧神经性马蹄内翻足,行左侧跟腱延长、胫后肌腱移位、矫形外固定术。此次入院查体:左足外翻畸形,足底扁平,内侧弓塌陷,舟骨结节突出明显,局部肿胀、压痛。左侧跟腱处可见10cm瘢痕组织,切口恢复良好,左足活动可,足背动脉可触及,皮肤感觉正常。左足X线片示:左踝关节炎,左足扁平足。

问题:

(1) 请结合所学知识,从解剖学角度分析:患者8年前诊断为"左侧神经性马蹄内翻足"的依据,并分析其手术治疗的原理。

(2) 结合足弓相关的解剖知识综合分析此患者从"高足弓"经手术治疗至"扁平足"的发病过程,从解剖学角度分析"高足弓"治疗的难点和关键点。

第十章 脊柱区

内容导航

部位	重要知识点	临床联系	学习形式
皮肤和浅层结构	皮肤和浅筋膜解剖特点；脊柱区各区浅动脉来源及各区皮神经的分布	常见的皮肤感染（疖、痈、蜂窝织炎）；皮神经损伤所致的腰腿疼痛	讨论、标本观察、实地解剖
深筋膜、肌层和深层血管、神经	胸腰筋膜的层次、附着及形成结构；浅层肌的血供来源及神经支配；竖脊肌的形态；枕下三角、听诊三角、腰上三角和腰下三角的境界、三角内走行结构及临床意义；椎动脉走行、分段；腰神经后支的走行及分支；腰神经后支骨纤维孔与腰神经后内侧支骨纤维管的位置、境界及临床意义	腰肌劳损所致的腰腿痛与胸腰筋膜及竖脊肌的关系；枕下三角内椎动脉受压所致的脑供血不足及治疗方法；背部听诊呼吸音的位置；腰上三角、腰下三角的解剖特点与腰疝的关系；背部肌肉拉伤和扭伤的解剖学基础；椎动脉型颈椎病与脑供血不足的联系及处理；骨纤维孔、骨纤维管狭窄或变形压迫神经与血管导致的腰腿痛及治疗方法	PPT、讨论、标本观察、实地解剖、微视频学习
脊柱	钩椎关节的组成及意义；椎间盘的结构、功能及临床意义；黄韧带的位置及形态特点；关节突关节的组成及毗邻；椎管的组成、分区；侧隐窝的境界及临床意义	颈椎病的解剖学基础；钩椎关节病变所致型颈椎病、椎间盘突出的临床分析；黄韧带病变与腰腿痛的关系；关节突关节病变影响脊神经所致的背部疼痛、关节突关节的损伤、侧隐窝狭窄等解剖临床分析；尾侧硬膜外麻醉的解剖学依据	PPT、讨论、标本观察、实地解剖
椎管内容物	脊髓三层被膜和脊膜腔特点；脊神经根的走行和分段；脊神经根与脊髓被膜、椎间孔和椎间盘的关系；脊髓血供来源；椎静脉丛与上腔静脉系、下腔静脉系及颅内的连通	骶管外麻醉的应用范围、操作方法及麻醉不全的解剖因素；腰椎穿刺的应用范围、操作方法及禁忌证；硬膜外阻滞的解剖学依据；脊髓缺血的好发部位及临床表现；椎静脉丛与病变转移的关系；脊神经脊膜支受刺激后的临床表现	PPT、讨论、标本观察、实地解剖、微视频学习
脊柱区颈段	经寰枢关节、第3颈椎椎体横断面的结构特点；颈段正中矢状断面的结构特点	齿突脱位、寰椎骨折在横断面的表现；寰椎横韧带撕裂的临床表现；颈椎间盘突出、黄韧带肥厚与蛛网膜下隙的关系；枢椎骨折与脊髓损伤的解剖学基础	PPT、讨论、标本观察
脊柱区胸段	经第9胸椎椎体横断面的结构特点；胸段正中矢状断面的结构特点	胸椎椎弓根螺钉长度、直径及进钉角度选择的解剖学基础；胸椎结核、肿瘤；胸椎管狭窄症的解剖学基础及重要的诊断手段	PPT、讨论、标本观察
脊柱区腰段	经第3腰椎椎弓根、第3~4腰椎间盘横断面的结构特点；腰段正中矢状断面的结构特点	腰椎椎弓根螺钉选取、腰椎间盘突出症的解剖学基础；经皮椎间盘髓核切除术的解剖依据及手术方法	PPT、讨论、标本观察

续表

部位	重要知识点	临床联系	学习形式
脊柱区骶尾段	经第1骶椎横断面、骶尾段正中矢状断面的结构特点	骶骨骨折、骶骨肿瘤和骶管囊肿;骶椎的异常融合的解剖学基础	PPT、讨论、标本观察
脊柱区微创手术	经皮椎体成形术、经皮椎体后凸成形术、经皮穿刺椎弓根螺钉内固定术、经皮射频消融髓核成形术、显微内镜下椎间盘切除术、经皮内镜下椎间盘切除术等方法及特点	脊柱外科经皮穿刺技术、内镜手术技术及其他微创技术的分类及优势	PPT、讨论

脊柱区指脊柱及其后方和两侧的软组织所共同配布的区域。脊柱由椎骨、骶骨和尾骨借骨连结组成,其包含钩椎关节、椎间盘、黄韧带、椎间孔、椎管等重要结构。两侧的软组织由浅入深为皮肤、浅筋膜、深筋膜和肌层,肌间形成的重要三角有枕下三角、听诊三角、腰上三角和腰下三角。各区浅层有许多皮神经分布,血供主要由颈浅动脉、肋间后动脉、腰动脉、臀上动脉及臀下动脉的分支供给,深层则有枕动脉、肩胛背动脉、椎动脉和胸背动脉等重要血管,神经主要来自31对脊神经的后支、副神经、胸背神经和肩胛背神经。

第一节 表面解剖

一、境界与分区

脊柱区(vertebral region)也称**背区**,是指脊柱及其后方和两侧软组织所共同配布的区域,包括项区、胸背区、腰区和骶尾区四部分。

1. **境界** 上达枕外隆凸和上项线,下至尾骨尖。两侧自上而下为斜方肌前缘、三角肌后缘上份、腋后襞与胸壁交界处、腋后线、髂嵴后份、髂后上棘和尾骨尖的连线。

2. **分区** 脊柱区自上而下又可分为:①**项区**(nuchal region),上界为脊柱区上界,下界为第7颈椎棘突至两侧肩峰的连线。②**胸背区**(thoracodorsal region),上界为项区下界,下界为第12胸椎棘突、第12肋下缘至第11肋前份的连线。③**腰区**(lumbar region),上界为胸背区下界,下界为两髂嵴后份和两髂后上棘的连线。④**骶尾区**(sacro-coccyx region),两髂后上棘与尾骨尖三点间所围成的三角区。

二、体表标志

(1) **肩胛骨**(scapula):肩胛骨背面高耸的骨嵴为**肩胛冈**(spine of scapula)。两侧肩胛冈内侧端的连线,平第3胸椎棘突。外侧端为肩峰,是肩部的最高点。上肢下垂时易于触及**肩胛骨下角**(inferior angle of scapula),两侧肩胛骨下角的连线平对第7胸椎棘突(图10-1)。肩胛骨体部骨折最常见。

(2) **棘突**(spinous process):沿背部中线形成隆起,是肌肉、韧带和筋膜的附着点。第7颈椎棘突较长,末端不分叉,在皮下形成一个隆起,常作为辨认椎骨序数的标志。胸椎棘突斜向后下,呈叠瓦状。腰椎棘突呈水平位,两侧髂嵴最高点的连线平对第4腰椎棘突,腰椎穿刺术时可作为定位椎间隙的标志。骶椎棘突融合成骶正中嵴。

(3) **骶骨**(sacrum):骶正中嵴下端,第4、5骶椎背面的切迹与尾骨围成**骶管裂孔**(sacral hiatus),是椎管的下口。骶管裂孔两侧向下的突起为**骶角**(sacral cornu),体表易触及,常作为

第十章 脊柱区

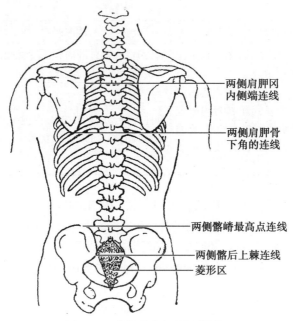

图 10-1 背部体表标志及菱形区

骶管麻醉的进针定位标志。骶正中嵴外侧的隆嵴为骶外侧嵴,是经骶后孔做骶神经阻滞麻醉的标志。

(4) **尾骨**(coccyx):尾骨尖可在肛门后方 2.5cm 处臀沟内扪及。

(5) **髂嵴**(iliac crest)**和髂后上棘**(posterior superior iliac spine):髂嵴为髂骨翼的上缘,髂嵴后端的突起为髂后上棘,两侧髂后上棘的连线平第 2 骶椎棘突,两侧髂嵴最高点的连线平对第 4 腰椎棘突。

左、右髂后上棘与第 5 腰椎棘突和尾骨尖的连线,构成一**菱形区**(图 10-1)。当腰椎或骶椎、尾椎骨折或骨盆畸形时,菱形区会变形。

(6) **第 12 肋**:因不与肋弓相连,故属于"浮肋",形状呈细长的枪刺样。在竖脊肌外侧可触及此肋,可作为第 12 胸椎棘突的定位标志;但有时此肋很短,易将第 11 肋误认为第 12 肋,以致腰部的切口过高,有损伤胸膜的可能。

(7) **竖脊肌和脊肋角**:竖脊肌是棘突两侧可触及的纵行隆起。该肌外侧缘与第 12 肋的交角称**脊肋角**(costovertebra angle)。肾位于该角深部,肾发生疾患时,该处常有叩击痛或压痛,也是肾囊封闭常用的进针部位。

三、体表投影

(1) **枕大神经和枕动脉**:在枕外隆凸外侧约 2.5cm 处可寻找。

(2) **臀上皮神经**:在髂嵴上方距正中线 4~5cm 处穿出深筋膜。

(3) **骨纤维孔**:又称**脊神经后支骨纤维孔**。体表投影相当于同序数腰椎棘突外侧的下述两点连线上:上位点在第 1 腰椎平面后正中线外侧 2.3cm;下位点在第 5 腰椎平面后正中线外侧 3.2cm。骨纤维孔内有腰神经后支通过。

(4) **骨纤维管**:又称**腰神经后内侧支骨纤维管**。体表投影在同序数腰椎棘突下外的两点连线上:上位点在第 1 腰椎平面后正中线外侧约 2.1cm;下位点在第 5 腰椎平面后正中线外侧约 2.5cm。管内有腰神经后内侧支通过。

(饶利兵)

第二节 层次结构

脊柱区由浅入深有皮肤、浅筋膜、深筋膜、肌层、血管、神经等软组织和脊柱、椎管及其内容物等结构。临床中,脊柱区骨折治疗、神经损伤修复、神经阻滞麻醉、康复治疗等应用较多,因此,掌握此区层次结构特点具有重要意义。

一、皮肤和浅筋膜

背部皮肤厚而致密,移动性差,有较丰富的毛囊和皮脂腺。浅筋膜致密而厚实,含有较多脂肪,并通过结缔组织纤维束与深筋膜相连,移动性差。项区上部的浅筋膜因含纤维较多故特别坚韧,腰区的浅筋膜含脂肪较多。

二、浅层血管与神经

(一) 浅血管

项区的浅动脉主要来自枕动脉、颈浅动脉和肩胛背动脉等的分支;胸背区来自肋间后动脉、肩胛背动脉和胸背动脉等的分支;腰区来自腰动脉的分支;骶尾区来自臀上动脉、臀下动脉等的分支。各动脉均有伴行静脉。

(二) 皮神经

均来自脊神经后支,呈节段性分布(图10-2)。

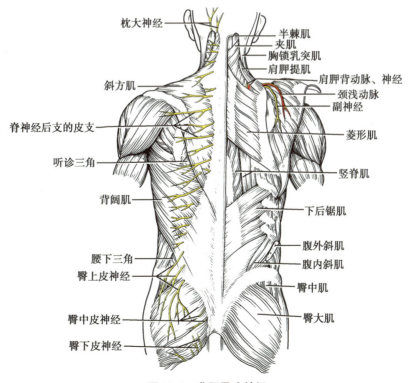

图 10-2 背肌及皮神经

1. **项区** 来自颈神经后支,较为粗大的皮支有枕大神经和第3枕神经。**枕大神经**(greater occipital nerve)是第2颈神经后支的分支,在上项线下方、斜方肌的起点处浅出,伴枕动脉的分支上行,分布至枕部皮肤。枕大神经与枕小神经并不相关,后者是颈神经前支所构成的颈丛的分支。**第3枕神经**(third occipital nerve)是第3颈神经后支的分支,穿斜方肌浅出,分布于项区上部的皮肤(图10-2)。

2. **胸背区和腰区** 来自胸神经后支、腰神经后支的皮支在棘突两侧浅出,上部皮神经几乎呈水平位向外侧走行;下部分支斜向外下,距后正中线4~5cm处穿出,分布至胸背区和腰区的皮肤。第12胸神经后支的分支可至臀区。第1~3腰神经后支的外侧支组成**臀上皮神经**(superior clunial cutaneous nerve),行经腰区,穿胸腰筋膜浅出并越过髂嵴,分布至臀区上部。臀上皮神经在髂嵴上方浅出处比较集中,此部位在竖脊肌外侧缘附近。腰部急剧扭转时,该神经易受损伤,是导致腰腿痛的常见原因之一。

3. **骶尾区** 来自骶神经后支、尾神经后支的分支。自髂后上棘至尾骨尖连线上的不同高度,分别穿臀大肌起始部浅出,分布至骶尾区的皮肤。其中第1~3骶神经后支的外侧支组成臀中皮神经。

三、深筋膜

项区的深筋膜分为浅、深两层,包裹斜方肌,是颈筋膜浅层的一部分。浅层覆盖在斜方肌的表面;深层在该肌的深面,称**项筋膜**。胸背区和腰区的深筋膜也分浅、深两层。浅层薄弱,位于斜方肌和背阔肌的表面;深层较厚,称**胸腰筋膜**。骶尾区的深筋膜较薄弱,与骶骨背面的骨膜相愈着。

1. **项筋膜** 位于斜方肌深面,包裹夹肌和半棘肌,内侧附于项韧带,上方附于上项线,向下移行为胸腰筋膜后层。

2. **胸腰筋膜** 第12肋与髂嵴之间的深筋膜增厚,并分为前、中、后三层(图10-3),称为**胸腰筋膜**(thoracolumbar fascia)。

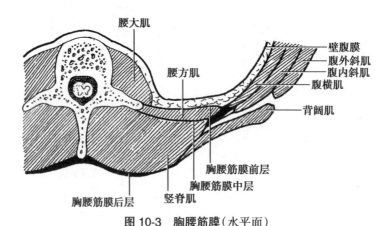

图10-3 胸腰筋膜(水平面)

胸腰筋膜后层覆于竖脊肌的后面,与背阔肌和下后锯肌腱膜相愈着,向下附于髂嵴,内侧附于腰椎棘突和棘上韧带,外侧在竖脊肌外侧缘与中层愈着,形成**竖脊肌鞘**。胸腰筋膜中层位于竖脊肌与腰方肌之间,内侧附于腰椎横突尖和横突间韧带,外侧在腰方肌外侧缘与前层愈着形成**腰方肌鞘**,并作为腹横肌起始部的腱膜,向上附于第12肋下缘,向下附于髂嵴。中层上部张于第 12 肋与第 1 腰椎横突之间的部分，增厚形成**腰肋韧带**（lumbocostal ligament）。肾手术时，切断此韧带可加大第 12 肋的活动度，便于显露肾。胸腰筋膜前层位于腰方肌前面，又称**腰方肌筋膜**，内侧附于腰椎横突尖，向下附于髂腰韧带和髂嵴后份，上部增厚形成内、外侧弓状韧带（见图 10-3）。

由于项部、腰部活动度大，在剧烈活动中项筋膜和胸腰筋膜均可扭伤，尤其以腰部的胸腰筋膜损伤更为多见，是腰腿痛的原因之一。

四、肌层

脊柱区的肌可分为浅层肌、中层肌和深层肌，肌间形成一些重要的三角。

（一）浅层肌

浅层肌包括**斜方肌**（trapezius）、**背阔肌**（latissimus dorsi）和腹外斜肌后部。斜方肌是位于项区和胸背区上部宽大的扁肌，由副神经支配。肌的血供丰富，主要来自颈浅动脉和肩胛背动脉，其次来自枕动脉和节段性的肋间后动脉。该肌可提供肌瓣或者肌皮瓣做移植。

背阔肌是位于胸背区下部和腰区浅层较宽大的扁肌，由胸背神经支配。血液供应主要来自胸背动脉和节段性的肋间后动脉以及腰动脉的分支；以肩胛线作为分界，其外侧由胸背动脉分支供血，内侧由节段性肋间后动脉和腰动脉供血。在临床上，该肌可以胸背动脉为蒂，做成转移或游离肌瓣，或者肌皮瓣。

（二）中层肌

中层肌有肩胛提肌、菱形肌、上后锯肌和下后锯肌（见图 10-2）。上、下后锯肌参与呼吸运动。

（三）深层肌

常被称为**背部深肌**或**脊柱固有肌**，由一群相互分离、长短不一、相互重叠的肌组成，位于椎骨棘突两侧，具有广泛的起点和止点，从骶骨延伸到颅底，均接受脊神经后支的支配，使脊柱伸直、回旋和侧屈（图 10-4）。

1. **夹肌**（splenius）和**半棘肌**（semispinalis） 两肌位于斜方肌深面。半棘肌在颈椎棘突的两侧，深面为头后大直肌、头后小直肌、头上斜肌和头下斜肌组成的枕下肌。夹肌在半棘肌的后外方。两肌上部的深面为枕下三角。

2. **竖脊肌**（erector spinae） 位于上后锯肌、下后锯肌和脊柱区深筋膜的深面，是背深肌中最长、最粗大的肌，以腰部和下胸部最为明显。依照肌纤维的位置和起止点，竖脊肌可分为外侧的髂肋肌、中间的最长肌和内侧的棘肌。竖脊肌由脊神经后支呈节段性支配。

3. **上后锯肌**（serratus posterior superior）、**下后锯肌**（serratus posterior inferior） 上后锯肌起自第 6~7 颈椎和第 1~2 胸椎棘突，止于第 2~5 肋骨的肋角外侧面；下后锯肌起自第 11~12 胸椎、第 1~2

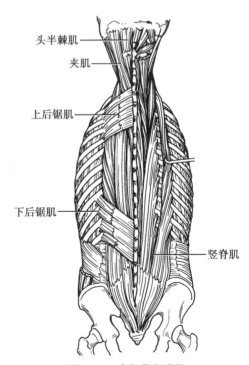

图 10-4 夹肌及竖脊肌

腰椎棘突,止于第9~12肋骨外侧面。两肌分别有上提肋骨助吸气和下降肋骨助呼气的作用。

4. **横突棘肌**(transversospinale) 位于椎骨棘突与横突之间的沟槽内,位置最深,紧靠椎骨。由浅至深依次又分为半棘肌、多裂肌和回旋肌。

(四)脊柱区肌间形成的三角

1. **枕下三角**(suboccipital triangle) 是由枕下肌围成的三角。其内上界为头后大直肌,外上界为头上斜肌,外下界为头下斜肌(图10-5)。三角的底为寰枕后膜和寰椎后弓,浅面借致密结缔组织与夹肌和半棘肌相贴,枕大神经行于其间。三角内有枕下神经和椎动脉经过。枕下神经是第1颈神经的后支,在椎动脉与寰椎后弓间穿出,行经枕下三角,支配枕下肌。椎动脉穿寰椎横突孔后转向内侧,行于寰椎后弓上面的椎动脉沟内,再穿寰枕后膜进入椎管,最后经枕骨大孔入颅。

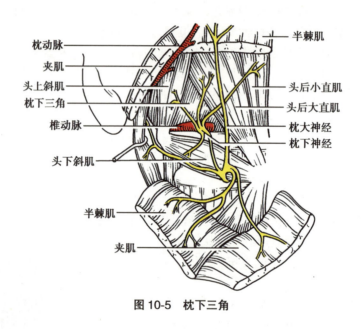

图10-5 枕下三角

颈椎的椎体钩发生骨质增生或枕下肌痉挛可压迫椎动脉,头部过度向后旋转也可延长椎动脉在枕下三角的走行,引起脑供血不足。

2. **听诊三角**(triangle of auscultation) 也称**肩胛旁三角**(triangle of parascapular),位于斜方肌的外下方,肩胛骨下角内侧的肌间隙。其内上界为斜方肌外下缘,外侧界为肩胛骨脊柱缘,下界为背阔肌上缘(见图10-2)。三角的底为薄层脂肪组织、深筋膜和第6肋间隙,表面覆以皮肤和浅筋膜,是背部听诊呼吸音最清晰的部位。为方便听诊,可将肩胛骨牵向前外,使三角的范围扩大。

3. **腰上三角**(superior lumbar triangle) 位于背阔肌深面,第12肋下方。其内侧界为竖脊肌外侧缘,外下界为腹内斜肌后缘,上界为第12肋。有时由于下后锯肌在第12肋的附着处与腹内斜肌后缘相距较近,则下后锯肌也参与构成一个边,共同围成一个四边形的间隙。三角的底为腹横肌起始部的腱膜,腱膜深面有3条与第12肋平行排列的神经。自上而下为**肋下神经**(subcostal nerve)、**髂腹下神经**(iliohypogastric nerve)和**髂腹股沟神经**(ilioinguinal nerve)(图10-6)。腱膜的前方有肾和腰方肌。肾手术的腹膜外入路必经此三角。当切开腱膜时，应注意保护上述 3 条神经。第 12 肋前方与胸膜腔相邻，为扩大手术野，常需切断腰肋韧带，将第 12 肋上提。此时，应注意保护好胸膜，以免损伤造成气胸。腰上三角是腹后壁的薄弱区之一，腹腔器官若经此三角向后突出，则形成腰疝。

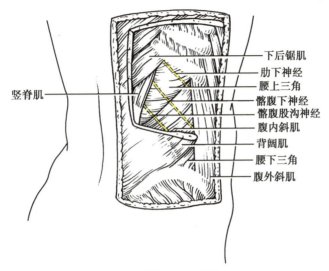

图 10-6 腰上三角和腰下三角

4. **腰下三角**(inferior lumbar triangle) 由髂嵴、腹外斜肌后缘和背阔肌前下缘围成（图 10-6）。三角的底为腹内斜肌，表面仅覆以皮肤和浅筋膜。此三角为腹后壁的又一薄弱区，也会发生腰疝。在右侧，三角前方与阑尾和盲肠相对应，故盲肠后位阑尾炎时，此三角区有明显压痛。

> **临床问题 10-1：背部肌肉拉伤和扭伤**
>
> 脊柱过度运动（如过度后仰和旋转）可导致背部拉伤，即背部肌纤维或韧带一定程度的拉长或细微的撕裂。当负重在脊柱没有取得适当平衡的情况下，背部肌肉就受到拉伸，是导致腰痛的常见原因。充分热身和伸展运动能有效防止背部肌肉拉伤和扭伤。
>
> 背部肌肉在受损后或背部结构发生感染时，均会发生痉挛，即一群或多群肌肉突然无意识地收缩。痉挛伴有疼痛，产生无意识地运动和扭曲，属于保护机制。

五、深层血管与神经

（一）动脉

项区主要由枕动脉、肩胛背动脉和椎动脉等供血；胸背区由肋间后动脉、胸背动脉和肩胛背动脉等供血；腰区由腰动脉和肋下动脉等供血；骶尾区由臀上动脉、臀下动脉等供血。

1. **枕动脉**(occipital artery) 起自颈外动脉的后壁，向后上经颞骨乳突根部的内侧进入项区，在夹肌深面和半棘肌外侧缘处，越过枕下三角分出数支。本干继续向上至上项线高度，在斜方肌与胸锁乳突肌止点之间浅出，与枕大神经伴行，分布至枕部。分支中有一较大的降支，向下分布至项区诸肌，并与椎动脉和肩胛背动脉等分支相互吻合，形成动脉网。将枕动脉在半棘肌外侧缘处切断,与枕下三角内的椎动脉第三段做端侧吻合,可治疗因颈椎骨质增生所致的椎动脉受压引起的脑供血不足。

2. **肩胛背动脉**(dorsal scapular artery) 起自锁骨下动脉或甲状颈干,向外侧穿过或越过臂丛,经中斜角肌前方至肩胛提肌深面,与同名神经伴行转向内下,在菱形肌深面下行,分布至项、背肌和肩带肌,并参与形成肩胛动脉网。

有时肩胛背动脉与颈浅动脉共干起自甲状颈干,共干称**颈横动脉**(transverse cervical artery)。

3. **椎动脉**(vertebral artery) 起自锁骨下动脉第1段,沿前斜角肌内侧上行,穿第6~1颈椎横突孔,继经枕下三角入颅。按其走行可分为4段:第1段自起始处至入第6颈椎横突孔以前;第2段穿经第6~1颈椎横突孔;第3段经枕下三角的椎动脉沟和枕骨大孔入颅;第4段为颅内段(图10-7)。

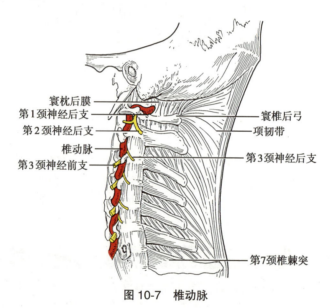

图 10-7 椎动脉

椎动脉旁有丰富的交感神经丛。颈椎骨质增生可导致第2段椎动脉受压迫,引起颅内供血不足,即所谓的椎动脉型颈椎病。椎动脉周围有静脉丛,向下汇成椎静脉。

4. **胸背动脉**(thoracodorsal artery) 是肩胛下动脉的终支之一,于肩胛骨外侧缘在背阔肌和前锯肌之间下行,支配邻近的肌。

(二)静脉

脊柱区深部静脉与动脉伴行。项区静脉汇入椎静脉、颈内静脉或锁骨下静脉;胸背区静脉经肋间后静脉汇入奇静脉,部分汇入锁骨下静脉或腋静脉;腰区静脉经腰静脉汇入下腔静脉;骶尾区静脉经臀区静脉汇入髂内静脉。

脊柱区深静脉可通过椎静脉丛,广泛地与椎管内外、颅内以及盆部等处的深静脉相交通。

(三)神经

脊柱区神经主要来自31对脊神经后支、副神经、胸背神经和肩胛背神经。

1. **脊神经后支**(posterior branch of spinal nerve) 自椎间孔处由脊神经分出后,进一步分为后内侧支和后外侧支,支配脊柱区皮肤和深层肌(图10-8)。脊神经后支分布的节段性明显,故手术中横断背深层肌时,不会引起该肌瘫痪。

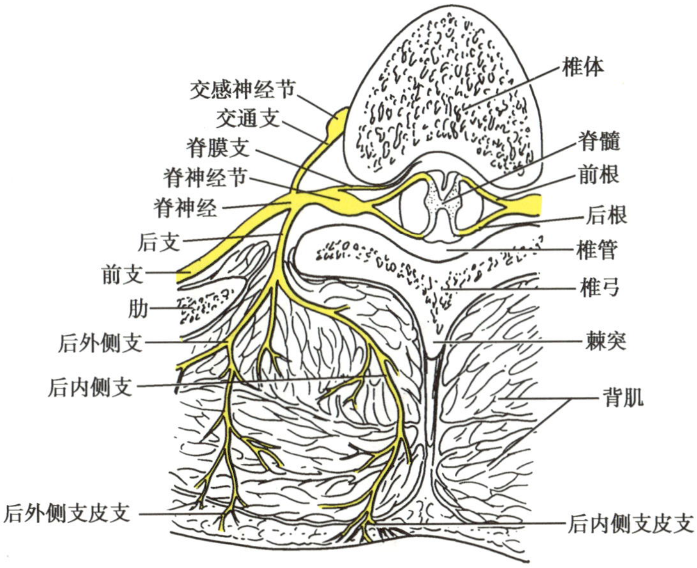

图 10-8 胸部脊神经后支

腰神经后支向后行,绕下位椎骨上关节突外侧,经腰神经后支骨纤维孔至横突间肌内侧缘,分为后内侧支和后外侧支。后内侧支在下位椎骨上关节突根部的外侧斜向后下,经腰神经后内侧支骨纤维管至椎弓板后面转向下行,分布至背深肌和脊柱的关节突关节等。第5腰神经后内侧支经第5腰椎下关节突的下方向内下行;后外侧支在下位横突背面进入竖脊肌;然后两支在肌的不同部位穿胸腰筋膜浅出,斜向外下行。第1~3腰神经的后外侧支参与组成臀上皮神经,跨越髂嵴后部达臀区上部。

(1) **腰神经后支骨纤维孔**:位于椎间孔的后外方,开口向后,与椎间孔的方向垂直。其上外侧界为横突间韧带的内侧缘,下界为下位椎骨横突的上缘,内侧界为下位椎骨上关节突的外侧缘。骨纤维孔的体表投影见本章第一节。

(2) **腰神经后内侧支骨纤维管**:位于腰椎乳突与副突间的骨沟处,自外上斜向内下,由前、后、上、下四壁构成。前壁为乳突副突间沟,后壁为上关节突副突韧带,上壁为乳突,下壁为副突。管的前、上、下壁为骨质,后壁为韧带,故称为骨纤维管。但有时后壁韧带骨化,则形成完全的骨管。骨纤维管的体表投影见本章第一节。

从上述可见,腰神经后支及其后内侧支和后外侧支分别经过骨纤维孔、骨纤维管或穿胸腰筋膜裂隙。正常情况下,这些孔、管或裂隙有保护血管和神经的作用;在病理情况下,这些孔道会变形和变窄,压迫血管和神经,是腰腿痛常见的椎管外病因之一。

2. **副神经**(accessory nerve) 来自胸锁乳突肌后缘中、上 1/3 交点处斜向外下,经枕三角至斜方肌前缘中、下 1/3 交点处,伴 C_3、C_4 前支经斜方肌深面进入该肌。

3. **胸背神经**(thoracodorsal nerve) 起自臂丛后束,与同名动脉伴行,沿肩胛骨外侧缘下行,支配背阔肌。

4. **肩胛背神经**(dorsal scapular nerve) 起自臂丛锁骨上部,穿中斜角肌向外下至肩胛提肌深面,继续沿肩胛骨内侧缘下行,与肩胛背动脉伴行,支配肩胛提肌和菱形肌。

六、脊柱
(一) 椎骨间连结

1. **钩椎关节**　第 3~7 颈椎椎体上面的外侧缘有明显向上的嵴样突起,称**椎体钩**(uncus of vertebrate body)或钩突。椎体下面外侧缘的相应部位有呈斜坡样的**唇缘**。相邻颈椎的椎体钩和唇缘共同组成**钩椎关节**(uncovertebral joint)(图 10-9),又称 Luschka 关节。椎体钩可限制上一椎体向两侧移位,增加颈椎椎体间的稳定性,并防止椎间盘向外后方脱出。在正常情况下,位于下颈段的第 5~7 颈椎的椎体钩受力最大。

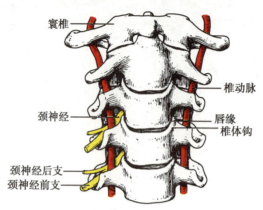

图 10-9　颈部钩椎关节及其毗邻

椎体钩外侧为横突孔内的椎动脉、椎静脉及其交感神经丛,后方有脊髓颈段,后外侧部参与构成颈椎间孔的前壁(图 10-9、图 10-10)。故椎体钩不同方向的骨质增生会压迫上述相应结构,引起椎动脉型、脊髓型、神经根型和混合型等颈椎病的不同表现。

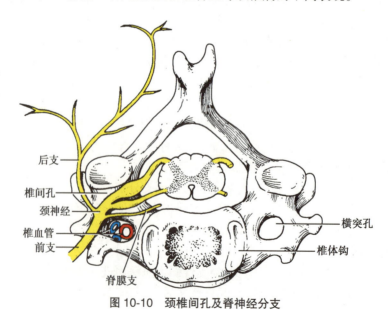

图 10-10　颈椎间孔及脊神经分支

2. **椎间盘**(intervertebral disc)　椎间盘是运动节段的纤维软骨连接,占脊柱全长的 1/4,出现在 C_2~C_3 到 L_5~S_1 共 23 个,可以压缩、拉伸和旋转运动。目前证明仅纤维环表面有细小血管供应及窦椎神经支配，椎间盘大部分无血管，为体内最大的无血管组织，其营养来自终板的扩散，扩散障碍可导致椎间盘退行性变性。

随年龄的增长，椎间盘也易发生退行性变性，过度负重或用力不当会导致纤维环破裂，髓核脱出，以 L_4~L_5 最为多见。由于椎间盘前方有宽的前纵韧带，后方中部有窄的后纵韧带加强，后外侧薄弱并对向椎间孔，故髓核常向后外侧脱出，压迫脊神经或脊髓（图10-11）。颈椎间盘的后外方有椎体钩加固，胸段脊柱活动幅度小，故颈、胸段的椎间盘突出症较腰段少见。

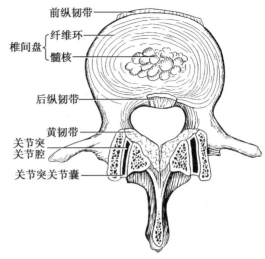

图 10-11　椎间盘和关节突关节

临床问题 10-2：颈椎病

颈椎病指颈椎间盘发生退行性变性后，椎体间松动，椎体缘产生骨赘（骨刺或骨嵴），或椎间盘破裂脱出等压迫神经根、脊髓或椎动脉而引起的各种症状。若椎动脉受压，可导致脑供血不足。

椎间盘随年龄的增长而发生退行性变性，与劳损和外伤关系密切。根据颈椎病的不同类型可选择非手术治疗或手术治疗。

3. **黄韧带**（ligamenta flava）　是连于相邻两椎弓板之间的弹性结缔组织，其厚度和宽度在脊柱的不同部位有所差异：颈段薄而宽，胸段窄而稍厚，腰段最厚。腰椎穿刺或硬膜外麻醉时需穿经此韧带达椎管。两侧黄韧带间在中线处为一窄隙，有小静脉穿过。随年龄的增长黄韧带可出现退行性变性、增生和肥厚，以腰段为多见，常可导致腰椎椎管狭窄，压迫马尾和腰脊神经根引起腰腿痛。

4. **关节突关节**（zygapophysial joint）　由相邻上、下关节突的关节面组成，也称椎间关节，属于平面关节，只能做轻微滑动。关节囊松紧不一，颈部松弛易于脱位，胸部较紧张，腰部紧张而厚实。关节前方有黄韧带，后方有棘间韧带加强。关节突关节参与构成椎管和椎间孔的后壁，前方与脊髓和脊神经相邻，所以关节突关节的退变可压迫上述相邻结构（图10-11）。关节突关节在维持脊柱稳定性和运动方面起重要的作用，椎管手术时，应尽量保留或植骨融合。

临床问题 10-3：关节突关节的损伤及疾病

脊神经根经椎间孔出椎管，关节突关节邻近椎间孔。当关节突关节受损或炎性肿胀时，与关节相关的脊神经也常受影响，表现为沿神经分布的皮区疼痛和相关肌肉痉挛。

可采用椎骨关节突去神经支配法来治疗，即将神经在关节附近切断或损毁。由于每个关节都同时接受来自同一水平的神经及上位相邻神经的支配，所以要对由两条相邻的脊神经后主支发出的关节支均进行去神经支配操作。

(二) 椎管

椎管(vertebral canal)是椎骨的椎孔和骶骨的骶管借骨连结形成的骨纤维性管道,上通过枕骨大孔与颅腔相通,下达骶管裂孔(图 10-12,图 10-13)。

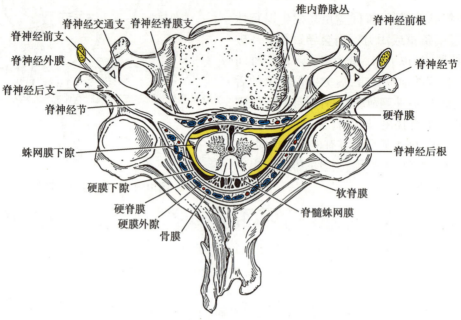

图 10-12　椎管及椎骨内容物(经第 5 颈椎平面,上面观)

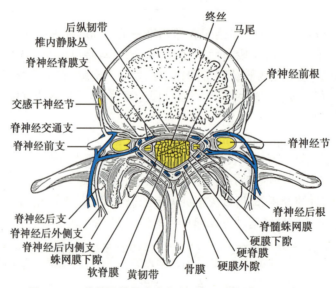

图 10-13　椎管及椎骨内容物(经第 3 腰椎平面,上面观)

1. **椎管的构成**　椎管的前壁由椎体后面、椎间盘后缘和后纵韧带构成;后壁为椎弓板、黄韧带和关节突关节;两侧壁为椎弓根和椎间孔。椎管骶段由融合的骶椎椎孔连成,所以完全是骨性管道。

2. **椎管腔的形态**　椎管的形状和椎管内容物的配布是相关的,一般将椎管分为中央椎管和神经根管。中央椎管是指脊髓及其被膜所占位置;神经根管是指椎管外侧部脊神经根所占部位,临床上又称**侧隐窝**。其前壁是椎体和椎间盘后外侧,后壁为上关节突、黄韧带,外侧壁为椎弓根和椎间孔。侧隐窝正常前后径为 3~5mm,小于 3mm 为侧隐窝狭窄,大于 5mm 侧隐窝不狭窄。

在横断面上,各段椎管腔的形态和大小不完全相同。颈段上部近枕骨大孔处近似圆形,往下逐渐演变为三角形,矢径短、横径长;胸段大致呈椭圆形;腰段上、中部由椭圆形逐渐演变为三角形;腰段下部椎管的外侧部逐渐出现侧隐窝,使椎管呈三叶草形;骶段呈扁三角形。

构成椎管壁的任何结构发生病变,如椎体骨质增生、椎间盘突出、黄韧带肥厚、后纵韧带骨化或肥厚等,均可使椎管腔变形或变窄,压迫其内容物而引起一系列症状。

> **临床问题 10-4:尾侧硬膜外麻醉**
>
> 尾侧硬膜外麻醉时,局麻药经骶管裂孔注入骶管,麻醉剂向上方及硬膜外扩散,作用于第 2 骶椎平面,封闭平面以下感觉丧失。麻醉剂上升平面的高度由注射剂量和患者体位决定。
>
> 骶角是定位骶管裂孔的重要骨性标志。麻醉剂也可通过骶后孔注入骶管作用于脊神经根,即经骶硬膜外麻醉。

七、椎管内容物

椎管内有脊髓及其表面的三层被膜、与脊髓相连的脊神经根、椎静脉丛及结缔组织等。

(一)脊髓被膜

脊髓表面被覆三层被膜,由外向内为硬脊膜、脊髓蛛网膜和软脊膜。各层膜间及硬脊膜与椎管骨膜间均存在腔隙,由外向内依次有硬膜外隙、硬膜下隙和蛛网膜下隙。

1. **硬脊膜**(spinal dura mater) 由硬纤维和弹性组织构成,厚而坚韧,形成一长筒状的**硬脊膜囊**。上方附于枕骨大孔边缘,与硬脑膜内层相续;向下在第 2 骶椎高度形成盲端,并借终丝附于尾骨。硬脊膜囊内有脊髓、马尾和 31 对脊神经根,每对脊神经根穿硬脊膜囊时,硬脊膜延续包裹在脊神经根表面形成神经外膜,并与椎间孔周围的结缔组织紧密相连,起固定作用。

2. **脊髓蛛网膜**(spinal arachnoid mater) 薄而半透明,无血管,由纤维组织和弹性组织组成。向上与脑蛛网膜相续,向下平第 2 骶椎高度成一盲端。此膜发出许多结缔组织小梁与软脊膜相连(图 10-14)。

3. **软脊膜**(spinal pia mater) 柔软并富有血管,与脊髓表面紧密相贴。软脊膜也直接覆盖于脊神经根和脊血管的表面。在脊髓圆锥下方,软脊膜下延为终丝。在脊髓两侧,软脊膜增厚并向外突,形成锯齿状的齿状韧带,将脊髓悬挂在硬膜囊内。

齿状韧带(denticulate ligament of spinal pia mater)是从前、后神经根中间软脊膜的外侧面向两侧延伸出的三角形结构,与硬脊膜相连,有固定脊髓的作用(图 10-15)。据统计,齿状韧带每侧有 15~22 个。

(二)脊膜腔隙

1. **硬膜外隙**(extradural space) 是位于椎管骨膜与硬脊膜之间的窄隙,其内填有脂肪、椎内静脉丛、脊神经脊膜支和淋巴管等,并有脊神经根及其伴行血管通过,正常时呈负压

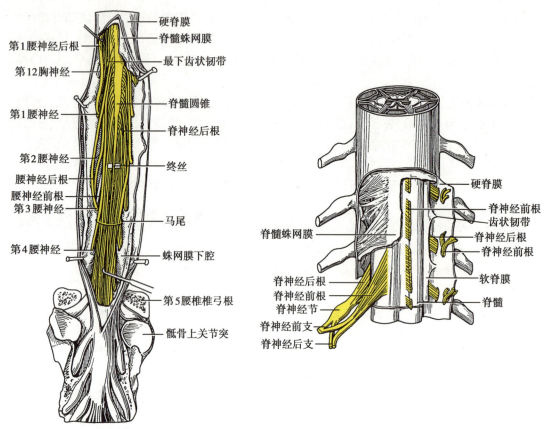

图 10-14 硬脊膜和脊髓蛛网膜下端　　图 10-15 软脊膜与齿状韧带（前面观）

（图 10-12、图 10-13）。此隙上端起自枕骨大孔，下端终于骶管裂孔。由于硬脊膜紧密附着于枕骨大孔边缘，故此隙与颅内腔隙并不交通。临床硬膜外麻醉即将药物注入此隙，以阻滞硬膜外隙内的脊神经根。针穿入硬膜外隙后，因存在负压，会有抽空感，这与穿入蛛网膜下隙时有脑脊液流出并呈正压的情况不同。

硬膜外隙被脊神经根分为前、后两隙。前隙窄小，后隙较大，内有脂肪、静脉丛和脊神经根等结构。在中线上，前隙有疏松结缔组织连于硬脊膜与后纵韧带之间，后隙有纤维隔连于椎弓板与硬脊膜后面。这些纤维结构在颈段和上胸段出现率较高，且有时较致密，可能是导致硬膜外麻醉会出现单侧麻醉或麻醉不全的解剖学因素。

骶段硬膜外隙上大下小，前宽后窄，硬脊膜紧靠骶管后壁，间距仅为 0.10~0.15cm，故骶管麻醉时应注意入针的角度。硬脊膜囊平第 2 骶椎高度变细，裹以终丝，其前、后有结缔组织纤维索把它连于骶管前、后壁，且结合较紧，似有中隔作用，而且隙内充满脂肪，这可能是骶管麻醉有时也会出现单侧麻醉的解剖学原因。

在骶管内，骶神经（根）列于硬膜外隙，包被由硬脊膜延伸而成的神经鞘（图 10-16）。第 1~3 骶神经鞘较厚，周围脂肪较多，可能是骶神经麻醉不全的解剖因素。骶管裂孔至终池下端的距离平均为 5.7cm。

2. 硬膜下隙（subdural space）　是位于硬脊膜与脊髓蛛网膜之间的潜在腔隙，内有少量液体，与脊神经周围的淋巴隙相通。

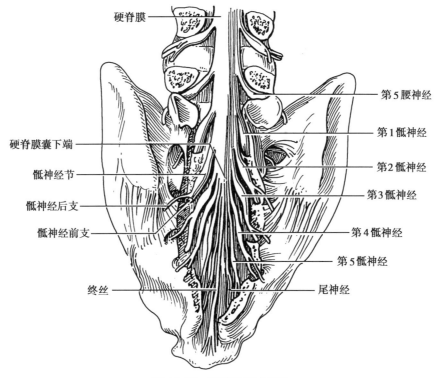

图 10-16　骶管及其内容物

3. **蛛网膜下隙**（subarachnoid space）　位于脊髓蛛网膜与软脊膜之间，向上经枕骨大孔与颅内蛛网膜腔相通，向下达第 2 骶椎高度。蛛网膜下隙内充满脑脊液。脊髓蛛网膜向两侧包裹脊神经根形成含有脑脊液的脊神经周围隙。蛛网膜下隙在第 1 腰椎至第 2 骶椎高度扩大，形成**终池**（terminal cistern），内有腰神经根、骶神经根构成的**马尾**（cauda equina）和软脊膜向下延伸形成的**终丝**（filum terminale）。

由于成人脊髓下端大约平第 1 腰椎下缘，而马尾浸泡在终池的脑脊液中，故在第 3~4 或 4~5 腰椎棘突间隙进行腰椎穿刺或麻醉，将针穿至终池，一般不会损伤脊髓和马尾（图 10-17）。

临床问题 10-5：腰椎穿刺术

由于中枢神经系统疾病可改变脑脊液中的细胞数量或化学成分浓度，因此通过腰椎穿刺术从终池采集脑脊液是评估疾患程度的重要手段。检查脑脊液样本还能确诊是否有血液进入脑脊液。腰椎穿刺术操作前，患者需屈背侧卧。脊柱屈曲拉伸黄韧带，并使椎板与棘突分开，易于穿刺针进入。

在无菌条件下局麻皮肤，将腰椎穿刺针插入腰 3 和腰 4（或腰 4 和腰 5）棘突间隙，在此水平进针没有损伤脊髓的风险。成人在进针 4~6cm（脂肪厚的要更深）后，穿刺针刺过硬膜和蛛网膜，进入终池。拔出针芯可见脑脊液滴出；如果蛛网膜下隙压力高，脑脊液会以喷射方式排出。颅内高压时，禁忌腰椎穿刺。否则，颅内压力在腰部快速释放后会导致脑干和小脑向椎管内疝出，危及生命。

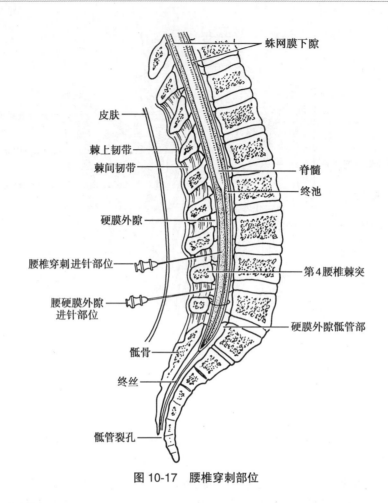

图 10-17 腰椎穿刺部位

（三）脊神经根

1. **走行和分段**　脊神经根丝离开脊髓后，即横行或斜行于蛛网膜下隙，汇成脊神经前根和后根，穿蛛网膜囊和硬脊膜囊，行于硬膜外隙中。脊神经根在硬脊膜囊以内的一段，为**蛛网膜下隙**段；穿出硬脊膜囊的一段，为**硬膜外（隙）段**。

2. **与脊髓被膜的关系**　脊神经根离开脊髓时被覆以软脊膜，当穿脊髓蛛网膜和硬脊膜时，便带出此二膜，形成**蛛网膜鞘**和**硬脊膜鞘**。此三层被膜向外达椎间孔处，逐渐与脊神经外膜、神经束膜和神经内膜相延续。蛛网膜下隙可在神经根周围向外侧延伸，至脊神经节近端附近，一般逐步封闭消失。有时可继续沿神经根延伸，如此时进行脊柱旁注射，药液就可能由此进入蛛网膜下隙的脑脊液内。

3. **与椎间孔和椎间盘的关系**　脊神经根的硬膜外段较短，借硬脊膜鞘紧密连于椎间孔周围，以固定硬脊膜囊和保护鞘内的神经根不受牵拉。此段在椎间孔处最易受压（图 10-18）。下腰部的脊神经根先在椎管的侧隐窝内斜向下方走行一段距离后，才紧贴椎间孔的上半出孔。椎间盘向后外侧突出、黄韧带肥厚、椎体边缘及关节突骨质增生是造成椎间管或神经根管狭窄，压迫脊神经根的最常见原因；临床手术减压主要针对这些因素。

椎间盘突出时，为了减轻受压脊神经根的刺激，患者常常处于强迫的脊柱侧弯体位。此时，脊柱侧弯的方向，取决于椎间盘突出的部位与受压脊神经根的关系。当椎间盘突出从内

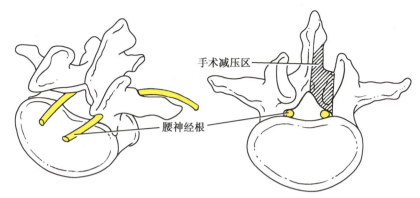

图 10-18　腰椎管侧隐窝狭窄使神经根受压

侧压迫脊神经根时,脊柱将弯向患侧;如果椎间盘突出从外侧压迫脊神经根时,脊柱将弯向健侧。有时,椎间盘突出患者会出现左右交替性脊柱侧弯现象,其原因可能是突出椎间盘组织的顶点正巧压迫脊神经根。对于这样的患者,无论脊柱侧弯弯向何方,均可暂时缓解突出椎间盘对脊神经根的压迫(图 10-19)。

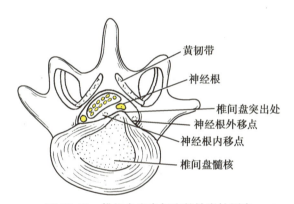

图 10-19　椎间盘突出与交替性脊柱侧弯

临床问题 10-6:硬膜外阻滞

指采用腰椎穿刺(腰髓阻滞)体位或通过骶孔、骶管裂孔,将麻醉剂注入硬膜外隙,麻醉剂在马尾的脊神经根穿出硬膜囊后对其发挥阻滞作用。仅适用于膈平面以下的手术。在此麻醉下,患者可使用镇静剂并保持清醒,常用于预防分娩痛和剖宫产。

(四)脊髓的血管和脊神经脊膜支

1. **动脉**　脊髓的动脉有两个来源,即起自椎动脉的脊髓前动脉、脊髓后动脉和起自节段性动脉(如颈升动脉、肋间后动脉等)的根动脉(图 10-20)。

(1) **脊髓前动脉**(anterior spinal artery):起自椎动脉颅内段,向内下行一小段距离即合为一干,沿脊髓前正中裂下行至脊髓下端,沿途发出分支,营养脊髓灰质(后角后部除外)和外侧索、前索的深部。走行中常有狭窄甚至中断,其供应范围主要是颈 1~4 节段,颈 5 以下则有加入的节段性动脉营养。脊髓前动脉在脊髓下端变细,于脊髓圆锥高度向侧方发出圆锥

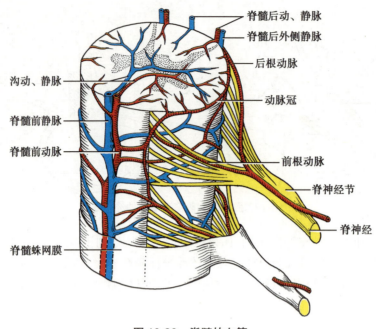

图 10-20　脊髓的血管

吻合动脉,向后与脊髓后动脉吻合。在脊髓动脉造影时,圆锥吻合动脉是确定脊髓圆锥平面的标志之一。

(2) **脊髓后动脉**(posterior spinal artery):起自椎动脉颅内段,斜向后内下,沿脊髓后外侧沟下行,有时在下行中两动脉合为一干走行一段,沿途发出分支,互相吻合成网,营养脊髓后角的后部和后索。

(3) **根动脉**(radicular artery):起自节段性动脉的脊支。颈段主要来自椎动脉和颈升动脉等;胸段来自肋间后动脉和肋下动脉;腰段来自腰动脉;骶段、尾段来自骶外侧动脉。根动脉随脊神经穿椎间孔入椎管,分为前根动脉、后根动脉和脊膜支。

前根动脉沿脊神经前根至脊髓,发出分支与脊髓前动脉吻合,并分出升支、降支与相邻的前根动脉相连。前根动脉主要供应下颈节以下脊髓的腹侧 2/3 区域,其数量不等,少于后根动脉,较多出现在下颈节、上胸节、下胸节和上腰节,其中有两支较粗大:一支出现在颈 5~8 和胸 1~6 节段,称**颈膨大动脉**,供应颈 5~ 胸 6 节段的脊髓;另一支出现在胸 8~12 和腰 1 节段,以胸 11 节段为多见,称**腰骶膨大动脉**,主要营养胸 7 节段以下的脊髓。在暴露肾动脉以上的降主动脉或行肋间后动脉起始部的手术时,应注意保护这些血管,以免影响脊髓的血供。在行主动脉造影时,如造影剂进入腰骶膨大动脉,可能阻断该部脊髓的血液循环,有导致截瘫的可能。

后根动脉沿脊神经后根至脊髓,与脊髓后动脉吻合,分支营养脊髓侧索的后部(图 10-20)。

脊髓表面有连接脊髓前动脉、脊髓后动脉,前根动脉、后根动脉和两条脊髓后动脉的环状动脉血管,称**动脉冠**,可发出分支营养脊髓的周边部。营养脊髓的动脉吻合,在胸 4 和腰 1 节段以下的脊髓常较缺乏,故此两段脊髓为**乏血区**,易发生血液循环障碍。

临床问题10-7:脊髓缺血

脊髓节段动脉对于脊髓前动脉、脊髓后动脉的血液补充具有重要意义。骨折、脱位可影响脊髓动脉、脊髓段动脉对脊髓的供血。脊髓段动脉因梗阻性疾病而狭窄时,脊髓的血液循环也会受到损害。脊髓缺血可导致肌肉无力和麻痹。

血压严重下降时,从脊髓段动脉到脊髓前动脉供应脊髓胸部中段的血流减少或中断,受累脊髓节段支配区的感觉和随意运动可丧失。

2. **静脉** 脊髓表面有6条纵行静脉,行于前正中裂、后正中沟和前外侧沟、后外侧沟内。纵行静脉间有许多交通支互相吻合,并穿硬脊膜与椎内静脉丛相交通。

3. **椎静脉丛** 分为**椎外静脉丛**(external vertebral venous plexus)和**椎内静脉丛**(internal vertebral venous plexus)(图10-21)。椎外静脉丛位于椎管之外;收集椎体和邻近肌的静脉,注入颈深静脉丛、肋间静脉、腰静脉和骶外侧静脉。这些静脉及交通支多无静脉瓣,易血液反流。椎内静脉丛位于椎管内,分布于椎骨骨膜与硬脊膜之间。收集脊髓、椎骨和韧带的静脉血,向上与颅内的枕窦、乙状窦、基底丛等吻合,并与椎外静脉丛有广泛的交通。

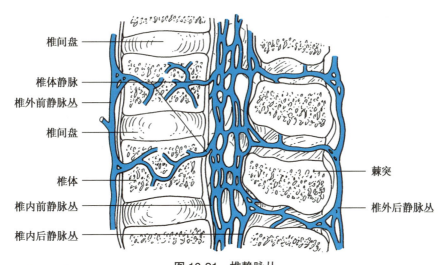

图10-21 椎静脉丛

由于椎静脉丛不仅沟通上腔静脉系、下腔静脉系,而且与颅内有直接交通,故某些盆腔、腹腔或胸腔的感染、肿瘤或寄生虫卵等,可不经肺循环而直接通过椎静脉丛侵入颅内。当咳嗽或呕吐时,腹内压突然增高,迫使下腔静脉不能正常接收腹腔和盆腔的静脉血流,瞬间血流可经骶外侧静脉、腰静脉和肋间静脉反流,再经椎外静脉丛注入上腔静脉。由于椎内静脉丛位于椎管内,环境恒定,因而不受腹压变化的影响。

4. **脊神经脊膜支**(meningeal branch of spinal nerve) 即**窦椎神经**(sinuvertebral nerve)或Luschka神经。窦椎神经由脊根(起自脊神经或脊神经节)和交感根(起自后交通支或脊神经节)组成,其纤维成分有感觉纤维(传导痛觉和本体感觉)和交感纤维。经椎间孔返回椎管,向上围绕椎弓根基底,行向椎管前面中线。发出分支至后纵韧带、骨膜、硬膜外间隙的血管及硬脊膜,并发分支至椎间盘。脊膜支受刺激可引起腰部及股后肌群反射性痉挛及腰腿痛。

切断脊膜支可使椎间盘、后纵韧带、硬脊膜的本体感觉丧失(见图10-12、图10-13)。

(鞠晓军)

第三节 脊柱区的断层影像解剖

脊柱区影像学检查常用的方法为 CT 和 MRI。

一、脊柱区颈段断层影像解剖

脊柱区颈段横断面在临床上最为常用,颈段不同部位的扫描,各断面结构、形态特征也有所差异,但基本结构的毗邻没有明显的变化。

(一)脊柱区颈段横断面

1. **经寰枢关节横断面** 该层面 CT 可见寰椎前弓及其前面正中突出的**前结节**。**齿突**位于前弓正后方,并与之相邻,齿突与前弓之间的间隙为**寰齿间隙**。而齿突与前弓的位置关系,对诊断寰齿关节脱位有重要的意义。当齿突脱位时,齿突与前弓的距离增大,齿突偏离正中位置。正常情况下,寰椎两侧块到齿突的距离应相等,否则应考虑病变所致。因寰椎前弓较后弓稍高,在以 0°角进行连续横断层扫描时,寰椎前弓通常在较高的上一层面先于后弓出现。齿突呈圆形,在其后方有横行的**寰椎横韧带**,向两侧附着于侧块的内侧。在寰椎横韧带断裂和枢椎齿突骨折后移时,可压迫脊髓导致高位截瘫。在寰椎横韧带的后方为**椎管**,内含脊髓及硬膜囊。此处椎管最为宽大,其中脊髓和齿突各占 1/3 空间,另有 1/3 空间为缓冲间隙,寰椎骨折时观察此横断面最为便利(图 10-22)。

在寰椎后弓背侧为枕肌,由深至浅分别是头后大直肌、头下斜肌、头半棘肌、头最长肌、头夹肌,在前弓腹侧可见颈长肌及头长肌。在颈肌腹侧为咽后壁。咽后壁与前弓之间为咽后间隙。

在寰椎两侧块的前外侧可见**横突孔**,横突孔宽大,内有椎动脉及伴行静脉。

> **临床问题 10-8:寰椎横韧带撕裂**
>
> 当寰椎横韧带撕裂或因疾病而变松弛时,可导致寰枢关节半脱位;横韧带及其毗邻韧带病理性松弛,也可导致寰枢关节半脱位。
>
> 当发生寰枢关节完全脱位时,齿突可被压迫入脊髓的上颈段,引起四肢麻痹(四肢瘫);齿突也可嵌入延髓,导致死亡。颅椎交界部的感染,会使颅椎关节韧带变松弛,亦可引起寰椎关节脱位。

2. **经第 3 颈椎椎体横断面** 该断面可见椎体位于中央,头长肌、颈长肌和前斜角肌毗邻椎体前外侧,椎体向后方伸展为椎弓根和椎弓板。椎体、椎弓根和椎弓板三者围成**椎孔**,内有脊髓及其周围的硬脊膜、硬膜外隙等,另有脊神经根通过硬膜外隙。椎体向两侧延伸为横突,其上可见横突孔,内有椎动脉、椎静脉通过。黄韧带紧贴于椎弓板的内侧,呈"V"字形,棘突自椎弓板发出,伸向正后方,其末端有项韧带附着(图 10-23)。

(二)脊柱区颈段正中矢状断面

脊柱区颈段正中矢状断面是颈椎 MRI 影像中最重要的层面,该层面可观察脊髓及椎管内病变。

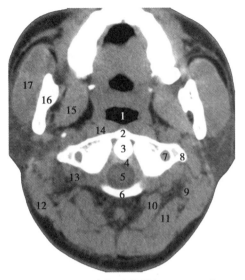

图 10-22　经寰枢关节横断面 CT 图像

1. 咽；2. 前结节；3. 齿突；4. 寰椎横韧带；5. 脊髓；6. 寰椎后弓；7. 横突孔；8. 横突；9. 头最长肌；10. 头后大直肌；11. 头半棘肌；12. 头夹肌；13. 头下斜肌；14. 头长肌和颈长肌；15. 翼内肌；16. 下颌支；17. 咬肌。

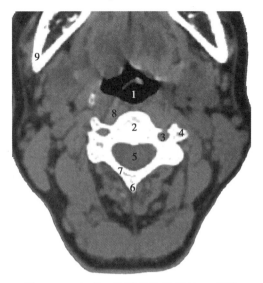

图 10-23　经第 3 颈椎椎体横断面 CT 图像

1. 咽；2. 第 3 颈椎椎体；3. 横突孔；4. 横突；5. 脊髓；6. 棘突；7. 椎弓板；8. 头长肌和颈长肌；9. 下颌骨。

第 1 颈椎即寰椎的前弓、后弓为圆形断面，分别位于枕骨大孔前、后缘的下方。第 2 颈椎即枢椎的椎体较大，其上方有齿突，与寰椎横韧带和前弓构成**寰枢正中关节**（median atlantoaxial joint）。第 3~7 颈椎椎体呈长方形，向下逐渐增大，相邻颈椎椎体间有椎间盘连结。枢椎棘突粗大，第 7 颈椎棘突较长且厚，其余颈椎棘突较短，斜向后下方。相邻棘突间有棘间韧带相连，向后与连于棘突末端的项韧带相延续。黄韧带较薄，连结相邻椎弓板。

第 1~2 颈椎椎管前后径大，向下逐渐变小，第 3~7 颈椎椎管前后径差异甚微。脊髓位于椎管内，上端在枕骨大孔处续于延髓。在脊髓前、后方可见蛛网膜下隙，在 MRI T_2 加权像中表现为高信号（图 10-24）。当颈椎间盘突出时，可见脊髓前方的蛛网膜下隙消失，继而压迫脊髓前方；当黄韧带变得肥厚时，脊髓后方的蛛网膜下隙消失，脊髓后方受压。因椎间盘与黄韧带处于同一水平面，所以当两者同时出现病变时，同时压迫脊髓前、后方，形成"钳夹"状，如同时出现多处病变时，脊髓受压呈"葫芦"状。

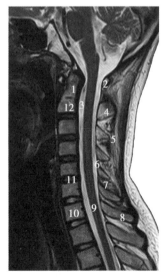

图 10-24　经脊柱区颈段正中矢状面 MRI 图像

1. 枢椎齿突；2. 寰椎后弓；3. 蛛网膜下隙；4. 枢椎棘突；5. 项韧带；6. 黄韧带；7. 棘间韧带；8. 隆椎棘突；9. 脊髓；10. 隆椎椎体；11. 第 5~6 颈椎间盘；12. 枢椎椎体。

临床问题 10-9：枢椎骨折与脊髓损伤

齿突骨折合并错位可损伤脊髓，导致四肢麻痹；也可损伤脑干，引起患者死亡。若骨折线通过枢椎椎弓根，常损伤脊髓或延髓而导致四肢麻痹或死亡。

颈椎病常累及椎间孔与椎管，导致颈部脊神经根或脊髓受压，引起多种症状。颈部椎管较小，颈髓与其相接紧密，颈椎轻微的骨折和微小的脱位常可伤及脊髓。颈部损伤后，如果颈椎间盘向椎管内突出，可引起"脊髓休克"并伴有损伤部位以下瘫痪。

椎间盘突出、黄韧带肿胀和关节突关节病变均可侵犯椎管，压迫马尾的脊神经根，导致受压脊神经分布区的感觉和运动症状。腰椎病（关节变性疾病）还可引起局部疼痛和强直。

二、脊柱区胸段断层影像解剖

通过脊柱区胸段断层影像解剖的学习，可以对胸段椎管、椎体前结构及胸背部肌肉有更清晰的认知，也对临床上的相关疾病，如胸椎结核、肿瘤的诊治具有重要指导意义。

（一）经第 9 胸椎椎体横断面

该断面椎体近似圆形，其后外侧为肋，肋与椎体之间形成**肋椎关节**。椎体后方可见近似呈"V"形的椎弓板，其间为两者围成的椎管，内可见脊髓及硬脊膜。由于中段胸椎的**棘突**是呈叠瓦状分布，故在椎弓板正后方清晰可见上位胸椎的棘突；横突粗而长，与椎弓板相连，自椎弓根后方及椎板外侧向后外斜行。位于棘突、横突及肋骨间形成的深凹内，可见粗大的竖脊肌；而在椎体前方稍偏左侧，可见胸主动脉与食管等结构（图 10-25）。

椎弓根在椎体中上份断面可以清楚地显示，脊柱外科医生可方便测量自椎弓根后面至椎体的距离、椎弓根宽度及方向，从而选择胸椎椎弓根螺钉的长度、直径及进钉角度。故掌握椎弓根及椎体周围的毗邻结构，就可预测胸椎椎弓根螺钉的危险程度及有可能损伤的结构，从而为临床手术预警提供解剖学基础。

（二）脊柱区胸段正中矢状断面

脊柱区胸段正中矢状断面在临床中较为常用，该断面可见脊柱胸曲凸向后，胸椎椎体呈长方形，从上而下椎体逐渐变大，其前、后缘中央部均可见轻度凹陷。胸椎间盘呈梭形，其中部较厚，前、后部较薄，各椎体、椎间盘前缘及后缘分别连成平行的弧线，即前纵韧带与后纵韧带。棘突向后下倾斜明显，呈叠瓦状，其间为棘间韧带，向后与棘突末端表面的棘上韧带相延续。椎板与黄韧带共同构成椎管后壁，脊髓位于椎管的中央。由于胸椎向后凸的原因，可见脊髓后间隙稍大于前间隙（图 10-26）。该层面亦可清晰地显示胸椎椎体、椎间盘病变及脊髓的改变，对胸椎结核、肿瘤及脊髓疾病的诊治具有指导意义。

临床问题 10-10：胸椎管狭窄症

胸椎管狭窄症常见病因有胸椎黄韧带骨化、胸椎后纵韧带骨化、胸椎椎体后缘骨内软骨结节等，可导致脊髓压迫症。黄韧带骨化从脊髓背侧压迫脊髓，其他病变均从脊髓腹侧压迫脊髓。由于骨化有一个逐渐成熟的过程，且胸椎多为固定，故病变以静态形式压迫脊髓；胸椎管狭窄症患者卧床休息不能缓解病情。

影像学检查是诊断胸椎管狭窄症的重要手段。一般先行胸椎正侧位X线片,然后再行MRI检查,发现狭窄部位后,再行CT轴位扫描及二维或三维重建。MRI检查可明确骨化压迫脊髓的节段、脊髓受压的程度及反映脊髓损害的高低信号等,CT检查对每个病变部位扫描均应从上位椎骨的椎弓根下缘至下位椎骨的椎弓根上缘,可清晰显示病变部位骨化形态、骨化程度、椎管大小及脊髓受压程度。

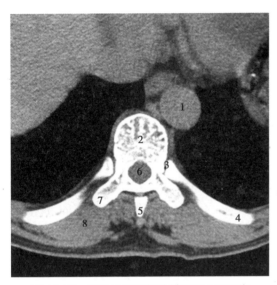

图 10-25　经第9胸椎椎体横断面 CT 图像
1. 胸主动脉;2. 第9胸椎椎体;3. 肋头关节;4. 第9肋;
5. 第8胸椎棘突;6. 脊髓;7. 横突;8. 竖脊肌。

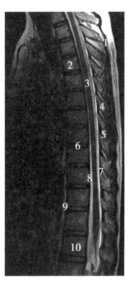

图 10-26　经脊柱区胸段正中矢状面 MRI 图像
1. 棘上韧带;2. 第4胸椎;3. 脊髓;4. 棘突;
5. 棘间韧带;6. 第8~9胸椎间盘;7. 黄韧带;8. 后纵韧带;9. 前纵韧带;10. 第1腰椎。

三、脊柱区腰段断层影像解剖
(一)脊柱区腰段横断面
由于腰椎椎体宽大,可大致分为经椎体横断面和经椎间盘横断面。

1. 经第3腰椎椎弓根横断面　该断面腰大肌占据的面积较大,位于椎体两侧。在椎体前方可见腹主动脉、下腔静脉。椎体外侧部向后延伸为椎弓根,在其后内侧连结呈"V"形的椎弓板,横突自椎弓根与椎弓板连接处向外侧伸出,椎弓板正中部向后延伸的骨质为棘突。棘突两侧、横突后方为粗大的竖脊肌,在腰大肌与竖脊肌之间可见扁片状的腰方肌,而腰大肌的外侧可见肾。椎管呈近似三角形,硬膜囊宽大,其内为马尾神经,侧隐窝不明显(图10-27)。

经椎弓根平面清晰可见椎弓根,能方便测量出椎弓根的宽度,以此选择合适直径的椎弓根螺钉;测量椎弓根中心长轴线与正中矢状面的角度,可明确椎弓根螺钉进钉角度;而选择合适长度的椎弓根螺钉,可沿椎弓根中心长轴方向测量自椎弓根后端至椎体前缘的距离,为螺钉的最大长度。术前行椎弓根平面扫描,可为椎弓根螺钉的安全置入提供术前规划及数据参考。

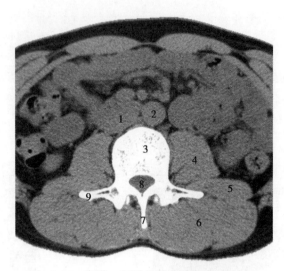

图 10-27　经第 3 腰椎椎弓根横断面 CT 图像
1. 下腔静脉；2. 腹主动脉；3. 第 3 腰椎椎体；4. 腰大肌；5. 腰方肌；6. 竖脊肌；7. 棘突；8. 马尾；9. 横突。

2. 经第 3、4 腰椎间盘横断面　该断面上椎体、椎弓根与横突基本消失，椎间盘、关节突关节及椎间孔可见。CT 图像上椎间盘呈软组织密度影，不能区分出髓核与纤维环，腰椎间盘呈肾形，其后缘正中部分向腹侧凹陷，并形成椎管的前壁，大小、形态和相邻椎体基本相似。椎间盘的后方为呈"V"形的椎弓板，其前面与稍厚的呈"V"形的黄韧带相邻。椎弓板、黄韧带的外侧可见近似呈矢状位的关节突关节，下位椎骨的上关节突在外侧，上位椎骨的下关节突在内侧。关节突关节与腰椎间盘之间为**椎间孔**，其外侧可见**脊神经根**。椎弓板与腰椎间盘之间为近似三角形的椎管断面，内有硬膜囊，侧隐窝不明显。椎弓板向正后方延伸为较长的棘突，其两侧为粗大的竖脊肌。腰椎间盘前方可见腹主动脉和下腔静脉，两侧为腰大肌，而腰大肌与竖脊肌之间可见扁片状的腰方肌（图 10-28）。

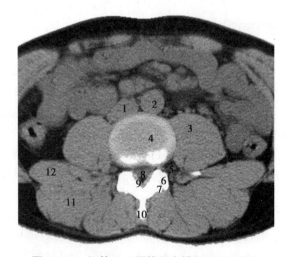

图 10-28　经第 3、4 腰椎间盘横断面 CT 图像
1. 下腔静脉；2. 腹主动脉；3. 腰大肌；4. 腰椎间盘；5. 腰神经；6. 第 4 腰椎上关节突；7. 第 3 腰椎下关节突；8. 马尾；9. 黄韧带；10. 第 3 腰椎棘突；11. 竖脊肌；12. 腰方肌。

（二）脊柱区腰段正中矢状断面

该断面可见脊柱腰曲凸向前，其前凸的顶点处于第 3~4 腰椎平面。腰椎椎体呈长方形，上下径小于前后径，椎体前、后缘中部均有凹陷。腰椎间盘比颈椎间盘、胸椎间盘厚，越往下椎间盘越厚，但第 5 腰椎与第 1 骶椎间的椎间盘一般要比第 4~5 腰椎间盘薄；与脊柱腰曲相适应，腰椎间盘的后高小于前高。脊柱腰段运动幅度大，腰椎间盘突出常见。腰椎棘突近似长方形，水平向后伸出，椎管后壁由椎板和黄韧带组成。椎管内可见**硬膜囊**，由于脊柱腰曲前凸，故硬膜囊位于椎管偏后方，其自上而下逐渐变小，囊内有**脊髓圆锥**及马尾，其前后可见**蛛网膜下隙**，它在 MRI T_2 加权像中表现为高信号（图 10-29）。

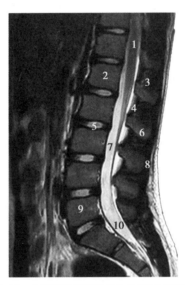

图 10-29　经脊柱区腰段正中矢状面 MRI 图像

1. 脊髓；2. 第 1 腰椎；3. 棘间韧带；4. 黄韧带；5. 第 2~3 腰椎间盘；6. 棘突；7. 蛛网膜下隙；8. 棘上韧带；9. 第 5 腰椎；10. 骶管。

临床问题 10-11：经皮椎间盘髓核切除术

经皮椎间盘髓核切除术是指通过单纯局限于椎间盘的治疗（摘除或部分摘除），降低椎间盘内压，使突出的椎间盘软化、缩小、表面张力降低，从而缓解或消除突出的椎间盘对周围神经根及周围痛觉感受器的压迫和刺激。

操作时患者一般取侧卧位，患侧或症状重的一侧下肢在下方，屈髋、屈膝并前屈腰部，腰下方垫枕以使椎间隙张开。

在透视下确定第 1 骶椎，以此为标志找到准备穿刺的椎间隙。将一枚克氏针放置于腰上方，使其刚好通过此间隙的中心并与其平行。自棘突连线向患侧旁开 8~10cm 平行于此椎间隙处定为穿刺点，标记。当患者较瘦时，穿刺点稍向内移；当患者较胖时，穿刺点稍向外移。局部麻醉皮肤及深筋膜后，自穿刺点与躯干矢状面成 45°~60° 角，与椎间隙平行刺入穿刺针到达纤维环后外侧，此时通过透视或摄片确定穿刺针位置。

拔出针芯，经穿刺针插入导丝至椎间盘中央部，然后用一手固定导丝，另一手退出穿刺针，以导丝为中心横行切开皮肤及深筋膜0.5cm长，沿导丝先旋转拧入最细的一根套管，然后由细到粗旋入另外三根套管，均使管端触及纤维环，再次通过透视或摄片证实套管位置，用一手固定最外侧套管，另一手拔除导丝和其余套管。经套管插入环锯，并轻轻挤压纤维环，如无神经根刺激征则由浅至深咬出髓核组织，不断变换髓核钳的开口方向有助于充分咬除不同部位的髓核组织。操作中减少过深插入髓核钳，术中应通过透视监测所用器械的位置，防止损伤椎体前方大血管。钳出髓核后冲洗伤口，退出导管，必要时皮肤缝合1针，敷料加压包扎。

四、脊柱区骶尾段断层影像解剖

（一）经第1骶椎横断面

该断面清晰可见第1骶骨翼、骶骨体、髂骨及**骶髂关节**（图10-30）。骶骨前缘前凸呈圆弧形，向两侧延续为骶骨翼前缘。骶管呈三叶草形，侧隐窝明显，内有粗大的第1骶神经根。骶管中央部可见马尾，椎板正中部向后突起为骶正中嵴，其后外侧为竖脊肌。腰大肌位于骶骨体前外侧，骶骨体与腰大肌之间为髂总动脉、髂总静脉。骶骨两侧为髂骨，两骨组成骶髂关节，其关节间隙明显，两侧对称。

（二）脊柱区骶尾段正中矢状断面

该断面清晰可见骶骨、尾骨形成凸向后的骶曲，骶椎椎体近似呈长方形，其前后径自上而下逐渐减小（图10-31）。硬膜囊最下端通常平对第1骶椎椎体平面，骶骨体从上往下变窄，第1、2骶椎间盘常有残存，骶骨前面凹陷平滑。该层面对骶骨及骶管内病变可清晰显示，如骶骨骨折、骶骨肿瘤和骶管囊肿。

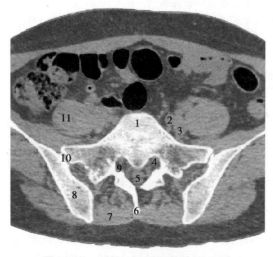

图10-30 经第1骶椎横断面CT图像
1. 第1骶椎椎体；2. 髂总动脉；3. 髂总静脉；4. 骶神经；5. 马尾；6. 骶正中嵴；7. 竖脊肌；8. 髂骨；9. 侧隐窝；10. 骶髂关节；11. 腰大肌。

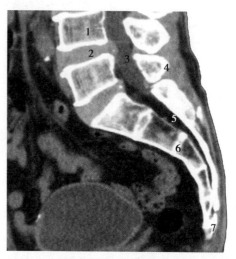

图10-31 经脊柱区骶尾段正中矢状面CT图像
1. 第4腰椎椎体；2. 第4~5腰椎间盘；3. 马尾；4. 第5腰椎棘突；5. 骶管；6. 骶骨；7. 尾骨。

> **临床问题 10-12：骶椎的异常融合**
>
> 约 5% 的人存在第 5 腰椎部分或全部与骶骨融合，分别称为第 5 腰椎不全骶化或完全骶化；而另有少数人的第 1 骶椎或多或少与骶骨分离，并部分或全部与第 5 腰椎融合，即第 1 骶椎腰化。
>
> 在第 5 腰椎骶化的患者中，其第 5 腰椎、第 1 骶椎之间连接紧密，而第 4、第 5 腰椎之间则变得不稳固，常可导致疼痛发生。

（鞠晓军）

第四节　脊柱外科微创技术

随着我国经济快速发展，人们的生活水平逐渐提高，受营养过剩、缺乏运动及不良生活习惯等因素影响，使得脊柱退行性病变的发病率增高，也让相关脊柱疾病的治疗手段得到广泛关注。由于治疗技术的日趋完善，使得治愈率高、创伤小及并发症少的微创技术成为临床医生的重要选择。

脊柱外科微创技术（minimally invasive spinesurgery technique）与脊柱传统手术完全不同，它是利用医学影像、显微内镜等特殊手术器械和仪器对脊柱疾患进行诊治的一种微创技术，其优势是手术创伤小、恢复快，脊柱的完整性与功能性完好，并发症发生率低。目前，微创手术在所有脊柱节段（颈椎、胸椎和腰椎）都已成功应用，其可经前、后和外侧入路进行。因此，脊柱外科手术的微创化、精准化已是现今医疗技术的发展趋势。现就脊柱外科所涉及的主要微创技术方法进行阐述。

一、经皮穿刺技术

1. 经皮椎体成形术和经皮椎体后凸成形术

（1）**经皮椎体成形术**（percutaneous vertebroplasty, PVP）是指经皮穿刺经椎弓根或椎弓根外途径向病变椎体内注入骨水泥；以提高椎体的稳定性和强度，恢复椎体的部分高度，避免塌陷，减轻疼痛为目的一种脊椎微创外科技术。PVP 用于治疗骨质疏松性椎体压缩性骨折、椎体骨髓瘤、血管瘤和转移瘤等，可快速镇痛。但该手术方式在恢复椎体压缩高度、矫正继发脊柱后凸畸形等方面效果不理想，且向椎体内注射骨水泥需较大的推力，推力过大可导致骨水泥向椎体外渗漏。

（2）**经皮椎体后凸成形术**（percutaneous kyphoplasty, PKP）是 PVP 的优化与发展；该技术是以经皮穿刺椎体内气囊扩张的方法使椎体复位，在椎体内形成一定空间，在此基础上注入骨水泥时所需的推力会较小，且骨水泥在气囊内不易流动，避免了渗漏。同时，PKP 比 PVP 能更好地恢复脊柱的生理曲度、椎体高度，也减少了压缩性骨折的再次发生，患者的疼痛可得以有效缓解。

虽然 PKP 有诸多优势，但是其术中所用的扩张气囊价格不菲。PVP、PKP 对于新鲜椎体压缩性骨折疗效都很好，但对陈旧性椎体压缩性骨折，由于缺少成形所需的空间，常可发生骨水泥的渗漏，导致严重的并发症。

2. 经皮穿刺椎弓根螺钉内固定术　在椎弓根螺钉内固定术中，不同技术的置钉精准性有较大差异,主要有徒手置钉、计算机导航辅助置钉、3D打印导板辅助置钉和微创置钉。由于传统开放手术(如徒手置钉、计算机导航辅助置钉等)对脊柱正常结构的创伤较大,故**经皮穿刺椎弓根螺钉内固定术**(即微创置钉)应运而生并快速发展,广泛应用于脊柱病变的外科治疗。经皮椎弓根螺钉内固定置入对椎旁肌的损伤明显减小,出血量小,住院时间短,恢复快。

而对于一些复杂的脊椎疾病,3D打印导板辅助置钉技术具有一定的优势。3D打印导板是利用术前收集患者的CT数据进行三维重建,制作与其后方解剖结构相匹配的导板;但导板不会随着体位的改变而改变,导致定位失败。该技术的安全性和置钉准确率普遍较高,螺钉偏差较小,但对患者的创伤也较大。

3. **经皮穿刺射频消融髓核成形术** 是将热凝与消融技术相结合,使椎间盘部分髓核组织气化,从而髓核体积缩小,再精准加温至约70℃,这样可收缩胶原蛋白分子螺旋结构,又可维持髓核细胞的活力,从而使椎间盘内的压力得以降低,达到治疗目的。该技术只改变髓核组织的生化状态,髓核组织不会出现坏死,椎间盘完整无切除,椎间隙的高度无改变,椎体、韧带、小关节等结构无损伤,椎间盘内压力降低使突出的椎间盘组织返回,维持了腰椎的稳定性。

与其他经皮穿刺技术相比,经皮穿刺射频消融髓核成形术操作简单、手术时间短、创伤小、患者恢复快且较安全,但设备价格昂贵,限制了该技术大范围地推广应用。

二、内镜手术技术

随着影像学和现代内镜技术的发展,近年来脊柱内镜技术有了很大的进步。内镜和配套手术器械、成像和图像处理系统与双极射频机共同构成了一套脊柱微创手术系统。

1. **显微内镜下椎间盘切除术**(microendoscopic discectomy,MED) 是将传统手术入路与内镜技术相结合,在有限的空间通过内镜可清晰地观察椎体内的结构,手术操作精准。MED通过后方分离椎旁的肌肉,置入工作通道,之后只需透视下确认通道位置即可,该入路操作较简单。与传统手术相比,MED只需咬除椎板边缘的一部分,使其最大限度地保留了脊柱原有的结构,维持了其稳定性,且降低了术后硬膜囊粘连等并发症的发生。

然而,由于MED是内镜下操作,即手术操作空间狭窄、视野有限,使得手术操作难度较大,同时术者学习该技术难度也较大,这可能是导致该手术并发症常见的因素之一。但随着术者手术经验的增加与技术的提升,可使其并发症的发生明显减少,获得满意的临床效果。

2. **经皮内镜下椎间盘摘除术**

(1) **经皮内镜下颈椎间盘切除术**(percutaneous endoscopic cervical discectomy,PECD)能有效地对被压迫的神经根和脊髓进行减压,适用于治疗中央、旁中央及椎间孔等颈椎间盘突出,也可联合应用激光设备或高速磨钻。对比颈椎传统开放手术,PECD可在局部麻醉下进行,且不需椎间融合,这使得椎间融合的并发症能有效减少,也可使疼痛得到及时缓解;该技术还具有手术时间短、视野清晰、创伤小、患者恢复快等优势。目前,PECD主要有**前路**和**后路**两种术式。

(2) **经皮内镜下腰椎间盘摘除术**(percutaneous endoscopic lumbar discectomy,PELD) 是在局部麻醉下利用不到1cm的穿刺口建立工作通道,在内镜下摘除突出的髓核。该手术可对软组织等结构的创伤降至最低,又可精准地操作于病变部位的髓核组织,且PELD还可在清晰的视野下,区分病变组织和正常组织,减小椎旁肌肉的创伤,降低伤口感染、神经根损伤等并发症的发生率,且微创手术切口小,患者恢复快。目前,PELD 中最被术者接受并推广的两种术式包括**经皮内镜椎间孔入路腰椎间盘切除术**(percutaneous endoscopic transforaminal discectomy,PETD)和**经皮内镜椎板间入路腰椎间盘切除术**(percutaneous endoscopic interlaminar discectomy,PEID),两种术式的主要区别在于手术入路的不同。

三、其他微创技术

1. **脊柱显微外科技术** 脊柱显微外科技术的手术操作是在放大的高清 3D 视野下进行,使目标区域有较好的可视化呈现,提升了治疗效果,且明显降低了相关并发症的发生。脊柱颈前路手术并发症多且严重,而运用显微外科技术能让手术视野更清晰,可明显减少神经损伤的概率,提升了手术安全性。在颈椎疾病的外科治疗中,显微外科技术有显著优势,其可避开重要结构进入病变区域,具有切口小、出血量少的特点,且安全可靠。在腰椎疾病的外科治疗中,如腰椎管狭窄症、腰椎间盘突出症,其手术治疗就可运用显微外科技术;在掌握操作要点和手术适应证的情况下,还可治疗Ⅱ度以下的腰椎滑脱症。另外,显微外科技术还可对椎体病变、椎管内占位等多种脊柱疾病进行辅助治疗,在脊柱外科手术中具有广泛的应用前景。

2. **图像引导和脊柱导航** 脊柱外科手术中对脊柱的影像学检查可精准定位手术部位及选择更为适合的脊柱植入物,故术中 X 线透视已成为一种"金标准"。目前,计算机辅助导航技术已取得了显著提升,其经融合术前图像数据(X 射线、CT、MRI 图像)来创建患者脊柱的三维虚拟模型,这些数据应用于术中脊柱导航,且手术器械可依据多个视图进行实时定位。此外,计算机辅助脊柱导航的应用可缩短辐射暴露时间,该技术可用于术前规划,可设计和测量内固定物的通道路径与相关测量值,如螺钉的直径和长度。但该技术也存在一些不足,如手术时间长、费用高、导航精度不可靠、术中干扰过多等;在临床手术选择时,需要对手术需求和特点进行综合考虑。如在行脊柱矫形这类风险较大的手术时,图像引导和脊柱导航技术辅助手术比传统手术并发症的发生率明显降低。该技术优势较显著,可以预见其有较好的发展前景。

3. **机器人技术** 近年来,机器人技术逐渐被应用于临床,以提升各类手术的质量,缩短手术时间,并在术中辅助外科医师。机器人不仅可以进行手术操作,也可在恢复期间为患者提供帮助。2004 年,SpineAssist 脊柱机器人在以色列被开发并运用于临床试验。术中运用此机器人经椎弓根置入螺钉,不管是经皮微创置钉还是传统开放置钉,其精准度均达到了满意的效果。该机器人还可用于椎体骨折或血管瘤的椎体成形术中,其主要优势为精准度高,但其成本昂贵。而后,ROSA Spine 系统及中国研发的天玑脊柱手术机器人系统等逐渐应用于临床,但国内脊柱机器人手术技术还处于初级阶段,仍需在基础理论和临床应用等方面进一步完善。

4. **非融合技术** 近年来,脊柱外科手术的非融合技术已在临床发挥越来越重要的影响。非融合技术旨在通过实行全椎间盘切除,用人工椎间盘置换退化的椎间盘;从而达到减轻患者疼痛,不影响该节段运动,同时防止脊柱邻近节段退变的目的。非融合技术在欧洲等地已有较广泛的临床应用。虽然前期研究成果较理想,但在临床应用上,该技术手段的并发症发生率和失败率均比较高,长期疗效不理想,未达到较好的临床预期,因此仍需通过大数据调查提升相关技术手段。微创的理念不仅指手术伤口小,同时也意味着需要将患者自身组织结构的损伤降至最低,非融合技术的目的便是实现这一理念。该技术虽然仍处于不成熟阶段，难以达到理想的预期效果，但基于该技术的临床治疗方案将成为日后脊柱外科手术的重要参考。

（饶利兵）

第五节　脊柱区的解剖操作

一、切开皮肤

尸体取俯卧位，颈下垫高，使颈呈前屈位。

1. 摸认相关骨性标志　枕外隆凸、上项线、乳突、隆椎棘突、肩胛冈、肩峰、肩胛骨下角、第12肋（在竖脊肌外侧有时可摸到）、髂嵴、髂后上棘、骶正中嵴、骶角，以及颈、胸、腰椎棘突等。

2. 在尸体上模拟腰椎穿刺　将穿刺针从第4~5腰椎（或第3~4腰椎）棘突之间刺入，缓慢进针，体会进针感。穿刺针依次穿过皮肤、浅筋膜、深筋膜、棘上韧带、棘间韧带、黄韧带进入椎管，再穿通硬脊膜和蛛网膜进入蛛网膜下隙。当穿通黄韧带和硬脊膜时，有明显的突破感。

3. 做5个皮肤切口，将背部两侧的皮肤分为上、中、下三片（图10-32）：

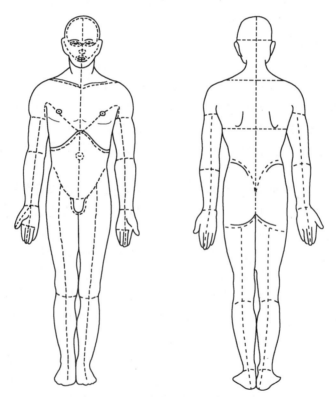

图10-32　人体解剖常用皮肤切口

（1）背部中线切口：自枕外隆凸沿后正中线向下直到骶骨后面中部。

（2）枕部横切口：自枕外隆凸沿上项线向外侧至乳突。

（3）肩部横切口：自隆椎棘突向外侧至肩峰，再垂直向下至臂上、中1/3交界处，然后向内侧做横切口。

（4）背部横切口：平肩胛骨下角，自后正中线向外侧至腋后线。

（5）髂嵴弓形切口：自骶骨后面中部向外上方沿髂嵴弓状切至腋后线。此切口不可太深，以免切断臀上皮神经。

二、层次解剖

（一）解剖浅层结构

将背部每侧三片皮肤和浅筋膜分别自内侧翻向外侧。上片翻至颈部侧方，中片和下片翻至腋后线，在其过程中应注意背部皮肤的厚薄、质地和活动度，并解剖和观察位于浅筋膜中的皮神经和浅血管。

在背部正中线两侧的浅筋膜中，注意寻找从深筋膜浅出的脊神经后支的皮支及其伴行的细小的肋间后血管的穿支。在背部上份，胸神经后支靠近棘突处浅出。在背部下份，胸神经后支在近肋角处浅出。第1~3腰神经后支从竖脊肌外侧缘浅出，越髂嵴至臀区，形成臀上皮神经。该神经有伴行的细小的腰动脉分支。第2胸神经后支的皮支最长，可平肩胛冈寻找和辨认。在枕外隆凸外侧2~3cm处斜方肌的枕骨起始部，小心解剖出刚浅出的枕大神经（见图10-2）。该神经向上行至枕部，外侧有枕动脉伴行。清除浅筋膜后可见深筋膜。

（二）解剖深层结构

1. **解剖背深筋膜浅层**　斜方肌和背阔肌被背部深筋膜的浅层包裹。清除深筋膜浅层并修洁斜方肌和背阔肌。修洁肌肉时，要注意沿肌纤维方向清除深筋膜。在颈部，清理到斜方肌外侧缘时不要再向外剥离，以免损伤副神经和颈丛的分支。在胸背部修洁背阔肌下份时，注意背阔肌的腱膜与胸腰筋膜浅层融合为一体。在腰部外侧、背阔肌前方，修洁出腹外斜肌的后缘。

2. **观察浅层肌及其间三角**　观察斜方肌和背阔肌。斜方肌起自上项线、枕外隆凸、项韧带、隆椎及全部胸椎棘突，止于肩胛冈、肩峰和锁骨；背阔肌起自下6个胸椎及腰椎棘突、骶正中嵴及髂嵴后部，止于肱骨的小结节嵴。在斜方肌外下缘、背阔肌上缘和肩胛冈的脊柱缘之间，找到听诊三角（见图10-2）。在背阔肌的外下缘、髂嵴和腹外斜肌的后缘之间，找到腰下三角（见图10-6），其深面是腹内斜肌。

3. **解剖斜方肌和背阔肌**

（1）从斜方肌外下缘紧贴其深面插入刀柄，钝性分离至胸椎棘突处的起始部。沿后正中线外侧1cm处自下而上纵行切开斜方肌，切断其所有起点后，向外侧翻起，直至肩胛冈处的止点。注意不要破坏紧贴深面的菱形肌，保护枕大神经、副神经及其伴行的血管，并清除附近的结缔组织。

（2）从背阔肌外下缘紧贴其深面插入刀柄，向内上方钝性分离。之后沿背阔肌的肌腹与腱膜的移行线外侧1cm处纵行切开背阔肌；向外侧翻开时，仔细分开背阔肌与其深面的下后锯肌。在靠近腋区处可见胸背神经和胸背动、静脉走行于背阔肌深面，清理并观察。

4. **解剖中层肌和腰上三角**

（1）背部中层肌：包括肩胛提肌、菱形肌、上后锯肌和下后锯肌。在肩胛骨上方和内侧修洁肩胛提肌和菱形肌，肩胛提肌起自上位颈椎横突，止于肩胛骨上角和内侧缘上部；菱形肌起自下位2个颈椎和上位4个胸椎的棘突，止于肩胛骨内侧缘。沿后正中线外侧1cm处切断菱形肌，向外侧翻开，显露位于棘突和第2~5肋之间的上后锯肌。在肩胛提肌和菱形肌深面解剖寻找肩胛背神经和血管。沿后正中线外侧1cm处切断上后锯肌,向外侧翻开。之后,在胸背部和腰部移行处修洁很薄的下后锯肌。沿背阔肌的切断线切开下后锯肌,向外侧翻开,观察其在肋骨的止点。

(2) 观察腰上三角:由第12肋下缘、竖脊肌外侧缘和腹内斜肌后缘围成(见图10-6)。有时下后锯肌也参与围成,则呈四边形区域。腰上三角被背阔肌所覆盖,深面是腹横肌起始部的腱膜,其深面有与第12肋平行的肋下神经、髂腹下神经和髂腹股沟神经斜向穿行。

5. 解剖背深筋膜深层

(1) 切除项筋膜,并修洁夹肌。清除颈部、胸部的筋膜后便可观察到夹肌的起止点。

(2) 解剖与观察胸腰筋膜:胸腰筋膜在腰区较发达,覆盖竖脊肌与腰方肌,并分为前、中、后3层。沿竖脊肌的中线,纵行切开胸腰筋膜后层,向两侧翻开,显露竖脊肌。将竖脊肌牵拉向内侧,观察深面的胸腰筋膜中层,理解竖脊肌肌鞘的构成(见图10-3)。在胸腰筋膜中层的深面有腰方肌和胸腰筋膜前层,暂不解剖。

6. 解剖竖脊肌 竖脊肌纵列于脊柱棘突的两侧,是背部深层的长肌,下方起自骶骨背面和髂嵴后部,肌纤维向上分为3组:①外侧组是髂肋肌,止于各肋;②中间组为最长肌,止于椎骨的横突,上端止于乳突;③内侧组为棘肌,止于椎骨的棘突。仔细钝性分离竖脊肌的3组肌纤维。

7. 解剖枕下三角 在项部与胸背部的移行处,沿后正中线外侧切断夹肌的起点,向外上方翻开。之后,将深面的半棘肌从枕骨附着部切断,向下方翻开。修洁并观察枕下三角的境界,内上界为头后大直肌,外上界为头上斜肌,外下界为头下斜肌。枕下三角内有自外侧向内侧横行的椎动脉,其下缘有枕下神经浅出,支配枕下肌(见图10-5)。

8. 解剖钩椎关节 钩椎关节位于第2~7颈椎之间的椎间盘两侧。清除颈段脊柱两侧及前后的软组织,暴露椎体和椎间盘,确定各钩椎关节的位置。用解剖刀小心地解剖第2~3颈椎间盘至第6~7颈椎间盘两侧的钩椎关节,侧重观察并理解第6~7颈椎钩椎关节的位置及构成,并注意椎体钩与其外侧的椎动脉、后外侧的脊神经根及后方的脊髓颈段的毗邻关系(见图10-9、图10-10);理解椎体钩不同方向的骨质增生可压迫这些结构,在临床上引起椎动脉型、脊髓型、神经根型或混合型颈椎病的不同表现。

9. 解剖椎管

(1) 打开椎管:使尸体的头部下垂,腹部垫高。清除各椎骨和骶骨背面所有附着的肌,保留部分脊神经的后支,以便观察其与脊神经及脊髓的联系。在各椎骨的关节突内侧和骶骨的骶中间嵴内侧,用椎管锯纵行锯断椎弓板,再从上、下两端横行锯断椎管后壁,掀起椎管后壁,观察其内面连于椎弓板之间的黄韧带。

(2) 观察椎管内容物(见图10-12~14、图10-16):查看位于椎管壁与硬脊膜之间的硬膜外隙,仔细清除间隙内的脂肪和椎内静脉丛,注意观察有无纤维隔存在。沿后正中线纵行剪开硬脊膜,注意观察与理解硬脊膜与其深面菲薄透明的蛛网膜之间存在潜在的硬膜下隙。提起并小心剪开蛛网膜,查看蛛网膜下隙及其下端的终池。仔细观察脊髓、脊髓圆锥、终丝和马尾等结构。紧贴脊髓表面有软脊膜,富含的血管。寻找并观察在脊髓的两侧由软脊膜形成的齿状韧带,理解其作用和临床意义。用骨钳咬除几个椎间孔后壁的骨质,观察椎间盘、后纵韧带、椎间关节、脊神经根、脊神经节、脊神经干和脊神经的分支,理解神经受压的因素。

(鞠晓军)

第十章 脊柱区

1. 肛门、会阴部手术时,患者取左侧卧位,弯腰,低头曲背,两手抱膝;医生采用骶管麻醉技术。骶管麻醉的体表标志是什么?麻药经何处注入骶管?

2. 患儿,男,8岁,因发热、咳嗽并头痛、呕吐一天而急诊入院。检查见患儿精神萎靡,昏睡状态,不断呕吐,呈喷射状;体温39℃,皮肤可见点状出血点,颈部肌肉强直,做腰穿进一步明确诊断。

问题:
(1) 该患儿腰穿应该选择什么部位?选择此部位的原因是什么?
(2) 穿刺到达蛛网膜下隙所经过的结构有哪些?

3. 一中年男子在抬举重物时,突然感到腰部和臀区剧烈疼痛,疼痛沿大腿后面向下放射,至小腿和脚背,CT检查显示腰5~骶1间椎间盘突出。

问题:
(1) 椎间盘通常向何方突出?为什么髓核通常向该方向突出?
(2) 为什么会引起下肢痛?

4. 患者,男性,35岁。意外高空坠落,双下肢运动丧失。体格检查:右侧躯体脐平面以下和右下肢痛、温觉丧失,但左侧痛、温觉完好;左下肢本体感觉和精细触觉丧失,但右下肢正常;左下肢无随意运动,腱反射亢进,巴宾斯基征阳性。诊断为胸髓左侧半横断。

问题:
(1) 胸椎损伤可能发生在什么位置?
(2) 脊髓损伤可能发生在哪个节段?出现上述症状的解剖学基础是什么?

5. 患者,男性,21岁。因在施工中头部被撞,下肢麻木,麻痹,手部麻木严重,活动障碍。被送入院,查体:双下肢活动障碍,膝反射消失,双上肢活动障碍。脊柱X线片显示第6、7颈椎产生明显脱位。实施脊柱切开,复位脱位颈椎并实施钢板固定等手术治疗,术后佩戴项圈固定颈部。术后第3天,上肢活动基本恢复,可开始坐立。

问题:
(1) 该患者脱位处平脊椎的节段高度?可能损伤哪些韧带?
(2) 该患者还应该有哪些生理功能障碍而病历中未加以描述?
(3) 患者术后还应注意什么,以保障尽早康复?

6. 患者,男性,50岁。长期从事摩托车出租业务,3天前,在搬运一石块时,突发下腰背部、臀区疼痛,且有加重之势,只能卧床休息。社区医生上门诊治,查问患者大小便正常,检查患者双下肢活动正常,直腿抬高试验阴性,双下肢感觉正常,膝关节、踝关节反射正常,腰椎横突内外侧有压痛。诊断为腰肌劳损急性发作。

问题:
(1) 导致患者腰背痛的原因是什么?哪些神经受累及?哪些筋膜和肌肉受累及?
(2) 腰肌劳损需要和哪些疾病相鉴别?为什么?

参考文献

［1］崔慧先,李瑞锡．局部解剖学．9版．北京:人民卫生出版社,2018.

［2］丁文龙,刘学政．系统解剖学．9版．北京:人民卫生出版社,2018.

［3］王海杰．临床应用解剖学．北京:人民卫生出版社,2015.

［4］斯奈尔．局部临床解剖学．8版．丁自海,原林,译．西安:世界图书出版公司,2009.

［5］基思·L.莫尔,阿瑟·F.达利．临床应用解剖学．4版．李云庆,译．郑州:河南科技出版社,2006.

［6］丁自海,杜心如．脊柱外科临床解剖学．济南:山东科技出版社,2008.

［7］苏泽轩,那彦群．泌尿外科临床解剖学．济南:山东科技出版社,2013.

［8］姜宗来,于伟勇,张炎．胸心外科临床解剖学．济南:山东科技出版社,2010.

［9］丁自海,汪华侨．骨科临床解剖学．济南:山东科技出版社,2010.

［10］于春江,张绍祥,孙炜．颅脑外科临床解剖学．济南:山东科技出版社,2011.

［11］易西南,夏玉军．医学影像应用解剖学．2版．北京:科技出版社,2018.